EUL VERLAG

EINZELSCHRIFTEN

Carsten Schmidt-Jochmann

Strategische Erfolgsfaktoren von Versicherungsvermittlern – Eine empirische Untersuchung mit PLS-Strukturgleichungsmodellen

Lohmar – Köln 2008 • 234 S. • € 56,- (D) • ISBN 978-3-89936-724-9

Ulrich Kalk

Fair Value Accounting von Finanzinstrumenten in der internationalen Rechnungslegung – Bilanztheoretische Zielsetzung und deren Umsetzung in der regulatorischen Praxis nach IAS/IFRS

Lohmar – Köln 2008 • 328 S. • € 52,- (D) • ISBN 978-3-89936-730-0

Harald Glander

Anlagevorschriften für Wertpapierfonds und ökonomische Portfoliotheorie – Anlagebeschränkungen im Investmentrecht über Value-at-Risk und/oder Ausnahmen für qualifizierte Anleger?

Lohmar – Köln 2008 • 296 S. • € 59,- (D) • ISBN 978-3-89936-731-7

Holger-Ludwig Riemer

Rechtliche Bewertung von Geruchsimmissionen

Lohmar – Köln 2008 • ISBN 978-3-89936-732-4
172 S., Hardcover mit Fadenheftung • € 58,- (D)

Christoph Siepermann

Logistikkostenrechnung auf Basis von Prozeßteilkosten – Konzeption und Fallbeispiel

Lohmar – Köln 2008 • 64 S. • € 37,- (D) • ISBN 978-3-89936-739-3

Oliver Schlüter

Qualitätsmanagement für Outsourcing-Vorhaben in der Logistik – Strategisches Vorgehensmodell

Lohmar – Köln 2008 • 272 S. • € 58,- (D) • ISBN 978-3-89936-744-7

Christoph Zulehner

Tagesklinik – Konzeption und Evaluation am Beispiel Augenheilkunde

Lohmar – Köln 2008 • 316 S. • € 62,- (D) • ISBN 978-3-89936-733-1

JOSEF EUL VERLAG

Dkfm. Dr. Christoph Zulehner

Tagesklinik

Konzeption und Evaluation
am Beispiel Augenheilkunde

EUL VERLAG

Bibliographische Information der Deutschen Bibliothek

Die Deutsche Bibliothek verzeichnet diese Publikation in der Deutschen Nationalbibliothek; detaillierte bibliographische Daten sind im Internet über <http://dnb.ddb.de> abrufbar.

ISBN 978-3-89936-733-1
1. Auflage Dezember 2008

JOSEF EUL VERLAG GmbH
Brandsberg 6
D-53797 Lohmar
Tel.: +49 (0) 22 05 / 90 10 6-6
Fax: +49 (0) 22 05 / 90 10 6-88
http://www.eul-verlag.de
info@eul-verlag.de

Bei der Herstellung unserer Bücher möchten wir die Umwelt schonen. Dieses Buch ist daher auf säurefreiem, 100% chlorfrei gebleichtem, alterungsbeständigem Papier nach DIN 6738 gedruckt.

Annemarie, Clemens und Lorenz

Rar sind die Fische
So viele
Angeln mit Ausrufezeichen
Als Haken
Und Schimpfen:
Die Lösungen beißen heuer nicht.
Sie sollten einmal
Fragezeichen ausprobieren[1]

[1] Kunze, Heinz Rudolf; in: Barthelmes, Karl-Heinz: Heinz Rudolf Kunze – Meine eigenen Wege, Gütersloher Verlagshaus, Gütersloh, 2007, S. 53 - 54

Geleitwort

Ordnungspolitischer Hintergrund

Die Gesundheitswirtschaft von Österreich befindet sich derzeit in einer schwierigen Situation. Die finanzielle Lage der Sozialversicherungsträger, des Bundes, der Länder und der Gemeinden haben sich im Laufe der vergangenen Jahre drastisch verschlechtert. Durch die gedeckelten Budgets fällt hierbei den Ländern die schwierige Aufgabe zu, mögliche Defizite auszugleichen. Grund für diese Entwicklung sind, wie in fast allen europäischen Ländern, stagnierende bzw. rückläufige Beitragseinnahmen der Krankenkassen und unzureichende Steuereinnahmen des Staates bei gleichzeitig steigenden Ausgaben.

Ein Auslöser für die steigenden Ausgaben im Gesundheitswesen liegt unter anderem in der Altersstruktur der Bevölkerung. Es gibt immer weniger erwerbstätige Menschen, die Beiträge in die Sozialversicherungen zahlen. Diesen Beitragszahlern steht eine immer größer werdende Zahl älterer Menschen gegenüber, deren Lebenserwartung in den vergangenen Jahrzehnten, bedingt auch durch den medizinischen Fortschritt, stetig gestiegen ist. Hinzu kommen die altersbedingten Effekte der Multimorbidität und der Zunahme von chronischen Erkrankungen. Somit ist es nicht mehr möglich, den Ausgabenanstieg allein durch die Mehreinnahmen, die sich aus dem Zuwachs der beitragspflichtigen Einkommen ergeben, zu decken.

Weiterhin hat auch in Österreich der hohe Anteil von arbeitslosen Erwerbspersonen negative Auswirkungen auf die Einnahmen der Sozialversicherungen und des Staates, da die beitragspflichtigen Transferleistungen dieser Bevölkerungsgruppe gegenüber ihren früheren Einkünften geringer ausfallen.

Um die Diskrepanz zwischen der Entwicklung der sozialversicherungspflichtigen Bruttolöhne und den Ausgaben der Sozialversicherungen auszugleichen, müssten eigentlich die Beiträge angehoben werden. Dies hätte jedoch zur Folge, dass die Lohnnebenkosten der Arbeitgeber steigen und die Kaufkraft der Arbeitnehmer abnehmen würden.

Auf dem Hintergrund einer fortschreitenden Globalisierung der Märkte hat die Beantwortung der Frage, auf welchem Wege der nationale Wirtschaftsstandort dauerhaft gesichert werden kann, auch in Österreich eine zentrale Bedeutung. In diesem Zusammenhang spielen unter anderem die Forderungen der Arbeitgeber nach einer Stabilisierung bzw. nach einer Senkung der Lohn- und der Lohnnebenkosten eine wichtige Rolle.

Die entscheidungsrelevanten politischen Gruppen haben sich dieser Argumentation angeschlossen und schlagen zur Stabilisierung des Sozialversicherungssystems eine Ausweitung der ambulanten medizinischen Versorgung vor. Hierdurch erhofft man sich einerseits eine effizientere und effektivere Versorgung, andererseits wird am Ziel der Qualitätssicherung festgehalten.

Bereits in den letzten Jahren wurden, ausgelöst durch die verschiedenen Gesundheitsreformen, die Fragen der Wirtschaftlichkeitssteigerung und der Qualitätsverbesserung intensiv diskutiert und ansatzweise zur Lösung gebracht.
In diesem Kontext wurden auch Versorgungsangebote, die im deutschen Gesundheitssystem eine zentrale Rolle einnehmen, in Österreich gesetzlich verankert. Zeitgleich wird seitens der Politik gefordert, den Nutzen dieser neuen Versorgungsformen zu evaluieren. Hierbei treten unter anderem Überlegungen auf, ob durch die Einführung von ambulanten Behandlungsprogrammen für festgelegte chronische Krankheiten bzw. für so genannte teure Volkskrankheiten (z. B. Kataraktoperation) die Ziele Steigerung der Kundenzufriedenheit, Senkung der Kosten und Verbesserung der Qualität besser realisiert werden können, als dies durch die traditionellen stationären Versorgungsstrukturen ermöglicht werden kann.
Vor diesem Hintergrund sind weiterhin Überlegungen zu sehen, mittels regionaler Netzwerkbildung, zum Beispiel durch sektor- und/oder berufsgruppenübergreifende Behandlungsketten, eine verbesserte Gesundheitsversorgung der Bevölkerung zu erreichen und nachhaltig zu sichern. Die erfolgreiche Umsetzung derartiger Kooperationsprozesse bedingt die Festlegung einer spezifischen Strategie sowie den Einsatz von ausgewählten Instrumenten. Derartige Ansätze stehen aber vor der Notwendigkeit, Informations- und Kommunikationssysteme zu implementieren, mit denen die relevanten Daten sicher und aktuell allen Mitgliedern der Versorgungskette zur Verfügung gestellt werden können.
Durch diese Weiterentwicklung der Versorgungsstrukturen sollen die Grenzen zwischen den ambulanten und stationären Sektoren mit dem Ziel aufgebrochen werden, den Wettbewerb unter den alternativen Versorgungsformen zu forcieren. Hierdurch wird nur den Gesundheitsanbietern eine Bestandsgarantie gegeben, die zukünftig eine bedarfsgerechte und wirtschaftliche Versorgung mit Gesundheitsgütern gewährleisten können.
Zu diesen neuen Versorgungssystemen gehört neben der haus- und facharztzentrierten Versorgung auch die weitere Öffnung der Krankenhäuser zur ambulanten Versorgung.
Im Kontext mit diesen strukturellen Veränderungen der Versorgungsangebote ist das Solidaritätsprinzip schrittweise durch das Subsidiaritätsprinzip ergänzt bzw. ersetzt worden. Durch die Stärkung des Rechtsstaatsprinzips wurde auch das österreichische Gesundheitssystem in den letzten Jahren liberalisiert. Damit sind auch die Ansätze der Selbsthilfe und der Patienteneinbindung in die Behandlungsabläufe ausgeweitet worden. Die Rechte und die Pflichten der Versicherten bekommen damit einen neuen Stellenwert.
Im Kern geht es um die Frage, ob das Gesundheitssystem über weitere Rationalisierungspotenziale verfügt oder ob Rationisierungsmaßnahmen und damit gegebenenfalls Selektionen und Exklusionen von Personengruppen unumgänglich sind.

Somit ist unter anderem für die im Rahmen der vorliegenden Publikation untersuchte Operation des Grauen Stars im Vergleich zwischen den Versorgungsalternativen die Frage zu beantworten, ob durch eine ambulante operative Versorgung die Ziele Patienten-, Mitarbeiter- und Arztzufriedenheit sowie Qualitätsverbesserung auf der einen Seite und Effizienzsteigerung auf der anderen Seite ebenbürtig realisiert werden können.

Zielsetzung der Publikation
Die Studie setzt genau an der Stelle an, an der auch für die österreichische Gesundheitspolitik ein Klärungsbedarf besteht. Die Arbeit versucht somit, Antworten auf die folgenden Fragen zu geben:

- Wird eine gesundheitspolitisch induzierte Veränderung der Versorgungsform im Erleben durch die Betroffenen als schlechterwertig, gleichwertig oder besserwertig empfunden?
- Geht eine verbesserte Ergebniserreichung mit einem verringerten bzw. unveränderten Ressourceneinsatz einher?
- Werden Rationalisierungen in der Gesundheitsversorgung von den Betroffenen generell als schlechterwertig empfunden?

Vorgehensweise und Bewertung
Die Frage, ob eine Veränderung in der Versorgung eingetreten ist, kann nur beantwortet werden, wenn die Untersuchungskriterien benannt und beschrieben werden. Der Verfasser greift auf den theoretischen Ansatz des Prozessmanagements von Gaitanides zurück. In diesem Ansatz werden die Faktoren Zeit, Kosten, Qualität und Kundenzufriedenheit als Erfolgskriterien festgelegt. Zur Datenerhebung und -auswertung verwendet der Verfasser Elemente der qualitativen Sozialforschung. Der empirische Part hat den Vergleich der beiden Versorgungsalternativen aus dem Blickwinkel der betroffenen Patienten zum Inhalt.
Die Ausführungen zu den jeweiligen Schwerpunkten zeichnen sich durch den Theoriebezug auf der einen Seite und durch den Verweis auf die praktische Anwendung auf der anderen Seite aus. Zudem hat der Verfasser die Identifikation der Patientenzielgruppen aus den stationären und tagesklinischen Versorgungsalternativen und deren Einschätzungen in seiner Arbeit anhand von über 1400 Datensätzen analysiert und anschaulich dargestellt. Das aufgezeigte Vorgehen wird durch die wissenschaftlichen Standardpublikationen und durch aktuelle, relevante Ergebnisse angloamerikanischer und, soweit vorhanden, deutschsprachiger Forschungsprojekte untermauert.
Insbesondere durch den „Blick über den Tellerrand" gelingt es, die Wichtigkeit des Themas darzustellen und den großen Handlungsbedarf für Österreich aufzuzeigen. So macht die Publikation deutlich, dass durch die Anwendung einiger wichtiger Prinzipien der Zusammenarbeit die patientenorientierte ambulante Bereitstellung von Gesundheitsgütern im Sinne einer bedarfsgerechten und effizienten Versorgung umgesetzt werden kann.

Die dargestellten repräsentativen Erkenntnisse sind von besonderem Wert, wenn sie bei der Implementierung von weiteren ambulanten Netzwerken im Bereich der Akutversorgung berücksichtigt werden.
Das in der vorliegenden Veröffentlichung eigenständig entwickelte Vorgehen gibt eindeutige Hinweise darauf, dass die ambulanten Behandlungskonzepte eine ernstzunehmende Alternative zu den traditionellen Versorgungsangeboten darstellen, weil sie in Zeiten der knapper werdenden finanziellen Möglichkeiten der Kostenträger gute Kosten-Nutzen-Relationen aufzeigen.
Die Studie zeichnet sich zudem dadurch aus, dass es dem Verfasser gelungen ist, Konzepte verschiedener Fachdisziplinen zur Beantwortung der wissenschaftlichen Fragestellungen anzuwenden. Als Ergebnis sind der interessierten Öffentlichkeit (z. B. Sozialversicherungen, politischen Entscheidungsträgern) für den vorstationären Versorgungsansatz direkt verwertbare Ergebnisse zur Verfügung gestellt worden.

Prof. Dr. Manfred Haubrock — Osnabrück, September 2008

Bildungsumwege – An Stelle einer Danksagung

Ohne vor den geschätzten Lesern die Geschichte einer zweifelhaften Bildungskarriere ausbreiten zu wollen, sollen an dieser Stelle einige Ereignisse und die dazugehörenden Menschen erwähnt sein, die im Weitesten mit der Entstehung dieser Publikation zu tun haben.
Wie sich eine berufliche Entwicklung gestaltet, wird von vielen Faktoren beeinflusst. Daneben ist die Beschreibung einer solchen immer auch vom Blickwinkel abhängig. Deshalb nimmt es nicht Wunder, dass diese Danksagung eine ausnahmslos subjektiv gefärbte Wiedergabe des Verfassers darstellt. Womit auch verbunden ist, dass solche Menschen allem voran Ereignisse Erwähnung finden, die vermutlich durch andere eine deutlich differenziertere Einschätzung erfahren hätten. Andererseits das eine Ereignis oder der andere Mensch auch keine dementsprechende Würdigung erführen, obwohl von Dritten als zu würdigend eingeschätzt. Am besten sind diese Ereignisse wohl als Symbole bezeichnet. Gerade deshalb, Bildung und Karriereentwicklung stellen eben zutiefst subjektive Geschichten dar.

Am Anfang war das Wort und zwar jenes des Nachprüfers, welcher dem Verfasser zu vermitteln versuchte, dass seine Gymnasiallaufbahn ab sofort beendet sei. Den einzigen Vorteil, den der Autor in dieser Entscheidung zum damaligen Zeitpunkt sah, war die Tatsache, dass er ab sofort auf der Schulbank wieder neben seinem Zwillingsbruder Platz nehmen durfte.
Nachdem sich die schulischen Wege wieder getrennt hatten, kam es in der Handelsschule zu einem ersten Wendepunkt. Der damalige Klassenvorstand Prof. Mag. Wilfried Kraxberger (und er verdient es unbedingt, an dieser Stelle auch namentlich erwähnt zu werden), der nicht nur einmal seine schützende Hand ausbreitete, als es darum ging, die mangelhaften kaufmännischen Kenntnisse durch eine umtriebige Klassensprecherfunktion kombiniert mit durchaus brauchbaren Zensuren in Geografie und Sport zu kompensieren, gewährte das Privileg des Duwortes. Womit weniger das Gefühl einer Sonderstellung verbunden war, denn vielmehr die Erkenntnis, dass Schule und Lernen auch ganz andere Ingredienzien kennt als bisher angenommen. Zwei dieser Zutaten sind Anerkennung und Wertschätzung.
Noch nie vorher das Erlebnis des Klassenbesten genossen zu haben, trug ein Ereignis in der Gesundheits- und Krankenpflegeschule dazu bei, dass ein weiteres Mal die Weichen gestellt wurden. Die Tatsache, beim Vorlesenden für Physiologie, OA Dr. Attila Csongrady (er wiederum wird sicher zu jenen gehören, die sich über die Erwähnung wundern), den besten Test geschrieben zu haben, führte zu folgenden zwei Erkenntnissen: Erstens zu jener, dass die Art der Stoffvermittlung einen wesentlichen Einfluss auf das Interesse von Lernenden hat und zweitens, dass vermitteltes Wissen unmittelbar im beruflichen Alltag anwendbar sein muss: Wissen als brauchbarer Schlüssel zum Erfolg in der Dienstleistungsbranche.
Was es darüber hinaus braucht, sind Mentoren und Vorbilder. Menschen, die Wege und Möglichkeiten aufzeigen. Menschen, welche Ansichten in

Frage stellen. Heute würde man dies als kritische Reflexion oder Feedback bezeichnen. Menschen, die dahingehend begleitend eingreifen, als dass sie die Dinge beim richtigen Namen nennen. Menschen, welche die nötige Exaktheit und Akribie einfordern und dies, ohne dabei belehrend zu wirken. Dies bedarf der Bereitschaft, Wissen großzügig zu teilen. Eine Grundhaltung, die meinen Mentor Petrus Stüger im Besonderen ausgezeichnete und in deren Genuss der Autor über viele Jahre gekommen ist.
Nachdem sich als einzuschlagende Richtung immer mehr das Management und die Betriebsorganisation herausstellten, kam es im Rahmen einer Führungsausbildung zu einer weiteren nachhaltigen Begegnung. Auffallend dabei ist im Nachhinein betrachtet, dass der Indikator oft weniger die Dauer darstellt, denn vielmehr ein kurzer und prägnanter Inhalt bzw. eine entscheidende Erkenntnis. Eine Erfahrung, die selbstredend beides bedarf, eines charismatischen Senders und eines für das Thema sensibilisierten Empfängers. Ein solcher Sender ist Univ.-Prof. Dr. Wolf Böhnisch, der im Rahmen einer Managementausbildung auf eindrucksvolle Weise zu vermitteln verstand, dass Management keine ausnahmslos auf Begabung basierende Fähigkeit ist, sondern sich dahinter ein Handwerk verbirgt, das zu lernen möglich ist und sich lohnt.
Entwicklung heißt aber nicht nur Begleitung, sondern auch Fördern. Fördern schließlich bedarf nicht selten des Beschreitens eigener Wege. Nicht vielen Vorgesetzten ist es gegeben, ihre Mitarbeitenden dabei sogar zu bestärken. Aus diesem Grund sei an dieser Stelle Frau Dir. Elisabeth Vormayr ein ganz besonderer Dank ausgesprochen.
Letztlich ist es immer auch das Kuriose einer Situation, das die Wirksamkeit verstärkt, geringstenfalls die Erinnerung färbt. Eine solche Situation stellte das einzige Personalentwicklungsgespräch dar, welchem der Verfasser in Badehosen beiwohnte. Dieses Ambiente nutzend, versuchte Dr. Robert Schütz in seiner Funktion als Geschäftsführer dem Autor vor Augen zu führen, dass es erstens für einen 36jährigen nicht zu spät sei, sich einem Studium zu widmen und, dass es zweitens in der Gesundheitsbranche das Know-how ist, welches den entscheidenden USP am Markt darstellt. Erkenntnisse, die in den letzten Jahren bei wiederholter Überprüfung eine kontinuierliche Bestätigung erfuhren.

Abgesehen von den Wegbegleitern, bedarf wissenschaftliches Arbeiten der notwendigen Unterstützung aus den unterschiedlichsten Bereichen. Deshalb sollen im Rahmen der vorliegenden Publikation folgende Personen eine besondere Erwähnung finden:
Primarius Dr. Wolfgang Brandtner, der es in seiner Funktion als Geschäftsführer und Ärztlicher Direktor ermöglicht hat, das Krankenhaus der Barmherzigen Schwestern Ried BetriebsgesmbH in Oberösterreich als Untersuchungsobjekt heranzuziehen.
Primarius Dr. Hartwig Jagsch und sein Ärzteteam sowie Bereichsleitung Karin Baumgartner und ihr Pflegeteam für die ausgezeichnete Kooperation im Feld.

Allen Patientinnen und Patienten, die sich für die Interviews zur Verfügung gestellt haben und mit ihren Beiträgen das Gewinnen der Erkenntnisse ermöglicht haben.

Die vorliegende Publikation stellt eine überarbeitete Fassung der bereits elektronisch publizierten Dissertation mit dem Titel:

Konzeptentwicklung zur Veränderung einer vollstationären Behandlung in eine tagesklinische Versorgung am Beispiel der Kataraktoperation (grauer Star) und ihre sozialwissenschaftliche Evaluation

dar. Mein ganz besonderer Dank gilt daher Prof. Dr. phil. habil. Arnold Schmieder von der Universität Osnabrück und Prof. Dr. Manfred Haubrock von der Fachhochschule Osnabrück („Wollen Sie nicht promovieren, pfiffig genug wären Sie ja?") für die fundierte und wertschätzende wissenschaftliche Begleitung.

Christoph Zulehner — Ried, Oktober 2008

Inhaltsverzeichnis

Abkürzungsverzeichnis

AG	Akutgeriatrie
AN	Anästhesiologie und Intensivmedizin
AR-DRG	Australian Refined Diagnosis Related Groups
ASCs	Ambulatory Surgical Centers
at	Austria
AU	Augenheilkunde
B:	Befragte/Befragter
BAO	Bundesverband für Ambulantes Operieren
BDUG	Belagsdaueruntergrenze
BetriebsgesmbH	Betriebsgesellschaft mit beschränkter Haftung
BHS	Barmherzige Schwestern
BIP	Bruttoinlandsprodukt
BL	Bereichsleitung
BMAGS	Bundesministerium für Arbeit, Gesundheit und Soziales
BMGF	Bundesministerium für Gesundheit und Frauen
BMSG	Bundesministerium für Soziale Sicherheit und Generationen
BRD	Bundesrepublik Deutschland
B-VG	Bundesverfassungsgesetz
ca.	cirka
CH	Chirurgie
CD	Compact Disc
CD-ROM	Compact Disc read only memory
COR	Herzkatheterarbeitsplätze
CT	Computertomographiegerät
D.C.	District of Columbia
DER	Dermatologie
DDR	Deutsche Demokratische Republik
d.h.	das heißt
DIA	Chronische Hämodialyse
Dr.	Doktor
DSA	Digitale Subtraktionsangiografie-Anlage
ECT	Emissions-Computer-Tomographiegerät
EG	Erdgeschoss
ESVG-95	Europäisches System Volkswirtschaftlicher Gesamtrechnungen
EPK	Ereignisgesteuerte-Prozess-Kette
Fr.	Frau
GEM	Gemischte Belegung
GG	Großgeräte
GGH	Gynäkologie und Geburtshilfe
GGP	Großgeräteplan
GmbH	Gesellschaft mit beschränkter Haftung
gv	government
HCH	Herzchirurgie
HNO	Hals-, Nasen- und Ohrenheilkunde
Hr.	Herr
Hrsg.	Herausgeber
HSVG	Hauptverband der Sozialversicherungen Österreichs
http	hyper text transmission protocol
I:	Interviewer
ICD	International Classification of Diseases
idF	in der Folge
IHS	Institut für höhere Studien
inkl.	inklusive

IM	Innere Medizin
Jg.	Jahrgang
KA	Krankenanstalt/-en
KAKuG	Kranken- und Kuranstaltengesetz
KCH	Kinder- und Jugendchirurgie
KH	Krankenhaus
KI	Kinder- und Jugendheilkunde
KKAR	Kinderkardiologie
KMA	Klinik Management Aktuell (Fachzeitschrift)
KRAZAF	Krankenanstaltenzusammenarbeitsfond
LAP	Leistungsangebotsplanung
LDF	Leistungsorientierte Diagnosenfallgruppe
LDFP	Leistungsorientierte Diagnosenfallgruppen-Pauschale
LGBl.	Landesgesetzblatt
LIT	Stoßwellenlithotriptor
LK	Leistungskomponente
LKF	Leistungsorientierte Krankenanstaltenfinanzierung
LTX	Lebertransplantation
Mag.	Magister
MEL	Medizinische Einzelleistung
MHG	Medizinische Hautdiagnosegruppen
MKG	Mund-, Kiefer- und Gesichtschirurgie
MR	Magnetresonanz-Tomografiegerät
Mrd.	Milliarden
MVZ	Medizinisches Versorgungszentrum
NC	Neurochirurgie
NEO	Neonatologie
NEU	Neurologie
Nr.	Nummer
NTX	Nierentransplantation
NUKT	Nuklearmedizinische Therapie (Bettenbereich)
OA	Oberarzt
OECD	Organization for Economic Cooperation and Development
OG	Obergeschoss
ONK	Onkologische Versorgung
OÖ	Oberösterreich
Oö.	Oberösterreichisch(e)
OÖKAG	Oberösterreichisches Krankenanstaltengesetz
ÖVP	Österreichische Volkspartei
österr.	österreichische(r)
OP	Operationssaal
OPDs	Hospital Outpatient Departments
OR	Orthopädie und Orthopädische Chirurgie
ÖSG	Österreichischer Strukturplan Gesundheit
OPs	Operationssäle
o.V.	ohne Verfasser/-in
PAL	Palliativmedizin
PCH	Plastische Chirurgie
PDF	Printable Document File
PET	Positronen-Emissions-Computertomograph
PKW	Personenkraftwagen
ROM	read only memory
p	Signifikanzkoeffizient

PPR — Pflegepersonalregelung
Prim. — Primarius (Chefarzt)
PSY — Psychiatrie
PT — Pretest
PUL — Pulmologie
S — Seite
sog. — so genannte
SPÖ — Sozialdemokratische Partei Österreichs
PSY — Psychiatrie
ST — Station (Abkürzung für Interviews nach stationärem Ersteingriff)
SU — Stroke Unit
syst. — systemisiert
SZT — Stammzelltransplantation
PSY — Psychiatrie
tats. — tatsächlich
TKL — Tagesklinik (Abkürzung für Interviews nach tagesklinischem Zweiteingriff)
TKLE — Tagesklinik Ersteingriff (Abkürzung für Interviews nur nach tagesklinischem Eingriff)
tsd. — tausend
u.a. — und andere
UK — United Kingdom
URO — Urologie
US — Unitet States of America
Vol. — Volume
www — world wide web
z. B. — zum Beispiel

Abbildungsverzeichnis

Tabellenverzeichnis

1 Einleitung

Die eingangs zitierten Zeilen von Heinz Rudolf Kunze sollen bereits einen Hinweis darauf geben, was das Ansinnen dieser Publikation ist. Als übergeordnetes Anliegen kann die Verknüpfung zwischen Wissenschaft und Praxis im Sinne eines kritischen Hinterfragens gesehen werden.
So wie die Sozialforschung zusehends eine Verknüpfung von qualitativem und quantitativem Ansatz fordert, so kann für den Gesundheits- und Sozialbereich eine stärkere Verbindung von epidemiologischen und organisationsanalytischen Vorgehensweisen gefordert werden. In diesem Sinne stellt die vorliegende Publikation eine Verknüpfung von Praxis und Theorie dar. Und in diesem Sinne möchte der Verfasser nicht nur Antworten geben, sondern die Leser auch dazu anregen, bestehende Versorgungssysteme mit den nötigen Fragezeichen zu versehen.
Die Vorgehensweise stellt bezüglich des Designs eine im Gesundheitswesen bisher nicht angewandte Vernetzung von zwei Forschungsansätzen dar. Zum einen das Prozessmanagement, zum anderen die qualitative Sozialforschung. Die alles umfassende Klammer bildete dabei die Implementationsforschung.

In diesem Zusammenhang darf dem Verfasser durchaus zu Recht unterstellt werden, dass er den geschätzten Lesern den Ansatz der qualitativen Sozialforschung im Gesundheitswesen ans Herz legen möchte.

Die Basis stellt eine Feldforschung dar, welche von Jänner bis Juli 2006 durchgeführt wurde. Um den Umfang der Publikation brauchbar zu halten, wird zwar im Sinne des wissenschaftlichen Belegs auf die Interviewquellen verwiesen, die Patienteninterviews selbst blieben aber beim Verfasser.

Aufgrund des neuen Forschungsansatzes sah es der Verfasser als sinnvoll an, die theoretischen Grundlagen genauer zu beschreiben. Diesbezüglich fanden umfassende Literaturrecherchen statt, die es dem Leser ermöglichen sollen, die Entstehung des theoretischen Vorgehens gut zu erkennen. Um den Lesekomfort zu unterstützten, finden sich detailliertere Ausführungen zu den Themen „Prozessmanagement“ und „Qualitative Sozialforschung“ in den Abschnitten 10 und 11 als Exkurse am Ende des Buches.

Die Umstellung der Versorgungsform von einer vollstationären hin zu einer tagesklinischen Behandlung bei der Operation des „Grauen Star“, hatte ihren Ursprung im steuernden Eingriff der Gesundheitspolitik. Daher werden zunächst die dafür verantwortlich zu machenden Veränderungen im Gesundheitswesen dargestellt: ausgehend von einem kurzen Blick auf die OECD-Länder, weiter über die Gesundheitspolitik in Österreich bis hin zu den sich daraus ergebenden Zäsuren auf Unternehmensebene.
Zum einen von den wissenschaftlichen Grundlagen, zum anderen von den gesundheitspolitischen Interventionen abgeleitet, wird im Anschluss das Forschungsdesign dargestellt.

Die politischen Systemeingriffe führten letztlich zu einer Reaktion seitens des Leistungsanbieters. Deshalb steht am Beginn der Ausführungen zur Feldforschung eine Beschreibung des Untersuchungsobjektes.
Den Kern der Publikation bildet die Darstellung der Untersuchungsergebnisse. Dies sind die Erkenntnisse im Rahmen der Prozessveränderung und eine qualitative Befragung der unmittelbaren Leistungsempfänger, also der Betroffenen. Bei Letzteren war es dem Verfasser ein besonderes Anliegen, die Menschen ausführlich „zu Wort" kommen zu lassen. Deshalb erfolgte die Ergebnisdarstellung unter umfassender Verwendung von Interviewzitaten.
Den Abschluss bildet der Versuch, die gewonnenen Erkenntnisse zu Empfehlungen zu verarbeiten.

Der Ansatz war ungewöhnlich, entsprach aber ganz und gar den Forderungen moderner sozialwissenschaftlicher Überlegungen. Gesundheitsversorgung stellt ein komplexes System dar, deshalb bedarf es bei ihrer Beforschung auch einer innovativen Vorgehensweise. Dass solche Herangehensweisen den Kritikern Probleme bereiten können, beschrieb bereits Schopenhauer in einem seiner Aphorismen:

> *„Ein jedes Problem durchläuft bis zu seiner Anerkennung drei Stufen: in der ersten erscheint es lächerlich, in der zweiten wird es bekämpft und in der dritten gilt es als selbstverständlich."*[2]

Die hier gewählte Vorgehensweise belegt aber, dass komplexe Problemstellungen nicht dazu angetan sind, sie mit trivialen Methoden zu lösen. Dies gilt im Besonderen für die Antworten, welche die zukünftigen Herausforderungen in der Gesundheitsversorgung brauchen.

In diesem Sinne war es dem Verfasser ein Anliegen, mit dieser Publikation einen Lösungsbeitrag sowohl auf der Methodenebene als auch bezüglich der erzielten Ergebnisse zu leisten. Die nachfolgende Grafik zeigt die Vorgehensweise im Überblick:

[2] Schopenhauer, Arthur; in: Leipziger Bücherlei – Bibliomanische Bibliothek, http://www.bibliomaniac.de/zitate/zitate4.htm (03.01.2007)

Abbildung 1: Vorgehensweise

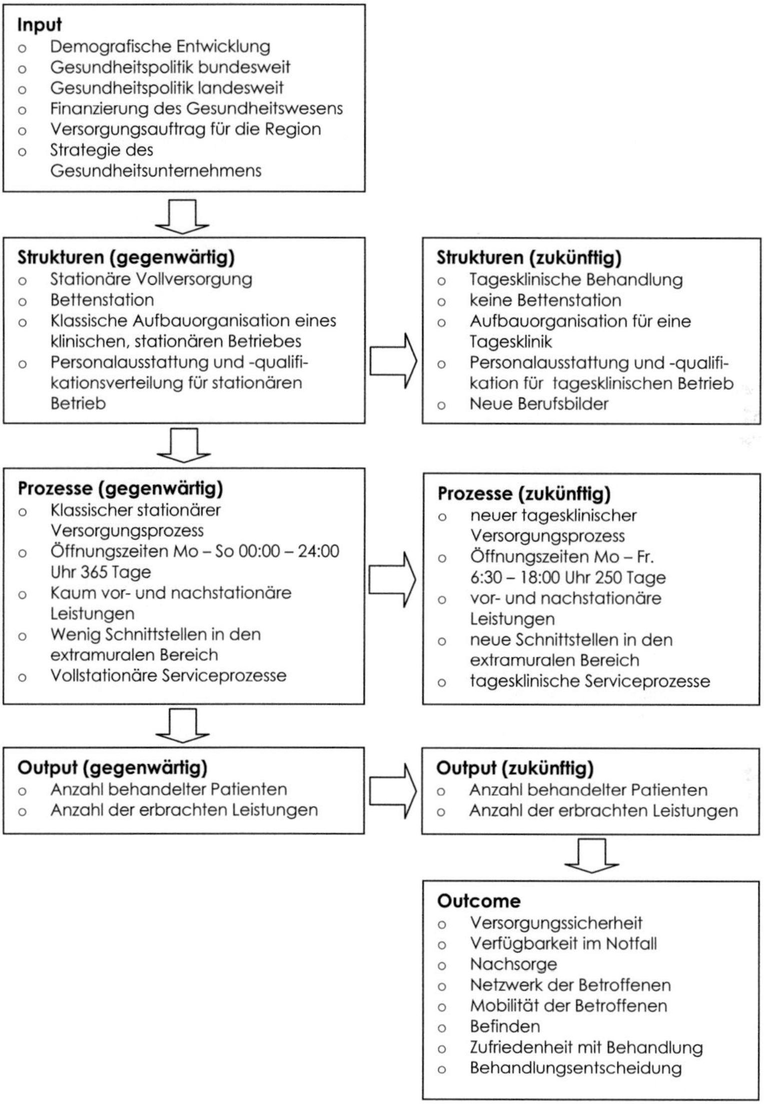

In Anlehnung an: Salzer, Mark S.; Nixon, Carol T.; Schut, L. James A.; Karver, Marc S.: Validating Quality Indicators – Quality as Relationship Between Structure, Process, and Outcome, In: Evaluation Review Vol. 21, No. 3, 292-309, SAGE Publications, Calofornia USA, 1997, S. 301

2 Zielsetzung

2.1 Grundsätzliches

Den zentralen Auslöser für die gegenständliche Publikation stellte die spürbare Veränderung der Versorgungsstruktur im österreichischen Gesundheitswesen dar.
Kritisch ist in diesem Zusammenhang einerseits die Tatsache zu sehen, dass dabei viel weniger der „Gesundheitsmarkt" selbst bzw. die Kunden (Patienten) des „Quasimarktes Gesundheitswesen"[3] eine Veränderung gefordert haben, sondern es sich bei der hier beschriebenen Umstellung der Versorgungsform um gesundheitspolitisch induzierte Maßnahmen handelte. Dass neben medizinischen Aspekten auch legistische Festlegungen und die Finanzierung Auswirkungen auf die Inanspruchnahme haben, darauf verweisen zum Beispiel Badelt und Österle[4]. Böhnisch[5] ortet darüber hinaus eine zunehmende Entfremdungserscheinung, die dazu führt, dass die Menschen zwar kognitiv verstehen, was geschieht, jedoch diese Veränderungen sozial weder begreifen noch verstehen können. Eine Tatsache, die im Laufe der Untersuchung auch seitens der Befragten zum Ausdruck kam, wie mehrere Beispiele[6] gezeigt haben. So auch das nachfolgend zitierte:

> *„Interviewer: Den Aufenthalt im Krankenhaus. Sie waren ja in Summe drei Tage dort. Wie ist es Ihnen denn da ergangen?*
> *Befragter: (lacht) Ja. Am Aufnahmetag, da haben wir bis um 16 Uhr gewartet auf ein Bett.*
> *Interviewer: Was haben Sie bis 16 Uhr?*
> *Befragter: Auf ein Bett gewartet.*
> *Interviewer: Auf ein Bett?*
> *Befragter: Ein ganzer Tisch voll. Die Anderen haben sie erst nach Hause schicken müssen.*
> *Interviewer: Ach, da haben Sie gewartet auf ein Bett?*
> *Befragter: Na ja, wir waren ein ganzer Tisch voll. Das war ja sehr unterhaltsam.*
> *Interviewer: Weil so viele Leute dort waren?*
> *Befragter: Ja, weil so viele oben sind. Na, wie sie gemeint haben, im Krankenhaus weniger Betten, wenn eh alles voll ist. Nein, ich weiß nicht. So ist es noch nie gewesen. Nein, bei keiner Regierung. Das war noch nie. Alles verkaufen sie."* [7]

---

[3] Ein Quasimarkt stellt den Versuch dar, die Kompetenzen der Finanzierung wie auch der inhaltlichen Gestaltung bei der öffentlichen Hand zu belassen, die konkrete Leistungserstellung aber auszugliedern. vgl. Badelt, Christoph; Österle, August: Grundzüge der Sozialpolitik – Allgemeiner Teil – Sozialökonomische -Grundlagen, 2. Auflage, Manzsche Verlags- und Universitätsbuchhandlung, Wien, 2001, S. 16

[4] Vgl. Badelt, Christoph; Österle, August: Grundzüge der Sozialpolitik – Spezieller Teil – Sozialpolitik in Österreich, 2. Auflage, Manzsche Verlags- und Universitätsbuchhandlung, Wien, 2001, S. 32

[5] Vgl. Böhnisch, Lothar: Politische Soziologie – Eine problemorientierte Einführung, Verlag Barbara Budrich, Opladen, 2006, S. 194

[6] Vgl. Interview 20060213 ST 16, Zeile 75 – 86 und Zeile 338 – 358; Interview 20060406 TKL 18, Zeile 448 – 451; Interview 20060523 TKLE 02, Zeile 147 - 151

[7] Interview ST 11, Zeile 301 – 315

Andererseits zeigte sich bei der Untersuchung, dass Betroffene auch Verständnis haben für Effizienzsteigerungen. Wenngleich auffiel, dass die damit verbundenen Einsparungen Dritten zugesprochen wurden, also der volkswirtschaftliche Zusammenhang eines eigenen Nutzens nicht direkt abgeleitet werden konnte. Das nachfolgende Beispiel zeigt eine solche Beschreibung:

> *„Befragter: Das hat sich dadurch geändert, dass ich natürlich hinauffahren muss zur Voruntersuchung. Dann einen Termin bekomme zum OP und am Abend wieder nach Hause fahren kann. Jetzt sparen sie sich praktisch einen Tag. Denn früher war das so: Da bist du hinaufgefahren, dann bist du untersucht worden, am nächsten Tag war dann die OP und, also sagen wir Montag, Dienstag und am Mittwoch bist du wieder nach Hause gefahren. Und das hat sich natürlich so geändert. Für die eigentlich ein Tag Ersparnis. Das ist praktisch, wenn sie das so machen, für die Krankenkasse oder für die Gebietskrankenkasse.*
> *Interviewer: Ja?*
> *Befragter: Da sparen sie sich einen Tag, ja da sparen sie sich einen Tag. Und ich bin mit dem restlos einverstanden. Da es passt. Denn wenn es gesundheitlich nicht möglich wäre, dann würden sie es eh nicht machen. Und wenn ich mich nicht wohl fühle, dann lassen sie dich eh nicht nach Hause. Denn bevor du nach Hause fährst, musst du eh noch einmal hinein zur Untersuchung. Das passt."* [8]

Vorliegend wurde deshalb der kritische Blick auch auf die zum Zeitpunkt der Implementierung der Veränderung verdeckten Bereiche „gesellschaftlicher Betroffenheiten und Auswirkungen" [9] gelenkt.
Freilich ist kritisch zu hinterfragen, welche Veränderungen direkt von den Kunden ausgehen (Nachfrageinduktion) und welche durch den medizinischen Fortschritt (Angebotsinduktion) verursacht werden. Diesbezüglich verweist der deutsche Sachverständigenrat auf die so genannte „Nachfragesog-Hypothese" [10]. Diese geht davon aus, dass es die zukünftigen Ertragserwartungen sind, welche die Forschungsaktivitäten sowohl der Ärzte als auch der Industrie wesentlich vorantreiben. Darüber hinaus wurde schon bisher die kontinuierliche Entwicklung auch vom steigenden Wettbewerb der Gesundheitsunternehmer wesentlich bewegt. Zwei Beispiele dafür sind zweifelsohne die „Knopflochchirurgie" und die „Minimal Invasive Chirurgie". Diese haben sich in den letzten Jahren rasant entwickelt, weil sie deutlich schonendere Methoden darstellen und darüber hinaus auch die technischen Möglichkeiten diese Entwicklung wesentlich gefördert haben. Andererseits wird deutlich, dass der Begriff „Kunde" im Gesund-

---

[8] Interview TKLE 07, Zeile 301 – 315

[9] Vgl. Wollmann, Hellmut: Implementationsforschung – Eine Chance für kritische Verwaltungsforschung?, in: Wollmann, Hellmut (Hrsg.): Politik im Dickicht der Bürokratie – Beiträge zur Implementationsforschung, Westdeutscher Verlag, (Leviathan: Sonderheft 3), 1980, S. 26 - 27

[10] Vgl. Sachverständigenrat für die Konzertierte Aktion im Gesundheitswesen: Gesundheitswesen in Deutschland – Kostenfaktor und Zukunftsbranche, Band II, Fortschritt und Wachstumsmärkte – Finanzierung und Vergütung, Sondergutachten, Bundesministerium für Gesundheit, BRD, 1997, S. 23

heitswesen weiter zu fassen ist. Denn nicht nur der Patient stellt den Leistungsabnehmer dar. In diesem Zusammenhang soll, bezogen auf den Forschungsauslöser, auf das Primat der praktischen Problemstellung als Ansatzpunkt und Ziel von Untersuchungen verwiesen werden.[11] Vor allem sind es ganzheitliche Betrachtungsweisen, die zusehends gefordert werden.
Gruen[12] beispielsweise klagt den „Verlust des Mitgefühls" an und fordert dazu auf, den Charakter der menschlichen Natur wiederzuentdecken, damit nicht allein die medizinische Wissenschaft bestehen bleibt, sondern auch die Kunst des Heilens nicht abstirbt. Konkret beschreibt er:

> *„Wahrscheinlich ist die Fähigkeit, im Denken mit dem emotional Erlebten in Verbindung zu bleiben, ausschlaggebend."*[13]

Dabei spricht er vom „primitiven Denken" im positiven Sinne und meint damit, dass der Kontext dessen ein ganzheitliches Denken sein muss, das nicht nur auf Resultate und Kontrolle ausgerichtet ist.[14]

Trotzdem muss eine Evaluation im Gesundheitswesen unbedingt auch zum Ziel haben, Prozesse und Strukturen rational zu gestalten.[15] Als Modell für die Veränderung der Versorgungsstruktur diente deshalb das Prozessmanagement. Von einer genaueren, definitiven Eingrenzung zunächst abgesehen, zeigt sich, dass „Prozessmanagement" auch im Gesundheitswesen eine immer wichtigere Rolle spielt. Zum einen weisen in den letzten zehn bis fünfzehn Jahren unzählige Publikationen auf diesen Trend hin. Zum anderen ist auch im Management selber erkennbar, dass das Prozessdenken vermehrt Einzug hält.
Stellt man einen kritischen Vergleich der Fachliteratur her, so kann festgestellt werden, dass eine wesentliche Gemeinsamkeit die Forderung nach mehr Kundenorientierung ist. In diesem Zusammenhang kann Gaitanides[16,17,18] als Wegbereiter dieses Denkmodells angeführt werden. Dies wird nicht zuletzt dadurch deutlich, dass seine Publikationen zu den am häufigsten zitierten Quellen zählen.
Neben der Ausrichtung am Kunden wird vielfach auch die Evaluation der Kundenzufriedenheit gefordert.[19] Der deutsche Sachverständigenrat

---

[11] Vgl. Mayring, Philipp: Einführung in die Qualitative Sozialforschung, Beltz Studium, 5. Auflage, Weinheim und Basel, 2002, S. 35

[12] Vgl. Gruen, Arno: Der Verlust des Mitgefühls – Über die Politik der Gleichgültigkeit, 6. Auflage, Deutscher Taschenbuch Verlag, München, 2005

[13] Gruen, Arno: Der Verlust des Mitgefühls – Über die Politik der Gleichgültigkeit, 6. Auflage, Deutscher Taschenbuch Verlag, München, 2005, S. 181

[14] Vgl. Gruen, Arno: Der Verlust des Mitgefühls – Über die Politik der Gleichgültigkeit, 6. Auflage, Deutscher Taschenbuch Verlag, München, 2005, S. 180 - 181

[15] Vgl. Badura, Bernhard: Evaluation und Qualitätsberichterstattung im Gesundheitswesen – Was soll bewertet werden und mit welchen Maßstäben? in: Badura, Bernhard; Siegrist, Johannes (Hrsg.): Evaluation im Gesundheitswesen, Juventa Verlag, 2. Auflage, Weinheim, 2002, S. 15 - 42

[16] Vgl. Gaitanides, Michael: Prozeßorganisation – Entwicklung, Ansätze und Programme prozeßorientierter Organisationsgestaltung, Verlag Franz Vahlen, München, 1983

[17] Vgl. Gaitanides, Michael; Scholz, Rainer; Vrohlings Alwin; Raster, Max: Prozessmanagement – Konzepte, Umsetzungen und Erfahrungen des Reengineering, Carl Hanser Verlag, München, 1994

[18] Vgl. Gaitanides, Michael: Prozessorganisation, Verlag Franz Vahlen, München, 2007

[19] Vgl. Greiling, Michael; Hofstetter, Jürgen: Patientenbehandlungspfade optimieren – Prozeßmanagement im Krankenhaus, Baumann Fachverlag, Kulmbach 2002, S. 45

spricht dabei von Outcome-Indikatoren[20], was bedeutet, dass die Ermittlung der Ergebnisqualität im Mittelpunkt stehen sollte. Greulich[21] stellt ähnliche Forderungen auf, betont jedoch vor allem den Zusammenhang von Prozessveränderung und Kostenrechnung. Wobei er bevorzugt darauf hinweist, dass in diesem Kontext die Kundenwünsche detailliert zu ermitteln wären, weil nur so konkrete Aussagen über die Wertschätzung des Kunden bezüglich einzelner Produktkomponenten entstehen können. Greiling[22] fordert Kundenbefragungen im Krankenhaus, um dadurch Probleme beim Informationsfluss und bei der Patientenbehandlung erkennen zu können, weil sich diesbezügliche Mängel unweigerlich auf die Faktoren: *„Zeit, Qualität und Kosten"* [23] auswirken.
Generell kann also festgehalten werden, dass sowohl in der Sozialforschung als auch im Prozessmanagement Übereinstimmung darüber herrscht, wenn es darum geht, die Sichtweisen und Bedürfnisse von Betroffenen professionell zu erheben und diese entsprechend zu würdigen.
Was in der Prozessmanagementliteratur fast zur Gänze fehlt, sind Beschreibungen konkreter Evaluationsinstrumente. Aber auch Berichte über Evaluationsergebnisse im Zusammenhang mit durchgeführten Prozessveränderungen stehen kaum zur Verfügung.[24]
Deshalb spannt sich der Untersuchungsbogen bei der vorliegenden Publikation beginnend bei den gesundheitspolitischen Auslösern, über die Prozessveränderungen selbst bis hin zu ihrer sozialwissenschaftlichen Evaluation. Denn es darf unterstellt werden, dass nur eine dementsprechend umfassende Beschreibung und Untersuchung den aktuell wissenschaftlich geforderten Ansprüchen gerecht wird. Mayring stellt dazu fest:

> *„Gerade unter Bedingungen knapper Haushaltsmittel, Kürzungen im Sozialbereich, wird Evaluationsforschung verstärkt gefordert."*[25]

Ergänzend dazu schreibt Mayring:

> *„In Bezug auf die Ganzheitliche Medizin wurde bereits herausgestellt, dass die isolierte Betrachtung einzelner Aspekte menschlichen Daseins ohne Rückbezug auf den ganzen Menschen Fehlerquellen in sich birgt."* [26]

---

[20] Vgl. Sachverständigenrat für die Konzertierte Aktion im Gesundheitswesen: Gesundheitswesen in Deutschland – Kostenfaktor und Zukunftsbranche, Band II, Fortschritt und Wachstumsmärkte – Finanzierung und Vergütung, Sondergutachten, Bundesministerium für Gesundheit, BRD, 1997, S. 16

[21] Vgl. Greulich, Andreas: Grundlagen der Prozeßkostenrechnung und Wertschöpfungskette in Industrie und Dienstleistungsunternehmen, in: Greulich, Andreas; Thiele, Günter; Thiex-Kreye, Monika: Prozessmanagement im Krankenhaus, R. V. Decker's Verlag, Heidelberg, 1997, S. 85

[22] Vgl. Greiling, Michael; Hofstetter, Jürgen: Patientenbehandlungspfade optimieren – Prozeßmanagement im Krankenhaus, Baumann Fachverlag, Kulmbach 2002, S. 45

[23] Vgl. Gaitanides, Michael; Scholz, Rainer; Vrohlings Alwin: Prozessmanagement – Grundlagen und Zielsetzungen, in: Gaitanides, Michael; Scholz, Rainer; Vrohlings Alwin; Raster, Max: Prozessmanagement – Konzepte, Umsetzungen und Erfahrungen des Reengineering, Carl Hanser Verlag, München, 1994, S. 13 - 19

[24] Vgl. Greiling, Michael; Hofstetter, Jürgen: Patientenbehandlungspfade optimieren – Prozeßmanagement im Krankenhaus, Baumann Fachverlag, Kulmbach 2002, S. 59

[25] Mayring, Philipp: Einführung in die Qualitative Sozialforschung, Beltz Studium, 5. Auflage, Weinheim und Basel, 2002, S. 62

[26] Mayring, Philipp: Einführung in die Qualitative Sozialforschung, Beltz Studium, 5. Auflage, Weinheim und Basel, 2002, S. 33

Wurde die Veränderung der Versorgungsstruktur mittels Instrumenten des Prozessmanagements durchgeführt, wie auch dargestellt, bediente sich der Verfasser bei der Evaluation derselben der qualitativen Sozialforschung. Ein drittes theoretisches Modell, das weitestgehend in diesen Gesamtkontext mit hineinspielt, ist die Implementationsforschung. Wollmann[27] sieht, zunächst unabhängig von den dabei verwendeten Instrumenten, dort Implementationsforschung erfüllt, wo staatliche und kommunale Planungen kritisch analysiert werden, nicht zuletzt dann, wenn es bei der Umsetzung auch zu Schwierigkeiten und durchschlagenden Planungsernüchterungen kommen kann. Siegrist[28] beschreibt Implementationsforschung als Analyse von Interventionen (auch solchen von gesundheitspolitisch verantwortlichen Stellen) in einem Bezugssystem, das sowohl politisch-administrative, finanzielle, juristische und berufspolitische Belange berücksichtigt. Vorliegend wird, in Ermangelung von Untersuchungen aus dem Gesundheitswesen, zum Vergleich unter anderem eine Studie von Baestlein u. a.[29] zur Standortprogrammplanung in Nordrhein-Westfalen herangezogen. Diese zeigt aber im Wesentlichen die Problemparallelen sehr gut auf. Das Fehlen von derartigen Studien im Gesundheitswesen wird wohl darin begründet sein, dass die Implementationsforschung ihre Wurzeln in der politischen Soziologie und in der Verwaltungswissenschaft hat. Dies zeigt aber andererseits, dass durchaus Bedarf an solchen Forschungsarbeiten im Gesundheitssektor besteht.

Die nachfolgende Grafik zeigt den gesamten Untersuchungsbogen und die zu den einzelnen Abschnitten vorwiegend zuzuordnenden theoretischen Modelle:

---

[27] Vgl. Wollmann, Hellmut: Implementationsforschung – Eine Chance für kritische Verwaltungsforschung?, in: Wollmann, Hellmut (Hrsg.): Politik im Dickicht der Bürokratie – Beiträge zur Implementationsforschung, Westdeutscher Verlag, (Leviathan: Sonderheft 3), 1980, S. 21

[28] Vgl. Siegrist, Johannes: Medizinische Soziologie, Urban & Schwarzenberg, 5. Auflage, München, 1995, S. 154

[29] Vgl. Baestlein, Angelika; Hunnius Gerhard; Jann, Werner; Konukiewitz, Manfred: Der „Goldene Zügel" und die Kommunen – Ein Rückblick auf die These vom staatlichen „Durchgriff" am Beispiel der Standortprogrammplanung in Nordrhein-Westfalen, in: Wollmann, Hellmut (Hrsg.): Politik im Dickicht der Bürokratie – Beiträge zur Implementationsforschung, Westdeutscher Verlag, (Leviathan: Sonderheft 3), 1980, S.103 - 129

Abbildung 2: Untersuchungsbogen

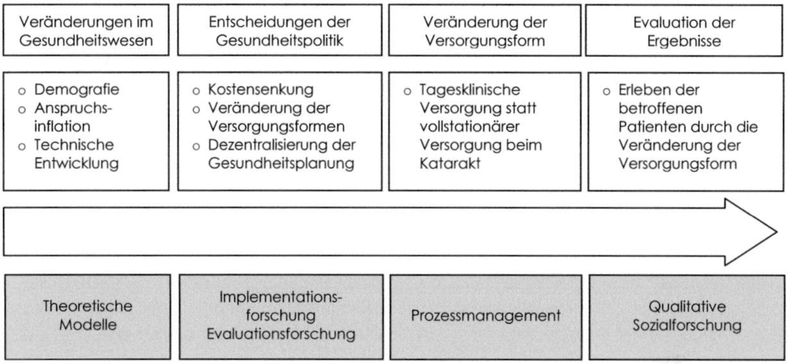

Als konkreter Anlass wurde die Veränderung der Vorsorgungsstruktur einer Augenabteilung eines oberösterreichischen Krankenhauses gewählt. Dieser Bereich bot sich an, weil der Verfasser den gesamten Umstellungsprozess begleitet hat und sich dadurch eine umfassende Beobachtungsmöglichkeit des Feldes ergab. Konkret handelte es sich um die Kataraktoperation (Operation beim „Grauen Star"). Nachdem die Kataraktoperation der am häufigsten durchgeführte medizinische Eingriff ist[30], kann davon ausgegangen werden, dass die vorliegende Studie auch eine dementsprechende Repräsentativität darstellt.

2.2 Fragestellung

Wie bereits oben beschrieben, handelte es sich beim untersuchten Gegenstand um Rationalisierungsmaßnahmen der Gesundheitsversorgung, die primär durch eine gesundheitspolitische Entscheidung verursacht wurden. In diesem Zusammenhang stellte sich bezüglich der damit verbundenen Auswirkungen folgende kritische Frage:

Wird eine gesundheitspolitisch induzierte Veränderung der Versorgungsform im Erleben durch die Betroffenen als schlechterwertig, gleichwertig oder besserwertig empfunden?

Es darf schon jetzt darauf hingewiesen werden, dass zwischen den Präferenzen der Patienten und jener der Gesundheitsanbieter oft deutliche Unterschiede bestehen. So kommt ein Gutachten aus dem Jahr 1997[31] zu der Erkenntnis, dass Patienten oft einen Mehrwert in funktionalen und psycho-

---

[30] Vgl. Hofmarcher, Maria, M.; Riedel, Monika; Röhrling, Gerald: Ressourcenverbrauch in der EU: Sollte Österreich wesentlicher werden? – Schwerpunktthema: Die Leistungsfähigkeit der Ordenskrankenhäuser könnte „ansteckend sein", in: Health System Watch – Beilage zur Fachzeitschrift soziale Sicherheit, erstellt durch das IHS, herausgegeben vom Hauptverband der österreichischen Sozialversicherungsträger, Institut für Höhere Studien, Wien, 2005, S. 2

[31] Vgl. Sachverständigenrat für die Konzertierte Aktion im Gesundheitswesen: Gesundheitswesen in Deutschland – Kostenfaktor und Zukunftsbranche, Band II, Fortschritt und Wachstumsmärkte – Finanzierung und Vergütung, Sondergutachten, Bundesministerium für Gesundheit, BRD, 1997, S. 68

sozialen Qualitätsmerkmalen sehen, hingegen Gesundheitsanbieter sich oftmals auf technische und körperliche Anforderungen bei der Versorgung konzentrieren.

Es war daher zu berücksichtigen, dass die Erwartungshaltung der Politik zunächst in einer Rationalisierung durch geringeren Ressourceneinsatz bestand. Nachdem es sich aber um eine Invention im Sinne der Phasen des medizinisch-technischen Fortschritts handelte, stand für den Verfasser zunächst bewusst **nicht** die Kostenreduktion im Mittelpunkt. Dazu werden später noch nähere Ausführungen gemacht. Wie weit durch diese Maßnahme tatsächlich ein medizinischer Fortschritt zu erzielen war, soll in der vorliegenden Publikation ebenfalls herausgearbeitet werden. Der deutsche Sachverständigenrat für die Konzertierte Aktion im Gesundheitswesen spricht dann von einem eindeutigen medizinischen Fortschritt, wenn **eine verbesserte Ergebniserreichung mit einem verringerten bzw. unveränderten Ressourceneinsatz einhergeht.**[32]

2.3 Hypothese

Beim quantitativen Ansatz formuliert der Untersucher zunächst seine Hypothesen und geht anschließend ins Feld. Diese Vorgehensweise birgt jedoch die Gefahr, dass Erkenntnisbereiche ausgespart bleiben.[33]
Die qualitative Sozialforschung geht deshalb einen deutlich anderen Weg. Grundsätzlich ist daher beim qualitativen Forschungsansatz mit Vorsicht an die Hypothesenbildung vor Betreten des Feldes heranzugehen. Glaser und Strauss beschreiben die Folgen diesbezüglicher Ignoranz wie folgt:

> *„Im Resultat werden die Daten häufig vergewaltigt und möglicherweise auftauchende relevante Konzepte und Hypothesen vernachlässigt.“*[34]

Trotzdem war es notwendig, eine Arbeitshypothese zu formulieren, um die Feldarbeit dementsprechend gestalten zu können. Die über 25jährige Tätigkeit des Verfassers im klinischen Gesundheitswesen berücksichtigend, darf unterstellt werden, dass eine bestimmte Vorkenntnis besteht. Wobei gerade die im vorliegenden Fall untersuchte Veränderung der Versorgungsform die Aufmerksamkeit weckte, weil es herauszufinden galt, wie Betroffene solche Veränderungen erleben. Daher war es durchaus als legitim anzusehen, zu Beginn eine Arbeitshypothese zu entwerfen, um darauf aufbauend ein brauchbares Konzept zu entwickeln. Für den weiteren Verlauf bedurfte es deshalb einer ausreichenden Sensibilität und Offenheit. Der vorliegenden Untersuchung lag daher zunächst folgende Arbeitshypothese zugrunde:

---

[32] Vgl. Sachverständigenrat für die Konzertierte Aktion im Gesundheitswesen: Gesundheitswesen in Deutschland – Kostenfaktor und Zukunftsbranche, Band II, Fortschritt und Wachstumsmärkte – Finanzierung und Vergütung, Sondergutachten, Bundesministerium für Gesundheit, BRD, 1997, S. 28

[33] Vgl. Lamnek, Siegfried: Qualitative Sozialforschung, 4. vollständig überarbeitete Auflage, Beltz Verlag, Weinheim und Basel, 2005, S. 15 - 16

[34] Glaser, Barney, G.; Strauss, Anselm, L.: Grounded Theory – Strategien qualitativer Forschung, 2. Auflage, Huber Verlag, Bern, 2005, S. 43

Rationalisierungen in der Gesundheitsversorgung werden von den Betroffenen nicht generell als schlechterwertig empfunden.

Umso mehr galt die Prämisse, unvoreingenommen ins Feld zu gehen. Nicht zuletzt deshalb, weil dies dem Forscher erlaubte den generierten Daten unabhängig von vor gefassten, theoriebasierten Hypothesen die Treue zu halten und objektiv zu bleiben.[35]

2.4 Vorverständnis

Eine besondere Herausforderung stellte die Tatsache dar, dass der Autor und somit die forschende Person auch die Prozess- und Strukturveränderungen begleitet hat und dieses Vorverständnis daher einer dementsprechenden Berücksichtigung bedurfte. Michalski[36] erhebt in diesem Kontext den Anspruch, dass der Untersucher die Forschungsarbeit keinesfalls durch sein eigenes theoretisches Vorwissen behindern darf. Der Forschungsprozess unterlag daher einer ständigen, kritischen Reflexion, um Beeinflussungen zu vermeiden. Allem voran galt es, die Evaluation im Bezug auf Objektivität und Wahrheitsgehalt im Auge zu behalten. Kleinig stellt dazu folgende Forderung auf:

> *„Die Forderung für ein interpretativ orientiertes Vorgehen lautet also, dieses Vorverständnis zu Beginn der Analyse offen zu legen, am Gegenstand weiterzuentwickeln und so den Einfluss des Vorverständnisses überprüfbar zu machen"*[37]

Es ist daher festzuhalten, dass es gerade bezüglich der Überprüfung der Patientenzufriedenheit bzw. -unzufriedenheit in aller Konsequenz zu beachten galt, eventuelle Erwartungshaltungen im Sinne einer Bestätigung der durchgeführten Prozess- und Strukturveränderungen besonders kritisch zu betrachten. Andererseits kann davon ausgegangen werden, dass bei dementsprechender Offenheit auch das Vorverständnis des Forschers durch die gewonnenen Erkenntnisse Veränderungen erfährt, weil jede Information aus dem Feld, die den Überlegungen des Forschers widerspricht, dieses Vorverständnis revidiert und modifiziert.[38]
Abschließend muss festgehalten werden, dass es niemals möglich ist, die Erwartungen und Vorkenntnisse vollkommen auszublenden. Glaser und Strauss nennen dieses Phänomen „theoretische Sensibilität"[39]. Den Vorteil, den Glaser und Strauss in dieser theoretischen Sensibilität sehen, ist die Tatsache, dass dadurch auch Temperament und Neigungen des Forschers Berücksichtigung finden und darüber hinaus von ihm gefordert wird, den

---

[35] Vgl. Glaser, Barney, G.; Strauss, Anselm, L.: Grounded Theory – Strategien qualitativer Forschung, 2. Auflage, Huber Verlag, Bern, 2005, S. 43 - 45

[36] Vgl. Michalski, Christian: Funktion und Bewertung des ambulanten Psychiaters durch schizophrene Patienten, in: Mayring, Philipp; Gläser-Zikuda, Michaela (Hrsg.): Die Praxis der Qualitativen Inhaltsanalyse, Beltz Verlag, Weinheim und Basel, 2005, S. 207

[37] Vgl. Kleinig, Gerhard: Umriß zu einer Methodologie qualitativer Sozialforschung. Kölner Zeitschrift für Soziologie und Sozialpsychologie, 34, 1982, S. 224 – 253

[38] Vgl. Lamnek, Siegfried: Qualitative Sozialforschung, 4. vollständig überarbeitete Auflage, Beltz Verlag, Weinheim und Basel, 2005, S. 375

[39] Vgl. Glaser, Barney, G.; Strauss, Anselm, L.: Grounded Theory – Strategien qualitativer Forschung, 2. Auflage, Huber Verlag, Bern, 2005, S. 54

Forschungsbereich zu durchdringen und die Ergebnisse dementsprechend zu systematisieren.[40]

2.5 *Recherchen*

Bei Vorrecherchen im Zusammenhang mit der Kataraktchirurgie hat sich gezeigt, dass erste Untersuchungen bereits in den 1980er Jahren durchgeführt wurden, beispielsweise eine amerikanische Studie aus dem Jahr 1989, erstellt vom US Departement of Health and Human Services.[41]
Des Weiteren wurden in einer Pressemeldung in der deutschen Ärztezeitung vom Februar 2005 vom Bundesverband für Ambulantes Operieren (BAO) die Ergebnisse einer quantitativen Befragung publiziert, bei der dem Ambulanten Operieren gute Noten ausgestellt wurden. Dieser Untersuchung zu Folge würden sich 97,8 % der befragten Patienten wieder ambulant operieren lassen.[42]
Eine quantitative Untersuchung aus Schottland hat eine hohe Zufriedenheit (skalierte, quantitative Ergebnisse) von tageschirurgischen Patienten gezeigt, wenngleich attestiert wird, dass Unzufriedenheiten im Zusammenhang mit den Wartezeiten und dem Schmerzmanagement festzustellen waren.[43]
Eine Untersuchung von Patienten nach Katarakt-Operation, durchgeführt in Westaustralien, hatte ebenfalls eine hohe Zufriedenheit (skalierte, quantitative Ergebnisse) der Patienten zum Ergebnis. Annähernd 80 % der Patienten waren laut dieser Studie mit allen Aspekten der Versorgung zufrieden bzw. sehr zufrieden.[44]
Eine weitere Studie aus Australien hat allerdings nachgewiesen, dass bei qualitativen Befragungen die Ergebnisse anders aussehen können. Gerade der qualitative Ansatz hat hier zu Tage gefördert, dass durch dementsprechende Befragungen die Bedingungen für die Patienten wesentlich verbessert werden könnten, weil dabei ganz andere Eindrücke als bei quantitativen Untersuchungen generiert werden.[45] Auf diese Unterschiede zwischen quantitativen und qualitativen Forschungsansätzen wird speziell im theoretischen Teil und bei der Beschreibung des Untersuchungsdesigns noch näher eingegangen.
Was den anglikanischen Bereich (USA bzw. Australien) betrifft, ist darüber hinaus zu berücksichtigen, dass bei der Patientenentscheidung auch der Kostenaspekt eine wichtige Rolle spielt. So wurde in der bereits oben zitierten australischen Untersuchung deutlich, dass die tageschirurgische Versorgung (day surgery) für die Patienten signifikant preisgünstiger war als ein

---

[40] Vgl. Glaser, Barney, G.; Strauss, Anselm, L.: Grounded Theory – Strategien qualitativer Forschung, 2. Auflage, Huber Verlag, Bern, 2005, S. 54

[41] Vgl. Kusserow, Richard, P.: Patient satisfaction with outpatient surgery – A national survey of medicare beneficiaries, US Departement of Health and Human Services, Washington D. C., 1989

[42] Vgl. o.V.: Gute Noten von Patienten für ambulante OPs, in: Ärzte Zeitung, Bonn, BRD, 10.02.2005, S. 9

[43] Vgl. Bain, John; Kelly, Hugh; Snadden, David; Staines, Harry: Day surgery in Scotland – Patient satisfaction and outcomes, in: Quality in Health Care (8), UK, S. 86 - 91

[44] Vgl. Fan, Yu-Pei; Boldy, Duncan; Bowen, Denise: Comparing patient satisfaction – Outcomes an costs between cataract day surgery and inpatient surgery for elderly people, in: Australian Health Review, Vol 20, Nr. 4, 1997, S. 32

[45] Vgl. Markovic, Milica; Bandyopadhyay, Mridula; Manderson, Leonore; Allotey, Pascale; Murray Sally, Vu, Trang: Day surgery in Australia – Qualitative research report, in: Journal of Sociology, The Australian Sociological Association, Volume 40 (1), 2004, S. 74 - 84

Krankenhausaufenthalt.[46] Dies ist eine Tatsache, die bei Vergleichen mit westeuropäischen Industrieländern unbedingt zu berücksichtigen ist. In diesem Zusammenhang ist daran zu erinnern, dass die Organisation des Gesundheitswesens anglikanischer Länder, allen voran in den USA, im Vergleich zu europäischen Systemen von einem deutlich geringeren, allgemeinen Versicherungsschutz, von einer hohen Eigenverantwortung sowie Selbstbehalten und darüber hinaus einem breit gefächerten privatwirtschaftlich orientierten Gesundheitsmarkt gekennzeichnet ist.[47] Bedingt durch einen fast vollkommenen Versicherungsschutz der Patienten, ist in Österreich die Nachfragesteuerung über einen Marktpreis praktisch außer Kraft gesetzt.[48]

Generell existieren also bereits Untersuchungen zum Thema, wenngleich diese großteils quantitativer Natur sind. Speziell zur Kataraktoperation waren für den europäischen Raum und somit auch für Österreich keine qualitativen Untersuchungen zu recherchieren. Michalski[49] bestätigt dies, berichtet er doch generell, dass hinsichtlich Untersuchungen im ambulanten Bereich der Fokus eher auf die Wirkung und Nebenwirkung von Medikamenten gerichtet ist.

---

[46] Vgl. Fan, Yu-Pei; Boldy, Duncan; Bowen, Denise: Comparing patient satisfaction – Outcomes an costs between cataract day surgery and inpatient surgery for elderly people, in: Australian Health Review, Vol 20, Nr. 4, 1997, S. 33

[47] Vgl. Siegrist, Johannes: Medizinische Soziologie, Urban & Schwarzenberg, 5. Auflage, München, 1995, S. 280 – 28V

[48] Vgl. Neudeck, Werner: Das österreichische Gesundheitssystem: Eine ökonomische Analyse, Schriftenreihe des Ludwig Boltzmann-Instituts zur Analyse wirtschaftspolitischer Aktivitäten, Band 19, Manzsche Verlags- und Universitätsbuchhandlung, Wien, 2002, S. 135 - 136

[49] Vgl. Michalski, Christian: Funktion und Bewertung des ambulanten Psychiaters durch schizophrene Patienten, in: Mayring, Philipp; Gläser-Zikuda, Michaela (Hrsg.): Die Praxis der Qualitativen Inhaltsanalyse, Beltz Verlag, Weinheim und Basel, 2005, S. 207

3 Begriffe

3.1 Stationäre Versorgung

Die stationäre Versorgung im Krankheitsfall gehört in Österreich zu den wesentlichsten Säulen in der Gesundheitsversorgung. Eine grafische Darstellung der Krankenhaushäufigkeit im internationalen Vergleich findet sich im Anhang 1. Als stationäre Versorgung wird jene Form der Behandlung verstanden, die mit einer Übernachtung im Krankenhaus verbunden ist. Vor allem bei der Akutversorgung, aber auch bei ganz bestimmten Erkrankungsformen hat sich die stationäre Versorgung im Krankenhaus zur standardisierten Behandlungsform entwickelt. Dies hängt mit unterschiedlichen Phänomenen zusammen: zum einen mit dem Fehlen alternativer Versorgungsangebote, zum anderen mit verrechnungstechnischen Anreizen. In den letzten 20 Jahren ist die Zahl der nicht stationär vorgenommenen Eingriffe in Österreich zwar beständig, wenn auch bescheiden, gestiegen. Als Gründe dafür werden neben dem Kostendruck die medizinisch technologischen Fortschritte und die Verbesserung der Anästhesieform angeführt.[50] Es ist in den nächsten Jahren aber mit einer merkbaren Leistungsverschiebung hin zur tagesklinischen Organisation zu rechnen.

3.2 Tagesklinische Versorgung

Bei Recherchen zeigt sich, dass folgende Begriffe national wie international als Synonyme für „tagesklinische Versorgung“ verwendet werden:

- Ambulantes Operieren[51]
- Tageschirurgie
- Day-case surgery
- Day surgery
- Ambulatory surgery
- Outpatient surgery

Als tagesklinische Versorgung kann jene Krankenhausbehandlung verstanden werden, die ohne Übernachtung einhergeht. In einem Papier des österreichischen Bundesministeriums für Soziale Sicherheit und Generationen aus dem Jahr 2000 werden zum ersten Mal Rahmenbedingungen definiert, die für die tagesklinische Behandlung in einer ersten Etappe erfüllt sein müssen. Diese sind wie folgt formuliert:

- *„Ausgewählte operative und ausgewählte nicht-operative stationäre medizinische Einzelleistungen, die innerhalb 12 Stunden erbracht werden können,*

[50] Vgl. o.V.: Health at a Glance – OECD Indicators 2005 – Deutsche Übersetzung: Gesundheit auf einen Blick – OECD Indikatoren 2005, Organisation für wirtschaftliche Zusammenarbeit und Entwicklung, Centre Français d'exploitation du droit de Copie, 20 rue des Grands-Augustins, 75006 Paris, 2005, S. 66

[51] Hier besteht ein begrifflicher Unterschied zwischen Österreich und Deutschland, weil die tagesklinische Versorgung in Deutschland nicht dem „Ambulanten Operieren“ sondern der „Teilstationären Versorgung“ zugeordnet wird.

- *grundsätzlich die Patienten vorab abgeklärt sind und geplant stationär aufgenommen wurden (keine Notfälle),*
- *für den Patienten ein systemisiertes Bett vorgehalten wird, wobei Betten der Tagesklinik systemisierte Betten sind,*
- *die zu erbringende Leistung dem gültigen, tagesklinischen Leistungskatalog entstammt und*
- *die pflegerische und ambulant [sic] oder stationär medizinische Nachsorge gewährleistet ist.*

Zur Umsetzung sind Pilotversuche vorgesehen, wobei sich alle teilnehmenden Länder verpflichten, gemeinsam die Evaluierung der Ergebnisse und Auswirkungen mit dem BMSG durchzuführen."[52]

Aus diesen Definitionen lässt sich ableiten, dass in einem ersten Schritt tagesklinische Leistungen entweder nur von Krankenanstalten selbst oder von Einrichtungen erbracht werden können, die aufgrund der Nähe zu einem Krankenhaus auch die Nachsorge in einer dementsprechenden Qualität sicherzustellen in der Lage sind. Wie im Text weiter ausgeführt wird, sind dafür Pilotversuche angedacht, wobei das in der vorliegenden Publikation beschriebene Vorhaben einem solchen Pilotversuch entspricht. In diesem Zusammenhang soll nochmals an die Studie von Baestlein u. a.[53] angeknüpft werden, weil in deren Untersuchungsbericht vor allem bezüglich der Steuerungsmechanismen eine identische Vorgehensweise beschrieben wird, nämlich in der Form, dass vorrangig von einer Überprüfung bezüglich der Übereinstimmung mit den Landeszielen, die Billigung oder Nicht-Billigung notwendiger Finanzmittel abhängig zu machen ist.

Im Jahr 2002 betrug der Anteil tagesklinischer Patienten in Oberösterreich 8,5 %.[54] Auf Grund der Tatsache, dass zu diesem Zeitpunkt in Ermangelung einer dementsprechenden Kennzahl tagesklinische Leistungen noch nicht direkt erfasst waren, wurden die als „Null-Tages-Patienten" bezeichneten Fälle zum Vergleich herangezogen. Dabei handelte es sich um Patienten, die am Tag der Aufnahme auch wieder entlassen wurden und demnach keine Krankenhausübernachtung in Anspruch nahmen.

3.3 Kataraktoperation

Der Katarakt (Graue Star), also die altersbedingte Trübung der Augenlinse, stellt eine typische Erkrankung der Bejahrtheit dar. Das durchschnittliche Operationsalter liegt bei ca. 75 Jahren[55], Tendenz steigend. Die Katarakt-

---

[52] o. V.: Bundesministerium für Soziale Sicherheit und Generationen, LKF – Tagesklinik – Definition und Kriterien, Wien, November 2000, S. 3

[53] Vgl. Baestlein, Angelika; Hunnius Gerhard; Jann, Werner; Konukiewitz, Manfred: Der „Goldene Zügel" und die Kommunen – Ein Rückblick auf die These vom staatlichen „Durchgriff" am Beispiel der Standortprogrammplanung in Nordrhein-Westfalen, in: Wollmann, Hellmut (Hrsg.): Politik im Dickicht der Bürokratie – Beiträge zur Implementationsforschung, Westdeutscher Verlag, (Leviathan: Sonderheft 3), 1980, S. 109

[54] Vgl. o. V.: Bericht der oberösterreichischen Spitalsreformkommission, Land Oberösterreich, August 2004, S. 25

[55] Vgl. Hofmarcher, Maria, M.; Riedel, Monika; Röhrling, Gerald: Ressourcenverbrauch in der EU: Sollte Österreich wesentlicher werden? – Schwerpunktthema: Die Leistungsfähigkeit der Ordenskrankenhäuser könnte „ansteckend sein", in: Health System Watch – Beilage zur Fachzeitschrift soziale Sicherheit, erstellt durch das IHS,

operation stellt in der Regel die Kernleistung einer Augenabteilung dar und kann mit einem Leistungsanteil von über 76 % [56] als repräsentativ für die gesamte Fachrichtung gewertet werden.
Wie viele andere empfehlen auch Greulich und Thiele[57] nicht, alle Abläufe zu reorganisieren, sondern im Sinne einer ABC-Analyse lediglich die besonders aufwändigen und häufigsten. Sie attestieren, dass mit rund 70 % des Gesamtumfangs das Auslangen gefunden werden kann. Darüber hinaus unterstellen sie, dass von einem bereits definierten Prozess viele Teilaspekte übernommen werden können. Nicht zuletzt deshalb konzentrierte sich der Verfasser ausnahmslos auf die Kataraktoperation und vernachlässigte bewusst das restliche Leistungsangebot.
Die Erkrankung „Grauer Star" ist durch die Einschränkung des Sehsinns und somit eines der wichtigsten menschlichen Sinne vor allem für das subjektive Erleben der Betroffenen von besonderer Bedeutung, also durchaus auch emotional und sozialwissenschaftlich interessant. Im Rahmen der Interviewauswertungen hat sich dies auch bestätigt, wie die folgenden kurzen Ausschnitte zeigen:

> *„Befragte: Weil da sehe ich ja jetzt so gut. Da sehe ich ja alles so gut. Was sonst immer so grau war, oder so, wo ich schon hingehen habe müssen, zur Uhr zum Beispiel, damit ich etwas sehe."* [58]

Eine weitere Befragte:

> *„Befragte: Nein, nein, aber ich sehe alles rein weiß jetzt. Weil das ist ja da vorn, weil die Platten da in der Gasse, die sind weiß, die sehe ich rein weiß (Anm. zeigt beim Fenster hinaus), was ich vorher alles nicht mehr gesehen habe."* [59]

Noch ein letzter Interviewausschnitt:

> *„Befragte: Nein, sonst könnte ich nichts sagen. Ich muss sagen, man kann sagen, ich bin zufrieden und ich habe es mir gar nicht so vorstellen können, dass alles so hell ist. Das alles so schön geworden ist."* [60]

Ersten Recherchen zufolge – das Vorprojekt des Verfassers hat dies bestätigt[61] – ist die Kataraktoperation im Besonderen dazu geeignet, sie als tagesklinische Versorgungsform anzubieten, womit auch sichergestellt werden sollte, dass medizinisch fachliche Diskussionen weitestgehend hintan gehalten werden können.

Herausgegeben vom Hauptverband der österreichischen Sozialversicherungsträger, Institut für Höhere Studien, Wien, 2005, S. 2

[56] Vgl. o. V.: Krankenhaus der Barmherzigen Schwestern Ried, Augenabteilung, Leistungsdaten 2005

[57] Vgl. Greulich, Andreas; Thiele, Günter: Prozessmanagement im Krankenhaus, in: Greulich, Andreas; Thiele, Günter; Thiex-Kreye, Monika: Prozessmanagement im Krankenhaus, R. V. Decker's Verlag, Heidelberg, 1997, S. 21

[58] Interview ST 08, Zeile 114 - 117

[59] Interview ST 09, Zeile 46 - 49

[60] Interview ST 17, Zeile 15 - 18

[61] Vgl. Zulehner, Christoph: Entwicklung eines Konzeptes für die Errichtung einer ophthalmologischen Tagesklinik am Krankenhaus der Barmherzigen Schwestern Ried, Projektbericht, 2005

Die Entfernung der getrübten Augenlinse beim „Grauen Star" (Kataraktoperation) zählt seit Jahrhunderten zu den bekanntesten Behandlungsmethoden. In Österreich werden jährlich ca. 50.000 solcher Eingriffe durchgeführt, in der BRD ca. 400.000. Die Häufigkeit dieses Eingriffes liegt europaweit bei durchschnittlich 690 Operationen pro 100.000 Einwohner und Jahr. Die länderspezifischen Zahlen schwanken dabei sehr stark. Die Kataraktoperation zählt zu den sehr gut planbaren Eingriffen. Dies ist ein Aspekt, der es darüber hinaus erlaubt, diese Leistungen tagesklinisch anzubieten.[62]
In Österreich existierte zum Zeitpunkt der Felduntersuchung keine einzige Augenabteilung in einem Krankenhaus, welche ihre Leistungen bevorzugt tagesklinisch anbot. Dies hing zum einen mit den fehlenden verrechnungstechnischen Rahmenbedingungen zusammen, zum anderen aber auch mit der Tatsache, dass seitens einzelner Augenfachärzte gegenüber dieser Form der Leistungserbringung deutliche Ressentiments bestanden.
Recherchen des Verfassers sowohl bei der Österreichischen Ophthalmologischen Gesellschaft als auch bei der Österreichischen Ärztekammer förderten zu Tage, dass seitens dieser Gremien zum Zeitpunkt der Studie keine Empfehlungen zur tagesklinischen Behandlung gemacht wurden. Vielmehr verwies man auf Expertenrunden, deren Arbeiten noch nicht abgeschlossen waren.[63]

In Österreich sind im Jahr 2001 lediglich 0,7 % [64] der Kataraktoperationen (MEL 1554 – 1556) tagesklinisch durchgeführt worden. Bis zum Jahr 2005 hat sich der Anteil immerhin auf 4,2 % [65] erhöht. Dies hängt auch damit zusammen, dass die Gesundheitspolitik erst in den letzten Jahren versucht hat, durch dementsprechende Anreize die Tagesklinik zu forcieren. Nachfolgende Tabelle sowie die Grafik zeigen die Entwicklungen im Detail:

Tabelle 1: Katarakt-OP – Entwicklung tagesklinischer Anteil

Jahr	2001	2002	2003	2004	2005
Verweildauer ≥ 1	46544	47007	48988	51236	50710 *)
Anteil Tagesklinik	335	526	852	1412	2208
Null-Tages-Patienten in %	**0,7**	**1,1**	**1,7**	**2,7**	**4,2**
Gesamtzahl	46879	47533	49840	52648	52918

*) 1. Halbjahr hochgerechnet

Auf Basis der Daten aus: ÖBIG Datenbank, http://www.oebig.at (28.02.2006)

[62] Vgl. Hofmarcher, Maria, M.; Riedel, Monika; Röhrling, Gerald: Ressourcenverbrauch in der EU: Sollte Österreich wesentlicher werden? – Schwerpunktthema: Die Leistungsfähigkeit der Ordenskrankenhäuser könnte „ansteckend sein", in: Health System Watch – Beilage zur Fachzeitschrift soziale Sicherheit, erstellt durch das IHS, Herausgegeben vom Hauptverband der österreichischen Sozialversicherungsträger, Institut für Höhere Studien, Wien, 2005, S. 2 - 3

[63] An die Österreichische Ophthalmologische Gesellschaft als auch an die Ärztekammer wurde im Jänner 2006 eine schriftliche Anfrage gerichtet, die von beiden Gremien schriftlich in der Form beantwortet wurde, dass keine Empfehlungen zur Ophthalmologischen Tagesklinik abgegeben werden. Der Schriftverkehr liegt beim Autor auf.

[64] Vgl. ÖBIG, Datenbank, http://www.oebig.at (28.02.2006)

[65] Vgl. ÖBIG, Datenbank, http://www.oebig.at (28.02.2006)

Abbildung 3: Katarakt-OP – Entwicklung tagesklinischer Anteil

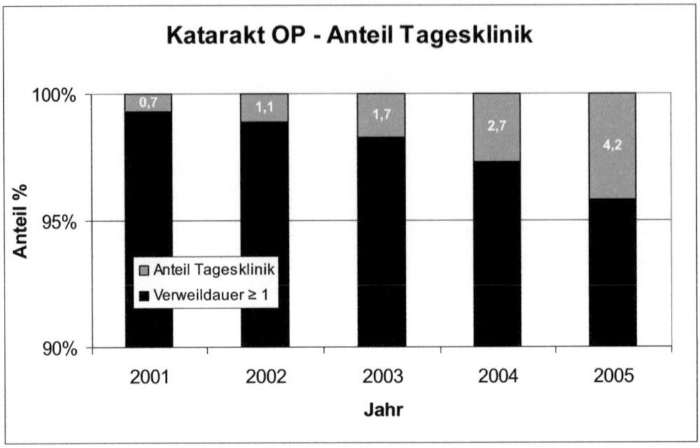

Auf Basis der Daten aus: ÖBIG Datenbank, http://www.oebig.at (28.02.2006)

Im internationalen Vergleich wird deutlich, dass Österreich diesbezüglich stark nachhinkt. Es findet sich im Vergleich mit elf anderen europäischen Ländern als Schlusslicht. Spitzenreiter bei diesem Vergleich ist Dänemark mit fast 100 %, gefolgt von Finnland mit mehr als 95 % und United Kingdom mit ebenfalls weit über 90 %.[66] Neben einer Verschiebung von der stationären hin zur ambulanten bzw. tagesklinischen Behandlung, ist generell ein starker Anstieg bei den Kataraktoperationen festzustellen. Dies lässt den Schluss zu, dass das ambulante Angebot nicht nur einen Substitutionseffekt, sondern auch einen Expansionseffekt zur Folge hat.[67] Auch bei der Verweildauer liegt Österreich mit durchschnittlich vier Tagen doppelt so hoch wie der EU-Mittelwert.[68] In den Anhängen 2 und 3 finden sich zwei grafische Darstellungen, die den Vergleich verdeutlichen. In Oberösterreich selbst betrug der Anteil tagesklinischer Kataraktoperationen im Jahr 2002 lediglich 0,1 %.[69] Die nachfolgende Tabelle zeigt einen Überblick. Auffällig war in diesem Zusammenhang, dass die österreichweiten Gesamtzahlen je nach Quelle geringfügige Abweichungen aufwiesen, wenngleich der relative Anteil von 1,1 % übereinstimmte:

[66] Vgl. Hofmarcher, Maria, M.; Riedel, Monika; Röhrling, Gerald: Ressourcenverbrauch in der EU: Sollte Österreich wesentlicher werden? – Schwerpunktthema: Die Leistungsfähigkeit der Ordenskrankenhäuser könnte „ansteckend sein", in: Health System Watch – Beilage zur Fachzeitschrift soziale Sicherheit, erstellt durch das IHS, Herausgegeben vom Hauptverband der österreichischen Sozialversicherungsträger, Institut für Höhere Studien, Wien, 2005, S. 3

[67] Vgl. o. V.: Health at a Glance – OECD Indicators 2005 – Deutsche Übersetzung: Gesundheit auf einen Blick – OECD Indikatoren 2005, Organisation für wirtschaftliche Zusammenarbeit und Entwicklung, Centre Français d'exploitation du droit de Copie, 20 rue des Grands-Augustins, 75006 Paris, 2005, S. 66

[68] Vgl. Hofmarcher, Maria, M.; Riedel, Monika; Röhrling, Gerald: Ressourcenverbrauch in der EU: Sollte Österreich wesentlicher werden? – Schwerpunktthema: Die Leistungsfähigkeit der Ordenskrankenhäuser könnte „ansteckend sein", in: Health System Watch – Beilage zur Fachzeitschrift soziale Sicherheit, erstellt durch das IHS, Herausgegeben vom Hauptverband der österreichischen Sozialversicherungsträger, Institut für Höhere Studien, Wien, 2005, S. 4

[69] Vgl. o. V.: Bericht der oberösterreichischen Spitalsreformkommission, Land Oberösterreich, August 2004, Tabelle 14, S. 110

Tabelle 2: Katarakt-OP – Tagesklinischer Anteil Österreich und Oberösterreich

MEL-Leistungen 2002		Österreich Leistungen	Österreich (tagesklinisch) 0 Tage absolut	Österreich (tagesklinisch) 0 Tage %	Oberösterreich Leistungen	Oberösterreich (tagesklinisch) 0 Tage absolut	Oberösterreich (tagesklinisch) 0 Tage %
1554	Kataraktoperation mit Implantation einer Kunststofflinse	2377	165	6,9	400	0	0,0
1555	Kataraktoperation extrakapsulär mit gesteuertem Saug-Spül-Verfahren	47658	363	0,8	9504	9	0,1
1556	sekundäre intraokuläre Linsenimplantation / Linsentausch	422	8	1,9	58	4	6,9
gesamt		**50457**	**536**	**1,1**	**9962**	**13**	**0,1**

Auf Basis der Daten aus: o. V.: Bericht der oberösterreichischen Spitalsreformkommission, Land Oberösterreich, August 2004, Tabelle 14, S. 110

4 Gesundheitswesen und Gesundheitspolitik

4.1 OECD-Länder

Seit dem Jahr 1970 haben sich die Gesundheitsausgaben in den OECD-Ländern, gemessen am Bruttoinlands-Produkt, durchschnittlich von 5 % auf über 9 % im Jahr 2005 fast verdoppelt.[70] In diesem Zusammenhang ist allerdings auf die starken länderspezifischen Unterschiede hinzuweisen. Vergleiche dazu Anhang 4. Gleichzeitig darf attestiert werden, dass sich der Gesundheitszustand der Bevölkerung in den OECD-Ländern drastisch verbessert hat. Begründet wird dies unter anderem mit einem höheren Volkseinkommen und damit verbunden einem gestiegenen Lebensstandard, einer gesünderen Lebensweise, besserer Bildung sowie einem verbesserten Zugang zur Gesundheitsversorgung und einer effizienteren Medizin.[71] Kritisch zu sehen ist die Tatsache, dass die Ausgaben für Prävention und Gesundheitsprogramme sehr niedrig sind. OECD-weit betragen sie gemessen an den laufenden Gesundheitsausgaben durchschnittlich lediglich 3 %.[72]

4.2 Österreich

4.2.1 Treiber für Veränderungen

4.2.1.1 Allgemeines

Bei der Unzahl von Kerntrends, welche den Healthcare-Sektor in den letzten Jahren beeinflusst und zu einer dementsprechenden Kostenexpansion geführt haben, sind grundsätzlich angebots- und nachfrageseitige Parameter zu unterscheiden, die sich wechselseitig beeinflussen.[73,74]
Allem voran sind es angebotsseitig die zunehmende Technisierung bzw. der medizinische Fortschritt sowohl bei der Diagnostik als auch bei der Behandlung. Nachfrageseitig sind es die demografische Entwicklung und die Anspruchsentwicklung.[75,76,77] Auf diese Parameter soll im Zusammenhang mit der vorliegenden Arbeit vertieft eingegangen werden. Ein weitgehend ähnliches Bild zeichnet auch Thiele,[78] wenngleich er neben der Demogra-

---

[70] Vgl. o. V.: Health at a Glance – OECD Indicators 2005 – Deutsche Übersetzung: Gesundheit auf einen Blick – OECD Indikatoren 2005, Organisation für wirtschaftliche Zusammenarbeit und Entwicklung, Centre Français d'exploitation du droit de Copie, 20 rue des Grands-Augustins, 75006 Paris, 2005, S. 3

[71] Vgl. o. V.: Health at a Glance – OECD Indicators 2005 – Deutsche Übersetzung: Gesundheit auf einen Blick – OECD Indikatoren 2005, Organisation für wirtschaftliche Zusammenarbeit und Entwicklung, Centre Français d'exploitation du droit de Copie, 20 rue des Grands-Augustins, 75006 Paris, 2005, S. 13

[72] Vgl. o. V.: Health at a Glance – OECD Indicators 2005 – Deutsche Übersetzung: Gesundheit auf einen Blick – OECD Indikatoren 2005, Organisation für wirtschaftliche Zusammenarbeit und Entwicklung, Centre Français d'exploitation du droit de Copie, 20 rue des Grands-Augustins, 75006 Paris, 2005, S. 17

[73] Vgl. o. V.: Sachverständigenrat für die Konzertierte Aktion im Gesundheitswesen: Finanzierung, Nutzenorientierung und Qualität, Gutachten, Bundesministerium für Gesundheit, BRD, 2003, S. 22

[74] Vgl. Badelt, Christoph; Österle, August: Grundzüge der Sozialpolitik – Spezieller Teil – Sozialpolitik in Österreich, 2. Auflage, Manzsche Verlags- und Universitätsbuchhandlung, Wien, 2001, S. 62

[75] Vgl. Neudeck, Werner: Das österreichische Gesundheitssystem: Eine ökonomische Analyse, Schriftenreihe des Ludwig Boltzmann-Instituts zur Analyse wirtschaftspolitischer Aktivitäten, Band 19, Manzsche Verlags- und Universitätsbuchhandlung, Wien, 2002, S. 135 - 136

[76] Vgl. Greiling, Michael; Hofstetter, Jürgen: Patientenbehandlungspfade optimieren – Prozeßmanagement im Krankenhaus, Baumann Fachverlag, Kulmbach 2002, S. 30

[77] Vgl. o. V.: Health at a Glance – OECD Indicators 2005 – Deutsche Übersetzung: Gesundheit auf einen Blick – OECD Indikatoren 2005, Organisation für wirtschaftliche Zusammenarbeit und Entwicklung, Centre Français d'exploitation du droit de Copie, 20 rue des Grands-Augustins, 75006 Paris, 2005, S. 14

[78] Vgl. Thiele, Günter: Prozessmanagement im Krankenhaus, in: Greulich, Andreas; Thiele, Günter; Thiex-Kreye, Monika: Prozessmanagement im Krankenhaus, R. V. Decker's Verlag, Heidelberg, 1997, S. 3

fie und dem medizinisch-technischen Wandel auch die steigende Nachfrage nach Gesundheitsleistungen bei steigendem Einkommen als Ursache festmacht.
Zugegebenermaßen gibt es darüber hinaus auch andere Einflussgrößen und somit immer ein Bündel an Phänomenen, das für die Kostenentwicklung im Gesundheitswesen verantwortlich zeichnet. Es muss daher ganz besonders darauf hingewiesen werden, dass die Gesundheitsversorgung mit ihren komplexen Zusammenhängen nicht auf monokausale Ableitungen reduziert werden darf. Das generelle Ziel hat daher immer darin zu bestehen, alle Parameter berücksichtigend eine bedarfsgerechte Versorgung zu sichern und somit Über-, Unter- und Fehlversorgungen zu vermeiden.[79]

4.2.1.2 Technisierung und medizinisch-technischer Fortschritt

Der technische Fortschritt und seine Phänomene haben seit jeher die Makroökonomen beschäftigt. Auch Hayek weist bereits eindringlich darauf hin, dass der technische Fortschritt keine äußere Macht ist, die dazu zwingt, neues technisches Wissen anzuwenden. Vielmehr fordert er dazu auf, dass es den technischen Fortschritt mit besonderer Rücksicht auf den Erhalt der Freiheit anzuwenden gilt.[80] Was die Auslöser und Folge betrifft, gibt es unzählige Zusammenhangserklärungen, genauso wie es eine Unmenge an Begriffsdefinitionen gibt. Daher soll der Begriff „Fortschritt", wie er im vorliegenden Kontext zu verstehen ist, eine kurze Erklärung erfahren. Der deutsche Sachverständigenrat stellt dazu Folgendes fest:

> *„Ziele des Fortschritts in der Medizin und im Gesundheitswesen sind Verbesserungen der Gesundheit und/oder der Wohlfahrt. Im einzelnen kann der Fortschritt in der Erkenntnis über Krankheiten, in einer Verbesserung der medizinischen Möglichkeiten, also in den Methoden für Diagnose und Therapie, in der Prävention oder Rehabilitation erreicht werden. Aus der Sicht der Patienten verbindet sich mit dem Fortschrittsbegriff ferner eine Verbesserung der Lebensqualität."* [81]

Darüber hinaus weist der Sachverständigenrat darauf hin, dass Fortschritt auch aus der Kostenperspektive gesehen werden muss. [82] Diesbezüglich kann dann von einem Fortschritt gesprochen werden, wenn **durch Veränderungen eine Verbesserung des Verhältnisses zwischen Ressourceneinsatz und Nutzen erzielt werden kann.** Im Detail werden unter anderem die Verbesserung bei bildgebenden Verfahren, die Weiterentwicklung der Mikrotherapie und sinkende Preise im Bereich der Telekommunikation ge-

---

[79] Vgl. Sachverständigenrat für die Konzertierte Aktion im Gesundheitswesen: Bedarfsgerechtigkeit und Wirtschaftlichkeit, Band III, Gutachten, Ausführliche Zusammenfassung, Bundesministerium für Gesundheit, BRD, 2000/2001, S. 31 - 33

[80] Vgl. Hayek, Friedrich A.: Der Weg zur Knechtschaft, Olzog Verlag, München, 2007, S. 78

[81] Vgl. Sachverständigenrat für die Konzertierte Aktion im Gesundheitswesen: Gesundheitswesen in Deutschland – Kostenfaktor und Zukunftsbranche, Band II, Fortschritt und Wachstumsmärkte – Finanzierung und Vergütung, Sondergutachten, Bundesministerium für Gesundheit, BRD, 1997, S. 19

[82] Vgl. Sachverständigenrat für die Konzertierte Aktion im Gesundheitswesen: Gesundheitswesen in Deutschland – Kostenfaktor und Zukunftsbranche, Band II, Fortschritt und Wachstumsmärkte – Finanzierung und Vergütung, Sondergutachten, Bundesministerium für Gesundheit, 1997, S. 19 - 20

sehen.[83] Den medizinischen Fortschritt betreffend, muss also nicht zwingend davon ausgegangen werden, dass dies immer zu einer Kostenexpansion führt,[84] wenngleich feststeht, dass die Medizintechnik mit einem Weltmarktvolumen von 230 Mrd. Dollar allein im Jahr 2004 einen mächtigen Parameter darstellte.[85] Davon ist abzuleiten, dass alleine aus unternehmerischen Interessen die diesbezüglichen Kosten auch weiterhin steigen werden.

4.2.1.3 Demografische Entwicklung

Drucker[86] weist bezüglich des Managements darauf hin, dass die demografischen Verhältnisse eine der verlässlichsten Quellen für Veränderungsnotwendigkeiten darstellen. Er bricht die demografische Entwicklung also auf die mikroökonomischen Auswirkungen herunter, weil es sich gerade hierbei auch um mittel- bis langfristig absehbare Entwicklungen handelt. Umso kritischer darf die Reaktionszeit der gesundheitspolitisch Verantwortlichen bewertet werden, nicht zuletzt deshalb, weil die Krankenhäuser von der demografischen Entwicklung mehrfach betroffen sind, wie Skowronnek u. a.[87] attestieren.

Ab dem Jahr 2010 wird die Baby-Boomer-Generation das Alter von 65 Jahren erreicht haben.[88,89] Der Altenquotient[90] lag in Österreich im Jahr 2003 bei 1:6,45. Bis zum Jahr 2050 wird eine Verdoppelung[91] prognostiziert, was eine dementsprechende Steigerung bei den Gesundheitsausgaben erwarten lässt. Ein empirischer Beleg für die viel zitierte Kostenexplosion fehlt allerdings bis jetzt.[92]

Das beschriebene Phänomen der demografischen Entwicklung wird stellenweise bereits als „demografische Zeitbombe“ bezeichnet. Braun von Reinersdorff schreibt dazu:

> *„Auf politisch-soziologischer Ebene zwingt die demographische ‚Zeitbombe' in den meisten Industrienationen zur Einleitung harter Effizienz- und Effektivitätsmaßnahmen, um der Kostenexplosion Einhalt zu gebieten. In diesem Zusammenhang sehen sich die*

---

[83] Vgl. Sachverständigenrat für die Konzertierte Aktion im Gesundheitswesen: Gesundheitswesen in Deutschland – Kostenfaktor und Zukunftsbranche, Band II, Fortschritt und Wachstumsmärkte – Finanzierung und Vergütung, Sondergutachten, Bundesministerium für Gesundheit, BRD, 1997, S. 42

[84] Vgl. Badelt, Christoph; Österle, August: Grundzüge der Sozialpolitik – Spezieller Teil – Sozialpolitik in Österreich, 2. Auflage, Manzsche Verlags- und Universitätsbuchhandlung, Wien, 2001, S. 62

[85] Vgl. Nefiodow, Leo A.: Der sechste Kondratieff – Wege zur Produktivität und Vollbeschäftigung im Zeitalter der Information, 6. überarbeitete Auflage, Sankt Augustin (D), Rhein-Sieg-Verlag, 2006, S. 53

[86] Vgl. Drucker, Peter: Die Kunst des Managements, 2. Auflage, München, Econ Verlag, 2000, S. 94

[87] Vgl. Skowronnek, Olav; Molina, A. Vincente: Corporate Identity im Rahmen eines prozeßorientierten Krankenhaus-Marketing, in: Greulich, Andreas; Thiele, Günter; Thiex-Kreye, Monika: Prozessmanagement im Krankenhaus, R. V. Decker's Verlag, Heidelberg, 1997, S. 272

[88] Vgl. o. V.: Health at a Glance – OECD Indicators 2005 – Deutsche Übersetzung: Gesundheit auf einen Blick – OECD Indikatoren 2005, Organisation für wirtschaftliche Zusammenarbeit und Entwicklung, Centre Français d'exploitation du droit de Copie, 20 rue des Grands-Augustins, 75006 Paris, 2005, S. 14

[89] Vgl. o. V.: Amt der Oberösterreichischen Landesregierung – Abteilung Statistik (Hrsg): Österreich altert – Trends – Ursachen - Konsequenzen, Folge 25/2006, Linz, 2006, S. 11

[90] Beim Altenquotient wird die Zahl der Personen ab 65 Jahren der Zahl der Personen im Erwerbsalter (15-64 Jahre) gegenübergestellt.

[91] Vgl. o. V.: Health at a Glance – OECD Indicators 2005 – Deutsche Übersetzung: Gesundheit auf einen Blick – OECD Indikatoren 2005, Organisation für wirtschaftliche Zusammenarbeit und Entwicklung, Centre Français d'exploitation du droit de Copie, 20 rue des Grands-Augustins, 75006 Paris, 2005, S. 94 und 168

[92] Vgl. o. V.: Sachverständigenrat für die Konzertierte Aktion im Gesundheitswesen: Finanzierung, Nutzenorientierung und Qualität, Gutachten, Bundesministerium für Gesundheit, BRD, 2003, S. 20

meisten Gesundheitseinrichtungen einem Shareholder-/Stakeholder-Dualismus ausgesetzt, weil die Dienstleistung ‚Volksgesundheit' zu einem wohlfahrtsökonomischen Politikum außerhalb des rein betriebswirtschaftlichen Kalküls wird.“ [93]

Darüber hinaus führen Veränderungen in der Familienorganisation dazu, dass eine längere und intensive häusliche Versorgung von Familienangehörigen immer weniger möglich sein wird.[94]
Allein die Lebenserwartung ist in Österreich innerhalb eines Zeitraumes von etwas über fünfzig Jahren (1951 – 2004) bei Männern von 64,66 auf 76,43 Jahre, also um 18,2 %, und bei Frauen von 70,44 auf 82,14 Jahre, also um 16,6 %, gestiegen.[95] Für das Jahr 2030 wird die Lebenserwartung bei der Geburt bei Männern auf 80,2 Jahre und bei Frauen auf 85,6 Jahre prognostiziert.[96]

Die demografischen Detaildaten zeigen, dass immer mehr Menschen in Österreich – wie in vielen anderen Industrieländern auch – älter werden. Obwohl so bezeichnet, kann bei der Altersentwicklung schon lange nicht mehr von einer Pyramidenform gesprochen werden. Vielmehr zeigt die grafische Darstellung in den Industrieländern eine Urnenform, die einer alten Bevölkerung mit negativen Wachstumsraten entspricht. Die Ursache für diese Formveränderung ist darin zu sehen, dass die nachfolgenden Jahrgänge Neugeborener kleiner sind, als die vorhergehenden. Nicht zuletzt ist dies auch mit der – wenn auch begrenzten – Verbesserung der Lebenserwartung im höheren Lebensalter zu erklären.[97]

Die nachfolgende Abbildung zeigt die voraussichtliche Bevölkerungsentwicklung in Österreich bis zum Jahr 2050:

[93] Braun von Reinersdorff, Andrea: Strategische Krankenhausführung – Vom Lean Management zum Balanced Hospital Management, 1. Auflage, Verlag Hans Huber, Bern, 2002, S. 17
[94] Vgl. Neudeck, Werner: Das österreichische Gesundheitssystem: Eine ökonomische Analyse, Schriftenreihe des Ludwig Boltzmann-Instituts zur Analyse wirtschaftspolitischer Aktivitäten, Band 19, Manzsche Verlags- und Universitätsbuchhandlung, Wien, 2002, S. 135
[95] o. V.: Statistik Austria, Statistisches Jahrbuch 2006, Kapitel 02 Bevölkerung, Abschnitt 2.32, Verlag Österreich GmbH, Wien, 2005, S. 79
[96] Vgl. o. V.: Bundesministerium für Gesundheit und Frauen, Das Gesundheitswesen in Österreich, 4. aktualisierte Auflage, Wien, Dezember 2005, S. 14
[97] Vgl. Siegrist, Johannes: Medizinische Soziologie, Urban & Schwarzenberg, 5. Auflage, München, 1995, S. 30 - 31

Abbildung 4: Bevölkerungspyramide 2004 - 2050

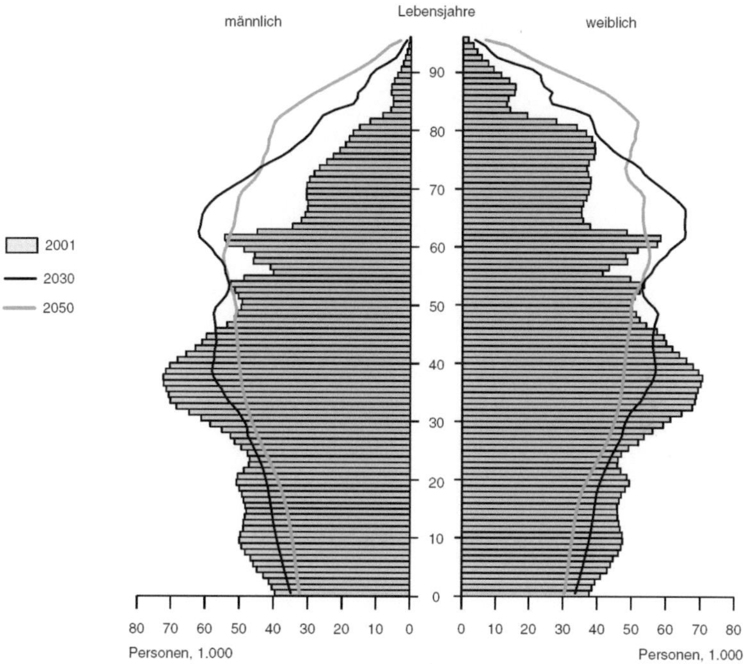

Statistik Austria, Statistisches Jahrbuch 2006, Kapitel 02 Bevölkerung, Abschnitt 2.02, Verlag Österreich GmbH, Wien, 2005, S. 49

Im Speziellen wird es bei den Altersgruppen ab 50 Jahren und älter bis zum Jahr 2020 eine Steigerung von rund 27 % geben. Bis zum Jahr 2050 wird sogar eine Steigerung von annähernd 50 % prognostiziert. Konkret heißt dies, dass die Anzahl der über 50-Jährigen Österreicher (diese stellten letztlich auch die Zielgruppe bei der Kataraktoperation dar[98]) von 2.790.924 im Jahr 2005 auf 4.140.126 im Jahr 2050 ansteigen wird.[99] Es ist zu unterstellen, dass diese Entwicklung dementsprechende Herausforderungen in der Gesundheitsversorgung mit sich bringen wird. Die nachfolgende Tabelle sowie die dazugehörige Grafik zeigen einen Ausschnitt dieser Bevölkerungsentwicklung. Detaildaten zur Demografie in Österreich sind dem Anhang 5 zu entnehmen.

---

[98] Vgl. Hofmarcher, Maria, M.; Riedel, Monika; Röhrling, Gerald: Ressourcenverbrauch in der EU: Sollte Österreich wesentlicher werden? – Schwerpunktthema: Die Leistungsfähigkeit der Ordenskrankenhäuser könnte „ansteckend sein", in: Health System Watch – Beilage zur Fachzeitschrift soziale Sicherheit, erstellt durch das IHS, Herausgegeben vom Hauptverband der österreichischen Sozialversicherungsträger, Institut für Höhere Studien, Wien, 2005, S. 2

[99] o. V.: Statistik Austria, Statistisches Jahrbuch 2006, Kapitel 02 Bevölkerung, Abschnitt 2.09, Verlag Österreich GmbH, Wien, 2005, S. 47

Tabelle 3: Demografische Entwicklung der über 50-Jährigen

Altersgruppen	Vorausschätzung 2005 - 2050				
	2005	2020	Steigerung 2005 - 2020 %	2050	Steigerung 2005 - 2050 %
50 bis 54 Jahre	507.191	672.886	32,7	556.904	9,8
55 bis 59 Jahre	480.367	657.343	36,8	572.065	19,1
60 bis 64 Jahre	468.852	556.150	18,6	553.197	18,0
65 bis 69 Jahre	392.995	451.756	15,0	535.531	36,3
70 bis 74 Jahre	308.447	403.946	31,0	480.160	55,7
75 bis 79 Jahre	279.809	354.409	26,7	467.941	67,2
80 bis 84 Jahre	219.608	250.058	13,9	449.904	104,9
85 bis 89 Jahre	82.443	133.966	62,5	329.444	299,6
90 bis 94 Jahre	42.081	61.841	47,0	154.171	266,4
95 Jahre und mehr	9.131	15.628	71,2	40.809	346,9
Gesamt	2.790.924	3.557.983	27,5	4.140.126	48,3

Auf Basis der Daten aus: Statistik Austria, Statistisches Jahrbuch 2006, Kapitel 02 Bevölkerung, Abschnitt 2.09, Verlag Österreich GmbH, Wien, 2005, S. 47

Abbildung 5: Demografische Entwicklung der über 50-Jährigen

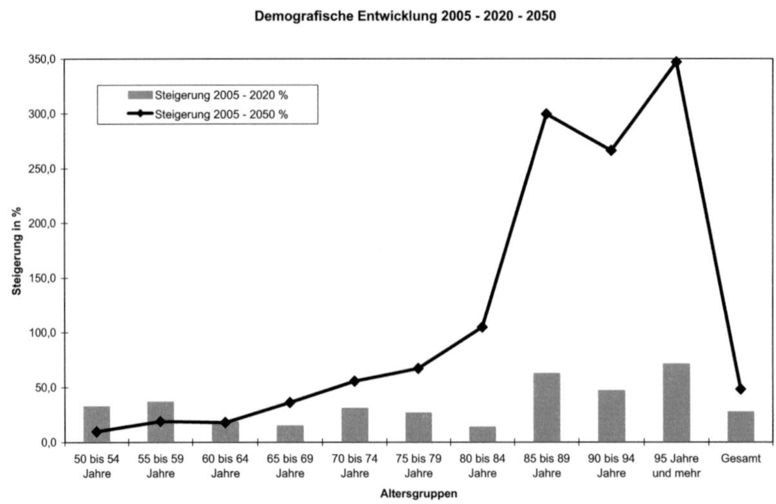

Auf Basis der Daten aus: Statistik Austria, Statistisches Jahrbuch 2006, Kapitel 02 Bevölkerung, Abschnitt 2.09, Verlag Österreich GmbH, Wien, 2005, S. 47

Was die begriffliche Dramatisierung der demografischen Entwicklung angeht, ist aber Vorsicht geboten. Schon bisher haben in der Geschichte demografische Veränderungen stattgefunden. Der Wegbereiter für die Beforschung der Demografie und das Ableiten von Folgeentwicklungen ist der Engländer Thomas Robert Mathus, der Anfang des 19. Jahrhunderts

eine Abhandlung über das Bevölkerungsgesetz publizierte.[100] Hier nimmt der Mythos von der Überbevölkerung und den dramatischen Folgen seinen Ausgangspunkt. Abeselom setzt sich mit jenen Phänomen und der Methodologie analytisch auseinander, die hinter der malthusianischen und neo-malthusianischen Bevölkerungskontrolle steckt.[101]
Wie die Demografie im Zusammenhang mit Gesundheitsmanagement zu sehen ist, soll deshalb an dieser Stelle einer kritischen Betrachtung unterzogen werden.
Ob die aktuell prognostizierte Entwicklung wirklich kurzfristige, harte Einschnitte erfordert, muss unbedingt hinterfragt werden. Der deutsche Volkswirtschafter Albrecht Müller[102] geht mit der ständigen Forderung nach neuen Reformen hart ins Gericht. Unter anderem kritisiert er den Sprachgebrauch und damit jene, die von „Überalterung" und „Vergreisung" sprechen.[103] Vielmehr fordert er einen behutsamen Umgang mit Veränderungen als auch mit Begriffen. Unter anderem weist Müller darauf hin, dass sich die unterschiedlichen Sozialtechniken langsam und kontinuierlich entwickelt haben und dass die Bevölkerung demnach auch ausreichend Zeit braucht, sich auf Systemveränderungen einzustellen. Eine ähnliche Betrachtung stellt Bosbach[104] an. Konkret fordert Bosbach immer auch eine Gesamtsicht. So verlangt er, bei seriöser Kostenbetrachtung nicht nur den Altenquotienten, sondern auch den Jugendquotienten und somit den Gesamtquotienten zu berücksichtigen. Am Beispiel Demografie weist er darauf hin, dass die Verschiebung bei der Alterspyramide aller Voraussicht nach nicht nur Belastungen bedeuten wird, sondern auch Veränderungen beispielsweise bei den Ausgaben für Jugendliche und Kinder, was gesamt gesehen auch Entlastungen erwarten lässt.[105] Darüber hinaus verweist Bosbach darauf, dass beispielsweise 50jährige Betrachtungen viel zu langfristig sind, weil dabei vielfältige Strukturbrüche gar keine Berücksichtigung finden können. Wörtlich nennt er derart langfristige Prognosen *„Kaffeesatzleserei"* [106]. Abgesehen davon, hat die bisherige Erfahrung gezeigt, dass Bevölkerungsberechnungen einer ständigen Korrektur bzw. Anpassung bedürfen, weil die Trefferquote mit zunehmendem Betrachtungszeitraum immer geringer wird und deshalb auch immer mehrere Szenarien kalkuliert werden müssen.[107] Zusammenfassend ist daher davon auszugehen, dass eine die Realität abbildende Prognose langfristig nicht möglich ist. Nach-

---

[100] Vgl. Malthus, Thomas, Robert: Bevölkerungsgesetz, Erster Band, in: Waentig, Heinrich (Hrsg.) Sammlung sozialwissenschaftlicher Meister, Gustav Fischer Verlag, Jena, 1905 sowie Malthus, Thomas, Robert: Bevölkerungsgesetz, Zweiter Band, in: Waentig, Heinrich (Hrsg.) Sammlung sozialwissenschaftlicher Meister, Gustav Fischer Verlag, Jena, 1905

[101] Vgl. Abeselom, Kiros: Der Mythos der Überbevölkerung als Mittel zur Wahrung der bestehenden gesellschaftlichen Strukturen, Pahl-Rugstein Hochschulschriften 286, Osnabrück, 1994

[102] Vgl. Müller, Albrecht: Die Reformlüge – 40 Denkfehler, Mythen und Legenden, mit denen Politik und Wirtschaft Deutschland ruinieren, Droemer Verlag, München 2004

[103] Vgl. Müller, Albrecht: Die Reformlüge – 40 Denkfehler, Mythen und Legenden, mit denen Politik und Wirtschaft Deutschland ruinieren, Droemer Verlag, München 2004, S. 115 - 125

[104] Vgl. Bosbach, Gerd: Demografische Entwicklung – Kein Anlass zur Dramatik, In: http://www.uni-koeln.de/studenten/juso-hsg/material/theoriekreis/bosbachdemographie.pdf (05.11.2006)

[105] Vgl. Bosbach, Gerd: Demografische Entwicklung – Kein Anlass zur Dramatik, S. 6, In: http://www.uni-koeln.de/studenten/juso-hsg/material/theoriekreis/bosbachdemographie.pdf (05.11.2006)

[106] Bosbach, Gerd: Demografische Entwicklung – Kein Anlass zur Dramatik, S. 4, In: http://www.uni-koeln.de/studenten/juso-hsg/material/theoriekreis/bosbachdemographie.pdf (05.11.2006)

[107] Vgl. Bosbach, Gerd: Demografische Entwicklung – Kein Anlass zur Dramatik, S. 5, In: http://www.uni-koeln.de/studenten/juso-hsg/material/theoriekreis/bosbachdemographie.pdf (05.11.2006)

dem es sich um langfristige und damit um eine langsame Entwicklung handelt, kann es als angebracht bewertet werden, auch die Anpassungen im Sozialsystem langsam vorzunehmen. Auch in einer für Oberösterreich erstellten Studie wird darauf verwiesen, dass einfache und schnelle Antworten nicht möglich sind.[108] Darüber hinaus wird in dieser Publikation darauf hingewiesen, **dass der demografischen Entwicklung nicht mit demografischen Mitteln** wie der Geburt von mehr Kindern oder der Zuwanderung **begegnet werden kann. Vielmehr sind gesellschaftliche Antworten gefragt.**[109] Empfohlen werden kann bei Eingriffen in das Sozialsystem daher eine ausreichend empathische Vorgehensweise, denn findet eine solche keine Berücksichtigung, so sieht Müller beispielsweise die Gefahr der Erosion des Vertrauens in das Sozialsystem. Schrittweise Optimierung statt kontinuierlicher Reform ist sein Credo.[110]

4.2.1.4 Anspruchsentwicklung

Immer mehr Patienten erwarten, dass nur jede erdenkliche medizinische Leistung erbracht wird. Diese Entwicklung stellt einen weiteren bedeutenden Kostentreiber im Gesundheitswesen dar. In diesem Zusammenhang ist festzuhalten, dass durch dementsprechende gesetzliche Verankerungen, wie die rechtliche Verpflichtung zur Einrichtung einer Patientenvertretung[111] sowie durch die Patientencharta[112], die Patientenrechte in den letzten Jahren deutlich verbessert wurden. Auch im aktuellen österreichischen Regierungsprogramm[113] ist ein weiterer Ausbau der Stärkung der Patientenrechte festgeschrieben, die sicherlich dazu beiträgt, dass sich die Patienten zunehmend ihrer Rechte bewusst werden und diese auch geltend machen, wie die steigende Beschwerdefreudigkeit schon jetzt zeigt.[114,115]

Ein Phänomen, mit dem sich Lütz[116] kritisch auseinandersetzt, stellt die gesellschaftliche Werteveränderung bezüglich des Gutes „Gesundheit" dar. Bei seinen Ausführungen setzt sich Lütz vor allem mit der Frage auseinander, ob Gesundheit wirklich das höchste Gut sein sollte bzw. sein kann. Experten gehen davon aus, dass auch eine Veränderung in dieser Grundhaltung einen wesentlichen Beitrag dazu leisten könnte, dass Gesundheitsversorgung auch in Hinkunft finanzierbar bleibt.[117] Neudeck[118] schreibt dazu

---

108 Vgl. o. V.: Amt der Oberösterreichischen Landesregierung – Abteilung Statistik (Hrsg): Österreich altert – Trends – Ursachen - Konsequenzen, Folge 25/2006, Linz, 2006, S. 21

109 Vgl. o. V.: Amt der Oberösterreichischen Landesregierung – Abteilung Statistik (Hrsg): Österreich altert – Trends – Ursachen - Konsequenzen, Folge 25/2006, Linz, 2006, S. 21

110 Vgl. Müller, Albrecht: Die Reformlüge – 40 Denkfehler, Mythen und Legenden, mit denen Politik und Wirtschaft Deutschland ruinieren, Droemer Verlag, München 2004, S. 44 - 48

111 Vgl. o. V.: Oberösterreichisches Krankenanstaltengesetz (OÖKAG), in: Kodex Krankenanstaltengesetze, LexisNexis Verlag, Wien, 2005, §§ 12 und 13

112 Vgl. o. V.: Landesgesetzblatt für Oberösterreich Jahrgang 2001, 79. Stück, Nr. 89, Vereinbarung zur Sicherstellung der Patientenrechte (Patientencharta), S. 393 - 396

113 o. V.: Regierungsprogramm der Österreichischen Bundesregierung für die XXIII. Gesetzgebungsperiode, Jänner 2007, S. 120

114 Vgl. Hammer, Renate: Tätigkeitsbericht 2005 der oberösterreichischen Patienten- und Pflegevertretung, Eigenverlag Land Oberösterreich, Linz, 2006, S. 6

115 Vgl. Schwing, Claus: Ambulantes Operieren – Gefährliche „Visitenkarten-Chirurgie"; in: KMA 07/2003 064 (173)

116 Vgl. Lütz, Manfred: Lebenslust – Wider die Diät-Sadisten, den Gesundheitswahn und den Fitness-Kult, Pattloch Verlag, München, 2002, S. 14 - 21

117 Vgl. Leiner, Günter: Sinnlose Ausgaben für die Gesundheit, Interview im Rahmen des Europäischen Gesundheitsforums Gastein, In: Die Furche, Nr. 11, 16. März 2006, S. 6

beispielsweise, dass aufgrund der enormen medizinischen Entwicklungen in den letzten hundert Jahren eine adäquate medizinische Versorgung in nahezu allen Ländern der westlichen Welt zum staatlich garantierten Grundrecht des Einzelnen geworden ist. Dies hat zu einer Vollkaskomentalität bei den Beitragszahlern geführt, die medizinische Versorgung auf höchstem Niveau für immer mehr Menschen zur Selbstverständlichkeit werden lässt.[119] Der Wiener Patientenanwalt Dohr[120] sieht für die Zukunft zwei zentrale Erwartungshaltungen seitens der Patienten: nämlich zum einen „beste medizinische Leistungen" und zum anderen mehr „Transparenz und Information".

Zu beobachten ist aber auch eine Zunahme lebensstilbedingter Krankheiten, wie beispielsweise der Fettleibigkeit oder der Diabetes, und eine ständige Erweiterung des Krankheitsbegriffes.[121] Kinderlosigkeit bei der Frau oder Erektionsprobleme beim Mann beispielsweise werden schon lange nicht mehr als schicksalhafte Erscheinungen hingenommen, sondern gehören längst zu behandlungsbedürftigen Krankheitsbildern. Wie ein Printmedienbericht[122] aktuell zeigt, steht die Diskussion darüber welche Sozialversicherungsleistungen gerechtfertigt sind und welche nicht, offensichtlich erst am Anfang. Was die Versorgungsgerechtigkeit betrifft, wird in diesem Bericht deutlich, dass bundesweit keine Einigung darüber herrscht, welche Leistungen „out of pocket" und welche als Sozialversicherungsleistungen zu gelten haben.

Dreßler[123] beschreibt ähnliche Phänomene und weist in diesem Kontext vor allem darauf hin, dass sich bevorzugt für kleinere Gesundheitsanbieter daraus immer mehr Probleme bezüglich ihres Leistungsportfolios ergeben werden. Die finanzielle Attraktivität bestimmter Leistungen und der wachsende Konkurrenzdruck tun ihr Übriges. Döhr[124] stellt vor allem einen unmittelbaren Zusammenhang zwischen Leistungsniveau und Anspruchsniveau her. Die sich ständig verbessernden Leistungsangebote führen seiner Meinung nach unweigerlich dazu, dass auch die Ansprüche der Nachfrager kontinuierlich mitwachsen und ansteigen. Diesbezüglich warnt er vor allem davor, ständig mit dieser Entwicklungskaskade mithalten zu müssen. Skowronnek u. a.[125] sprechen bei den beschriebenen Phänomenen von einer zunehmenden Anspruchserwartung, während Braun von

---

[118] Vgl. Neudeck, Werner: Das österreichische Gesundheitssystem: Eine ökonomische Analyse, Schriftenreihe des Ludwig Boltzmann-Instituts zur Analyse wirtschaftspolitischer Aktivitäten, Band 19, Manzsche Verlags- und Universitätsbuchhandlung, Wien, 2002, 2002, S. 1 - 2

[119] Vgl. Böhlke, Rudolf; Söhnle, Nils; Viering, Stefan: Gesundheitsversorgung 2020 – Konzentriert. Marktorientiert. Saniert, Eigenverlag Ernst & Young AG, Eschborn/Frankfurt, 2005, S. 8

[120] Vgl. Dohr, Walter: Welche Erwartungen haben Patienten zukünftig an Krankenanstalten – Vortrag und Diskussion, Steyr, Österreich, 7. Dezember 2006

[121] Vgl. Eichler, Peter: Suche nach Gewissheit und Sicherheit: Gesundheitssysteme in Europa: Erfolge, Defizite, Chancen, Ziele; Unterlage zum Vortrag auf der Plenarveranstaltung des Panel 1 – Gesundheitsgespräche, Europäisches Forum Alpbach, 31. 08. 2006

[122] Vgl. Stammler, Robert: Silikonbrüste von Krankenkasse lösen heftige Diskussionen aus, in: Oberösterreichische Nachrichten, 9. Februar 2007, S. 27

[123] Vgl. Dreßler, Marc: Kooperationen von Krankenhäusern – Eine Fallstudienanalyse von Kooperationsprojekten, Berlin, 2000, S. 42

[124] Vgl. Döhr, Ralph: Die Patientenzufriedenheit als Einflussfaktor – Bericht über die Befragung in einer Klinik, in: Zapp, Winfried (Hrsg.): Prozessgestaltung im Krankenhaus, Economica Verlag, Heidelberg 2002, S. 311

[125] Vgl. Skowronnek, Olav; Molina, A. Vincente: Corporate Identity im Rahmen eines prozeßorientierten Krankenhaus-Marketing, in: Greulich, Andreas; Thiele, Günter; Thiex-Kreye, Monika: Prozessmanagement im Krankenhaus, R. V. Decker's Verlag, Heidelberg, 1997, S. 271

Reinersdorff dieses Verhalten sogar als „Anspruchsinflation“ [126] bezeichnet und dabei ein Phänomen beschreibt, bei dem höchster Service bei niedrigsten Preisen erwartet wird. Eine Erwartungshaltung, die von immer mehr Patienten ausgeht und in der Folge zu unübersehbaren Problemen hinsichtlich der Finanzierbarkeit führen wird. Dies hat letztendlich zur Folge, dass trotz unterschiedlichster steuernder Eingriffe der Mengeneffekt den Preiseffekt überkompensiert und deshalb trotz verschiedenster Rationalisierungsmaßnahmen die Gesamtausgaben im Gesundheitsbereich kontinuierlich steigen werden.[127]
Eine besondere nachfrageseitige Ausprägung stellt die übermäßige Inanspruchnahme von Gesundheitsleistungen dar, welche auch als „Moral Hazard“[128,129] bezeichnet wird. Dies führt zu einer höheren Nachfrage, als dies ohne Versicherungsverhältnis der Fall wäre, was wiederum zu einer Verteuerung des Gesamtsystems führt.[130]
Böhnisch[131] sieht vor allem darin eine Gefahr, dass der Sozialstaat mehr und mehr als Dienstleistungsstaat gesehen wird, der zusehends nach Marktkriterien beurteilt wird und weniger als Makrogebilde kollektiver Identität. Vor allem sieht er in der abnehmenden gesellschaftlichen Verantwortung eine negative Entwicklung, die sich seiner Meinung nach in folgender Überlegung äußert:

> *„Bekomme ich auch das vom Staat wieder heraus, was ich eingezahlt habe und das mit Zins und Zinseszins?“* [132]

Dies ist eine Entwicklung, die auch Böhlke u. a.[133] am Gesundheitsmarkt beobachten. Damit wird der Staat nicht nur einem ökonomischen Kalkül unterworfen, sondern es besteht auch die Gefahr, dass er als Hüter sozialer Verantwortung und Gerechtigkeit außer Kraft gesetzt wird.[134]

---

[126] Vgl. Braun von Reinersdorff, Andrea: Strategische Krankenhausführung – Vom Lean Management zum Balanced Hospital Management, 1. Auflage, Verlag Hans Huber, Bern, 2002, S. 17

[127] Vgl. Sachverständigenrat für die Konzertierte Aktion im Gesundheitswesen: Gesundheitswesen in Deutschland – Kostenfaktor und Zukunftsbranche, Band II, Fortschritt und Wachstumsmärkte – Finanzierung und Vergütung, Sondergutachten, Bundesministerium für Gesundheit, BRD, 1997, S. 22

[128] Moral Hazard liegt dann vor, wenn versicherte Personen mehr Leistungen in Anspruch nehmen, als dies bei vollständiger Information bzw. bei Nichtbestehen eines Versicherungsverhältnisses der Fall wäre. Im Extremfall führt dies zu Versicherungsbetrug bzw. zu fahrlässigem Herbeiführen von Schadensfällen. Vgl. Badelt, Christoph; Österle, August: Grundzüge der Sozialpolitik – Allgemeiner Teil – Sozialökonomische -Grundlagen, 2. Auflage, Manzsche Verlags- und Universitätsbuchhandlung, Wien, 2001, S. 70

[129] Vgl. Hajen, Leonhard; Paetow, Holger; Schumacher, Harald: Gesundheitsökonomie – Strukturen – Methoden – Praxisbeispiele, 2. Auflage, Verlag W. Kohlhammer, Stuttgart, 2000, S. 70 - 78

[130] Vgl. Badelt, Christoph; Österle, August: Grundzüge der Sozialpolitik – Allgemeiner Teil – Sozialökonomische - Grundlagen, 2. Auflage, Manzsche Verlags- und Universitätsbuchhandlung, Wien, 2001, S. 70

[131] Vgl. Böhnisch, Lothar: Politische Soziologie – Eine problemorientierte Einführung, Verlag Barbara Budrich, Opladen, 2006, S. 152

[132] Böhnisch, Lothar: Politische Soziologie – Eine problemorientierte Einführung, Verlag Barbara Budrich, Opladen, 2006, S. 152

[133] Vgl. Böhlke, Rudolf; Söhnle, Nils; Viering, Stefan: Gesundheitsversorgung 2020 – Konzentriert. Marktorientiert. Saniert, Eigenverlag Ernst & Young AG, Eschborn/Frankfurt, 2005, S. 8

[134] Vgl. Böhnisch, Lothar: Politische Soziologie – Eine problemorientierte Einführung, Verlag Barbara Budrich, Opladen, 2006, S. 152

4.2.1.5 Zusammenfassung

Bei den oben beschriebenen Treibern

- o Medizinisch-technischer Fortschritt
- o Demografische Entwicklung
- o Anspruchsinflation

handelt es sich um Parameter, die in einem unmittelbaren Zusammenhang gesehen werden müssen und demnach nicht isoliert betrachtet werden können. Sorgt die demografische Entwicklung per se für eine steigende Nachfrage, weil dementsprechende Mengeneffekte wirksam werden, weisen die Anspruchinflation und der medizinisch-technische Fortschritt eine Wechselwirkung auf. So darf unterstellt werden, dass dementsprechende Angebote eine angebotsinduzierte Inanspruchnahme auslösen.[135] Andererseits löst auch der wachsende Informationsstand der Bevölkerung eine wachsende Nachfrage aus. Eine nicht unwesentliche Rolle spielen dabei die konkurrierenden Gesundheitsanbieter, die zunehmend auch auf die Werbewirksamkeit moderner Versorgungsmethoden setzen.

4.2.2 Situation und Entwicklung

4.2.2.1 Allgemeines

118 Allgemeine Krankenanstalten und 94 Sonderkrankenanstalten stellen in Österreich neben dem Pflegesektor das wichtigste Marktsegment im Gesundheitswesen dar. In Summe bestehen 272 Krankenanstalten und Sanatorien mit über 70.000 Betten. 42 (15 %) von diesen Krankenanstalten, in denen 16 % der Betten stehen, wurden im Jahr 2003 von Ordensgemeinschaften betrieben bzw. verwaltet.[136] Hat sich die Anzahl der Betten in den letzten 30 Jahren um ca. 10 % verringert – Reduktion vom Jahr 1970 von einem Stand von 79.316 Betten bis zum Jahr 2003 auf 70.647 Betten – so kam es beim Medizinischen Fachpersonal zu merkbaren Steigerungen[137]. Waren im Jahr 1970 noch 5.786 Ärzte und 24.241 Pflegepersonen beschäftigt, so waren es im Jahr 2003 bei den Ärzten 19.103 und beim Pflegepersonal 75.027 Beschäftigte[138]. Das entspricht einer Personalsteigerung für den Betrachtungszeitraum 1970 – 2003 um mehr als das Dreifache. Die stationären Spitalsaufenthalte stiegen seit dem Jahr 1990 von 1.787.248 bei

[135] Vgl. Hajen, Leonhard; Paetow, Holger; Schumacher, Harald: Gesundheitsökonomie – Strukturen – Methoden – Praxisbeispiele, 2. Auflage, Verlag W. Kohlhammer, Stuttgart, 2000, S. 70 - 73

[136] Vgl. Hofmarcher, Maria, M.; Riedel, Monika; Röhrling, Gerald: Ressourcenverbrauch in der EU: Sollte Österreich wesentlicher werden? – Schwerpunktthema: Die Leistungsfähigkeit der Ordenskrankenhäuser könnte „ansteckend sein", in: Health System Watch – Beilage zur Fachzeitschrift soziale Sicherheit, erstellt durch das IHS, Herausgegeben vom Hauptverband der österreichischen Sozialversicherungsträger, Institut für Höhere Studien, Wien, 2005, S. 6

[137] o. V.: Statistik Austria, Statistisches Jahrbuch 2006, Kapitel 03 Gesundheit, Abschnitt 3.02, Verlag Österreich GmbH, Wien, 2005, S. 119

[138] o. V.: Statistik Austria, Statistisches Jahrbuch 2006, Kapitel 03 Gesundheit, Abschnitt 3.01, Verlag Österreich GmbH, Wien, 2005, S. 119

einer durchschnittlichen Verweildauer von 11,9 Tagen (patient nights[139]), auf 2.498.929 im Jahr 2003 bei einer durchschnittlichen Verweildauer von 8,3 Tagen.[140] Das entspricht einer Steigerung der Spitalsaufenthalte von annähernd 40 % und einer Verringerung bei der Verweildauer von ca. 14 %. Gemessen an den Belagstagen (patient nights) ergibt sich daraus sogar eine Reduktion von ca. 2,5 %. Das entspricht über 500tsd. Belagstage. Die Details dieser Entwicklung sind dem Anhang 6 zu entnehmen. Der Trend zeigt also, dass versucht wird, durch eine intensivere und kürzere Verweildauer die Steigerung bei der Spitalshäufigkeit zu kompensieren.

4.2.2.2 *Soziale Krankenversicherung in Österreich*

Angelehnt ans Bismarcksche Modell wurde in Österreich im Jahr 1888 die Krankenversicherung als Teil einer Allgemeinen Sozialversicherung in Form der Pflichtversicherung eingeführt. Sie erfasst heute mehr als 99 % der Bevölkerung und stellt damit die zentrale Determinante für die Finanzierung von Gesundheitsleistungen dar. Aufgrund dieses hohen Abdeckungsgrades stellt die Private Krankenversicherung in Österreich großteils nur eine Zusatzversicherung dar, die vor allem einen höheren Komfort und die Behandlung durch einen Arzt eigener Wahl sicherstellt. Das österreichische Sozialversicherungssystem sichert fast allen Bürgern unabhängig vom Einkommen den gleichen Zugang zur medizinischen Versorgung zu.[141] Für alle Krankenversicherten besteht Rechtsanspruch auf Sach- und Geldleistungen, vorausgesetzt, dass diese dem gesetzlich definierten Leistungsumfang entsprechen.[142] Zielbestimmend ist die Wiederherstellung oder Verbesserung der Arbeitsfähigkeit bzw. der Fähigkeit, für die lebenswichtigen Bedürfnisse sorgen zu können. Damit wird deutlich, dass beim österreichischen Sozialsystem die Erwerbsorientierung dominiert.[143]

Sämtliche Krankenkassen bzw. Versicherungsanstalten sind im so genannten Hauptverband der österreichschen Sozialversicherungsträger (HVSV) zusammengeführt. Die Gliederung nach Personengruppen und Regionen ist mit der historischen Entwicklung zu erklären, wobei zu erwarten ist, dass in den nächsten Jahren noch einige Bereinigungen erfolgen werden. In jedem Bundesland existieren eine Gebietskrankenkasse (für Arbeiter und Angestellte) sowie Versicherungsanstalten für bestimmte Berufsgruppen. Darüber hinaus bestehen mehrere Betriebskrankenkassen.[144] Was am bestehenden System von Experten vor allem kritisiert wird, ist das Fehlen eines ausreichenden Wettbewerbs und in diesem Zusammenhang die

---

[139] In Österreich wird zwischen Pflegetagen und Belagstagen unterschieden, wobei bei den Belagstagen der Aufnahmetag und der Entlassungstag als ein Tag bewertet wird und dies somit dem anglikanischen Begriff der „patient nights" entspricht.

[140] o. V.: Statistik Austria, Statistisches Jahrbuch 2006, Kapitel 03 Gesundheit, Abschnitt 3.09, Verlag Österreich GmbH, Wien, 2005, S. 125

[141] Vgl. Neudeck, Werner: Das österreichische Gesundheitssystem: Eine ökonomische Analyse, Schriftenreihe des Ludwig Boltzmann-Instituts zur Analyse wirtschaftspolitischer Aktivitäten, Band 19, Manzsche Verlags- und Universitätsbuchhandlung, Wien, 2002, S. 35 - 51

[142] Vgl. Hofmarcher, Maria, M.; Rack, Herta, M.: Gesundheitssysteme im Wandel – Österreich, WHO im Auftrag der European Observatory on Health Systems and Policies, Medizinische Wissenschaftliche Verlagsgesellschaft, Berlin, 2006, S. XIV

[143] Vgl. Badelt, Christoph; Österle, August: Grundzüge der Sozialpolitik – Spezieller Teil – Sozialpolitik in Österreich, 2. Auflage, Manzsche Verlags- und Universitätsbuchhandlung, Wien, 2001, S. 31

[144] Vgl. Badelt, Christoph; Österle, August: Grundzüge der Sozialpolitik – Spezieller Teil – Sozialpolitik in Österreich, 2. Auflage, Manzsche Verlags- und Universitätsbuchhandlung, Wien, 2001, S. 39

mangelnde Effizienz.[145] Im Jahr 2004 betrug das Defizit der Krankenversicherungsträger in Österreich 253 Millionen Euro.[146]
Dazu ist dem Leser in Erinnerung zu rufen, dass in den Vereinigten Staaten bereits im Jahr 1986 über 80 % aller Katarakt-Operationen tagesklinisch (outpatient) durchgeführt wurden, [147] was vor allem auf das Versicherungssystem und die damit verbundenen „Out-of-pocket-Leistungen" [148] zurückzuführen war.

4.2.3 Gesundheitsplanung in Österreich

Für das österreichische Gesundheitssystem gilt folgende Grundlage:

> *„Die Sicherung der Gesundheit ist in Österreich eine öffentliche Aufgabe. Obwohl das Gesundheitswesen in Gesetzgebung und Vollziehung Bundessache ist, liegen die dafür erforderlichen Kompetenzen nicht ausschließlich beim Bundesministerium für Gesundheit und Frauen.*
> *Wesentliche Verantwortung liegt auch bei*
>
> - *verschiedenen Ministerien des Bundes,*
> - *Ländern und Gemeinden sowie den*
> - *Sozialversicherungsträgern als selbstverwaltete Körperschaften."* [149]

Wie auch andere Gesundheitssysteme, beispielsweise das von Deutschland, weist das Österreichische Gesundheitssystem eine Reihe von Dysfunktionalitäten auf.[150] Diese zeichnen sich hauptsächlich durch Beeinträchtigungen bei Effizienz und Effektivität aus.
Dies ist eine Entwicklung, die mittlerweile auch seitens der Mediziner zu einem Umdenken führt, wie aktuelle Medienberichte zeigen.[151] Neudeck schreibt dazu:

> *„Die Ökonomie kann zwar nicht bestimmen, wie viele Mittel dem Gesundheitswesen zugeführt werden sollten, sie kann aber wichtige Hinweise darauf geben, ob die vorhandenen Mittel effizient einge-*

---

[145] Vgl. Neudeck, Werner: Das österreichische Gesundheitssystem: Eine ökonomische Analyse, Schriftenreihe des Ludwig Boltzmann-Instituts zur Analyse wirtschaftspolitischer Aktivitäten, Band 19, Manzsche Verlags- und Universitätsbuchhandlung, Wien, 2002, S. 78 - 79

[146] Vgl. Hofmarcher, Maria, M.; Rack, Herta, M.: Gesundheitssysteme im Wandel – Österreich, WHO im Auftrag der European Observatory on Health Systems and Policies, Medizinische Wissenschaftliche Verlagsgesellschaft, Berlin, 2006, S. XIV

[147] Vgl. Fan, Yu-Pei; Boldy, Duncan; Bowen, Denise: Comparing patient satisfaction – Outcomes an costs between cataract day surgery and inpatient surgery for elderly people, in: Australian Health Review, Vol 20, Nr. 4, 1997, S. 28

[148] Darunter wird die finanzielle Selbstbeteiligung der Patienten aus eigener Tasche (out of pocket) bei der Gesundheitsversorgung verstanden.

[149] o. V.: Bundesministerium für Gesundheit und Frauen, Das Gesundheitswesen in Österreich, 4. aktualisierte Auflage, Wien, Dezember 2005, S. 15

[150] Vgl. Knesenbeck von dem, Olaf; Zamora, Pablo; Rugulies, Reiner: Programmevaluation im Gesundheitswesen: Die wissenschaftliche Begleitung eines Modellprojektes zur „Ortsnahen Koordinierung der gesundheitlichen und sozialen Versorgung", in: Badura, Bernhard; Siegrist, Johannes (Hrsg.): Evaluation im Gesundheitswesen, Juventa Verlag, 2. Auflage, Weinheim, 2002, S. 163 - 177

[151] Vgl. Husslein, Peter: Großteil der Spitäler ist nicht ausgelastet, In: Der Standard, 28. Juli 2005, S. 6

> *setzt werden und ob andere Organisationsformen eine effizientere Mittelverwendung sicherstellen könnten."* [152]

Auffällig ist in diesem Zusammenhang, dass gemessen am Bruttoinlandsprodukt (BIP) reichere Staaten durchschnittlich einen höheren Prozentsatz für Gesundheitsversorgung aufwenden als ärmere.[153] In Österreich beispielsweise lag der Anteil im Jahr 2003 bei 7,5 %.[154] Das entsprach nach dem Europäischen System Volkswirtschaftlicher Gesamtrechnungen (ESVG-95) einem Betrag von rund 17 Milliarden €.[155]
Deutschland wies 2003 gemessen am BIP einen Anteil von 11,1 % aus, die USA sogar 15 %. Die Slowakei rangierte im Vergleich dazu bei 5,9 %, Korea lediglich bei 5,2 %.[156] Die Detaildaten dazu können dem Anhang 7 entnommen werden. Ob bei höheren Ausgaben die Gesundheitsversorgung auch im Erleben der Patienten eine bessere ist, gilt es in diesem Zusammenhang kritisch zu hinterfragen. Einen spezifischen Beitrag zur Klärung dieser Frage soll auch die vorliegende Publikation leisten.
Neudeck verweist darüber hinaus darauf, dass zwischen der Ökonomie der Gesundheit und der Ökonomie des Gesundheitswesens (Gesundheitsökonomie) unterschieden werden muss.[157] Vorliegend soll die Ökonomie des Gesundheitswesens im Mittelpunkt der Betrachtung stehen. Neudeck definiert dazu:

> *„... Gesundheitsökonomie ... untersucht die Bereitstellung medizinischer Leistungen ... und analysiert das Verhalten der Anbieter und Nachfrager solcher Leistungen. ... In ihrem normativen Zweig macht die Gesundheitsökonomie daher Vorschläge zu einer ökonomisch effizienten Gestaltung des Gesundheitssystems."* [158]

Im Besonderen ist auf die Unterschiede zwischen dem Gesundheitsmarkt und einem freien Markt aufmerksam zu machen. Generell unterscheidet sich laut Neudeck der „Quasi-Markt" für Gesundheitsleistungen von anderen Märkten durch folgende Phänomene:

- Allgegenwart von Unsicherheiten
- Asymmetrische Informationen zwischen Anbieter und Nachfrager

---

[152] Neudeck, Werner: Das österreichische Gesundheitssystem: Eine ökonomische Analyse, Schriftenreihe des Ludwig Boltzmann-Instituts zur Analyse wirtschaftspolitischer Aktivitäten, Band 19, Manzsche Verlags- und Universitätsbuchhandlung, Wien, 2002, S. 1
[153] Vgl. Neudeck, Werner: Das österreichische Gesundheitssystem: Eine ökonomische Analyse, Schriftenreihe des Ludwig Boltzmann-Instituts zur Analyse wirtschaftspolitischer Aktivitäten, Band 19, Manzsche Verlags- und Universitätsbuchhandlung, Wien, 2002, 2002, S. 2
[154] o. V.: Total expenditure on health - % of gross domestic product, In: http://www.oecd.org/dataoecd/60/28/35529791.xls (03.01.2006)
[155] Vgl. o. V.: Bundesministerium für Gesundheit und Frauen, Das Gesundheitswesen in Österreich, 4. aktualisierte Auflage, Wien, Dezember 2005, S. 110
[156] o. V.: Total expenditure on health - % of gross domestic product, In: http://www.oecd.org/dataoecd/60/28/35529791.xls (03.01.2006)
[157] Vgl. Neudeck, Werner: Das österreichische Gesundheitssystem: Eine ökonomische Analyse, Schriftenreihe des Ludwig Boltzmann-Instituts zur Analyse wirtschaftspolitischer Aktivitäten, Band 19, Manzsche Verlags- und Universitätsbuchhandlung, Wien, 2002, 2002, S. 4 - 7
[158] Neudeck, Werner: Das österreichische Gesundheitssystem: Eine ökonomische Analyse, Schriftenreihe des Ludwig Boltzmann-Instituts zur Analyse wirtschaftspolitischer Aktivitäten, Band 19, Manzsche Verlags- und Universitätsbuchhandlung, Wien, 2002, 2002, S. 5

- Monopolistische Tendenzen (Beschränkungen bei Anbietern)
- Externe Effekte durch Kostenumverteilung auf Dritte
- Ungerechtigkeiten in der Verteilung
- Gesundheitsleistungen als meritorische Güter
- Staatliche Interventionen[159]

Neudeck[160] führt im Detail aus, dass das Gesundheitswesen vor allem durch ineffiziente Marktallokationen und verteilungspolitische Bestrebungen gekennzeichnet ist, folglich das starke Engagement des Staates im Gesundheitsbereich nicht überraschen darf. Baestlein u. a. sprechen bei solchen Phänomenen von einer „Zentralisierung der Entscheidungsmacht“ [161].

Eine der entscheidenden Fragen ist daher jene nach Art und Intensität staatlicher bzw. gesundheitspolitischer Interventionen. Neben der Gestaltung alternativer Systeme, vor denen wegen der zu erwartenden Friktionskosten und der Verunsicherung der Bevölkerung gewarnt wird, können eine Reihe adaptiver Reformoptionen genannt werden.[162] Dabei steht die Ausschöpfung von Wirtschaftlichkeitsreserven bei den Experten an erster Stelle.[163] Hingewiesen werden muss in diesem Zusammenhang aber auch auf die volkswirtschaftliche Kraft des Gesundheitswesens, wenngleich auf dieses Phänomen in der vorliegenden Arbeit nicht näher eingegangen werden kann. So beschreibt der deutsche Sachverständigenrat in einem seiner Gutachten das Paradoxon, dass auch unproduktive Gesundheitsleistungen volkswirtschaftlich in der Form wirksam sind, als dass sie jedenfalls das Wachstum des Sozialproduktes positiv stimulieren.[164]

Der Wettbewerbsdruck zwischen den einzelnen Gesundheitsanbietern steigt nicht zuletzt aufgrund der politischen Willenserklärung, zukünftig in die Kosten- und Marktentwicklung im Gesundheitswesen mehr denn je steuernd eingreifen zu wollen. Mit welchen Herausforderungen solche Vorhaben verbunden sind, beschreiben Baestlein u. a.[165] im Rahmen der Implementationsforschung. Wenngleich sich, wie bereits erwähnt, die Studie

[159] Vgl. Neudeck, Werner: Das österreichische Gesundheitssystem: Eine ökonomische Analyse, Schriftenreihe des Ludwig Boltzmann-Instituts zur Analyse wirtschaftspolitischer Aktivitäten, Band 19, Manzsche Verlags- und Universitätsbuchhandlung, Wien, 2002, S. 7 - 17

[160] Vgl. Neudeck, Werner: Das österreichische Gesundheitssystem: Eine ökonomische Analyse, Schriftenreihe des Ludwig Boltzmann-Instituts zur Analyse wirtschaftspolitischer Aktivitäten, Band 19, Manzsche Verlags- und Universitätsbuchhandlung, Wien, 2002, S. 17

[161] Baestlein, Angelika; Hunnius Gerhard; Jann, Werner; Konukiewitz, Manfred: Der „Goldene Zügel“ und die Kommunen – Ein Rückblick auf die These vom staatlichen „Durchgriff“ am Beispiel der Standortprogrammplanung in Nordrhein-Westfalen, in: Wollmann, Hellmut (Hrsg.): Politik im Dickicht der Bürokratie – Beiträge zur Implementationsforschung, Westdeutscher Verlag, (Leviathan: Sonderheft 3), 1980, S.103

[162] Vgl. o. V.: Sachverständigenrat für die Konzertierte Aktion im Gesundheitswesen: Finanzierung, Nutzenorientierung und Qualität, Gutachten, Bundesministerium für Gesundheit, BRD, 2003, S. 13

[163] Vgl. o. V.: Sachverständigenrat für die Konzertierte Aktion im Gesundheitswesen: Finanzierung, Nutzenorientierung und Qualität, Gutachten, Bundesministerium für Gesundheit, BRD, 2003, S. 25

[164] Vgl. Sachverständigenrat für die Konzertierte Aktion im Gesundheitswesen: Gesundheitswesen in Deutschland – Kostenfaktor und Zukunftsbranche, Band II, Fortschritt und Wachstumsmärkte – Finanzierung und Vergütung, Sondergutachten, Bundesministerium für Gesundheit, BRD, 1997, S. 15 - 16

[165] Vgl. Baestlein, Angelika; Hunnius Gerhard; Jann, Werner; Konukiewitz, Manfred: Der „Goldene Zügel“ und die Kommunen – Ein Rückblick auf die These vom staatlichen „Durchgriff“ am Beispiel der Standortprogrammplanung in Nordrhein-Westfalen, in: Wollmann, Hellmut (Hrsg.): Politik im Dickicht der Bürokratie – Beiträge zur Implementationsforschung, Westdeutscher Verlag, (Leviathan: Sonderheft 3), 1980, S.103

nicht auf das Gesundheitswesen selbst bezieht, so sind darin einige Phänomene beschrieben, die sich durchaus auf die steuernden Eingriffe im Rahmen der Gesundheitspolitik übertragen lassen. Herauszustreichen sind dabei zwei Entwicklungen, die wie folgt beschrieben werden:

> *„... Zentralisierung von*
> - *Kompetenzen über eine Hochstufung von Planungs-, Genehmigungs- oder Regelungszuständigkeiten, und von*
> - *Ressourcen über eine Ausweitung des Systems der Finanzierungszuweisungen, die eine zunehmende finanzielle Abhängigkeit ... von den Finanzressourcen der jeweils höheren Ebene vermuten lassen."* [166]

Die notwendige Wirksamkeit erhalten solche zentralen Planungen und Zielsetzungen durch eine Ausweitung der zweckgebundenen Finanzzuweisungen. Die Autoren nennen das den „Goldenen Zügel" [167].
Verschärft wird dieser Konflikt durch die Tatsache, dass bei den Allgemein öffentlichen Krankenhäusern tendenziell der Trend zu Differenzierungsstrategien[168] zu beobachten ist, also vermehrt versucht wird, beim Leistungsangebot zu selektieren, was einen Widerspruch zum allgemeinen Versorgungsauftrag darstellt.

4.2.4 Entwicklung des Gesundheitswesens in Österreich

4.2.4.1 Allgemeines

Die Entwicklung des Gesundheitswesens in Österreich seit dem zweiten Weltkrieg kann in mehreren Stufen beschrieben werden. Dem Grundsatz entsprechend, „jeder bekommt Alles, egal was es kostet", ist das Finanzierungssystem des Gesundheitswesens ursprünglich als „laissez faire" zu bezeichnen.[169] Aufgrund des politischen Konsens und mit beeinflusst vom wirtschaftlichen Aufschwung war das Kostenbewusstsein im Gesundheitswesen ursprünglich nicht besonders ausgeprägt.[170]
Die Frage nach der Finanzierbarkeit im Gesundheitssektor wurde bedingt durch die krisenhafte Entwicklung erstmals Ende der 1970er Jahre ge-

---

[166] Baestlein, Angelika; Hunnius Gerhard; Jann, Werner; Konukiewitz, Manfred: Der „Goldene Zügel" und die Kommunen – Ein Rückblick auf die These vom staatlichen „Durchgriff" am Beispiel der Standortprogrammplanung in Nordrhein-Westfalen, in: Wollmann, Hellmut (Hrsg.): Politik im Dickicht der Bürokratie – Beiträge zur Implementationsforschung, Westdeutscher Verlag, (Leviathan: Sonderheft 3), 1980, S.104-105

[167] Vgl. Baestlein, Angelika; Hunnius Gerhard; Jann, Werner; Konukiewitz, Manfred: Der „Goldene Zügel" und die Kommunen – Ein Rückblick auf die These vom staatlichen „Durchgriff" am Beispiel der Standortprogrammplanung in Nordrhein-Westfalen, in: Wollmann, Hellmut (Hrsg.): Politik im Dickicht der Bürokratie – Beiträge zur Implementationsforschung, Westdeutscher Verlag, (Leviathan: Sonderheft 3), 1980, S.105

[168] Vgl. Greulich, Andreas: Grundlagen der Prozeßkostenrechnung und Wertschöpfungskette in Industrie und Dienstleistungsunternehmen, in: Greulich, Andreas; Thiele, Günter; Thiex-Kreye, Monika: Prozessmanagement im Krankenhaus, R. V. Decker's Verlag, Heidelberg, 1997, S. 97

[169] Vgl. Breyer, Friedrich: Ausgabendynamik, demografische Entwicklung und medizinischer Fortschritt: Müssen Gesundheitsleistungen rationiert werden?; Unterlage zum Vortrag auf der Plenarveranstaltung des Seminars 2 – Europäisches Forum Alpbach 1996

[170] Vgl. Kraus, Markus; Riedel, Monika; Walch, Dominik: Die Finanzierung gemeinnütziger Krankenhäuser – eine internationale Zusammenschau, Abschlussbericht der Studie im Auftrag der Arbeitsgemeinschaft der Ordensspitäler Österreichs, Institut für Höhere Studien (IHS), Wien, 2006, S. 6

stellt.[171] Vor dem Hintergrund wachsender Finanzierungsprobleme wurde deshalb 1978 der Krankenanstaltenzusammenarbeitsfond (KRAZAF) gegründet, dessen Aufgabe es war, zum einen zusätzliche Mittel für die Krankenhausfinanzierung bereitzustellen und grundlegende Reformen vorzubereiten sowie zum anderen überregional als Steuerungsinstrument zu fungieren. Der KRAZAF kann im föderalistischen Sinne als Zusammenarbeit zwischen dem Bund und den Ländern verstanden werden.[172] Auch Deutschland weist ein föderales Finanzierungssystem auf, wobei wie in Österreich wesentliche Grundsätze auf Bundesebene geregelt sind und die Detailausformung den einzelnen Ländern obliegt.[173]
Die Finanzierung bis zum Jahr 1996 bestand aus einem Taggeldsystem, wobei durch dieses System nicht abdeckbare Beträge aus dem KRAZAF und darüber hinaus von den Trägern der Krankenanstalten bezahlt wurden.[174] In Anbetracht der Tatsache, dass die Maßnahmen nur wenige Veränderungen herbeiführten[175] kam es 1997 zu einer umfassenden Finanzierungsreform. Kern der angestrebten Reform war es, die Finanzierung von einem belegungsorientierten in ein leistungsorientiertes Krankenanstaltenfinanzierungssystem (LKF) überzuführen. Das Prinzip lehnte sich – wie auch in Deutschland – grundsätzlich ans System der Australian Refined Diagnosis Related Groups (AR-DRG)[176] an, wenngleich es an die nationalen Bedürfnisse angepasst wurde.[177] Die Umstellung wurde als Reaktion auf den enormen Kostenanstieg im stationären Bereich durchgeführt und baute vor allem auf eine prospektive Budgetierung und ein vollkommen überarbeitetes Abrechungssystem auf.[178] Der strategische Hintergrund war eindeutig in der Kostendämpfung zu erkennen.[179] Damit wurde ein klarer Akzent im Sinne einer einnahmenorientierten Ausgabenpolitik gesetzt.[180] Der Anhang 8 bietet einen Überblick zum Aufbau des LKF-Systems. Wesentliches Merkmal dieser Veränderungen war der spürbare Bettenabbau in den Krankenanstalten, wenngleich es nach Einführung des LKF-Systems auch zu merkbaren Ausweichreaktionen gekommen ist, beispielsweise in Form von

---

[171] Vgl. Kraus, Markus; Riedel, Monika; Walch, Dominik: Die Finanzierung gemeinnütziger Krankenhäuser – Eine internationale Zusammenschau, Abschlussbericht der Studie im Auftrag der Arbeitsgemeinschaft der Ordensspitäler Österreichs, Institut für Höhere Studien (IHS), Wien, 2006, S. 6

[172] Vgl. Neudeck, Werner: Das österreichische Gesundheitssystem: Eine ökonomische Analyse, Schriftenreihe des Ludwig Boltzmann-Instituts zur Analyse wirtschaftspolitischer Aktivitäten, Band 19, Manzsche Verlags- und Universitätsbuchhandlung, Wien, 2002, S. 146 - 179

[173] Vgl. Kraus, Markus; Riedel, Monika; Walch, Dominik: Die Finanzierung gemeinnütziger Krankenhäuser – Eine internationale Zusammenschau, Abschlussbericht der Studie im Auftrag der Arbeitsgemeinschaft der Ordensspitäler Österreichs, Institut für Höhere Studien (IHS), Wien, 2006, S. 36

[174] Vgl. Badelt, Christoph; Österle, August: Grundzüge der Sozialpolitik – Spezieller Teil – Sozialpolitik in Österreich, 2. Auflage, Manzsche Verlags- und Universitätsbuchhandlung, Wien, 2001, S. 52

[175] Vgl. Kraus, Markus; Riedel, Monika; Walch, Dominik: Die Finanzierung gemeinnütziger Krankenhäuser – Eine internationale Zusammenschau, Abschlussbericht der Studie im Auftrag der Arbeitsgemeinschaft der Ordensspitäler Österreichs, Institut für Höhere Studien (IHS), Wien, 2006, S. 2 - 5

[176] Vgl. Greiling, Michael; Hofstetter, Jürgen: Patientenbehandlungspfade optimieren – Prozeßmanagement im Krankenhaus, Baumann Fachverlag, Kulmbach 2002, S. 20 - 31

[177] Vgl. o.V.: Das Krankenhaus, Starthilfe DRG, Sonderausgabe zur Medica 2000, Kohlhammer Verlag, Stuttgart 2000, S. 16

[178] Vgl. Forster, Rudolf; Krajic, Karl; Pelikan, Jürgen; Kinzl, Harald: Reformbedarf und Reformwirklichkeit des österreichischen Gesundheitswesens, in: Meggeneder, Oskar (Hrsg.): Reformbedarf und Reformwirklichkeit des österreichischen Gesundheitswesens – Was sagt die Wissenschaft dazu?; Mabuse-Verlag, Frankfurt am Main, 2004, S. 43 - 44

[179] Vgl. Badelt, Christoph; Österle, August: Grundzüge der Sozialpolitik – Spezieller Teil – Sozialpolitik in Österreich, 2. Auflage, Manzsche Verlags- und Universitätsbuchhandlung, Wien, 2001, S. 54

[180] Vgl. Badelt, Christoph; Österle, August: Grundzüge der Sozialpolitik – Spezieller Teil – Sozialpolitik in Österreich, 2. Auflage, Manzsche Verlags- und Universitätsbuchhandlung, Wien, 2001, S. 54

Kompensationsversuchen durch Steigerung der Aufnahmen, Diagnosestellung nach Wirtschaftlichkeitskriterien bzw. Entlassung von Patienten aus dem Krankenhaus trotz fehlender ambulanter oder teilstationärer Nachsorgeeinrichtungen.[181]
Auch die Vorgabe, neue Versorgungsformen als Alternativen zum stationären Aufenthalt zu entwickeln, geht auf die leistungsorientierte Krankenhausfinanzierung zurück. Österreich war im Jahr 2002 bei der Krankenhaushäufigkeit mit einer Anzahl von 30,2 Patienten je 100 Einwohnern OECD-weit absoluter Spitzenreiter. Der OECD-Mittelwert lag in diesem Jahr bei 16,1.[182] Aus einem Papier des österreichischen Bundesministeriums für Soziale Sicherheit und Generationen des Jahres 2000 geht unter anderem hervor, dass ausgesuchte medizinische Leistungen, die bisher traditionell vollstationär erbracht wurden, tagesklinisch erbracht werden sollten, sofern dies ohne Qualitätsverlust möglich ist. Unter anderem soll damit erreicht werden, stationäre Aufenthalte so kurz wie möglich zu gestalten.[183] Was den Kostenaspekt betrifft, heißt es in der Unterlage:

> *„Weiters wird damit auch dem gesundheitspolitischen Auftrag, die stationäre Behandlung zweckmäßig und ökonomisch zu gestalten und der Forderung nach Strukturveränderungen mit Kosten senkendem Potenzial nachgekommen."* [184]

Die leistungsorientierte Krankenanstaltenfinanzierung (LKF) sieht neben der direkten leistungsorientierten Vergütung des Spitalsoutputs auch einen so genannten Steuerungsbereich vor. Durch diese Dualisierung der Finanzierung erfolgt eine Trennung zwischen Finanzierung des laufenden Betriebs und der Investitionsfinanzierung, wobei die Detailgestaltung des Steuerungsbereiches (Investitionen) den Ländern obliegt. [185] Dadurch kommt es von Bundesland zu Bundesland zu sehr unterschiedlichen Finanzierungs- und somit Anreizsystemen.[186]

Neben dieser steuernden Intervention wurde im Zuge der Reform auch ein Eingriff in die Krankenhausstruktur vorgenommen. Mit Hilfe des so genannten Österreichischen Krankenanstaltenplans (ÖKAP) sowie des Großgeräteplans (GGP) sollte eine flächendeckende Versorgung der Bevölkerung mit Krankenhausfachabteilungen und medizinischen Großgeräten sicher-

---

[181] Vgl. Badelt, Christoph; Österle, August: Grundzüge der Sozialpolitik – Spezieller Teil – Sozialpolitik in Österreich, 2. Auflage, Manzsche Verlags- und Universitätsbuchhandlung, Wien, 2001, S. 55
[182] Vgl. o.V.: Health at a Glance – OECD Indicators 2005 – Deutsche Übersetzung: Gesundheit auf einen Blick – OECD Indikatoren 2005, Organisation für wirtschaftliche Zusammenarbeit und Entwicklung, Centre Français d'exploitation du droit de Copie, 20 rue des Grands-Augustins, 75006 Paris, 2005, S. 13 sowie o.V.: Health at a Glance – OECD Indicators 2005 – deutsche Übersetzung Gesundheit auf einen Blick – OECD Indikatoren 2005, Organisation für wirtschaftliche Zusammenarbeit und Entwicklung, Centre Français d'exploitation du droit de Copie, 20 rue des Grands-Augustins, 75006 Paris, 2005, S. 58 - 59
[183] Vgl. o.V.: Bundesministerium für Soziale Sicherheit und Generationen, LKF – Tagesklinik – Definition und Kriterien, Wien, November 2000, S. 3
[184] o. V.: Bundesministerium für Soziale Sicherheit und Generationen, LKF – Tagesklinik – Definition und Kriterien, Wien, November 2000, S. 3
[185] Vgl. o. V.: Bericht der oberösterreichischen Spitalsreformkommission, Land Oberösterreich, August 2004, S. 21
[186] Vgl. Neudeck, Werner: Das österreichische Gesundheitssystem: Eine ökonomische Analyse, Schriftenreihe des Ludwig Boltzmann-Instituts zur Analyse wirtschaftspolitischer Aktivitäten, Band 19, Manzsche Verlags- und Universitätsbuchhandlung, Wien, 2002, S. 148 - 150

gestellt werden. (Zu ÖKAP und GGP siehe weiter unten.) Dadurch galt es zu erreichen, dass Überkapazitäten vermieden bzw. abgebaut werden.[187] Es war demnach das erklärte Ziel der Gesundheitspolitik, sowohl bei der Finanzierung als auch bei der Strukturierung des Gesundheitssystems, im speziellen des Krankenhaussystems, lenkend einzugreifen. Forster schreibt dazu Folgendes:

> *„Dynamisch wachsende Gesundheitsausgaben werden zu einem Problem für die öffentlichen Haushalte, wenn sich zum einen das Wirtschaftswachstum verlangsamt und die Einnahmen durch Abgaben in geringerem Ausmaß steigen als die Gesundheitsausgaben und wenn zum anderen die Wirtschaft zunehmend globalisiert funktioniert, die Konkurrenz um Investitionen stark bzw. die Kapitalmobilität hoch ist und Abgaben demnach nicht ohne Folgen auf Investitionsentscheidungen erhöht werden können. Hohe Beitragssätze können unter diesen Bedingungen zu einem Anstieg der Arbeitslosigkeit beitragen und in der Folge zu einem weiteren Sinken der Einnahmen – während gleichzeitig die Ausgaben nicht geringer werden, da hohe Arbeitslosigkeit die Krankheitswahrscheinlichkeit erhöht.“* [188]

Um diesen Circulus vitiosus zu durchbrechen und trotzdem Rationierungen bei der Versorgung zu vermeiden, gilt es daher aktuell Rationalisierungsmaßnahmen zu treffen, welche die steigenden Gesundheitsausgaben eindämmen und die Versorgungsqualität weiterhin sichern, ohne nach Möglichkeit die Beiträge in inakzeptable Höhen zu treiben. Rationalisierung vor Rationierung heißt die Konsequenz, die sich daraus ergibt, wobei Rationierung[189] im vorliegenden Kontext der Verweigerung bzw. Nichtbereitstellung von Behandlungsleistungen bei objektiviertem Bedarf entspricht. In diesem Zusammenhang wurde seitens der Gesundheitspolitik die Etablierung eines Systems vorgeschlagen, das eine rationale Steuerung für Gesundheitsleistungen durch die Schaffung dementsprechender Steuerungsorgane vorsieht.[190]

Im Jahr 2005 wurde daher ein weiterer Reformschritt eingeleitet. Ziele dieses Reformschrittes sind zum einen die langfristige Sicherung der Finanzierbarkeit des Gesundheitswesens sowie die Effizienzsteigerung, zum anderen die Vorsorge sowie die Sicherung und Verbesserung der Qualität im öster-

---

[187] Vgl. Neudeck, Werner: Das österreichische Gesundheitssystem: Eine ökonomische Analyse, Schriftenreihe des Ludwig Boltzmann-Instituts zur Analyse wirtschaftspolitischer Aktivitäten, Band 19, Manzsche Verlags- und Universitätsbuchhandlung, Wien, 2002, S. 136-137

[188] Forster, Rudolf; Krajic, Karl; Pelikan, Jürgen; Kinzl, Harald: Reformbedarf und Reformwirklichkeit des österreichischen Gesundheitswesens, in: Meggeneder, Oskar (Hrsg.): Reformbedarf und Reformwirklichkeit des österreichischen Gesundheitswesens – Was sagt die Wissenschaft dazu?; Mabuse-Verlag, Frankfurt am Main, 2004, S. 49

[189] Vgl. Sachverständigenrat für die Konzertierte Aktion im Gesundheitswesen: Bedarfsgerechtigkeit und Wirtschaftlichkeit, Band III, Gutachten, Ausführliche Zusammenfassung, Bundesministerium für Gesundheit, BRD, 2000/2001, S. 27 - 28

[190] Vgl. Forster, Rudolf; Krajic, Karl; Pelikan, Jürgen; Kinzl, Harald: Reformbedarf und Reformwirklichkeit des österreichischen Gesundheitswesens, in: Meggeneder, Oskar (Hrsg.): Reformbedarf und Reformwirklichkeit des österreichischen Gesundheitswesens – Was sagt die Wissenschaft dazu?; Mabuse-Verlag, Frankfurt am Main, 2004, S. 55 - 56

reichischen Gesundheitswesen.[191] Die Basis für diesen Reformschritt stellt das Gesundheitsreformgesetz 2005[192] dar. Dazu findet sich nachfolgend eine Stellungnahme der österreichischen Bundesministerin für Gesundheit und Frauen, Maria Rauch-Kallat, im Österreichischen Rundfunk, aus dem November 2005:

> *„Wo möglich und sinnvoll raus aus dem Spital, aus dem stationären Bereich in den ambulanten Bereich. Das komme aber auf den Patienten und die Umstände an. So könne man etwa bei einem gesunden Patienten eine Star-Operation am Auge tagesklinisch erledigen. Der Patient könne am Abend nach Hause gehen und müsse nur zur Kontrolle wieder kommen. Anders bei einem alten Menschen, der möglicherweise noch einen langen Anfahrtsweg hat. In diesem Fall werde es weiter sinnvoll sein, den Patienten über Nacht im Spital zu behalten und ihn erst nach einer Kontrolle am nächsten Morgen aus dem Spital zu entlassen.“* [193]

Die vorliegende Publikation und die generierten Ergebnisse sollen bereits einen Beitrag zur Entwicklung dieser bundesweit geforderten Vorgaben leisten.

Durch die Schaffung einer Bundesagentur als zentrale Einrichtung und so genannter Gesundheitsplattformen in den Bundesländern soll eine bessere Koordination zwischen Bund, Ländern und Sozialversicherungen erreicht werden. Dazu findet sich folgende Passage in einem Bericht des Gesundheitsministeriums:

> *„Das Organ der Bundesgesundheitsagentur ist die Bundesgesundheitskommission. Ihr gehören Vertreter/innen des Bundes, der Sozialversicherung, der Länder, der Städte sowie der Gemeinden, der konfessionellen Krankenanstalten, der Patientenanwaltschaften und der Ärztekammer an. Die Aufgabe der Landesgesundheitsfonds ist die Ausgestaltung und Umsetzung der von der Bundesgesundheitsagentur unter Berücksichtigung gesamtökonomischer Rahmenbedingungen sowie regionaler und länderspezifischer Erfordernisse erarbeiteten Leitlinien und Planungsgrundsätze. Ihre obersten Organe sind die Gesundheitsplattformen auf Länderebene, denen ebenfalls Vertreter aller wesentlichen Akteure (Leistungserbringer und Finanziers) angehören.“* [194]

---

[191] Vgl. o. V.: Bundesministerium für Gesundheit und Frauen, Das Gesundheitswesen in Österreich, 4. aktualisierte Auflage, Wien, Dezember 2005, S. 16 - 17

[192] Vgl. o. V.: Bundesgesetzblatt für die Republik Österreich, 179. Bundesgesetz, Gesundheitsreformgesetz 2005, 30. Dezember 2004

[193] Rauch-Kallat, Maria (Bundesministerin für Gesundheit und Frauen): Österreichischer Rundfunk, Sender Österreich 1, Morgenjournal, Bericht: Gesundheitsversorgung wird neu organisiert, 21. November 2005, 7:00 – 7:20 Uhr

[194] o. V.: Bundesministerium für Gesundheit und Frauen, Das Gesundheitswesen in Österreich, 4. aktualisierte Auflage, Wien, Dezember 2005, S. 16 - 17

Als wesentliche Veränderung kann bei diesem Reformschritt die Absicht gesehen werden, viel weniger als bisher in die Detailstruktur einzugreifen, sondern besser Versorgungsregionen festzulegen, für die bestimmte Versorgungsbedarfe definiert werden. Deren Detailausgestaltung soll aber den einzelnen Ländern obliegen. Dadurch verlagert sich zum einen die Planung von der Strukturebene (Standorte, medizinische Fächer, Betten) auf die Ebene des Leistungsangebotes und zum anderen sollen bei dieser Form der Leistungsplanung neben den Krankenanstalten auch die extramuralen Anbieter, wie z. B. Arztpraxen und Langzeiteinrichtungen, mit einbezogen werden.
Damit wären diese Veränderungen hin zu mehr Dezentralisierung durchaus mit „Health Maintenance Organizations" [195,196] zu vergleichen.[197]
Seitens des österreichischen Gesundheitsministeriums wird dazu folgendes Beispiel beschrieben:

> *„So legt die Bundesgesundheitsagentur aufgrund von Bedarfsrechnungen beispielsweise als Planungsgrundsatz fest, dass in einer bestimmten Region für die ambulante augenärztliche Versorgung 20 Augenärztinnen bzw. Augenärzte erforderlich sind. Die für diese Region zuständige Gesundheitsplattform kann ausgehend von diesem Grundsatz etwa bestimmen, wie viele dieser Ärztinnen und Ärzte im Rahmen von Spitalsambulanzen und wie viele außerhalb von Krankenanstalten augenärztliche Leistungen erbringen sollen. Die Sozialversicherung wiederum kann im Rahmen der Selbstverwaltung bzw. im Wege von Verträgen (Gesamtvertrag, Einzelverträge) mit der Ärztekammer sowohl den Stellenplan für die außerhalb von Krankenanstalten tätigen Augenärztinnen und Augenärzte als auch die Einrichtung von Gruppenpraxen oder Einzelpraxen bestimmen."* [198]

Ein zentrales Instrument dieser Veränderung ist der so genannte „Österreichische Strukturplan Gesundheit" (ÖSG), der weiter unten genauer beschrieben wird.

4.2.4.2 ÖKAP und GGP – Österreichischer Krankenanstalten- und Großgeräteplan

Ab dem Jahr 1990 stellte der ÖKAP/GGP eines der wichtigsten Instrumente österreichischer Strukturpolitik im Gesundheitswesen dar. Eine hohe Versorgungsqualität, die ständige Überarbeitung der Spitalsstrukturen sowie die Verbesserung der Ökonomie waren die zentralen Ziele. Der ÖKAP regulierte die medizinische Fächerstruktur sowie die Standorte für Krankenanstalten auf Bundesebene, wenngleich die Detailplanung durch die Länder erfolgte. Diese waren aufgerufen, sich jedenfalls im Rahmen des ÖKAP zu

[195] Vgl. Haubrock, Manfred; Schär, Walter (Hrsg.): Betriebswirtschaft und Management im Krankenhaus, 3. Auflage, Verlag Hans Huber, Bern, 2002, S. 156 - 175
[196] Vgl. Badelt, Christoph; Österle, August: Grundzüge der Sozialpolitik – Spezieller Teil – Sozialpolitik in Österreich, 2. Auflage, Manzsche Verlags- und Universitätsbuchhandlung, Wien, 2001, S. 66
[197] Vgl. Forster, Rudolf; Krajic, Karl; Pelikan, Jürgen; Kinzl, Harald: Reformbedarf und Reformwirklichkeit des österreichischen Gesundheitswesens, in: Meggeneder, Oskar (Hrsg.): Reformbedarf und Reformwirklichkeit des österreichischen Gesundheitswesens – Was sagt die Wissenschaft dazu?; Mabuse-Verlag, Frankfurt am Main, 2004, S. 55 - 56
[198] o. V.: Bundesministerium für Gesundheit und Frauen, Österreichischer Strukturplan Gesundheit 2006 – ÖSG 2006 inklusive Großgeräteplan, Wien, Dezember 2005, S. III

bewegen. Qualitäten und Quantitäten von medizinisch-technischen Großgeräten wurden je Krankenhaus ebenfalls bundesweit im GGP festgelegt. Basis des ÖKAP/GGP waren vor allem die Standort- und Fächerstruktur sowie die Bettenangebotsplanung. Nachdem das Bett aber als Planungsmaßstab zusehends an Bedeutung verliert und immer mehr systemübergreifende Steuerungsansätze gefordert sind, die alle Versorgungsbereiche (akut und nicht akut, stationär und ambulant, öffentlich und privat) integrieren, beschlossen Bund und Länder einen Paradigmenwechsel in der Gesundheitsplanung. Ziel war es, ein Instrument zu schaffen, das eine Verknüpfung aller Bereiche der Gesundheitsversorgung herstellt.[199] Mit 1. Jänner 2006 wurde daher der ÖKAP/GGP durch den ÖSG abgelöst.[200]

4.2.4.3 ÖSG – Österreichischer Strukturplan Gesundheit

Im Wesentlichen wird durch den 2006 in Kraft getretenen ÖSG das österreichische Bundesgebiet in vier Versorgungszonen (die teilweise auch den Grenzen der Bundesländer entsprechen) unterteilt. Diese Zonen werden in Summe wiederum in 32 Versorgungsregionen aufgeteilt. Für diese Regionen wurden darüber hinaus definierte Mindestmengen an medizinischen Leistungen (ca. 400 Leistungsbündel) festgelegt.[201] Eine kartografische Darstellung dieser Aufteilung findet sich im Anhang 9.

Damit soll im Sinne des föderalistischen Gedankens eine deutliche Dezentralisierung erreicht werden, weil dadurch Länder, Krankenhausträger und die Soziale Krankenversicherung deutlich mehr Einfluss auf die Detailplanung haben werden. Die Basis für diese föderalistische Zusammenarbeit stellt eine Vereinbarung über die Organisation und Finanzierung des Gesundheitswesens auf Basis des § 15a Bundesverfassungsgesetzes dar, die zunächst für die Jahre 2005 – 2008 Gültigkeit hat.[202]

Ziel des Österreichischen Strukturplans ist die regional gleichmäßige Verteilung bei der Gesundheitsversorgung, die darüber hinaus qualitativ hochwertig sein und neben der Gewährleistung der guten Zugänglichkeit auch die Nachhaltigkeit in der Finanzierung sichern soll.

Aufgrund der Tatsache, dass die österreichische Gesundheitsversorgung, bedingt durch die großzügige Bettenausstattung, die restriktive haus- und fachärztliche Versorgung sowie die fehlende Verrechnungsmöglichkeit ambulanter und tagesklinischer Leistungen, sehr krankenhauszentriert ist, setzt der ÖSG vorrangig im Akutbereich der Krankenhäuser an.[203,204] Auch

---

[199] Vgl. o. V.: Bundesministerium für Gesundheit und Frauen, Österreichischer Strukturplan Gesundheit – Der neue Weg in der Gesundheitsstrukturplanung, Juni 2006

[200] Vgl. o. V.: Bundesministerium für Gesundheit und Frauen, Das Gesundheitswesen in Österreich, 4. aktualisierte Auflage, Wien, Dezember 2005, S. 17

[201] Vgl. o. V.: Bundesministerium für Gesundheit und Frauen, Das Gesundheitswesen in Österreich, 4. aktualisierte Auflage, Wien, Dezember 2005, S. 58

[202] Vgl. o. V.: Bundesgesetzblatt für die Republik Österreich, Vereinbarung gemäß Artikel 15a B-VG über die Organisation und Finanzierung des Gesundheitswesens, 12. Juli 2005

[203] Vgl. Hofmarcher, Maria, M.; Riedel, Monika; Röhrling, Gerald: Ressourcenverbrauch in der EU: Sollte Österreich wesentlicher werden? – Schwerpunktthema: Die Leistungsfähigkeit der Ordenskrankenhäuser könnte „ansteckend sein", in: Health System Watch – Beilage zur Fachzeitschrift soziale Sicherheit, erstellt durch das IHS, Herausgegeben vom Hauptverband der österreichischen Sozialversicherungsträger, Institut für Höhere Studien, Wien, 2005, S. 5

[204] Vgl. Kraus, Markus; Riedel, Monika; Walch, Dominik: Die Finanzierung gemeinnütziger Krankenhäuser – Eine internationale Zusammenschau, Abschlussbericht der Studie im Auftrag der Arbeitsgemeinschaft der Ordensspitäler Österreichs, Institut für Höhere Studien (IHS), Wien, 2006, S. 2 - 5

in Deutschland zeigt sich ein ähnliches Bild bei der Kostenverteilung.[205] Ein internationaler Vergleich dazu findet sich im Anhang 10.

Das Österreichische Bundesministerium schreibt in einem Bericht dazu Folgendes:

> *„Österreich zeichnet sich durch eine sehr hohe und immer noch steigende Zahl der Spitalsaufenthalte aus. Wurden 1991 pro 100 Einwohner 23,9 stationäre Spitalsfälle gezählt, waren es 1995 bereits 25,1 und 2003 31,3. Zum Vergleich: in Großbritannien waren es 2002 24,7 Spitalsfälle pro 100 Einwohner, in der Schweiz 15,4 und in den USA 9,8 Fälle.“* [206]

Oberösterreich wies im Jahr 2002 eine Krankenhaushäufigkeit von 29,08 pro 100 Einwohner auf.[207]
Nach wie vor ist das österreichische Gesundheitswesen von einer mangelnden Kooperation und Koordination zwischen den verschiedenen Teilsystemen sowohl innerhalb des Gesundheitswesens als auch bezüglich der Schnittstellen zu anderen Sozialpolitikbereichen gekennzeichnet.[208] Daher stellt der ÖSG auch die Grundlage für eine integrierte Versorgung im gesamten Gesundheitssystem dar.[209] Diese integrierte Gesundheitsstrukturplanung umfasst folgende Teilbereiche:

- Stationärer Bereich (Krankenanstalten gemäß Krankenanstalten- und Kuranstaltengesetz KAKuG)
- Ambulanter Bereich (Spitalsambulanzen in den Akutkrankenanstalten sowie selbstständige Ambulatorien, niedergelassene Ärztinnen/Ärzte, Gruppenpraxen und sonstige frei praktizierende Berufsgruppen mit Kassenverträgen)
- Rehabilitationsbereich (stationäre und ambulante Rehabilitationseinrichtungen)
- Pflegebereich (soweit dieser im Rahmen des Nahtstellenmanagements für die Gesundheitsversorgung von Bedeutung ist).

Ergänzend dazu, werden im ÖSG maximale Anzahlen von Großgeräten pro Bundesland für den intra- und extramuralen Bereich festgelegt. Der ÖSG gilt als verbindlich. Die wesentlichen Unterschiede zwischen ÖKAP/GGP und ÖSG können daher wie folgt zusammengefasst werden:

- Umstellung von zielbezogener Planung auf Darstellung von Versorgungsbedarfen

---

[205] Vgl. Thiele, Günter: Prozessmanagement im Krankenhaus, in: Greulich, Andreas; Thiele, Günter; Thiex-Kreye, Monika: Prozessmanagement im Krankenhaus, R. V. Decker's Verlag, Heidelberg, 1997, S. 3

[206] o. V.: Bundesministerium für Gesundheit und Frauen, Das Gesundheitswesen in Österreich, 4. aktualisierte Auflage, Wien, Dezember 2005, S. 25

[207] Vgl. o. V.: Bericht der oberösterreichischen Spitalsreformkommission, Land Oberösterreich, August 2004, S. 24

[208] Vgl. Badelt, Christoph; Österle, August: Grundzüge der Sozialpolitik – Spezieller Teil – Sozialpolitik in Österreich, 2. Auflage, Manzsche Verlags- und Universitätsbuchhandlung, Wien, 2001, S. 63

[209] vgl. o. V.: Bundesministerium für Gesundheit und Frauen, Das Gesundheitswesen in Österreich, 4. aktualisierte Auflage, Wien, Dezember 2005, S. 17

- o Überschreitung von Bundesländergrenzen bei der Leistungskoordination
- o Zukünftige Bedarfe medizinischer Leistungen als Planungsgrundlage
- o Einführung einer abgestuften Versorgungsstruktur unter Berücksichtigung von Qualitätskriterien und jährlichen Mindestfrequenzen[210]

Die im letzten Punkt eingeforderte Festlegung von Mindestfrequenzen stellt noch immer einen von verschiedenen Experten beeinspruchten Kritikpunkt dar. Diesbezüglich wird befürchtet, dass vor allem in ländlichen Regionen Krankenhäuser vorgegebene Zahlen unter Umständen nicht erfüllen können. Deshalb wurden diese Strukturqualitätskriterien auch zunächst aus dem ÖSG ausgeklammert, wobei vereinbart wurde, sie bis Juni 2006 zu entwickeln, mit den Ländern zu verhandeln und letztendlich verbindlich zu vereinbaren.[211]
Mindestmengen können vier Zwecke erfüllen: zum einen das Erreichen von Skalenvorteilen für einzelne Leistungsbereiche. Zum zweiten können Mindestmengen auch dazu beitragen, die Ergebnisqualität zu heben, wenngleich im Bezug auf die Qualitätssicherung ihr Einsatz als Kennzahl auch kritisch betrachtet werden muss. Trotzdem attestierte auch die in Oberösterreich eingesetzte Strukturreformkommission die Notwendigkeit, solche Mindestmengen festzulegen, nicht zuletzt auch zur Hebung der Ausbildungsqualität für Ärzte.[212] Vor allem wird hier mit Erfahrungskurveneffekten argumentiert.
Dazu soll ein internationales Beispiel zum Vergleich angeführt werden: Wie ein Bericht über den indischen Ophthalmologen Venkataswamy zeigt, bringt es ein Augenarzt seiner Klinik auf rund 2600 Operationen jährlich.[213] Das ist mehr als das siebenfache im Vergleich zur gegenständlich untersuchten Abteilung.[214] 70 % seiner Patienten werden aus Gründen der mangelnden Leistbarkeit sogar kostenlos operiert.[215] Die hohe Qualität, die sich aus den Skalenvorteilen generiert, führte dazu, dass sich die Klinik im Laufe der Jahre einen ausgezeichneten Ruf auch bei den zahlenden Patienten erarbeitet hat. Dazu Venkataswamy:

> *„Wir sind nicht trotz, sondern aufgrund der nicht zahlenden Patienten erfolgreich."*[216]

Zum dritten ist es auch im Zusammenhang mit der Erstellung von Standardprozessen notwendig, bestimmte Mindestmengen zu erreichen um

---

[210] Vgl. o. V.: Bundesministerium für Gesundheit und Frauen, Österreichischer Strukturplan Gesundheit – Der neue Weg in der Gesundheitsstrukturplanung, Juni 2006, S. 3
[211] Vgl. Hinger, Susanne: Der Schritt zur bedarfsorientierten Leistungsangebotsplanung oder das „Geheimdokument" , in: Klinik, Interdisziplinäre Zeitschrift für das Krankenhaus, Ausgabe 6/05, 15. Jahrgang, S. 3
[212] Vgl. o. V.: Bericht der oberösterreichischen Spitalsreformkommission, Land Oberösterreich, August 2004, S. 35
[213] Vgl. Friemel, Kerstin: Lösung in Sicht!, in: brand eins, Wirtschaftsmagazin, 8. Jhg., Heft 06, Juni 2006, S. 96
[214] Die opthalmologische Tagesklinik der gegenständlichen Untersuchung erbringt ca. 1000 Kataraktoperationen pro Jahr, die sich auf drei Fachärzte aufteilen.
[215] Vgl. Friemel, Kerstin: Lösung in Sicht!, in: brand eins, Wirtschaftsmagazin, 8. Jhg., Heft 06, Juni 2006, S. 96
[216] Venkataswamy, Govondappa; in: Friemel, Kerstin: Lösung in Sicht!, in: brand eins, Wirtschaftsmagazin, 8. Jhg., Heft 06, Juni 2006, S. 96

den Aufwand zu rechtfertigen.[217] Und letztendlich dient die Publikation von Fallzahlen der Markttransparenz im Sinne der Patienten. Wie eine Pressemeldung vom Juni 2006 zeigt, beschäftigen sich auch deutsche Kommunen mittlerweile mit dem Vergleich solcher Fallzahlen.[218]

Tatsächlich ging am 20. Juni 2006 die österreichische Gesundheitsministerin Maria Rauch-Kallat mit dem Bekenntnis an die Öffentlichkeit, dass die Verhandlungen rund um die so genannten Strukturqualitätskriterien abgeschlossen sind und nur noch eine letzte Abstimmung zwischen dem Bund und den Ländern notwendig sei.[219]
Mit 28. Juni 2006 wurde schließlich eine Leistungsmatrix[220] verabschiedet, in der zum einen die Mindestversorgungsstruktur, die intensivmedizinische Versorgung, die Ausstattung mit bestimmten Großgeräten sowie die Mindestfrequenz bestimmter medizinischer Einzelleistungen (MEL), Krankenhaustyp und Standort verankert wurden.
Für die Operation des „grauen Stars" wurde beispielsweise als Mindestkriterium festgelegt, dass die medizinischen Einzelleistungen MEL 1554 und MEL 1555 (Katarakt) auch in dislozierten Tageskliniken durchgeführt werden könnten. Mindestfrequenzen wurden nicht fixiert.[221] Im Vergleich dazu wurde beispielsweise bei der Geburtshilfe für die medizinischen Einzelleistungen MEL 3853 bis MEL 3857 (Entbindungen und komplizierte Entbindungen) festgelegt, dass folgende Qualitätskriterien zu erfüllen sind: Vorhandensein einer Fachabteilung für Gynäkologie und Geburtshilfe, Vorhandensein einer intensivmedizinischen Überwachungseinheit und in Summe mindestens 365 Leistungen pro Jahr.[222] Die Anzahl bei der Mindestfrequenz lässt vermuten, dass als Orientierungswert zunächst „eine Leistung pro Tag" herangezogen wurde, was den fachlichen Hintergrund der Kennzahl kritisch erscheinen lässt. In diesem Zusammenhang ist darauf hinzuweisen, dass mindest einmal pro Gültigkeitsdauer der § 15a-Vereinbarung (also für den Zeitraum 2005 bis 2008) eine Evaluation vorgesehen ist[223], der es auch offensichtlich bedarf.

4.2.5 Finanzierung

Ergänzend zu den bisherigen Ausführungen rund um die Finanzierung, sollen hier zum besseren Verständnis noch einige Details beschrieben werden: Ungefähr 35 - 40 % der Kosten werden von den Sozialversicherungs-

[217] Vgl. Mosa, Gabriele: Standardprozess-orientierter Krankenhausvergleich, in: von Eiff, Wilfried; Ziegenbein, Ralf (Hrsg.): Geschäftsprozessmanagement. Methoden und Techniken für das Management von Leistungsprozessen im Krankenhaus, 2. Auflage, Gütersloh, 2003, S. 91
[218] Vgl. Beikler, Sabine: Senat will mehr Transparenz für Patienten, in: Der Tagesspiegel, Nr. 19 227, Berlin, 22. Juni 2006, S. 10
[219] Vgl. Jölli, Andreas: Österreichischer Rundfunk, Sender Österreich 1, Mittagsjournal, Bericht: Gesundheitsversorgung – Spitzenmedizin nur mehr in wenigen Spitälern, 20. Juni 2006, 12:38 – 12:40 Uhr
[220] Vgl. o. V.: Bundesministerium für Gesundheit und Frauen, Österreichischer Strukturplan Gesundheit 2006 – ÖSG 2006 inklusive Großgeräteplan, Wien, Juni 2006, S. 89/1 – 89/13
[221] Vgl. o. V.: Bundesministerium für Gesundheit und Frauen, Österreichischer Strukturplan Gesundheit 2006 – ÖSG 2006 inklusive Großgeräteplan, Wien, Juni 2006, S. 89/3
[222] Vgl. o. V.: Bundesministerium für Gesundheit und Frauen, Österreichischer Strukturplan Gesundheit 2006 – ÖSG 2006 inklusive Großgeräteplan, Wien, Juni 2006, S. 89/8 – 89/9
[223] Vgl. o. V.: Bundesministerium für Gesundheit und Frauen, Österreichischer Strukturplan Gesundheit 2006 – ÖSG 2006 inklusive Großgeräteplan, Wien, Juni 2006, S. 4

trägern gedeckt. Zirka 25 % der Gesundheitsausgaben werden von Bund, Ländern und Gemeinden getragen, etwa 10 % von privaten Krankenversicherungsträgern.[224]
Nachdem eine unentgeltliche Inanspruchnahme von Leistungen für die Patienten den Eindruck einer so genannten „Fiskalillusion“ [225] erzeugt, wird zusehends versucht, durch Selbstbeteiligungsmodelle ein höheres Kostenbewusstsein zu schaffen. Diese zunehmende Subsidiarisierung stellt aber auch einen zentralen Kritikpunkt im Bereich der Finanzierung dar, weil damit eine wachsende Verschiebung der Finanzlast hin zu den privaten Haushalten verbunden ist. Wie eine Untersuchung aus dem Jahr 2003 zeigte, lagen diese Kosten in Österreich zwischen 19 und 25 %.[226] Ein Medienbericht aus dem Jahr 2006, in dem der Wiener Patientenanwalt Dohr zitiert wird, geht davon aus, dass den österreichischen Patienten bis zu 30 % der medizinischen Kosten als Eigenleistung bleiben.[227] Selbst seitens des Österreichischen Bundesministeriums für Gesundheit und Frauen[228] werden diese Zuzahlungen, Kostenbeteiligungen und Selbstbehalte auf ca. 28 % der Gesundheitsausgaben geschätzt. Breyer beschreibt dieses Phänomen als „Wahlfreiheitsstrategie“ [229], was bedeutet, dass die Grundversorgung für die Bürger gesichert ist, bei Leistungen, die darüber hinaus gehen, jedoch Zuzahlungen „out of pocket“ durch den Betroffenen selbst zu tragen sind. Diese Verschiebungen durch Zuzahlungen und Kostenbeteiligungen bei der Finanzierung werden auch als „Cost Shifting“ [230] bezeichnet. Abgesehen davon, dass Selbstbeteiligungen de facto keine nachhaltigen Steuerungseffekte zeigen[231], ist der zentrale Kritikpunkt in diesem Zusammenhang die zukünftig Definition der Grundversorgung. Händeler[232] beschreibt dazu Überlegungen im makroökonomischen Bereich, welche prognostizieren, dass diese Selbstbeteiligungen sich in Zukunft zu einem wichtigen wirtschaftlichen Treiber entwickeln werden und dadurch viele Menschen dazu bewegt werden könnten, mehr eigene Beiträge zum Gesundheitswesen in Form der Gesunderhaltung also Prävention zu leisten.

---

[224] Vgl. Hofmarcher, Maria, M.; Rack, Herta, M.: Gesundheitssysteme im Wandel – Österreich, WHO im Auftrag der European Observatory on Health Systems and Policies, Medizinische Wissenschaftliche Verlagsgesellschaft, Berlin, 2006, S. XIV

[225] Vgl. Badelt, Christoph; Österle, August: Grundzüge der Sozialpolitik – Spezieller Teil – Sozialpolitik in Österreich, 2. Auflage, Manzsche Verlags- und Universitätsbuchhandlung, Wien, 2001, S. 63

[226] Vgl. Rosian, Ingrid; Mildschuh, Stephan; Vogler, Sabine; Winkler, Petra: Selbstbeteiligung – Internationaler Vergleich und Implikationen für Österreich, Eine Studie im Auftrag des Bundesministeriums für soziale Sicherheit und Generationen, Österreichisches Bundesinstitut für Gesundheitswesen, Wien, 2003, S. IV

[227] Vgl. Pichler, Petra: Österreichischer Rundfunk, Sender Österreich 1, Morgenjournal, Bericht: Medizinische Versorgung von Kindern aus armen Verhältnisse, 23. Jänner 2006, 7:16 – 7:20 Uhr

[228] o. V.: Bundesministerium für Gesundheit und Frauen, Das Gesundheitswesen in Österreich, 4. aktualisierte Auflage, Wien, Dezember 2005, S. 111

[229] Vgl. Breyer, Friedrich: Ausgabendynamik, demografische Entwicklung und medizinischer Fortschritt – Müssen Gesundheitsleistungen rationiert werden?; Unterlage zum Vortrag auf der Plenarveranstaltung des Seminars 2 – Europäisches Forum Alpbach 1996

[230] Vgl. Kraus, Markus; Riedel, Monika; Walch, Dominik: Die Finanzierung gemeinnütziger Krankenhäuser – Eine internationale Zusammenschau, Abschlussbericht der Studie im Auftrag der Arbeitsgemeinschaft der Ordensspitäler Österreichs, Institut für Höhere Studien (IHS), Wien, 2006, S. 6

[231] Vgl. Rosian, Ingrid; Mildschuh, Stephan; Vogler, Sabine; Winkler, Petra: Selbstbeteiligung – Internationaler Vergleich und Implikationen für Österreich, Eine Studie im Auftrag des Bundesministeriums für soziale Sicherheit und Generationen, Österreichisches Bundesinstitut für Gesundheitswesen, Wien, 2003, S. 170-171

[232] Vgl. Händeler, Erik: Kondratieffs Welt – Wohlstand nach der Industriegesellschaft, Joh. Brendow & Sohn Verlag GmbH, Moers, 2005, S. 19

Der deutsche Sachverständigenrat[233] zeichnet ein ähnliches Bild, wenngleich er den expandierenden Gesundheitssektor generell als einen wichtigen Wirtschafts- und Wachstumsfaktor sieht.
Die wesentlichste Herausforderung bei der Krankenanstaltenfinanzierung stellt zweifelsohne die Tatsache dar, dass die Finanzierungskosten regelmäßig etwas stärker steigen als der Verbraucherpreisindex, auch wenn die Steigerungsrate von ca. 10 Prozent vor rund 15 Jahren auf derzeit ca. 4 Prozent gesenkt werden konnte. Den größten Anteil an diesen Ausgaben machen mit knapp 60 % die Personalkosten aus.[234]

Die Kosten der allgemein öffentlichen Krankenanstalten Österreichs, betrugen im Jahr 2004 ca. 8,5 Milliarden Euro. Der Anteil der Krankenversicherungen an diesen Kosten betrug ca. 40 %, Privatversicherungen und Bundesmittel machten jeweils 7 % aus. Die Zuzahlung der privaten Haushalte betrug ungefähr 3 %. Länder und Gemeinden lagen bei ca. 1,5 bis 2 %.[235]
Zusätzlich wurden 40 % der Krankenhauskosten durch die Eigentümer selbst getragen.[236] Für Kritik sorgt in diesem Zusammenhang die Tatsache, dass die so genannte Abgangsdeckung (Refundierungen für Verluste des Krankenhauses aufgrund des Versorgungsauftrages durch die öffentliche Hand) bei Krankenhäusern der öffentlichen Hand (z. B. Landeskrankenanstalten) und privaten Trägern unterschiedlich gehandhabt wird. Diese gestaltet sich derart, dass private Träger einen höheren Eigenanteil bei der Abgangsabdeckung zu leisten haben als Krankenhäuser, deren Betreiber die öffentliche Hand ist;[237] ein Phänomen, das Österreich deutlich von anderen Ländern unterscheidet, wie eine Untersuchung des Institutes für Höhere Studie aus dem Jahr 2006 zeigt.[238] Dies führt schon seit Jahren dazu, dass durch derart gelagerte Anreize private Krankenhausträger (großteils Ordenskrankenhäuser) im Vergleich zu Krankenanstalten der öffentlichen Hand messbar kostenbewusster haushalten.[239] Dies ist ein Effekt, mit dem bei den privaten Krankenhausträgern unter anderem das große Interesse

---

[233] Vgl. Sachverständigenrat für die Konzertierte Aktion im Gesundheitswesen: Gesundheitswesen in Deutschland – Kostenfaktor und Zukunftsbranche, Band II, Fortschritt und Wachstumsmärkte – Finanzierung und Vergütung, Sondergutachten, Bundesministerium für Gesundheit, BRD, 1997, S. 15

[234] o. V.: Bundesministerium für Gesundheit und Frauen, Das Gesundheitswesen in Österreich, 4. aktualisierte Auflage, Wien, Dezember 2005, S. 112

[235] Vgl. Hofmarcher, Maria, M.; Rack, Herta, M.: Gesundheitssysteme im Wandel – Österreich, WHO im Auftrag der European Observatory on Health Systems and Policies, Medizinische Wissenschaftliche Verlagsgesellschaft, Berlin, 2006, S. XVII

[236] Vgl. Hofmarcher, Maria, M.; Rack, Herta, M.: Gesundheitssysteme im Wandel – Österreich, WHO im Auftrag der European Observatory on Health Systems and Policies, Medizinische Wissenschaftliche Verlagsgesellschaft, Berlin, 2006, S. XVII

[237] vgl. Hofmarcher, Maria, M.; Riedel, Monika; Röhrling, Gerald: Ressourcenverbrauch in der EU: Sollte Österreich wesentlicher werden? – Schwerpunktthema: Die Leistungsfähigkeit der Ordenskrankenhäuser könnte „ansteckend sein", in: Health System Watch – Beilage zur Fachzeitschrift soziale Sicherheit, erstellt durch das IHS, Herausgegeben vom Hauptverband der österreichischen Sozialversicherungsträger, Institut für Höhere Studien, Wien, 2005, S. 1

[238] Vgl. Kraus, Markus; Riedel, Monika; Walch, Dominik: Die Finanzierung gemeinnütziger Krankenhäuser – Eine internationale Zusammenschau, Abschlussbericht der Studie im Auftrag der Arbeitsgemeinschaft der Ordensspitäler Österreichs, Institut für Höhere Studien (IHS), Wien, 2006

[239] Vgl. Hofmarcher, Maria, M.; Riedel, Monika; Röhrling, Gerald: Ressourcenverbrauch in der EU: Sollte Österreich wesentlicher werden? – Schwerpunktthema: Die Leistungsfähigkeit der Ordenskrankenhäuser könnte „ansteckend sein", in: Health System Watch – Beilage zur Fachzeitschrift soziale Sicherheit, erstellt durch das IHS, Herausgegeben vom Hauptverband der österreichischen Sozialversicherungsträger, Institut für Höhere Studien, Wien, 2005

an Prozessverbesserungen im Sinne eines professionellen Nennermanagements [240] zu erklären ist.

4.2.6 Aktuelle Regierungsprogramme

Unter Beibehaltung des solidarischen Gesundheitssystems formulierte die österreichische Bundesregierung[241] in ihrem Regierungsprogramm 2003 – 2006 das Ziel einer hoch stehenden, medizinischen Versorgung aller Bürgerinnen und Bürger unabhängig vom Einkommen.[242,243] Parallel dazu waren in diesem Regierungsprogramm auch folgende Ziele im Bereich Gesundheitsplanung zu lesen:

- *„Österreichweite Umwidmung von 10.000 und Abbau von 6.000 Akutbetten bis 2006*
- *Bundesländer übergreifende, österreichweite Leistungsangebotsplanung für den niedergelassenen und stationären (öffentlichen und privaten) Bereich unter Berücksichtigung von Überkapazitäten und Versorgungslücken. ...*
- *Sanktionsmechanismen für Umsetzung von ÖKAP und Großgeräteplanung“* [244]

Weiters war eine überregionale Leistungsangebotsplanung für den stationären und den extramuralen Bereich geplant, flankiert von der Maßnahme, die Kostensteigerung des Hauptverbandes der Sozialversicherung um 250 Mio. € zu reduzieren.[245]
Nach der Nationalratswahl 2006 wurde nach mehrmonatigen Verhandlungen am 11. Jänner 2007 eine großen Koalition unter der Leitung der Sozialdemokratischen Partei Österreichs (SPÖ) gemeinsam mit der Österreichischen Volkspartei (ÖVP) angelobt. Gleichzeitig wurde auch das neue Regierungsprogramm[246] publiziert. Darin bekennt sich auch die neue Regierung zu einer „*...umfassenden medizinischen Versorgung für alle Menschen unabhängig vom Alter und Einkommen. ... Es gilt der Grundsatz der solidarischen Finanzierung, eines gleichen und niederschwelligen Zugangs zu Leistungen und hoher Qualität und Effizienz bei der Leistungserbringung. ... Im Mittelpunkt der Gesundheitspolitik der Bundesregierung steht der Bedarf der Patienten.*“ [247]

---

[240] Braun von Reinersdorff, Andrea: Strategische Krankenhausführung – Vom Lean Management zum Balanced Hospital Management, 1. Auflage, Verlag Hans Huber, Bern, 2002, S. 24 - 35

[241] Die österreichische Bundesregierung wurde zu diesem Zeitpunkt von einer konservativen Koalition unter der Führung der Österreichischen Volkspartei (ÖVP) gebildet.

[242] Vgl. o. V.: Österreichisches Bundesministerium für Arbeit, Gesundheit und Soziales; Leitfaden zur Qualitätssicherung im Krankenhaus, Wien, 1998

[243] Vgl. o. V.: Regierungsprogramm 2003 – 2006 der Österreichischen Bundesregierung für die XXII. Gesetzgebungsperiode, Kapitel 10. Gesundheit und Pflege, S. 20

[244] o. V.: Regierungsprogramm 2003 – 2006 der Österreichischen Bundesregierung für die XXII. Gesetzgebungsperiode, Kapitel 10. Gesundheit und Pflege, S. 22

[245] Vgl. Regierungsprogramm 2003 – 2006 der Österreichischen Bundesregierung für die XXII. Gesetzgebungsperiode, Kapitel 10. Gesundheit und Pflege, S. 23

[246] o. V.: Regierungsprogramm der Österreichischen Bundesregierung für die XXIII. Gesetzgebungsperiode, Jänner 2007

[247] o. V.: Regierungsprogramm der Österreichischen Bundesregierung für die XXIII. Gesetzgebungsperiode, Jänner 2007, S. 112

Als zentrale Ziele werden der Ausbau der integrierten Versorgung[248] unter anderem durch Aufbau ambulanter Gesundheitszentren in Kooperation mit Spitälern sowie der Aufbau vor- und nachgelagerter Betreuungsformen als Alternativen zum Spitalsaufenthalt angestrebt.[249]
Die Optimierung der tagesklinischen Behandlung in den Krankenanstalten findet sich im Regierungsprogramm unter dem Kapitel „Finanzierung des Gesundheitswesens" [250]. Dies kann als weiteres Indiz dafür gewertet werden, dass Veränderungen im Versorgungsangebot primär kostengetrieben sind. Generell wird angestrebt, ein Effizienzpotential von insgesamt 400 MIO € bis zum Jahr 2010 im gesamten Gesundheitswesen zu realisieren.[251]

Die bisherigen wie auch die proklamierten Veränderungen bei der Finanzierung, beispielsweise durch die Einführung der leistungsorientierten Krankenanstaltenfinanzierung[252], die Entwicklung in der Ausgabendynamik, die Erstellung von Betten und Großgeräteplänen[253] sowie Rationierungs- bzw. Deckelungsmaßnahmen, sind nur einige von vielen ernstzunehmenden Signalen. Es ist demnach davon auszugehen, dass es Gesundheitsunternehmen mit ineffizienten Strukturen und mangelnden strategischen Ausrichtungen zukünftig immer schwerer haben werden, am Gesundheitsmarkt zu bestehen.[254]
Auch die Globalisierung vieler Märkte, der Abbau von Handelsschranken, ein erweitertes Angebot durch vollkommen neue Produkt-Markt-Kombinationen sowie das Wissen, das sich exponentiell vermehrt und durch immer leistungsfähiger werdende Technologien schneller und einfacher transferiert werden kann, werden auch das österreichische Gesundheitswesen zukünftig deutlich beeinflussen.[255,256]

---

[248] Vgl. o. V.: Regierungsprogramm der Österreichischen Bundesregierung für die XXIII. Gesetzgebungsperiode, Jänner 2007, S. 113

[249] Vgl. o. V.: Regierungsprogramm der Österreichischen Bundesregierung für die XXIII. Gesetzgebungsperiode, Jänner 2007, S. 114

[250] o. V.: Regierungsprogramm der Österreichischen Bundesregierung für die XXIII. Gesetzgebungsperiode, Jänner 2007, S. 116 - 117

[251] Vgl. o. V.: Regierungsprogramm der Österreichischen Bundesregierung für die XXIII. Gesetzgebungsperiode, Jänner 2007, S. 117

[252] Vgl. o. V.: Bundesministeriums für Soziale Sicherheit und Generationen, Leistungsorientierte Krankenanstaltenfinanzierung – LKF – Änderungen und Neuerungen im Modell 2002 inkl. seiner Grundlagen, Stand 13. Juni 2001

[253] Vgl. o. V.: Österreichischer Krankenanstalten- und Großgeräteplan ÖKAP/GGP 2001, Anlage zur Vereinbarung gemäß Art. 15a B-VG über die Neustrukturierung des Gesundheitswesens und der Krankenanstaltenfinanzierung

[254] Vgl. o. V.: DZ Corporate Finance GmbH (Hrsg.), Praeckel, P., Wittstock, M., Wybranietz, W.: Entwicklungstendenzen auf dem Akutklinikmarkt – Wertsteigerungsmöglichkeiten durch Mergers & Acquisitions, Frankfurt, 2003

[255] Vgl. Neugebauer, Lorenz: Unternehmertum in der Unternehmung – Ein Beitrag zur Intrapreneurship-Diskussion, Göttingen, Vandenhoeck & Ruprecht, 1997

[256] Vgl. Gensike, T., Sozialer Wandel durch Modernisierung, Individualisierung und Wertewandel, In: Aus Politik und Zeitgeschichte 1996, S. 3 - 17

4.2.7 Versorgungsformen

Das österreichische Ärztegesetz grenzt die Versorgungsformen generell ein. Es ist demnach nicht möglich, dass Ärzte als Praxisinhaber andere Ärzte anstellen, weil dies dem Prinzip der Eigenverantwortlichkeit widerspricht. Wenngleich so genannte Apparategemeinschaften bzw. Ordinationsgemeinschaften erlaubt sind, ist es in Österreich nach wie vor nicht möglich, Gemeinschaftspraxen zu führen, die auch nach außen als juristische Personen auftreten. Mögliche rechtliche Konstruktionen stellen Gruppenpraxen (Kooperation von Fachärzten verschiedener Fachrichtungen) und private Krankenanstalten sowie Ambulatorien dar. Bei letzteren sind es vor allem die strengen sanitätsbehördlichen Vorgaben und die sich daraus ergebenden rechtlichen Konsequenzen, die den Grund dafür darstellen, warum diese Organisationsformen wenig in Anspruch genommen werden. Möglich sind Tageskliniken, bei denen unter der Verantwortung eines leitenden Arztes kleine operative Eingriffe durchgeführt werden.[257] Diese komplexen Rahmenbedingungen stellen den Grund dafür dar, warum tagesklinische Angebote primär von Krankenanstalten angeboten werden. Neudeck schreibt dazu:

> *„Insgesamt zeigt sich somit, dass die Organisationsformen der ambulanten Versorgung in Österreich (teilweise gesetzlich bedingt) relativ traditionell sind und dass ausländische Erfahrungen auch für Österreich größere Veränderungen im Bereich der Praxisorganisation erwarten lassen."* [258]

In Deutschland beispielsweise wurden durch das Gesundheitsstrukturgesetz von 2004 zusehends, so genannte medizinische Versorgungszentren (MVZ) forciert, die sich von der Organisationsstruktur her an den in der DDR entstandenen Polikliniken[259] orientieren. Diese medizinischen Versorgungszentren zeichnen sich vor allem dadurch aus, dass sie zur vertragsärztlichen Versorgung zugelassen sind und Ärzte als Angestellte tätig sein können.[260] Solche medizinischen Versorgungszentren könnten auch beispielgebend für die österreichische Gesundheitsstruktur sein.

4.2.8 Leistungsfinanzierung

Die Finanzierung von tagesklinischen Leistungen orientiert sich zunächst am im LKF-Modell definierten Tagesklinikkatalog.[261] Darin werden ausgewählte Leistungen ausgewiesen, wobei nur **deren** Erbringung tagesklinisch möglich ist. Der Katalog zählt 126 Medizinische Einzelleistungen (MEL) auf, darunter auch neun MEL für die Ophthalmologie. Darin sind auch die medizi-

---

[257] Vgl. Neudeck, Werner: Das österreichische Gesundheitssystem: Eine ökonomische Analyse, Schriftenreihe des Ludwig Boltzmann-Instituts zur Analyse wirtschaftspolitischer Aktivitäten, Band 19, Manzsche Verlags- und Universitätsbuchhandlung, Wien, 2002, S. 89 - 90

[258] Neudeck, Werner: Das österreichische Gesundheitssystem: Eine ökonomische Analyse, Schriftenreihe des Ludwig Boltzmann-Instituts zur Analyse wirtschaftspolitischer Aktivitäten, Band 19, Manzsche Verlags- und Universitätsbuchhandlung, Wien, 2002, S. 90

[259] Vgl. http://wikipedia.org/wiki/Poliklinik (22.08.2006)

[260] Vgl. http://wikipedia.org/wiki/Medizinisches_Versorgungszentrum (22.08.2006)

[261] Vgl. o. V.: Leistungsorientierte Krankenanstaltenfinanzierung, LKF, Modell 2006, Bundesministerium für Gesundheit und Frauen, Wien 2005, Anlage 9, S. 1-3

nischen Einzelleistungen MEL 1554 – MEL 1556 (Kataraktoperationen) enthalten.
Bezüglich der Verrechenbarkeit der tagesklinischen Leistungen wurden unter anderen folgende Vorrausetzungen formuliert:

- Tagesklinische Leistungen sind vom Landesgesundheitsfond zu genehmigen.
- Es sind von der Krankenanstalt Konzepte vorzulegen, in denen Maßnahmenbeschreibungen und Messkriterien enthalten sind.
- Die erbrachten Leistungen müssen dem tagesklinischen Leistungskatalog (siehe oben) entstammen.
- Tagesklinische Leistungen dürfen keine Notfälle oder Notaufnahmen darstellen, sondern müssen immer geplante Leistungen sein.
- Pro Bett können auch mehrere tagesklinische Leistungen erbracht und abgerechnet werden.[262]

Für die Abrechnungsmodalitäten gilt, dass ein tagesklinischer Fall (Aufnahme und Entlassung am selben Tag) mit einer definierten Punktezahl für die tagesklinische Leistungserbringung und den Punkten, die nach der „LKF-Bepunktungsregel für Belagsdauerausreißer nach unten" [263] kalkuliert werden, abgerechnet wird. Die diesbezüglichen Details sind dem Anhang 11 zu entnehmen. Ist bei einer tagesklinischen Leistung eine Wiederaufnahme am selben Tag notwendig, so ist diese nur bei entsprechender Begründung im Einzelfall verrechenbar.[264] Aus der nachfolgenden Tabelle ist die Bepunktung für Kataraktpatienten im Vergleich dargestellt:

Tabelle 4: Katarakt-Bepunktung im Vergleich

Art der Behandlung	Punkte			
	Leistungskomponente	Tageskomponente	Spezielle Punkte für tagesklinische Leistung	Punkte gesamt
stationär	**509**	**831**	**0**	**1340**
Tagesklinik	**509**	**415**	**450**	**1374**

Nach Angaben der Abteilung für Controlling am Krankenhaus der Barmherzigen Schwestern Ried BetriebsgesmbH, Österreich, 2007

Den vorläufigen Ist-Punktwert 2006[265] in der Höhe von 0,582348 € heranziehend, ergibt dies für die stationäre Kataraktbehandlung einen Erlös pro Behandlung in der Höhe von 780,35 € bzw. für die tagesklinische Behandlungsform 800,15 €.
Wie die Tabelle zeigt, wurde als Anschubfinanzierung im Sinne eines Anreizsystems zur Förderung tagesklinischer Leistungen eine spezielle Komponente für tagesklinische Leistungen in der Höhe von 450 Punkten einge-

[262] Vgl. o. V.: Leistungsorientierte Krankenanstaltenfinanzierung, LKF, Modell 2006, Bundesministerium für Gesundheit und Frauen, Wien 2005, S. 34
[263] Die Berechnung von Belagsdauerausreißern nach unten sind zum besseren Verständnis dem Anhang zu entnehmen.
[264] Vgl. o. V.: Leistungsorientierte Krankenanstaltenfinanzierung, LKF, Modell 2006, Bundesministerium für Gesundheit und Frauen, Wien 2005, S. 35
[265] Abteilung für Controlling am Krankenhaus der Barmherzigen Schwestern Ried BetriebsgesmbH, 2007

führt. Diese führt letztendlich dazu, dass tagesklinische Leistungen den ausgewiesenen Mehrerlös erzielen.

Zusammenfassend kann festgehalten werden, dass für die Leistungsverrechnung tagesklinischer Fälle ein strenges und klar umschriebenes Reglement zur Anwendung kommt, der Gesetzgeber aber über Anreizsysteme steuernd in das System eingreift.

4.3 Zusammenfassung – Gesundheitswesen und -politik

Zusammenfassend kann festgehalten werden, dass Österreich, was die tagesklinischen Leistungen betrifft, im internationalen Vergleich derzeit an letzter Stelle rangiert, durch steuernde Eingriffe seitens der gesundheitspolitisch Verantwortlichen aber eine Verschiebung weg von der vollstationären Versorgung hin zur tagesklinischen Leistungserbringung forciert wird.
Als zentraler Treiber für Prozess- und Strukturveränderungen auch im Sinne einer notwendigen Effektivitätssteigerung sind die demografische Entwicklung und die damit verbundene Kostenentwicklung zu sehen. Darüber hinaus tragen neben anderen Faktoren die Anspruchsinflation sowie die medizinisch-technische Entwicklung ihres dazu bei.
Die Reaktionen seitens der Gesundheitspolitik reichen in der zeitlichen Beobachtung von abwartendem Verhalten über die Struktursteuerung bis hin zur integrierten Angebotsplanung.
Nicht überraschend, wenn doch auffällig, ist die Tatsache, dass der Einfluss der Gesundheitspolitik deutlich stärker wird, wobei hier neben den versorgungsrelevanten Überlegungen auch ideologische Grundhaltungen eine bedeutende Rolle spielen. Letztlich zeigt sich am Gesundheitsmarkt selbst, dass der Wettbewerb um Marktpositionen begonnen hat.

5 Untersuchungsfeld

5.1 *Institutionen und Träger am Markt*

Beim Untersuchungsfeld handelte es sich um die Versorgungsregion Innviertel in Oberösterreich. Dieses Gebiet entspricht mit seinen drei Bezirken Braunau, Ried und Schärding der Versorgungsregion 46 (VR46) in der Versorgungszone Nord, wobei die erste Zahl „4" das Bundesland, im vorliegenden Fall Oberösterreich bezeichnet und die zweite Zahl die Region selbst. Zum besseren Verständnis kann dazu nochmals die kartografische Darstellung im Anhang 9 herangezogen werden. Das Innviertel wird durch drei allgemein öffentliche Krankenanstalten versorgt, wobei am Standort Schärding keine Augenabteilung zur Verfügung steht. Aus der nachfolgenden Tabelle geht eine kurze Beschreibung von Größen und Trägern hervor:

Tabelle 5: Krankenanstalten der Versorgungsregion 46 — Innviertel

Krankenhaus	Träger	Betten (tatsächlich aufgestellt)
Allgemeines öffentliches Krankenhaus St. Josef Braunau GmbH	Franziskanerinnen Vöcklabruck	**390**
Allgemeines öffentliches Krankenhaus der Barmherzigen Schwestern Ried BetriebsgesmbH	Barmherzige Schwestern vom heiligen Vinzenz von Paul, Wien	**422**
Allgemeines öffentliches Landeskrankenhaus Schärding	Oberösterreichische Gesundheits- und Spitals-aktiengesellschaft	**221**

Unter Verwendung von Daten aus: o. V.: Bericht der oberösterreichischen Spitalsreformkommission, Land Oberösterreich, August 2004, S. 84, Anhang I, Diagramme und Tabellen, Tabelle 18f

5.2 *Unternehmen und Markt*

Die *Krankenhaus der Barmherzigen Schwestern Ried Betriebsgesellschaft mit beschränkter Haftung*, mit Sitz in Ried im Innkreis in Oberösterreich ist ein Unternehmen der Vinzenz Gruppe. Die Vinzenz Gruppe wiederum mit Sitz in Wien ist eine Holding, die mit Stand Jänner 2007 in Österreich sieben Krankenhäuser führte. Die Krankenanstalten umfassten rund 2.000 Betten und beschäftigten mehr als 4.000 Mitarbeitende. Darüber hinaus werden von der Holding auch fünf Serviceunternehmen betrieben.[266]

Ausgehend von 190 Betten im Jahr 1958, wurden am Krankenhaus Ried die Kapazitäten bis zum Jahr 1992 auf 450 Betten kontinuierlich ausgebaut. Für die Betreuung der stationären Patienten standen im Jänner 2007 für die 16 medizinischen Fachabteilungen und Institute 429 Betten zur Verfügung.[267] Mit über 800 Mitarbeitenden ist das Krankenhaus der größte Arbeitgeber

[266] Vgl. o. V.: Homepage der Vinzenz Gruppe, Unternehmen in: http://www.vinzenzgruppe.at/index.asp?Seite=3 (18.01.2007)

[267] Vgl. o. V.: Homepage des Krankenhauses der Barmherzigen Schwestern Ried, Geschichte, in: http://www.bhs.at/ried/index.html (18.01.2007)

im Bezirk. Der Leitsatz des Unternehmens lautet „Menschlichkeit und Kompetenz". Eine verantwortungsvolle und moderne Medizin mit liebevoller Zuwendung zu betreiben, ist das erklärte Ziel der Krankenhausführung.[268]

5.3 Strategische Aspekte

Neben den bereits beschriebenen allgemeinen Marktveränderungen treten Krankenhäuser auch zusehends in Wettbewerb zueinander.[269] Dies ist eine Tatsache, die auch für das vorliegend untersuchten Unternehmen gilt. Entscheidend ist, welche Markvorteile das Unternehmen mitbringt, bzw. entwickelt. Dabei rückt immer mehr in den Vordergrund, dass die Wettbewerbsvorteile nicht nur aus der Perspektive des Managements von Bedeutung sind, sondern zusehends auch vom Kunden (Patienten) wahrgenommen werden müssen.[270]

> *„Neben dem Ziel der wirtschaftlichen Erbringung der Krankenhausleistung steht der Aspekt der Kundenorientierung im Mittelpunkt der Ablaufoptimierung. Im Sinne einer zielgerichteten Marketing-Strategie sollte das Augenmerk stärker auf die Belange und Wünsche des Patienten ausgerichtet werden."* [271]

Darüber hinaus zeigen auch andere Branchen und Investoren Interesse am Gesundheitsmarkt, wie zum einen die Studie der DZ Corporate Finance GmbH[272] und zum anderen jene der Oppenheim Research GmbH[273] zeigen. Damit ist zu erwarten, dass der Wettbewerb zukünftig noch steigen und um weitere Facetten reicher werden wird.

Sich verändernde Märkte sind immer auch an dementsprechenden Signalen erkennbar. Wie diese Signale aussehen, davon zeichnet Porter[274] ein gutes Bild, wobei aktuell in der Gesundheitsbranche folgende am deutlichsten erkennbar sind:

- Öffentliche Diskussion über die Branche seitens der Wettbewerber
- Abweichungen von früheren Zielen
- Abweichungen von Branchengewohnheiten

---

[268] Vgl. o. V.: Homepage des Krankenhauses der Barmherzigen Schwestern Ried, Wir über uns, in: http://www.bhs.at/ried/index.html (18.01.2007)

[269] Vgl. Skowronnek, Olav, Bader, Tobias: Prozeßorientierte IT-Unterstützung im Krankenhaus, in: Greulich, Andreas; Thiele, Günter; Thiex-Kreye, Monika: Prozessmanagement im Krankenhaus, R. V. Decker's Verlag, Heidelberg, 1997, S. 45

[270] Vgl. Greulich, Andreas: Grundlagen der Prozeßkostenrechnung und Wertschöpfungskette in Industrie und Dienstleistungsunternehmen, in: Greulich, Andreas; Thiele, Günter; Thiex-Kreye, Monika: Prozessmanagement im Krankenhaus, R. V. Decker's Verlag, Heidelberg, 1997, S. 66 - 67

[271] Greulich, Andreas; Thiele, Günter: Prozessmanagement im Krankenhaus, in: Greulich, Andreas; Thiele, Günter; Thiex-Kreye, Monika: Prozessmanagement im Krankenhaus, R. V. Decker's Verlag, Heidelberg, 1997, S. 21

[272] Vgl. o. V.: DZ Corporate Finance GmbH (Hrsg.), Praeckel, P., Wittstock, M., Wybranietz, W.: Entwicklungstendenzen auf dem Akutklinikmarkt – Wertsteigerungsmöglichkeiten durch Mergers & Acquisitions, Frankfurt, Eigenverlag, 2003

[273] Vgl. o. V.: Oppenheim Research GmbH (Hrsg.): Akutkrankenhausmarkt Deutschland, Eigenverlag, Köln, 2002

[274] Vgl. Porter, Michael, E.: Wettbewerbsstrategie – Methoden zur Analyse von Branchen und Konkurrenten, 10. Auflage, Frankfurt, Campus Verlag, 1999, S. 118 - 132

Es sind aber nicht nur Marktturbulenzen und das steuernde Eingreifen der Gesundheitspolitik, also Veränderungen von außerhalb, welche die strategische Ausrichtung eines Gesundheitsunternehmens rechtfertigen. Strategie und ein klares Positionierungsbekenntnis stellen auch wichtige Führungsinstrumente dar. Es braucht eindeutige Orientierungsgrößen für das Management in Zeiten zunehmender Umweltkomplexität.[275]

Als letzter strategischer Aspekt ist der Faktor Zeit zu nennen. Zook und Allen nennen drei Gründe, die auch für ein schnelles Agieren sprechen:

1) *„Große Transformationen, die nur langsam umgesetzt werden, haben in der Regel dürftige Erfolgschancen.*
2) *Der Kapitalmarkt bestraft langsame Reaktionen auf Turbulenzen.*
3) *Zögern kann die eigene Wettbewerbsposition untergraben."* [276]

Unternehmen, welche in der Lage sind, den ersten Schritt zu tun, nennen Zook und Allen „First Mover".[277] Eine Strategie muss also auch dazu beitragen, *„...das Unternehmen dynamisch zu entwickeln."* [278]
Auch in der Gesundheitsbranche wird voraussichtlich jenen Unternehmen ein besonderer Vorteil erwachsen, die in der Lage sind, ihre blinden Flecken zu erkennen und konventionelle Weisheiten aufzugeben.[279] Auch Nefiodow bestätigt diese Einschätzung, indem er feststellt:

> *„Im Markt ... setzt sich zunehmend derjenige durch, der als Erster mit seinen Produkten und Diensten auftritt. Rasches und flexibles Reagieren auf Kundenanforderungen bei hoher Qualität wird immer häufiger zum entscheidenden Erfolgsfaktor."* [280]

Rückblickend ist demnach auch die Strategieentscheidung der Führung des Krankenhauses Ried im Innkreis von folgenden vier Einflussfaktoren getragen gewesen:

a) Externe Veränderungen – Umwelt- bzw. Marktveränderungen
b) Regulierendes Eingreifen der Gesundheitspolitik
c) Interner Veränderungsbedarf – Orientierung für das Management
d) Geschwindigkeit – First Mover

---

[275] Vlg. Pümpin, Cuno: Strategische Erfolgspositionen – Methodik der dynamischen strategischen Unternehmensführung, Bern – Stuttgart, Verlag Paul Haupt, 1992, S. 30
[276] Zook, Chris; Allen, James: Erfolgsfaktor Kerngeschäft – Zeitlose Strategien für Wachstum und Innovation, 1. Auflage, München, Econ Verlag, 2001, S. 170
[277] Vgl. Zook, Chris; Allen, James: Erfolgsfaktor Kerngeschäft – Zeitlose Strategien für Wachstum und Innovation, 1. Auflage, München, Econ Verlag, 2001, S. 170 - 172
[278] Pümpin, Cuno: Strategische Erfolgspositionen – Methodik der dynamischen strategischen Unternehmensführung, Bern – Stuttgart, Verlag Paul Haupt, 1992, S. 5
[279] Vgl. Porter, Michael, E.: Wettbewerbsstrategie – Methoden zur Analyse von Branchen und Konkurrenten, 10. Auflage, Frankfurt, Campus Verlag, 1999, S. 101 - 102
[280] Nefiodow, Leo A.: Der sechste Kondratieff – Wege zur Produktivität und Vollbeschäftigung im Zeitalter der Information, 6. überarbeitete Auflage, Sankt Augustin (D), Rhein-Sieg-Verlag, 2006, S. 247 - 248

Die oben beschriebenen Anforderungen im Gesundheitsbereich führten letztlich dazu, dass das Krankenhauses Ried als eines der ersten Gesundheitsunternehmen in Österreich daranging, professionelle Prozesse der Strategieentwicklung einzuleiten, was letztlich dazu führte, im Bereich der Augenheilkunde eine Tagesklinik einzurichten und somit die ausgetretenen Pfade zu verlassen.

5.4 *Abteilung für Augenheilkunde*

Die Abteilung für Augenheilkunde, welche den Gegenstand der vorliegenden Untersuchung darstellte, wurde im Jahr 1990 eingerichtet und verfügte bei ihrer Eröffnung über 15 Betten.[281] Im Laufe der letzten Jahre wurde die Bettenkapazität um ein Zimmer auf der Nachbarstation erweitert und betrug somit zum Schluss 20 Betten.

Das Leistungsportfolio der Fachabteilung umfasste das komplette ophthalmologische Spektrum, das an 365 Tagen im Jahr, rund um die Uhr zur konservativen und operativen Versorgung von Patienten zur Verfügung gestellt wurde.[282] Ausgelöst durch die beschriebenen Veränderungen, wurde nach einem umfangreichen Reorganisationsprojekt im Februar 2006 mit dem tagesklinischen Betrieb begonnen. Von den im Beobachtungszeitraum durchgeführten 708 Kataraktoperationen bei allgemein versicherten Patienten wurden 566 tagesklinisch erbracht, das entspricht 79,9 %. Die nachfolgende Tabelle zeigt die Daten im Vergleich:

Tabelle 6: Anteil tagesklinischer Leistungen (MEL 15.54 und 15.55) im Vergleich

Behandlungskategorie	Aufnahmeart	Zeitraum 13. 02. 2006 - 31. 12. 2006		13. 02. 2005 - 31. 12. 2005	
Sonderklasse (Privatpatienten)	stationär	98	100,0%	108	100,0%
	tagesklinisch	0	0,0%	0	0,0%
	gesamt	98	100,0%	108	100,0%
Allgemeine Klasse	stationär	**142**	**20,1%**	760	100,0%
	tagesklinisch	**566**	**79,9%**	0	0,0%
	gesamt	**708**	**100,0%**	760	100,0%

Basierend auf den Daten der Abteilung für Controlling am Krankenhaus der Barmherzigen Schwestern Ried BetriebsgesmbH, Österreich, 2007

5.5 *Zielgruppe und Markanalyse-Kataraktoperation*

Der analysierte Markt betrifft die Region Innviertel. Die vom Verfasser durchgeführte Analyse hat die medizinischen Einzelleistungen (MEL) gemäß LKF-Modell zur Grundlage. Konkret handelt es sich um die MEL-Gruppe 15.05[283] (Katarakt-Operation) welche folgende Einzelleistungen umfasst:

---

[281] Vgl. Homepage des Krankenhauses der Barmherzigen Schwestern Ried, Augenheilkunde, Leistungsspektrum, in: http://www.bhs.at/ried/index.html (18.01.2007)

[282] Vgl. Homepage des Krankenhauses der Barmherzigen Schwestern Ried, Wir über uns, in: http://www.bhs.at/ried/index.html (18.01.2007)

[283] Vgl. o. V.: Bundesministerium für Gesundheit und Frauen, Österreichischer Strukturplan Gesundheit 2006 – ÖSG 2006 inklusive Großgeräteplan, Wien, Dezember 2005, S. 89

„MEL 1554	*Kataraktoperation mit Implantation einer intraokularen Kunststofflinse*
MEL 1555	*Extrakapsuläre Kataraktoperation mittels gesteuertem Saug-Spül-Verfahren*
MEL 1556	*Sekundäre intraokuläre Linsenimplantation/Linsentausch"*[284]

Gemäß Versorgungsmatrix wird für die Region Innviertel eine Steigerung bei den Kataraktoperationen von 1310 Eingriffe im Jahr 2003 auf 1674, also um rund 28 % im Jahr 2010 erwartet.[285] Wie die nachfolgende Tabelle zeigt, decken sich die tatsächlich erbrachten Leistungen auch mit denen im ÖSG ausgewiesenen.

Tabelle 7: Kataraktoperationen im Innviertel 2003

MEL-Gruppe	Ried	Braunau	Gesamt
15.05 Katarakt-Operation absolut	902	417	1319
15.05 Katarakt-Operation in %	68,4	31,6	100

Auf Basis des Datenmaterials der Abteilung für Controlling am KH BHS Ried, März 2005

Unbedingt zu berücksichtigen sind dabei die positive und die negative Patientenmigration. Wie die grafische Darstellung des Einzugsgebietes für das Jahr 2003 weiter unten zeigt, ist die Augenabteilung des Krankenhauses Ried deutlich über die Versorgungsregion hinaus marktwirksam. Davon ist abzuleiten, dass die Planungsrechung für Versorgungsregionen nur zum Teil die Realität abbilden bzw. einzelne Marktwirksamkeiten von Krankenhäusern nur bedingt wiedergeben kann, es sei denn, es würde zu einer Leistungsdeckelung pro Krankenhaus kommen.

Darüber hinaus ist von einer kartografischen Darstellung auch das Verhalten der zuweisenden Arztpraxen ableitbar. Dies ist eine Tatsache, die vor allem im Zusammenhang mit Überlegungen zur strategischen Markterschließung und der Bewerbung des Leistungsangebotes interessant scheint. Dazu folgen im Rahmen der Ergebnisauswertung noch detailliertere Ausführungen.

---

[284] o. V.: Bundesministerium für Soziale Sicherheit und Generationen, LKF – Tagesklinik – Definition und Kriterien, Wien, November 2000, S. 5

[285] Vgl. o. V.: Bundesministerium für Gesundheit und Frauen, Österreichischer Strukturplan Gesundheit 2006 – ÖSG 2006 inklusive Großgeräteplan, Wien, Dezember 2005, S. 89

Abbildung 6: Einzugsgebiet Kataraktoperationen Krankenhaus Ried

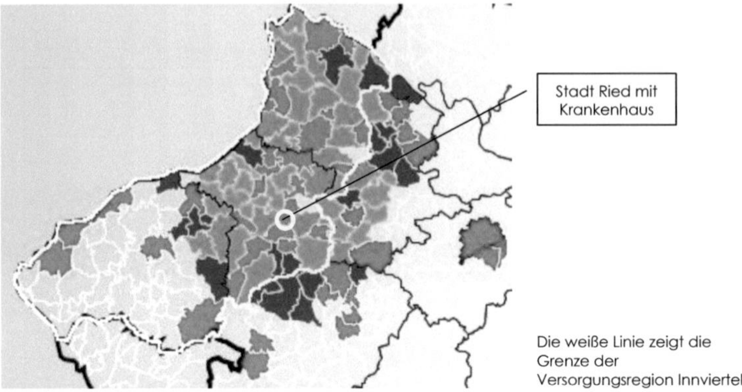

ÖBIG Datenbank[286], In: http://benchmark.oebig.at (07. 06. 2005)

Die Aufteilung des Marktes zeigt, dass die Augenabteilung des Krankenhauses Ried im Jahr 2003 68 % der angefallenen Kataraktoperationen abgedeckt hat. Das Krankenhaus Braunau hat im Vergleich dazu rund 31 % der Leistungen erbracht. Die nachfolgende Grafik soll dies verdeutlichen:

Abbildung 7: Kataraktoperationen im Innviertel – Marktverteilung 2003

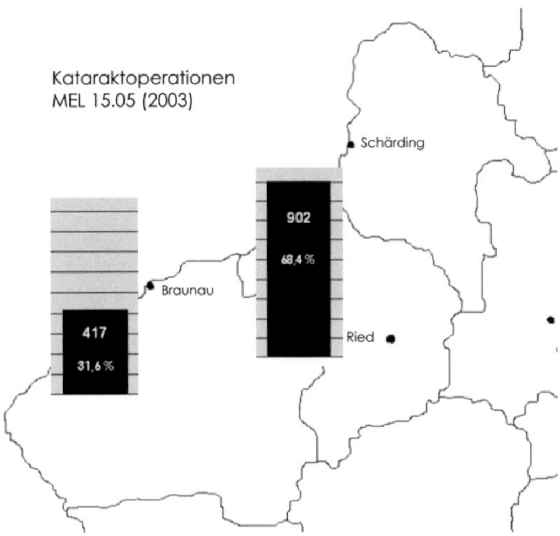

Auf Basis des Datenmaterials der Abteilung für Controlling am KH BHS Ried, April 2005

[286] Der Zugang zur verwendeten Datenbank wurde vom Krankenhaus Ried im Rahmen eines Strategieprojektes vom ÖBIG erworben.

5.6 *Marktentwicklung-Kataraktoperation*

Bezüglich der Marktenwicklung kann am Beispiel der Kataraktoperation Folgendes deutlich gezeigt werden: Zum einen ist die durchschnittliche Verweildauer in den letzten 10 Jahren (1994 – 2003) österreichweit von 7 Tage auf unter 3 Tage zurückgegangen. Die Veränderung an der Augenabteilung Ried zeigte im selben Zeitraum eine Reduktion von 11 Tage auf knapp über 2 Tage. Nachfolgende Tabelle und Grafik zeigen diesen Trend:

Abbildung 8: Trend durchschnittliche VWD Katarakt

	Jahr	1994	1995	1996	1997	1998	1999	2000	2001	2002	2003	2004
Belagsdauer	Ried	11,2	9,6	7,6	5,4	4,8	4,2	3,6	2,3	2,2	2,1	2,2
	Österreich	7,1	6,2	5,7	4,7	4,3	4,0	3,7	3,3	3,1	2,8	2,6

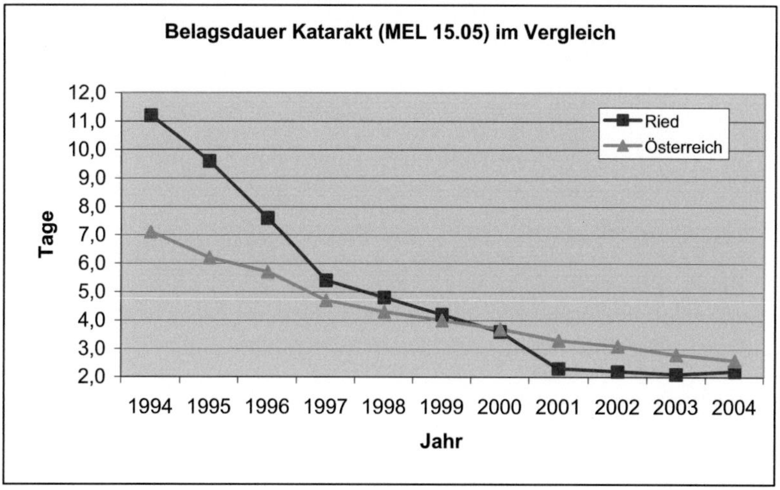

Auf Datenbasis: ÖBIG In: http://benchmark.oebig.at (31. 01. 2004)

Im Gegensatz dazu ist, nicht zuletzt zurückzuführen auf die demografische Entwicklung, die Krankenhaushäufigkeit bei der Kataraktoperation merkbar angestiegen. Gemessen an 100.000 Einwohnern stieg österreichweit die Krankenhaushäufigkeit von 300 auf über 550. Am Krankenhaus Ried von unter 200 auf 670. Der europäische Durchschnitt lag im Jahr 2002 sogar bei 690 Operationen.[287] Nachfolgende Tabelle mit Grafik zeigt diese Entwicklung:

[287] Vgl. Hofmarcher, Maria, M.; Riedel, Monika; Röhrling, Gerald: Ressourcenverbrauch in der EU: Sollte Österreich wesentlicher werden? – Schwerpunktthema: Die Leistungsfähigkeit der Ordenskrankenhäuser könnte „ansteckend sein", in: Health System Watch – Beilage zur Fachzeitschrift soziale Sicherheit, erstellt durch das IHS, Herausgegeben vom Hauptverband der österreichischen Sozialversicherungsträger, Institut für Höhere Studien, Wien, 2005, S. 2

Abbildung 9: Trend Krankenhaushäufigkeit Katarakt

	Jahr	1994	1995	1996	1997	1998	1999	2000	2001	2002	2003	2004
Krankenhaushäufigkeit	Ried	178,2	230,3	251,5	312,5	440,5	465,8	488,6	623,9	569,9	650,8	669,7
Fälle pro 100.000 Einwohner	Österreich	298,6	355,2	382,6	395,3	416,2	467,9	483,9	541,6	536,3	554,1	575,6

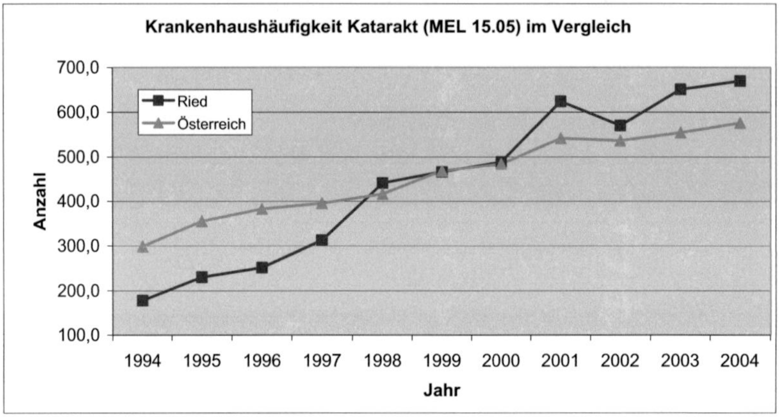

Auf Datenbasis ÖBIG In: http://benchmark.oebig.at (31. 01. 2004)

Der deutlich stärkere Anstieg am Krankenhaus Ried im Vergleich zu den österreichischen Durchschnittswerten ist aller Wahrscheinlichkeit nach zum einen mit der bereits oben beschriebene Marktwirksamkeit über die definierte Versorgungsregion hinaus zu erklären, zum anderen aber auch durch Substitutions- und Expansionseffekte.[288]

5.7 *Marktprognose-Kataraktoperation*

Wie aus einer vom ÖBIG erstellten Prognose[289] für das Jahr 2010 hervorgeht, betragen die Wachstumsraten in den Bezirken Ried, Braunau, Schärding sowie Grieskirchen im ophthalmologischen Bereich zwischen 11,5 und 44,2 %. Die Ergebnisse dieser Hochrechnung sind der nachfolgenden Tabelle zu entnehmen:

Im Anschluss erfolgen nun die Beschreibung des Forschungsdesigns sowie eine umfangreiche Darstellung der Ergebnisse der dazu vorgenommenen kritischen Evaluation. Diese betrachtete sowohl die Prozessebene als auch die im Sinne der zum Zeitpunkt der Implementierung der tagesklinischen Versorgungsform verdeckten Bereiche „gesellschaftlicher Betroffenheiten sowie die Auswirkungen" [290] bei den Behandelten.

[288] Vgl. o. V.: Health at a Glance – OECD Indicators 2005 – Deutsche Übersetzung: Gesundheit auf einen Blick – OECD Indikatoren 2005, Organisation für wirtschaftliche Zusammenarbeit und Entwicklung, Centre Français d'exploitation du droit de Copie, 20 rue des Grands-Augustins, 75006 Paris, 2005, S. 66

[289] Die verwendeten Prognosedaten wurden im Rahmen eines Strategieprojektes durch das Krankenhaus Ried vom ÖBIG erworben und für die vorliegende Untersuchung zur Verfügung gestellt.

[290] Vgl. Wollmann, Hellmut: Implementationsforschung – Eine Chance für kritische Verwaltungsforschung?, in: Wollmann, Hellmut (Hrsg.): Politik im Dickicht der Bürokratie – Beiträge zur Implementationsforschung, Westdeutscher Verlag, (Leviathan: Sonderheft 3), 1980, S.26 - 27

Tabelle 8: Marktprognose Ophthalmologie 2010

Die Region Ried umfasst das Innviertel mit den Bezirken Ried, Braunau, Grieskirchen und Schärding			
MHG 2001	Hochrechnung 2010 D+MedFakt		Wachstum
	absolut	%	absolut 2001 - 2010
(MEL15.05) Katarakt-Operationen	2096	**43,4**	**634**
(MEL15.01) Plastische Eingriffe am äußeren Auge	287	**44,2**	**88**
(MEL15.02) Eingriffe an der Orbita, Versorgung schwerer Lid- u. Bulbusverletzungen	115	**13,9**	**14**
(MEL15.07) Vitrektomie mit/ohne Endotamponade	83	**11,5**	**9**
(MEL15.06) Ablatiooperation, Hornhauttransplantation, Operation eines Aderhauttumors	77	**17,5**	**12**
(MEL15.03) Schieloperation	59	**-10,0**	**-7**
(MEL15.04) Glaukomoperation	34	**-12,3**	**-5**
	2751	**37,0**	**745**

Auf Datenbasis ÖBIG, Datenauswertungen zur Ophthalmologie, angekaufter Datensatz des Krankenhauses Ried, 2004 („D" bezeichnet die Demografie, „MedFakt" die ergänzend berücksichtigten Experteneinschätzungen)

6 Forschungsdesign

6.1 Allgemeines

Zunächst bedarf es einer Begriffsbestimmung und somit einer Erklärung zur Unterscheidung der Termini „Untersuchungsplan" und „Untersuchungsverfahren". Mayring versteht unter einem Untersuchungsplan das Ziel, die Rahmenbedingungen und die Regeln. Als Untersuchungsverfahren grenzt er dazu die Methoden der Datenerhebung, Datenaufbereitung und Auswertung ab.[291] Dieser Unterscheidung folgend, ist auch das Kapitel „Forschungsdesign" aufgebaut.

6.2 Untersuchungsplan

6.2.1 Untersuchungsziel

Am Anfang jeder Studie steht der Vergleich.[292] Ziel der vorliegenden Publikation war es demnach, kritisch zu hinterfragen, wie Rationalisierungen durch die Umstellung der Versorgungsform von Betroffenen erlebt werden. Es war die kritische Frage zu stellen, ob es wirklich die Versorgungsform selbst ist, welche die Betroffenen möglicherweise belastet, oder nicht viel mehr die Rahmenbedingungen der Versorgung, z. B.: „Tagesklinische Versorgung wäre kein Problem, wenn . . . „.

Die durchgeführte Untersuchung entspricht sinngemäß der Beurteilung eines Aktionsprogramms, wie sie Badura beschreibt,[293] wenngleich diesbezüglich nochmals daran erinnert werden darf, dass im vorliegenden Fall eben nicht die Patienten selbst im Fokus der gesundheitspolitischen Entscheidung standen, sondern die erklärte Eindämmung der Gesundheitskosten.

6.2.2 Rahmenbedingungen und Regeln

Zum besseren Verständnis für die geschätzten Leser sollen an dieser Stelle in wenigen Worten jene Aspekte dargestellt werden, die für das Vorgehen von entscheidender Bedeutung waren. Ein umfangreicherer Abriss zum Thema „Qualitative Sozialforschung" findet sich am Ende des Buches im diesbezüglichen EXKURS.

Aufgrund der Komplexität und Vielfältigkeit der qualitativen Sozialforschung war es notwendig, dass sich der Forscher auf wesentliche Regeln besann. Diese Regeln waren im Besonderen:

---

[291] Vgl. Mayring, Philipp: Einführung in die Qualitative Sozialforschung, Beltz Studium, 5. Auflage, Weinheim und Basel, 2002, S. 20 - 24 Mayring, Philipp: Einführung in die Qualitative Sozialforschung, Beltz Studium, 5. Auflage, Weinheim und Basel, 2002, S. 40 - 41

[292] Vgl. Glaser, Barney, G.; Strauss, Anselm, L.: Grounded Theory – Strategien qualitativer Forschung, 2. Auflage, Huber Verlag, Bern, 2005, S. 36

[293] Vgl. Badura, Bernhard: Evaluation und Qualitätsberichterstattung im Gesundheitswesen – Was soll bewertet werden und mit welchen Maßstäben? in: Badura, Bernhard; Siegrist, Johannes (Hrsg.): Evaluation im Gesundheitswesen, Juventa Verlag, 2. Auflage, Weinheim, 2002, S. 19

- Ehrlichkeit im Sinne von Aufrichtigkeit und Transparenz
  Als Beispiel sei die Offenlegung des forscherischen Vorverständnisses genannt.
- Offenheit im Sinne von Explikation und Veränderbarkeit
  Als Beispiel sei die durchgängige Nachvollziehbarkeit des Forschungsprozesses angeführt.[294]
- Flexibilität im Sinne des notwendigen Anpassungsbedarfes
  Als Beispiel sei die uneingeschränkte Akzeptanz der laufenden Veränderung sowohl der Befragten als auch des Forschers selbst im Kontext der Untersuchung genannt.
- Zirkularität im Sinne des Verstehens
  Als Beispiel sei auf das theoretische Sample und die zirkulär gestaltete Interviewführung verwiesen.

6.3 Untersuchungsverfahren

6.3.1 Messung von Patientenzufriedenheit

Die Notwendigkeit der Befragung von Endverbrauchern ist mittlerweile auch im Gesundheitswesen unwidersprochen. Greulich[295] macht in diesem Zusammenhang deutlich, dass dies vor allem für jenen Teil der Wertkette von besonderer Bedeutung ist, welcher auch tatsächlich im Zusammenspiel mit der Abnahme des produzierten Gutes steht, wodurch im Krankenhaus vor allem der Patient deutlicher in den Mittelpunkt zu rücken ist.
Die Messung von Patientenzufriedenheit stellt in mehrfacher Hinsicht eine Herausforderung dar: Zuvorderst ist zu berücksichtigen, dass es sich bei der Beurteilung medizinischer Leistungen durch Patienten immer um eine subjektive Einschätzung handelt. Dahinter verbirgt sich das Phänomen, dass selbst ausgezeichnete, objektive Leistungen mit subjektiven Unzufriedenheiten seitens der Patienten einhergehen können und umgekehrt.[296] Michalski attestiert diesbezüglich, dass vermehrt diese subjektive Sichtweise der Patienten in den Mittelpunkt zu rücken ist[297], weil nur so sichergestellt werden kann, dass differenzierte und authentische Aussagen der Betroffenen auch beforscht werden können. Dies ist deshalb notwendig, weil sie eine nicht zu vernachlässigende Perspektive der Behandlung wiedergeben. Die subjektive Bewertung der Patienten ist außerdem von ihren bisherigen Erfahrungen und Erwartungshaltungen, respektive von ihren daraus resultierenden Ansprüchen beeinflusst. Davon lässt sich ableiten, dass die Patientenzufriedenheit bzw. die Leistungsbewertung durch Patienten von den objektiven medizinisch-pflegerischen Erfolgen abgekoppelt gesehen werden müssen, es sei denn, Patienten lassen die bei ihnen durchgeführte

---

[294] Beispielsweise stehen von allen Schritten zur Interviewkodierung sämtliche Versionen datiert zur Nachverfolgung in digitaler Form zur Verfügung.
[295] Vgl. Greulich, Andreas: Grundlagen der Prozeßkostenrechnung und Wertschöpfungskette in Industrie und Dienstleistungsunternehmen, in: Greulich, Andreas; Thiele, Günter; Thiex-Kreye, Monika: Prozessmanagement im Krankenhaus, R. V. Decker's Verlag, Heidelberg, 1997, S. 72
[296] Vgl. Döhr, Ralph: Die Patientenzufriedenheit als Einflussfaktor – Bericht über die Befragung in einer Klinik, in: Zapp, Winfried (Hrsg.): Prozessgestaltung im Krankenhaus, Economica Verlag, Heidelberg 2002, S. 303
[297] Vgl. Michalski, Christian: Funktion und Bewertung des ambulanten Psychiaters durch schizophrene Patienten, in: Mayring, Philipp; Gläser-Zikuda, Michaela (Hrsg.): Die Praxis der Qualitativen Inhaltsanalyse, Beltz Verlag, Weinheim und Basel, 2005, S. 207

medizinische Leistung durch einen Arzt ihres Vertrauens als Dritten beurteilen, beispielsweise durch einen niedergelassenen Facharzt bei der postoperativen Nachkontrolle. Dies brächte behandelte Patienten in die Lage, im Sinne der „second opinion" einen weiter gefassten Eindruck von der fachlich-medizinischen Leistung zu bekommen. Döhr beschreibt diese Bewertungszusammenhänge wie folgt:

> *„Patientenzufriedenheit ist daher von drei Faktoren abhängig, dem tatsächlichen Leistungsniveau, der subjektiven Wahrnehmung des Patienten und seinem individuellen Anspruchsniveau."* [298]

Es werden aber auch Wechselwirkungen beschrieben. So können positive Patientenfeedbacks letztlich dazu führen, dass zuweisende Ärzte in ihrem Zuweisungsverhalten beeinflusst werden.[299]

Bezüglich des Nutzens von Messungen der Patientenzufriedenheit beschreibt Döhr unterschiedliche Funktionen, die sich zusammenfassend so darstellen:

- Patientenorientierte Angebotsanpassung
- Motivation der Mitarbeitenden
- Imagesteigerung für das Unternehmen
- Öffentlichkeitswirksamkeit durch positive Befragungsergebnisse[300]

Die zentrale Kritik an Patientenbefragungen besteht vorwiegend in der Behauptung, Patienten seien als „medizinische Laien" nicht in der Lage, Leistungen richtig einschätzten zu können. Dies wird nicht selten mit dem fehlenden medizinischen Fachwissen und der damit verbundenen Unsicherheit begründet. Dem kann insofern widersprochen werden, als auch Kunden auf anderen Märkten durchaus in der Lage sind, den Gebrauchswert von Waren und die Qualität von Verkaufsdienstleistungen zu beurteilen, ohne alle technischen Details des angeschafften Gutes kennen zu müssen. Laien konzentrieren sich demnach auf jene Aspekte, die ihrem Beurteilungshorizont entsprechen. Im Rahmen der Beforschung wissenschaftlicher Transdisziplinarität kommt der Wiener Wissenschafter Helge Torgersen diesbezüglich zu folgender Erkenntnis:

> *„Der Umgang mit Unsicherheit ist die Expertise der Laien."*[301]

Einen ähnlichen Vergleich beschreibt Döhr, womit er auch die hohe Bedeutung der Patientenbefragung rechtfertigt.[302]

---

[298] Döhr, Ralph: Die Patientenzufriedenheit als Einflussfaktor – Bericht über die Befragung in einer Klinik, in: Zapp, Winfried (Hrsg.): Prozessgestaltung im Krankenhaus, Economica Verlag, Heidelberg 2002, S. 304

[299] Vgl. Döhr, Ralph: Die Patientenzufriedenheit als Einflussfaktor – Bericht über die Befragung in einer Klinik, in: Zapp, Winfried (Hrsg.): Prozessgestaltung im Krankenhaus, Economica Verlag, Heidelberg 2002, S. 306

[300] Vgl. Döhr, Ralph: Die Patientenzufriedenheit als Einflussfaktor – Bericht über die Befragung in einer Klinik, in: Zapp, Winfried (Hrsg.): Prozessgestaltung im Krankenhaus, Economica Verlag, Heidelberg 2002, S. 307 - 308

[301] Torgersen, Helge: Österreichischer Rundfunk, Sender Österreich 1, Dimensionen, Bericht: Was heißt Transdisziplinarität in der Wissenschaft?, 8. Juni 2007, 19:05 – 19:15 Uhr

Vorliegend hat sich gezeigt, dass sich Patienten bei unterschiedlichen Quellen informieren und mögliche Ergebnisqualitäten durchaus abzuschätzen wissen, wobei sie sich auf die für sie beobachtbaren und von ihnen einschätzbaren Aspekte konzentrierten. Dazu folgen im Rahmen der Ergebnisdarstellung noch genauere Ausführungen.

6.3.2 Qualitatives Interview

6.3.2.1 Allgemeines

Die unterschiedlichen Merkmale der Interviewgestaltung[303] berücksichtigend, kann die Vorgehensweise im Rahmen der vorliegenden Publikation wie folgt charakterisiert werden:

- einzeln
- mündlich
- ermittelnd
- halb-standardisiert
- weich bis neutral
- offen
- face-to-face

Vor allem beim qualitativen Interview ist die Lebensnähe von besonderer Bedeutung.[304] Es wurden daher so genannte Face-to-face-Interviews im privaten Umfeld der Befragten durchgeführt. Im Sinne der methodisch-technischen Aspekte galt es, eine vertrauliche und entspannte, also möglichst alltagsnahe und natürliche Gesprächssituation zu schaffen. Dazu Mayring:

> *„In qualitativer Forschung wird das vor allem dadurch erreicht, dass man möglichst nahe an der Alltagswelt der beforschten Subjekte anknüpft. Anstatt Versuchspersonen ins Labor zu holen, versucht man ins ‚Feld' zu gehen, in die natürliche Lebenswelt der Beforschten."* [305]

Idealerweise kommen die zu untersuchenden Subjekte dabei selbst zu Wort und dies gegenüber dem Forscher selbst.[306]

> *„Wenn qualitativ orientierte Sozialforscher von Gültigkeit sprechen, meinen sie damit vor allem ökologische Validität, d. h. die Gültigkeit im natürlichen Lebensraum der Untersuchten bzw. der Gruppe. Dahinter steht die Überzeugung, dass gültige Informationen über For-*

---

[302] Vgl. Döhr, Ralph: Die Patientenzufriedenheit als Einflussfaktor – Bericht über die Befragung in einer Klinik, in: Zapp, Winfried (Hrsg.): Prozessgestaltung im Krankenhaus, Economica Verlag, Heidelberg 2002, S. 310 - 311

[303] Vgl. Lamnek, Siegfried: Qualitative Sozialforschung, 4. vollständig überarbeitete Auflage, Beltz Verlag, Weinheim und Basel, 2005, S. 331

[304] Vgl. Lamnek, Siegfried: Qualitative Sozialforschung, 4. vollständig überarbeitete Auflage, Beltz Verlag, Weinheim und Basel, 2005, S. 361

[305] Mayring, Philipp: Einführung in die Qualitative Sozialforschung, Beltz Studium, 5. Auflage, Weinheim und Basel, 2002, S. 146

[306] Vgl. Lamnek, Siegfried: Qualitative Sozialforschung, 4. vollständig überarbeitete Auflage, Beltz Verlag, Weinheim und Basel, 2005, S. 267

schungsgegenstände und Untersuchungspersonen nur in deren natürlichem Lebensraum gewonnen werden können, der möglichst wenig durch künstliche Versuchsanordnungen, wie Laborexperimente oder standardisierte Tests, eingeengt und entfremdet werden sollte." [307]

Auch Döhr sieht darin einen besonders häufig gemachten methodischen Fehler, Fragebögen noch während des Krankenhausaufenthaltes an die Patienten auszuteilen, ausfüllen zu lassen und wieder einzusammeln.[308]
Diese Regeln berücksichtigend, wurden daher sämtliche Interviews vom Verfasser selbst und bei den Befragten Zuhause durchgeführt.
Sofern es von den Interviewten gewünscht wurde, waren Angehörige zugelassen. Ein Vorteil ist diesbezüglich in der Sicherung des Wahrheitsgehaltes zu sehen, deshalb wurde diese Konstellation grundsätzlich begrüßt. Dies hat sich im Untersuchungsverlauf auch bestätigt, wie der nachfolgende Gesprächsausschnitt verdeutlicht:

„Befragte: Frieda (wendet sich zur Freundin), was sagst du da, wie mich der (deutet zum Interviewer) ausfragt. (lacht)
Freundin: Du sagst eh nur die Wahrheit. (Freundin zur Befragten)
Befragte: Ja, ich sage eh die Wahrheit. (lacht)
Freundin: Du hast eh schon einmal gesagt, dass einer kommt.
Befragte: Ja, ich habe es dir schon einmal gesagt, dass einer kommt zur Befragung." [309]

Auch Lamnek[310] sieht diese Vorgehensweise als zulässig, sofern nicht die Vertraulichkeit verletzt wird oder die Gefahr negativer Sanktionierungen durch Dritte zu erwarten ist. Das Beisein Dritter wurde daher mit den Interviewten abgestimmt. In der Regel handelte es sich um die Lebenspartner bzw. um die Kinder und Schwiegerkinder. In einem Fall (siehe obigen Interviewausschnitt) um die Freundin der Befragten. Dazu folgen später noch detaillierte Ausführungen.

6.3.2.2 *Interviewreihen*

Im Vorfeld haben sich bei der Gestaltung der Interviewreihen grundsätzlich zwei Varianten angeboten.
Variante I: Start der Befragung mit Personen, die sich einer stationären Behandlung unterzogen haben (im Sinne einer Kontrollgruppe) und dem folgend, Personen, die tagesklinisch behandelt wurden (siehe Abbildung 20 Interviewreihen Variante I). Der Vorteil dieses Designs hätte darin bestanden, dass die Befragten unbeeinflusst von Vorerfahrungen ihre Erlebnisse schildern hätten können. Der Nachteil wäre jedoch darin zu sehen gewe-

---

[307] Lamnek, Siegfried: Qualitative Sozialforschung, 4. vollständig überarbeitete Auflage, Beltz Verlag, Weinheim und Basel, 2005, S. 155
[308] Vgl. Döhr, Ralph: Die Patientenzufriedenheit als Einflussfaktor – Bericht über die Befragung in einer Klinik, in: Zapp, Winfried (Hrsg.): Prozessgestaltung im Krankenhaus, Economica Verlag, Heidelberg 2002, S. 308 - 309
[309] Interview TKLE 14, Zeile 342 – 346
[310] Vgl. Lamnek, Siegfried: Qualitative Sozialforschung, 4. vollständig überarbeitete Auflage, Beltz Verlag, Weinheim und Basel, 2005, S. 361

sen, dass unterschiedliche Personen befragt und verglichen worden wären.

Variante II: Als Alternative bot sich die Befragung identischer Personen an (siehe Abbildung 20 Interviewreihen Variante II), die sich aufeinander folgend beider Behandlungsmethoden unterzogen.

Abbildung 10: Interviewreihen Varianten

Interviewreihen Variante I	
Interviewreihe A (Kontrollgruppe)	Interviewreihe B
Befragung von Personen nach stationär durchgeführter Behandlung	Befragung von weiteren Personen nach tagesklinisch durchgeführter Behandlung

Interviewreihen Variante II		
Interviewreihe A	Interviewreihe B	Interviewreihe C (Kontrollgruppe)
Befragung von Personen nach stationär durchgeführter Behandlung des ersten Auges	Befragung derselben Personen nach tagesklinisch durchgeführter Behandlung des zweiten Auges	Befragung von Personen nach tagesklinisch durchgeführter Behandlung ohne Vorerfahrung

Als Unschärfe bei der Variante II galt es zu bedenken, dass durch die primäre Behandlung gewisse Beeinflussungen zu erwarten waren, weil durch die gemachten Erfahrungen der Zweiteingriff beispielsweise als weniger belastend empfunden hätte werden können. Im Laufe der Untersuchung hat sich das auch bestätigt. Sowohl die folgenden zwei Beispiele als auch die Auswertung der Belastungsskala zeigten dies.

> „*Interviewer: Trauen Sie sich da, eine Note zu vergeben? Bezüglich der Belastung.*
> *Befragte: Sagen wir Eins. Das reicht.*
> *Interviewer: Eins. Eins, wie Ihnen gesagt worden ist: Jetzt müssen Sie operieren gehen?*
> *Befragte: Ja. Sagen wir Eins.*
> *Interviewer: Ja?*
> *Befragte: Das zweite Mal ist es mir schon ganz egal gewesen.*
> *Interviewer: Aha, beim zweiten Mal war es schon weniger?*
> *Befragte: Da habe ich mir überhaupt nichts mehr gedacht. Da bin ich direkt froh gewesen, wie es gemacht worden ist.*" [311]

Dazu eine weitere Befragte:

> „*Interviewer: Mich würde interessieren, was Sie dieses Mal im Verlauf der Behandlung als besonders angenehm erlebt haben?*
> *Befragte: Ja, es ist nicht anders als das letzte Mal. Das muss ich echt sagen. Ich habe mich eben dieses Mal leichter getan, weil ich schon alles gewusst habe. Das muss ich ganz ehrlich sagen. Ich habe mich, es war einfach leichter für mich. Kein Vergleich gegen das erste Mal. (Pause)*" [312]

[311] Interview TKLE 14, Zeile 281 – 289
[312] Interview TKL 12, Zeile 130 – 135

Der Vorteil in der Variante II wurde allerdings darin gesehen, dass ein und dieselbe Person jeweils einen direkten Vergleich vornimmt. Letztlich fiel die Entscheidung beim Forschungsdesign auf Variante II, weil die Vorteile der direkten Vergleichsmöglichkeit durch ein und dieselbe Person als dominant wichtiger eingestuft wurden. Eine Überlegung, die sich ebenfalls bestätigte, wie das folgende Beispiel zeigt:

> *„Interviewer: Das heißt beim ersten Mal war die Belastung höher?*
> *Befragte: Ja. Aber jetzt, wenn ich jetzt noch einmal operieren müsste, dann hätte ich gar keine Belastung mehr. Außer das Fahren.*
> *Interviewer: Also wenn Sie ein drittes Auge hätten? (lacht)*
> *Befragte: Ja. Da hätte ich gar keine Belastung mehr. Außer das Fahren. (lacht) Das macht mich verrückt. Wenn ich daran denke."* [313]

Dieselbe Befragte etwas später:

> *„Befragte: Wenn man alles weiß, wie alles läuft, dann ist das etwas ganz anderes. Etwas ganz anderes."* [314]

Um diesem Phänomen entgegenzuwirken, wurde ergänzend dazu eine Kontrollgruppe befragt, bei der die primäre Behandlung tagesklinisch durchgeführt wurde und die somit ohne Beeinflussung von einschlägigen Vorerfahrungen war. Trotzdem konnte nicht ausgeschlossen werden, dass überhaupt Erfahrungen bestanden. So bestätigten 28 Befragte generelle Vorerfahrungen mit Krankenhausaufenthalten. Lediglich ein Befragter gab an, vorher noch nie im Krankenhaus gewesen zu sein. Eine weitere Person widersprach sich in den Interviews. Gab sie beim ersten Interview an, noch nie in einem Krankenhaus gewesen zu sein, so beschrieb sie beim zweiten Interview anhand eines Ereignisses, sehr wohl schon stationär in einem Krankenhaus aufgenommen gewesen zu sein.[315]

6.3.2.3 *Ordnungssystem und Interviewleitfaden*

Es erfolgte zunächst die Erstellung eines deduktiven, rudimentären Ordnungssystems. Dieses stellte den Rahmen für die Gestaltung des Interviewleitfadens dar.[316] Es wird hier bewusst noch nicht von einem Kategoriensystem gesprochen, da sich dieses Ordnungssystem zunächst am chronologischen Verlauf der Behandlung bzw. an vorher seitens des Forschers als interessant befundenen Parametern ausrichtete. Konkret wurden Fragen zu folgenden Themen formuliert:

- o Entfernung des Wohnortes zum Krankenhaus
- o Wohnsituation
- o Mobilität
- o Möglichkeiten und Bedarf der Unterstützung durch Dritte

[313] Interview TKL 15, Zeile 208 – 213
[314] Interview TKL 15, Zeile 251 – 252
[315] Vgl. Interview ST 06, Zeile 168 – 169 bzw. Interview TKL 06, Zeile 285 – 290 und Zeile 300
[316] Vgl. Michalski, Christian: Funktion und Bewertung des ambulanten Psychiaters durch schizophrene Patienten, in: Mayring, Philipp; Gläser-Zikuda, Michaela (Hrsg.): Die Praxis der Qualitativen Inhaltsanalyse, Beltz Verlag, Weinheim und Basel, 2005, S. 209

- o Konkrete Erlebniswelt (Positives und Negatives)
- o Belastung

Die Datenerhebung erfolgte in Form einer Mischung aus qualitativem und quantitativem Ansatz. Daher wurden in den Interviewleitfaden auch wichtige allgemeine Daten wie Alter, Geschlecht, Entfernung zum Krankenhaus, Art der Operation usw. aufgenommen.
Den weitaus größten Teil nahmen offene Fragen im Sinne des qualitativen Ansatzes in Anspruch. Dabei wurden die Befragten dazu aufgefordert, zu den oben beschriebenen Themen frei zu erzählen.
Bezüglich der Erlebnisse wurde mit der Frage nach den positiven Aspekten begonnen. Sinngemäß lautete die Frage dazu:

> *„Was waren die Dinge, die Sie im Verlauf Ihrer Behandlung besonders angenehm erlebt haben?"* [317]

Wie die Ergebnisse gezeigt haben, stellte der Beginn mit den angenehmen Erlebnissen keine Beeinflussung dar, da die Befragten im Anlassfall auch auf diese Frage sofort die unangenehmen Eindrücke schilderten und umgekehrt. Die folgenden zwei Beispiele sollen dies verdeutlichen:

Beispiel 1:

> *„Interviewer: Was waren dieses Mal, wenn Sie sich den Verlauf der Behandlung nochmals in Erinnerung rufen, Dinge, die für Sie besonders angenehm waren?*
> *Befragter: Also was dieses Mal ziemlich unangenehm war, war, dass ich ziemlich lange warten musste, weil ich schon um 7:00 Uhr in der Früh auf der Tagesklinik gewesen bin und um 10:30 Uhr 10:45 erst zur Operation drangenommen wurde, das war das, was nicht so angenehm war. Aber sonst könnte ich nichts sagen."* [318]

Beispiel 2.

> *„Interviewer: Hat es dieses Mal etwas gegeben, das Ihnen besonders unangenehm aufgefallen ist?*
> *Befragter: Nein, da fällt mir nichts ein.* (lange Pause) *Da gibt es keine Beschwerden. Nein.* (Pause) *Und die Bediensteten sehr zuvorkommend. Immer. Das ist sehr angenehm.* (Pause)*"* [319]

Bei den Interviewreihen B und C wurden die Beforschten gefragt, welche der beiden Behandlungsformen (stationär oder tagesklinisch) sie bevorzugen würden, sofern sie die Wahl hätten und womit Sie ihre Entscheidung begründen.

Abschließend wurde versucht, auch die empfundene Belastung seitens der Befragten in den unterschiedlichen Stadien der Behandlung zu mes-

---

[317] Vgl. Interviewleitfaden STL, Frage 7
[318] Interview TKL 13, Zeile 78 – 84
[319] Interview TKL 14, Zeile 126 – 130

sen. Die Belastungseinschätzung wurde bewusst am Ende des Interviews durchgeführt, weil damit sichergestellt werden sollte, dass durch das vorangegangene Erzählen die Eindrücke wieder in Erinnerung gerufen wurden und dadurch dementsprechend präsent waren und reflektiert werden konnten.
Bei dem für diese Untersuchung entwickelten Instrument handelt es sich um eine Kombination aus qualitativem und quantitativem Ansatz, wie ihn auch Faltermaier[320] und Mairing[321] empfehlen.
Unten gezeigte Tabelle weist als Beispiel die Abschnitte und Ausprägungen für die Belastungsmessung bei der Interviewreihe A aus.

Abbildung 11: Belastungsskala für die stationäre Versorgungsform

Grad der Belastung		1.	2.	3.	4.	5.	6.	7.
sehr hoch	9							
	8							
	7							
	6							
	5							
	4							
	3							
	2							
	1							
keine Belastung	0							
Abschnitt des Behandlungsprozesses		Mitteilung, dass eine Star-Operation notwendig ist	Mitteilung über die Behandlungsmethode	Voruntersuchungen	Narkose	Operation	Aufenthalt im Krankenhaus	Ersten drei Tage zu Hause

Insgesamt wurden drei Interviewleitfäden mit Belastungsskalen verwendet, wobei jeweils geringfügige Anpassungen vorgenommen wurden. Alle Interviewleitfäden sind den Anhängen 12 bis 14 zu entnehmen.
Die Belastungsmessung diente nicht nur zur quantitativen Beurteilung, sondern auch als Träger für die subjektiven, qualitativen Beschreibungen die seitens der Beforschten als Begründungen mitgeliefert wurden. Dies entspricht auch der von Faltermaier formulierten Forderung.[322] Konkret schreibt er im Zusammenhang mit der Belastungsforschung:

> *„'Belastung' als alltagsweltlicher Begriff verstanden, wird in seiner Bedeutungshaftigkeit zum Problem für die empirische Forschung, das nicht mehr auf der Ebene einer exakten Operationalisierung und einer Rating-Sakla zu lösen ist. Es lässt sich nur lösen, wenn man sich intensiv auf die Deutung der Subjekte einlässt, ihnen mehr Spielraum für ihre Bedeutungskonstruktionen gibt und als Forscher offener für ihre Deutung bleibt. Das verweist wiederum auf qualitative Metho-*

[320] Vgl. Faltermaier, Toni: Alltägliche Belastungen und Gesundheit – Möglichkeiten und Ansätze qualitativer Forschung, in: Qualitative Methoden in Belastungs- und Gesundheitsforschung, Augsburger Berichte, Band Nr. 36, Universität Augsburg, 1989, S. 10 - 28

[321] Vgl. Mayring, Philipp: Einführung in die Qualitative Sozialforschung, Beltz Studium, 5. Auflage, Weinheim und Basel, 2002, S. 25

[322] Vgl. Faltermaier, Toni: Alltägliche Belastungen und Gesundheit – Möglichkeiten und Ansätze qualitativer Forschung, in: Qualitative Methoden in Belastungs- und Gesundheitsforschung, Augsburger Berichte, Band Nr. 36, Universität Augsburg, 1989, S. 10 - 28

> *den, die Raum für die Konstitution und Rekonstruktion komplexer Bedeutung geben und damit für die Entdeckung von Neuem."* [323]

Deshalb wurde den Beforschten auch ausgiebig Zeit gegeben, frei zu den einzelnen Belastungsaspekten zu formulieren. Immer erst am Ende der Ausführungen wurde durch die Befragten selbst eine Zuordnung zum Skalensystem vorgenommen.
Die Belastungsskala, die den Beforschten beim Interview gezeigt wurde, entsprach der Schrift „Century Gothic" Größe 18 bzw. 26 Punkte, so dass auch sehbehinderte Menschen die Skala gut lesen konnten. Die Belastungsskala findet sich im Anhang 15. Darüber hinaus wurde zu Beginn der Einschätzung durch direktes Fragen sichergestellt, ob die Befragten in der Lage sind, die Belastungsskala lesen und verstehen zu können. Dazu folgendes Beispiel:

> *„Interviewer: Ich habe hier eine Skala. Können Sie das lesen, was auf dieser Skala steht?*
> *Befragter: Ja, was?*
> *Interviewer: Ja, was da steht. Das hier.*
> *Befragter: Ja, die Zahlen. Null, Eins, Zwei, Drei, Vier, Fünf, Sechs, Sieben, Acht, Neun.*
> *Interviewer: Ja genau.*
> *Befragter: Keine Belastung, sehr hohe Belastung, Bewertung der Belastung, Einschätzungsskala;*
> *Interviewer: Ja genau. Sehr schön. Das dürfen Sie sich wie ein Notensystem vorstellen, wie ein Schulnotensystem, nur sind es eben nicht fünf Noten sondern neun Noten. Und jetzt stelle ich Ihnen einfach ein paar Fragen...*
> *Befragter: (unterbricht) Das sind ja 10 Noten.*
> *Interviewer: Ja, eigentlich sind es 10 Noten, weil der Nuller auch zählt.*
> *Befragter: Der Nuller ist ja auch da.*
> *Interviewer: Genau, das ist wahr.*
> *Befragter: Aber nichts ist er. Wenn man zu einem sagt, du bist eine Null, dann ist er nichts. (lacht)"* [324]

Lediglich bei zwei Befragten bzw. bei drei Interviews war es nicht möglich, mit der Belastungsskala zu arbeiten, da sich im Verlauf des Interviews herausstellte, dass die Skala nicht verstanden wurde.[325]
In diesem Fall fand die Belastungsskala keine Berücksichtigung in der Auswertung. Wenngleich die verbalen Beschreibungen sehrwohl qualitativ ausgewertet wurden.

---

[323] Faltermaier, Toni: Alltägliche Belastungen und Gesundheit – Möglichkeiten und Ansätze qualitativer Forschung, in: Qualitative Methoden in Belastungs- und Gesundheitsforschung, Augsburger Berichte, Band Nr. 36, Universität Augsburg, 1989, S. 14 - 15
[324] Interview ST 14, Zeile 122 – 137
[325] Vgl. Interview 20060214 ST 18, Interview 20060406 TKL 18 sowie Interview 20060613 TKLE 11

Die Vorgehensweise bezüglich der Belastungsbefragung wurde so gewählt, dass die Interviewten auf dieser Skala einordnen sollten, wie ausgeprägt sie die subjektive Belastung empfunden haben. Dies fand in der Form statt, dass bestimmte Abschnitte des Behandlungsverlaufes nochmals angesprochen wurden. In einer Mischform aus verbaler Beschreibung und persönlicher Einschätzung fand in der Folge die Bewertung statt. Die Aufgabe des Interviewers bestand dabei darin, die Befragten zu einer eigenen Einschätzung hin zu begleiten. Bezüglich der Belastung wurde nie steuernd eingegriffen. Das folgende Beispiel soll dies verdeutlichen:

> *„Interviewer: Also der niedergelassene Augenfacharzt hat gesagt, Sie müssen sich operieren lassen?*
> *Befragte: Ja, sonst wäre ich auf das gar nicht gekommen. (lacht)*
> *Interviewer: Jetzt würde mich interessieren: Wie Ihnen der gesagt hat, dass Sie sich Star operieren lassen sollen. Wie ist es Ihnen da ergangen bezüglich der Belastung?*
> *Befragte: Das hat mich eigentlich gar nicht so sehr belastet.*
> *Interviewer: Da dürften Sie jetzt auf der Skala eine Einschätzung vornehmen.*
> *Befragte: Drei oder Vier vielleicht?*
> *Interviewer: Drei, Vier, wie Sie es persönlich empfunden haben?*
> *Befragte: Das war nicht so schlimm. Gleich am Anfang, die ersten Minuten? Wie er mir das gesagt hat?*
> *Interviewer: Ja, bis man die Mitteilung realisiert.*
> *Befragte: Man erschrickt schon, aber ich habe mich gleich wieder erholt. Ich bin eine, die Dings, die sich gleich damit abfindet, wenn etwas ist.*
> *Interviewer: Ja?*
> *Befragte: Wie gesagt, Drei oder Vier. Nehmen wir Vier.*
> *Interviewer: Vier?*
> *Befragte: Ja, mehr sicher nicht.*
> *Interviewer: Kennen Sie sich jetzt aus, wie das funktioniert mit der Skala?*
> *Befragte: Ja*
> *Interviewer: Und Sie dürfen jetzt sozusagen, frank und frei, wie es Ihnen persönlich ergangen ist, die Noten vergeben.*
> *Befragte: Ja."* [326]

Jene Gesprächspartner, die auch ein zweites Mal interviewt wurden, haben zum einen Bezug genommen auf das Erstinterview und durchaus auch kritisch hinterfragt, ob die Inhalte so wiedergegeben wurden, wie sie es mitgeteilt haben. Der folgende Interviewausschnitt belegt ein solches Beispiel:

> *„Interviewer: Was waren die Dinge, die Sie dieses Mal besonders unangenehm erlebt haben?*

[326] Interview ST 15, Zeile 284 – 307

Befragte: Habe ich das erste Mal etwas gesagt, dass mir etwas unangenehm war?
Interviewer: Das weiß ich nicht. (lacht)
Befragte: Was war denn unangenehm? Außer Sie haben etwas anderes hinein geschrieben? (lacht)
Interviewer: Nein, ich habe nichts hinein geschrieben.
Befragte: Was ist dann unangenehm gewesen? (lacht)
Interviewer: Ich habe gesagt: Ich sage Ihnen nicht, ob etwas unangenehm war. (lacht) Sehen Sie her, dass haben wir das letzte Mal geredet. (Anm. zeigt die Niederschrift des letzten Interviews)
Befragte: Da haben Sie dann die Aufnahme heruntergespielt und aufgeschrieben. (lacht)
Interviewer: Genau. Dabei haben Sie gesagt, dass Sie mir nichts zu erzählen wissen. (lacht)
Befragte: Ja, ja, ja weil Sie jetzt alles aufschreiben lassen. (Anm. zeigt auf das Diktiergerät) Damit das Papiergeschäft wächst. Damit der Akt dicker wird. (lacht)" [327]

Der Interviewleitfaden wurde an zwei Personen pregetestet. Die Detailauswertung ist dem Anhang 16 zu entnehmen.

6.3.2.4 Populationswahl

Die Auswahl orientierte sich zunächst am typischen Fall. Die diesbezüglich herangezogenen Patientenmerkmale waren:

- Einzugsgebiet
- Geschlecht
- Alter

Ziel war es, ca. 15 – 20 Patienten zu interviewen. Unter Berücksichtigung einer zweimaligen Befragung und der Durchführung von Interviews bei einer Kontrollgruppe ergab dies ein Sample, das bezüglich der Datenmenge bewältigbar schien. Dazu nochmals Lamnek:

> *„Qualitativer Forschung geht es nicht um eine große Zahl von Fällen, sondern um für die Fragestellung typische Fälle."*[328]

weiters:

> *„Die Stichprobengröße ist vorher nicht festgelegt. Die Einbeziehung weiterer Fälle kann beendet werden, wenn eine theoretische Sättigung erreicht ist."*[329]

---

[327] Interview TKL 16, Zeile 88 – 104
[328] Lamnek, Siegfried: Qualitative Sozialforschung, 4. vollständig überarbeitete Auflage, Beltz Verlag, Weinheim und Basel, 2005, S. 193
[329] Lamnek, Siegfried: Qualitative Sozialforschung, 4. vollständig überarbeitete Auflage, Beltz Verlag, Weinheim und Basel, 2005, S. 193

Konkret versteht man unter der theoretischen Sättigung den Zeitpunkt der Datenerhebung, zu dem keine neuen Erkenntnisse mehr gewonnen werden können.[330]
Als Datenquelle für die Stichprobenauswahl dienten die Patientendaten der medizinischen Einzelleistung MEL 1554 und MEL 1555 (Katarakt) der Monate Jänner – Oktober 2005.[331] In diesem Zeitraum wurden 824 Kataraktoperationen durchgeführt, welche diesen medizinischen Einzelleistungen entsprachen. Die Datenanalyse zeigte, dass Kataraktpatienten folgendes typische Profil aufweisen:
Sie sind durchschnittlich 73, 8 Jahre alt, fast 87 % sind bereits im Ruhestand, annähernd zwei Drittel (62,4 %) sind weiblich. Etwas mehr als 11 % wohnen im Stadtbereich des Versorgers, alle anderen Patienten wohnen im Bezirksgebiet des Krankenhausstandortes bzw. kommen aus den angrenzenden Bezirken. Die Detaildaten sind den Anhängen 17 - 20 zu entnehmen. Die nachfolgende Grafik zeigt das Einzugsgebiet kartografisch:[332]

Es zeigte sich in der Durchführung, dass bei der Populationswahl die organisatorischen und zeitlichen Rahmenbedingungen dominierten. Auf Grund der Tatsache, dass ein direkter Vergleich der zwei Versorgungsformen bei ein und den selben Personen durchgeführt werden sollte, stand nur ein sehr kurzes Zeitfenster von 5 Wochen zur Verfügung. Das war jener Zeitraum, in dem das Krankenhaus von der Kataraktoperation in vollstationärer Versorgung auf die tagesklinische Variante umstieg. Aus diesem Grund wurde versucht, für die Interviewreihe A ca. 15 – 20 Patienten zu gewinnen. Dabei handelte es sich um Personen nach stationär durchgeführter Behandlung des ersten Auges, bei denen der Eingriff am zweiten Auge tagesklinisch vorgenommen werden sollte. Auf die notwendige Flexibilität, die sich nicht selten durch solche strukturellen Zwänge ergibt, weisen auch Glaser und Strauss hin.[333]

Es wurde also die Auswahl der Population zum einen an den strukturellen Bedingungen orientiert und zum anderen im Sinne der forscherischen Bedürfnisse dementsprechend flexibel gestaltet. Lamnek beschreibt dazu:

> *„Die Auswahl kann – anders als bei echten Zufallsstichproben – während der Untersuchung den theoretischen Bedürfnissen folgend beliebig erweitert werden."*[334]

---

330 Vgl. Glaser, Barney, G.; Strauss, Anselm, L.: Grounded Theory – Strategien qualitativer Forschung, 2. Auflage, Huber Verlag, Bern, 2005, S. 69

331 o. V.: Krankenhaus der Barmherzigen Schwestern Ried BetriebsgesmbH, Abteilung für Controlling, Patientendaten Katarakt MEL 1554/1555, Jänner – Oktober 2005

332 Die weiße Markierung zeigt den Standort des Versorgers. Die kräftigen schwarzen Linien zeigen die Bezirksgrenzen. Die graue Fläche zeigt jene Regionen, die nicht mehr dem Bundesland Oberösterreich zuzurechnen sind.

333 Vgl. Glaser, Barney, G.; Strauss, Anselm, L.: Grounded Theory – Strategien qualitativer Forschung, 2. Auflage, Huber Verlag, Bern, 2005, S. 73 - 74

334 Lamnek, Siegfried: Qualitative Sozialforschung, 4. vollständig überarbeitete Auflage, Beltz Verlag, Weinheim und Basel, 2005, S. 193

Abbildung 12: Einzugsgebiet kartografische Darstellung

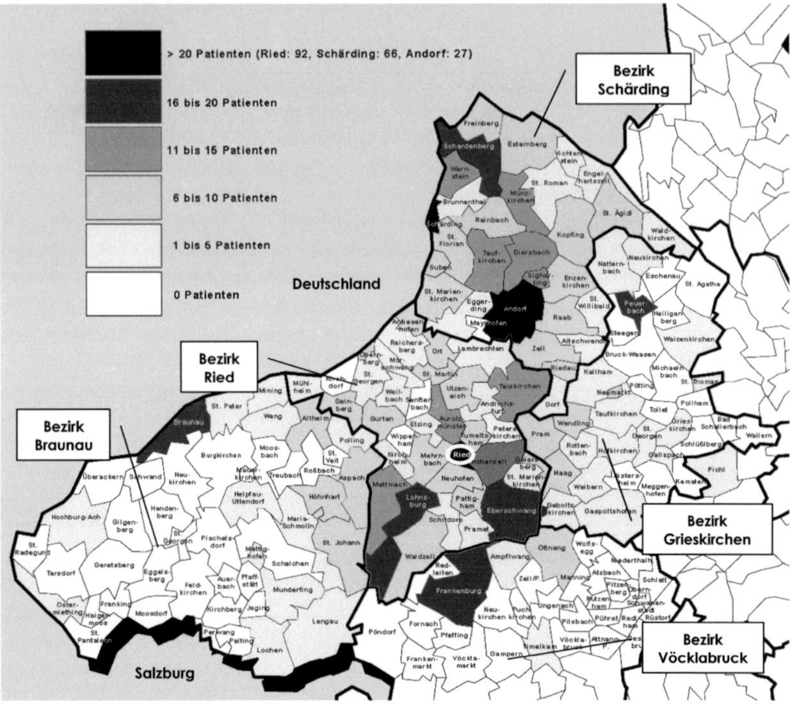

Unter Verwendung von ÖBIG Datenbank, In: http://benchmark.oebig.at (07. 06. 2005)

Aufbauend auf dieser Datenbasis, wurde versucht, die Populationswahl vorzunehmen.[335] Die nachfolgende Abbildung stellt den trichterförmigen Auswahlvorgang schematisch dar:

Glaser und Strauss nennen diese Vorgehensweise das „theoretische Sampling“[336]. Eine solche Anpassung fand bei der Auswahl der Befragten noch ein weiteres Mal statt. Dies soll an folgendem Beispiel konkretisiert werden:

[335] Vgl. Glaser, Barney, G.; Strauss, Anselm, L.: Grounded Theory – Strategien qualitativer Forschung, 2. Auflage, Huber Verlag, Bern, 2005, S. 57

[336] Vgl. Glaser, Barney, G.; Strauss, Anselm, L.: Grounded Theory – Strategien qualitativer Forschung, 2. Auflage, Huber Verlag, Bern, 2005, S. 53

Abbildung 13: Entscheidungstrichter für die Interviewauswahl

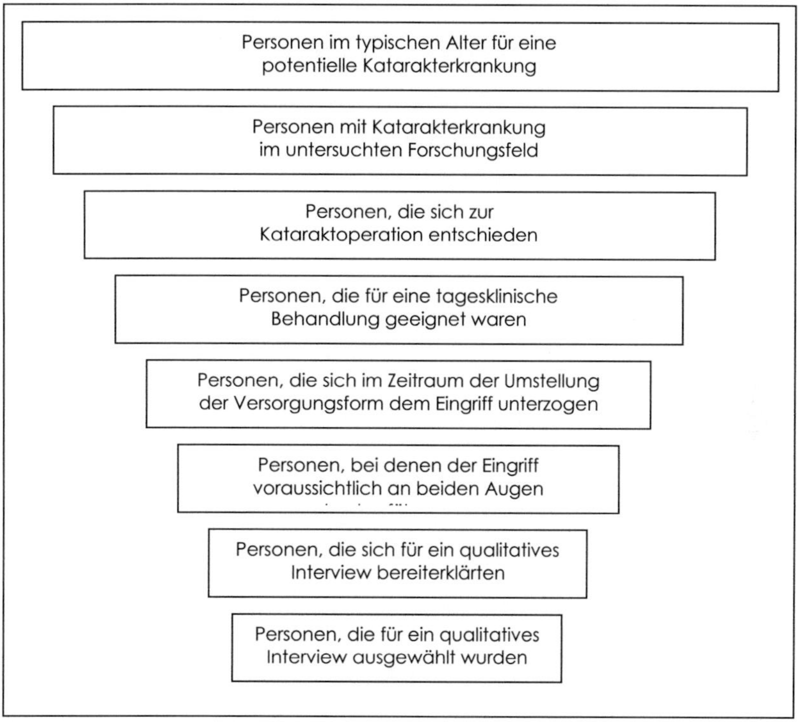

Im Verlauf der Befragungen zeigte sich, dass auch solche Patienten die Tagesklinik aufsuchten, die am eigenen Wohnort ein Krankenhaus mit Augenabteilung verfügbar hatten und trotzdem eine Wegstrecke von bis zu 40 Kilometern und mehr in Kauf nahmen, um sich tagesklinisch operieren zu lassen. Dies stellte ein Phänomen dar, das es genauer zu betrachten galt. Die Auswahl der Interviewpartner wurde daher sowohl bei der Interviewreihe A als auch bei der Interviewreihe C dementsprechend angepasst.

Bei der Interviewreihe B stellte sich heraus, dass drei Personen, wegen fehlender medizinischer Indikation vorläufig keinem Zweiteingriff unterzogen wurden. Eine Person wurde stationär behandelt, weil Zuhause die Betreuung nicht sichergestellt war. Eine weitere Person lehnte ein zweites Interview ab. Mit diesen fünf Personen wurden daher keine Interviews durchgeführt. Für die Interviewreihe C (Operation des ersten Auges in tagesklinischer Form) konnten 15 Befragte gewonnen werden. Damit wurden in Summe 46 Interviews bei 33 unterschiedlichen Personen durchgeführt.

Die nachfolgende Tabelle zeigt Interviewreihe und Anzahl der Befragten:

Tabelle 9: Interviewreihen und Anzahl der Befragten

Interviewreihe A	Interviewreihe B	Interviewreihe C
22 Telefonkontakte	**18 Telefonkontakte**	**15 Telefonkontakte**
bei einer Person wurde der Eingriff aus gesundheitlichen Gründen verschoben	bei drei Personen wurde vorläufig nur ein Auge operiert (ST 03, ST 07, ST 17) eine Person wurde stationär behandelt, weil die Betreuung zu Hause nicht sichergestellt war (ST 10)	
drei Personen lehnten ein Interview ab	eine Person lehnte ein zweites Interview ab (ST 08)	
18 befragte Personen	**13 befragte Personen**	**15 befragte Personen**
identische Personengruppe		**Kontrollgruppe**
46 Interviews bei 33 befragten Personen		

6.3.3 Interviewablauf

Sämtliche Interviews wurden zwischen dem 2. und 23. Tag nach der Entlassung durchgeführt. (Mittelwert 6,30 Tage bei einer Standardabweichung von 4,10) Sofern sich eine größere Zeitspanne als 5 Tage ergab, war dies in der Erreichbarkeit der Interviewpartner begründet.
Die Befragten wurden zu Hause besucht. Die Dauer der Interviews betrug zwischen 20 und 63 Minuten. (Mittelwert 36,98 Minuten bei einer Standardabweichung von 9,00)

Zu Beginn des Interviews erfolgte eine kurze Vorstellung des Forschers. In der Folge wurden die Befragten über die Durchführung einer Studie informiert. Es wurde dabei nochmals darauf hingewiesen, dass die Erhebung der Daten anonym erfolgt und die Befragung freiwillig ist. Sofern sich im Verlauf des Interviews die Notwendigkeit ergab, wurde nochmals auf die Anonymität hingewiesen, wie die folgenden beiden Beispiele zeigen:

> *„Befragte: Da sind ein paar andere Patienten zusammengekommen, da haben wir getratscht, soviel es nur gegangen ist. (lacht)*
> *Interviewer: Wirklich wahr?*
> *Befragte: Da haben sich die Richtigen getroffen. Und zu dieser Einen kommen Sie heute eh noch, wenn Sie nach (Anm. nennt einen Ort) fahren.*
> *Interviewer: Ich weiß es nicht. Ich sage es Niemandem, bei wem ich war und ich sage auch nicht, wo ich hinfahre.*
> *Befragte: Ach so. Ja. Ja."* [337]

[337] Interview TKLE 14, Zeile 383 – 391

Dieselbe Befragte weiter unten:

> *„Befragte: Ich weiß nichts mehr. Ich habe dir eh schon alles gesagt. Das wäre ja noch schlimmer, als wenn man beichten ginge. (lacht)*
> *Interviewer: Aber ich habe auch ein Beichtgeheimnis. Das wissen Sie eh?*
> *Befragte: Ja, du hast auch ein Beichtgeheimnis, ja. (lacht)“* [338]

Weiters wurden die Interviewten über die Datenaufzeichnung per Tonband informiert und ihr diesbezügliches Einverständnis eingeholt.
Vor Beginn des eigentlichen Interviews wurden gemeinsam mit den Befragten die allgemeinen Daten (Alter, Behandlungsart, Narkoseform usw.) erhoben bzw. auf ihre Richtigkeit überprüft.
Dadurch erhielten die Beforschten ausreichend Zeit, sich mit der Befragungssituation vertraut zu machen.

Der Einstieg in das eigentliche Interview erfolgte mit einer Warm-up-Frage. Dabei wurden die Interviewten zunächst dazu aufgefordert zu erzählen, wie es ihnen jetzt nach dem operativen Eingriff geht, bzw. wie sie den Verlauf der Behandlung erlebt haben. Generell wurden keine geschlossenen Fragen gestellt, die kurze Antworten nach sich ziehen, sondern offene Fragen formuliert, welche die Beforschten zum Erzählen animierten.[339] Dies bot den Gesprächspartnern ausreichend Möglichkeit, frei zu erzählen, wie der folgende Ausschnitt demonstriert:

> *„Befragte: Wie Sie mich heraus haben, aus dem Operationssaal, wenn ich jetzt einen Blödsinn sagen darf.*
> *Interviewer: Ja, freilich. Alles dürfen Sie mir sagen.*
> *Befragte: Vom Operationssaal haben sie einen Herrn hinein. Und der, der mich heraus gefahren hat, das ist auch ein Pfleger, hat eine etwas komische Frage gehabt und ich habe gelacht. Da habe ich ihm auch eine etwas pfiffige Antwort gegeben. (lacht) ‚Mein Gott' hat der andere Patient gesagt, der das gehört hat: ‚Jetzt fällt mir ein Stein hinunter,' hat er gesagt, ‚kann nicht so schlimm sein.' (lacht) Na, der hat eine Angst gehabt. Und da ich gelacht habe, wie sie mich heraus haben, jetzt habe ich ihm die Angst genommen.*
> *Interviewer: Ja. Ja, da hat der andere Patient gesehen, dass da auch welche aus dem Operationssaal kommen, die noch lachen. (lacht)*
> *Befragte: Ja. Die auch noch lachen können. (lacht) Nein, du spürst überhaupt nichts.*
> *Interviewer: Das hat ihn dann wahrscheinlich ein bisschen getröstet.*
> *Befragte: Ja. Ja. Der hat eine große Angst gehabt.“* [340]

---

[338] Interview TKLE 14, Zeile 433 – 436
[339] Vgl. Lamnek, Siegfried: Qualitative Sozialforschung, 4. vollständig überarbeitete Auflage, Beltz Verlag, Weinheim und Basel, 2005, S. 339
[340] Interview TKLE 14, Zeile 225 – 240

Im Verlauf des Interviews erfolgte dann anhand der vorbereiteten Fragen der gemeinsame Gedankenaustausch. Die Reihenfolge, die sich an der Chronologie des Behandlungsverlaufes orientierte, entsprach sehr oft der Erzählreihenfolge der Befragten, wenngleich alle Abweichungen zugelassen wurden. Die vorwiegende Aufgabe des Forschers bestand darin, eine vertrauensvolle Atmosphäre zu schaffen. Die nachfolgenden Beispiele verdeutlichen die gewählte Vorgehensweise:

> *„Interviewer: Jetzt habe ich Ihnen einige Fragen gestellt. Liegt Ihnen selber noch irgendetwas am Herzen? Im Zusammenhang mit dem Aufenthalt. Irgendetwas, was ich nicht gefragt habe.*
> *Befragter: Nein, die im Krankenhaus haben eh alles getan. Alles mögliche, was sie tun müssen. Da gibt es nichts ab. (Pause) Und wie gesagt: Wenn ich ein drittes Auge hätte, ich ginge sofort gleich wieder. Da hätte ich gar keine Bedenken. (Pause) Ich wüsste nicht, was ich aussetzen sollte.*
> *Interviewer: Nein, das ist eh schön.*
> *Befragter: Gott sei Dank.*
> *Interviewer: Ja. Genau. Und wenn es Ihnen gut geht, ist das eh erfreulich.*
> *Befragter: Ja sicher. Ist doch klar.*
> *Interviewer: Ja sehr gut. Das war es. Dann sage ich einen recht schönen Dank, dass Sie sich Zeit genommen haben.*
> *Befragter: Ja freilich, jederzeit.*
> *Interviewer: Ich komme nicht mehr. (lacht)*
> *Befragter: Ja, ist eh klar, weil ein drittes Auge habe ich nicht. (lacht)*
> *Interviewer: Ja genau. Herzlichen Dank. (lacht)“* [341]

Dazu ein zweiter Gesprächsausschnitt:

> *„Befragter: Das kommt auch da hinein? (Anm. zeigt auf das Diktaphon)*
> *Interviewer: Ja, das wird alles aufgenommen.*
> *Befragter: Das wird dann dort stenographiert?*
> *Interviewer: Ja, das wird dann in ein Protokoll übertragen.*
> *Befragter: (lacht) Der wird auch sagen: ‚Was hast du denn da für einen erwischt?'*
> *Interviewer: Ja, aber im positiven Sinne. Weil wenn die Menschen etwas erzählen, dann ist das für diese Befragung besonders wertvoll.*
> *Befragter: Ja, ja.“* [342]

Darüber hinaus war es wichtig, den Erzählfluss zu fördern und das Gespräch stimulierend zu begleiten. Der Interviewverlauf lässt sich am besten mit dem von Lamnek formulierten Begriff der „gelenkten Befragung“[343] charakterisieren. Dazu folgendes Beispiel:

---

[341] Interview TKL 13, Zeile 303 – 319
[342] Interview ST 14, Zeile 108 – 115
[343] Lamnek, Siegfried: Qualitative Sozialforschung, 4. vollständig überarbeitete Auflage, Beltz Verlag, Weinheim und Basel, 2005, S. 336

> *„Interviewer: Was waren die Dinge, die Sie im Verlauf Ihrer Behandlung besonders unangenehm erlebt haben?*
> *Befragter: Nein, wüsste ich nichts.*
> *Interviewer: Wie gesagt, ich habe es vorher schon erwähnt, diese Befragung ist anonym und da wird Ihr Name nicht genannt. Also Sie dürfen ganz frank und frei alles sagen, wenn Ihnen etwas nicht gefallen hat.*
> *Befragter: Wenn sie am Samstag gesagt hätten, ich darf nicht nach Hause. Das hätte mir nicht gefallen. (lacht)*
> *Interviewer: (lacht) Ja?“* [344]

Den Abschluss des Interviews bildete eine offene Frage, die den Befragten die Möglichkeit bot, sich noch zu Erlebnissen oder Aspekten zu äußern, von denen sie den Eindruck hatten, dass sie vom Interviewer nicht gezielt angesprochen wurden. Dies soll am folgenden Ausschnitt dargelegt werden:

> *„Interviewer: Jetzt wäre meine letzte Frage: Gibt es irgendetwas, was Sie noch gerne dazu sagen wollen? Von dem Sie das Gefühl haben, das möchten Sie aber schon noch erzählen, das wurden Sie aber gar nicht gefragt?*
> *Befragte: Eigentlich nicht. Momentan nicht. Weil ich traue mir schon gar nichts mehr sagen, weil ich so blöd bin.*
> *Interviewer: Warum?*
> *Befragte: Nein, ich wüsste nicht was. Ich wüsste nicht was.*
> *Interviewer: Also wie gesagt, wenn Ihnen etwas auf dem Herzen liegt, das Sie gerne noch sagen wollen, dann sagen Sie es ruhig.*
> *Befragte: Was das ist, dass ist dieses Herumfahren. Das macht mich nervös, da hinauf. (Anm. meint das Krankenhaus)*
> *Interviewer: Wie das beim nächsten Mal sein wird?*
> *Befragte: Das macht mich schon sehr nervös. Das, ja, wenn es soweit ist, ist es eh vorbei. (lacht) Die werden mir schon etwas geben dafür. (lacht) Eine Holznarkose. Nein, aber sonst habe ich nichts mehr. Nein.*
> *Interviewer: Dann sage ich einen recht herzlichen Dank für das Gespräch.*
> *Befragte: Gern geschehen. Da haben Sie eh nichts G´scheites erfahren.*
> *Interviewer: Doch, alles gute Sachen.*
> *Befragte: Nein.*
> *Interviewer: Ja, wirklich wahr. Das war ein sehr schönes Gespräch. Vielen Dank.“* [345]

Mehrfach konnte die Erfahrung gemacht werden, dass es nach dem eigentlichen Abschluss des Gespräches sinnvoll war, das Aufnahmegerät nicht gleich abzuschalten, sondern das Ende durch die Befragten selbst bestimmen zulassen. In dieser Nachphase wurden oftmals noch wichtige

---

[344] Interview ST 14, Zeile 99 – 107
[345] Interview ST 15, Zeile 453 – 472

Themen angesprochen, die sich im Rahmen der qualitativen Auswertung als sehr wertvoll herausstellten. Beispielsweise die Sorge bezüglich der Umstellung auf tagesklinische Behandlung[346] oder Begründungen für die Auswahl des Behandlers[347]. Auch die Tatsache, dass eine Befragte einen Leistungsanbieter nicht auswählte, obwohl sie bei diesem mehrere Jahre beschäftigt war, wurde erst im Rahmen dieser Nachphase zu Tage gefördert.[348]

6.3.4 Rekrutierung der Untersuchten

Die Rekrutierung erfolgte konsekutiv über die Leitstelle der ophthalmologischen Tagesklinik, wobei folgende Vorgehensweise gewählt wurde:

Zunächst wurden die in Frage kommenden Menschen seitens des ärztlichen Behandlungsteams darüber informiert, dass eine Patientenbefragung durchgeführt wird und sie eventuell als Interviewpartner ausgewählt werden könnten. In diesem Zusammenhang erfolgte bereits eine erste Information über Freiwilligkeit und Anonymität. Ergänzend dazu wurde ein Informationsblatt ausgehändigt. Das Patienteninformationsblatt wurde unter Verwendung der Schrift „Century Gothic" 18 bzw. 14 Punkte so gestaltet, dass es auch für sehbehinderte Menschen gut leserlich war.
Namen und Telefonnummern aller Patienten, die sich anschließend für ein Interview bereit erklärten, wurden am Pflegestützpunkt gesammelt. Einmal wöchentlich wurden die Daten dem Forscher übergeben. Die eigentliche Auswahl der Befragten erfolgte anonym durch den Forscher selbst. Das Behandlungsteam erhielt keine Informationen darüber, welche Patienten tatsächlich für die Befragung ausgewählt wurden.
Es erfolgte in der Regel innerhalb einer Woche nach der Entlassung der Befragten aus dem Krankenhaus eine telefonische Kontaktaufnahme. In wenigen Fällen fand der Kontakt erst zwischen dem 9. und 20. Tag nach der Entlassung statt. Dies hatte mit der Erreichbarkeit der Interviewpartner zu tun. Sämtliche Interviewpläne sind den Anhängen 21 bis 23 zu entnehmen.

6.3.5 Untersuchungsverlauf

6.3.5.1 Allgemeines

Am Beginn der Untersuchung erfolgte eine Abstimmung mit dem Geschäftsführer und ärztlichen Vorstand des beforschten Krankenhauses. Nach Vorstellen des Untersuchungsdesigns erklärte sich die Geschäftsführung mit der Durchführung der Untersuchung einverstanden.
Anschließend erfolgte die Kontaktaufnahme mit dem Chefarzt (Primarius) der ophthalmologischen Abteilung. Gemeinsam mit ihm wurde die Vorgehensweise abgestimmt. Die Information des Behandlungsteams erfolgte durch den Abteilungsleiter selbst bzw. durch den Forscher.

---

[346] vgl. Interview ST 01, Zeile 208 – 247; Interview ST 03, Zeile 186 – 256; Interview ST 10, Zeile 461 – 504
[347] vgl. Interview TKL 05, Zeile 315 – 375
[348] vgl. Interview ST 12, Zeile 333 – 376

Die organisatorische Drehscheibe im Rahmen des Forschungsvorhabens stellte seitens der Augenabteilung die pflegerische Bereichsleitung dar. Diese stand während der Untersuchung in direktem Kontakt mit dem Forscher.

6.3.6 Datendokumentation

Die Interviews wurden auf Tonband aufgezeichnet unter Verwendung eines Philips Diktaphons "Pocket Memo 281". Insgesamt entstanden so 28 Stunden und 21 Minuten Interviewmaterial.
In der Literatur wird als Alternative zum Audioband immer öfter die Videoaufnahme empfohlen.[349] Folgende Gründe sprachen aber in der vorliegenden Untersuchung dagegen:
Zum ersten gestaltet sich die Verschriftlichung von Videoaufzeichnungen als deutlich schwieriger als die Transkription von Tonbandaufnahmen. Zum zweiten waren Aspekte der Mimik und Gestik nicht unbedingt von vorrangiger Bedeutung, wenngleich diese durch den Forscher stichwortartig mitgeschrieben wurden, sofern es sinnvoll erschien. Zum dritten hätte eine Videokamera als Aufnahmegerät eine zusätzliche Hürde beim Interview dargestellt, galt es doch eine möglichst vertrauliche Atmosphäre zu schaffen. Schließlich wurde den Untersuchten absolute Anonymität zugesagt, wodurch eine Videoaufnahme ebenfalls nicht in Frage kam.

Die Entfernung zwischen dem Wohnort der Befragten und dem Krankenhaus wurde zunächst durch Erfragen der gewählten Fahrtroute und der geschätzten Distanz in Kilometer dokumentiert. Anschließend erfolgte eine Validierung der angegebenen Distanz mittels Kenwood GPS-Navigations-System[350].

6.3.7 Datenaufbereitung

Für die Datenaufbereitung wurde die Technik der wörtlichen Transkription, und Übertragung in normales Schriftdeutsch angewandt, weil aufgrund der Fragestellung die zusätzliche Information für die Interpretation von untergeordneter Bedeutung war.[351] Der nachfolgende Textauszug zeigt dies an einem konkreten Beispiel:

> **Originaltext auf Band**
> *„Interviewer: Wås wårn denn de Såchan, de S' im Spitoi bsonders ångenehm erlebt haum?*
> *Befragter: Im Spitoi?*
> *Interviewer: Jo.*
> *Befragter: Bsunders, ångenehm? I hå lauter ångenehme Såchan erlebt. Ham's ma s'Essn bråcht, is guat gwen. Und d' Schwestan han freindli gwen.*

---

[349] vgl. Lamnek, Siegfried: Qualitative Sozialforschung, 4. vollständig überarbeitete Auflage, Beltz Verlag, Weinheim und Basel, 2005, S. 353

[350] Kenwood KNA-DV3200 Navigationssystem mit Kenwood Denso DVD Navigations-Map KNA-MP324A für die Region Europa, Stand 2004

[351] Mayring, Philipp: Einführung in die Qualitative Sozialforschung, Beltz Studium, 5. Auflage, Weinheim und Basel, 2002, S. 89-94

Interviewer: D'Schwestern?
Befragter: Ålli. Und d'Ärzte a. D'Ärzte san a ålli, ålli freindli gwen. I kån sunst nix sogn."

Transkription
„Interviewer: Was waren denn die Dinge, die Sie im Krankenhaus besonders angenehm erlebt haben?
Befragter: Im Spital?
Interviewer: Ja.
Befragter: Besonders angenehm? Ich habe viele angenehme Sachen erlebt. Sie haben das Essen gebracht. Das war gut. Und die Schwestern waren freundlich.
Interviewer: Die Schwestern?
Befragter: Alle. Und die Ärzte auch. Die Ärzte waren auch alle freundlich. Ich könnte sonst nichts sagen." [352]

Für die Transkription selbst wurde ein Philips „710 Transcription System" verwendet. Sämtliche Eigennamen sowohl von Krankenanstalten als auch jene von Personen wurden anonymisiert. Eine Ausnahme stellte der Name des Krankenhauses dar, das Gegenstand der durchgeführten Untersuchung war.

Bezüglich der Gesprächspausen wurden drei Stufen unterschieden. Die Vermerke erfolgten direkt im Text. Die Zuordnung war wie folgt:

- Kurze Pause 5 – 10 Sekunden
- Pause 10 – 25 Sekunden
- Längere Pause >25 Sekunden

Alle Interviews wurden mit folgendem alphanumerischen System bezeichnet:

Tabelle 10: Alphanumerische Bezeichnung der Interviews

Interviewreihe	Code	Laufende Nummer
Interview nach stationärem Ersteingriff	ST	01 bis 18
Interview nach tagesklinischem Zweiteingriff bei vorangegangenem stationärem Ersteingriff	TKL	01 bis 18
Interview nach tagesklinischem Ersteingriff	TKLE	01 bis 15

Damit später ein direkter Vergleich zwischen den stationären Ersteingriffen und den tagesklinischen Zweiteingriffen vorgenommen werden konnte, waren die laufenden Nummern identisch. Als Beispiel: Die Interviews ST 09

[352] Interview ST 11, Zeile 113 – 121

und TKL 09 wurden demnach bei derselben Person durchgeführt. Wenn kein tagesklinischer Zweiteingriff stattfand, wurde die Nummer ausgelassen. Als Beispiel: Beim Interviewpartner ST 03 fand kein Zweiteingriff statt, demnach findet sich auch kein Interview mit der Bezeichnung TKL 03. Sämtliche Interviewzeilen wurden durchnummeriert. Damit konnte ein lückenloser Quellennachweis sichergestellt werden.

Das Ergebnis waren 46 Interviews auf 442 Interviewseiten bzw. mehr als 18.800 nummerierte Zeilen.

6.3.8 Datenauswertung

Die Auswertung erfolgte im Sinne des „Theoretischen Kodierens“[353,354]. Als Auswertungsinstrument fand eine Microsoft© EXCEL©-Tabelle Verwendung, weil sie den besten Bearbeitungs- und Auswertungskomfort aufwies. Es wurden vertikal die Interviews aufgetragen und horizontal schrittweise die Kategorien entwickelt. Unter Anwendung der von Strauss[355] beschriebenen drei Schritte des Kodierens erfolgte zunächst eine offene Kodierung. In einem zweiten Schritt eine axiale und in einem dritten Schritt wurde eine selektive Kodierung durchgeführt. Das folgende Bild stellt die Systematik dar:

Abbildung 14: Kodierungssystematik

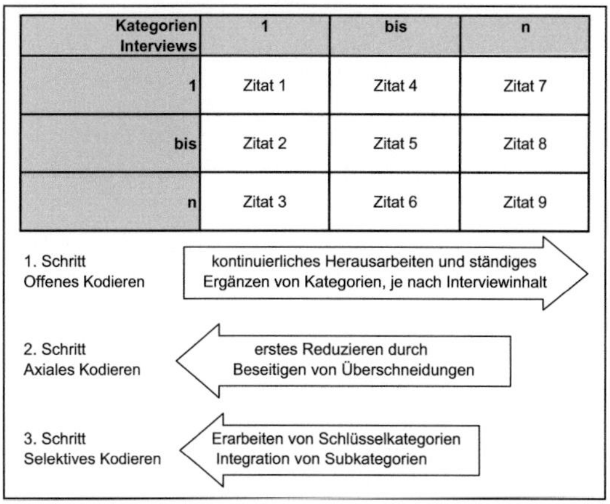

Nach der von Flick und Strauss beschriebenen Methodik in: Flick, Uwe: Qualitative Sozialforschung – Eine Einführung, 3. Auflage, Rowohlt Taschenbuch Verlag, Hamburg, 2005, S. 259 – 269 sowie Strauss, Anselm, L.: Grundlagen qualitativer Sozialforschung, 2. Auflage, Wilhelm Fink Verlag, München, 1998, S. 54 - 64

Damit entstand eine Datenbank mit 30 x 46, also annähernd 1400 Datensätze mit Zitaten. Die Anführung der Zitate erfolgte immer vollständig, um eine erste Kollektion von Eindrücken und Phänomenen zu erhalten. Diese

[353] Vgl. Flick, Uwe: Qualitative Sozialforschung – Eine Einführung, 3. Auflage, Rowohlt Taschenbuch Verlag, Hamburg, 2005, S. 258 - 259

[354] Vgl. Strauss, Anselm, L.: Grundlagen qualitativer Sozialforschung, 2. Auflage, Wilhelm Fink Verlag, München, 1998, S. 54 - 57

[355] Vgl. Strauss, Anselm, L.: Grundlagen qualitativer Sozialforschung, 2. Auflage, Wilhelm Fink Verlag, München, 1998, S. 57 - 64

sollte auch später für weitere Auswertungen zur Verfügung stehen. Vor allem im Verlauf des axialen Kodierschrittes wurde die Auswertungstabelle mit Querverweisen und Anmerkungen versehen, so dass sich letztlich ein durchaus buntes Bild an Eindrücken und Ergebnissen entwickelte. Diese Vorgehensweise ermöglichte ein ständiges Abgleichen, Ergänzen und Zusammenführen der erarbeiteten Kategorien. Konkret bedeutete dies, dass zwar mit einer Vorstrukturierung an die Auswertung herangegangen wurde, aber in der Folge bei der Auswertung eine laufende Überarbeitung erfolgte. Aufbauend auf diesem Kategorienkatalog, wurden die Aussagen nach und nach einer klaren Typologisierung zugeführt. Michalski stellt diesbezüglich folgende Forderung auf:

> *„Elemente innerhalb eines Typus sollten sich dabei möglichst ähnlich (interne Homogenität) und die Typen untereinander möglichst verschieden (externe Heterogenität) sein.*[356]

Zusätzlich zur Kodierung der Interviews erfolgte auch eine gesonderte Auswertung der Belastungseinschätzung. Dabei wurden neben der Berücksichtigung der zehnteiligen Belastungsskala ergänzend Zitate gesammelt und den untersuchten Belastungsbereichen zugeordnet. Dies waren bevorzugt jene Zitate, die Abweichungen bei der Bewertung begründeten. Der nachfolgende Tabellenausschnitt zeigt anhand der Interviews ST 01 und TKL 01die Systematik der Herangehensweise.
Die Ergebnisse der Belastungsauswertung bestehen daher zum einen in der statistischen Auswertung der numerischen Belastungseinschätzung durch die Befragten und zum anderen in einer Auswertung der zugeordneten Kommentare.

6.3.9 Datendarstellung

Aufgrund der Vorgehensweise wurden Ergebnisse unterschiedlichster Art generiert, wobei in der Regel quantitative Daten in Tabellenform oder mit Hilfe von Grafiken relativ simpel darzustellen waren. In der Darstellung von Ergebnissen im Rahmen qualitativer Untersuchungen bestehen aber besondere Herausforderungen, gilt es nämlich neben der textlichen Beschreibung, dem Leser auch andere Möglichkeiten der Ergebnisaufbereitung anzubieten. Mayring empfiehlt in diesem Zusammenhang, dass möglichst alle Darstellungsmittel ausgeschöpft werden: Pläne, Grundrisse, Fotos, Prozessdarstellungen, Tabellen, Zahlen, Daten und Fakten.[357]

---

[356] vgl. Michalski, Christian: Funktion und Bewertung des ambulanten Psychiaters durch schizophrene Patienten, in: Mayring, Philipp; Gläser-Zikuda, Michaela (Hrsg.): Die Praxis der Qualitativen Inhaltsanalyse, Beltz Verlag, Weinheim und Basel, 2005, S. 210

[357] Vgl. Mayring, Philipp: Einführung in die Qualitative Sozialforschung, Beltz Studium, 5. Auflage, Weinheim und Basel, 2002, S. 20 - 24 Mayring, Philipp: Einführung in die Qualitative Sozialforschung, Beltz Studium, 5. Auflage, Weinheim und Basel, 2002, S. 85 - 88

Tabelle 11: Bearbeitungstabelle für die Belastung [358]

Interview-Nr.	Mitteilung OP	Mitteilung Methode	Voruntersuchung
ST 01	3	5	3
ST 01 Kommentare			
TKL 01 OE	4	2	2
TKL 01 ME	4	2	2
TKL 01 Kommentare	...aber beim zweiten Mal, da,...das erste Mal sagt man, ja mein und beim zweiten Mal weiß man es schon und wie gesagt, von Zuhause weg, vom Kranenhaus nicht, aber von zu Hause weg. Ah, jetzt geht eben das von vorne an... Zeile 219 - 222	...positiv, positiv. Man hat das vor sich,...und man sagt: Diese paar Stunden. Am Abend ist man eh wieder zu Hause. Das hat man im Kopf. Und das ist eben das Positive... Zeile 238 - 240	

Dem Autor ist aber auch bewusst, dass die Ausschöpfung aller Mittel keinesfalls dazu angetan sein kann, das gesamte Füllhorn an Möglichkeiten über den Leser auszuschütten, sondern vielmehr ein ganzheitliches und wertvolles Gesamtbild zu zeichnen. In diesem Sinne wurde versucht, die Ergebnisse sowohl durch Zitate aus den Interviews als auch durch verschiedene Methoden der Visualisierung und zusammenfassende Textkonstruktionen verständlich zu machen.

358 Anmerkung: ST steht für Auswertung der stationären Behandlung. TKL steht für die Auswertungen der tagesklinischen Behandlung. OE steht für jenen Bewertungsschritt, bei dem die Befragten ohne Information über die beim stationären Aufenthalt abgegebene Bewertung ihre Einschätzung vornehmen mussten. ME steht für jenen Bewertungsschritt, bei dem die Befragten über ihre Bewertung bezüglich der stationären Behandlung informiert wurden. Dies deshalb, weil damit den Befragten eine Vergleichs- und Korrekturmöglichkeit eingeräumt wurde. Ergänzend dazu wurde eine Kommentarzeile eingefügt, die es ermöglichte Auffälligkeiten oder Abweichungen auch mit Äußerungen der Befragten zu hinterlegen.

7 Ergebnisse der Untersuchung

7.1 *Allgemeines*

Um einen guten Lesekomfort bezüglich der Auswertungen sicherzustellen, wurden die wichtigsten Ergebnisse im Langtext beschrieben. Als Quelle dienten die Matrizen im Rahmen des selektiven Kodiervorgangs. Wörtlich wurden Interviewausschnitte immer dann zitiert, wenn es die Repräsentanz im typischen Sinne[359] bzw. die Nachvollziehbarkeit[360] darzustellen galt. Dadurch konnte auch der Komplexität am ehesten entsprochen werden. Dem Verfasser war es darüber hinaus wichtig, dass die Befragten auch in der Ergebnisdarstellung ausreichend zu Wort kamen.[361]

Abschließend erfolgte für jeden Themenbereich eine Zusammenfassung. Um die wichtigsten Erkenntnisse nochmals herauszustreichen, wurden sogenannte „theoretische Interviews" verfasst. Dieser Ansatz folgt der von Flick beschriebenen Methode der Mimesis[362], indem zusammenfassende Textkonstruktionen erstellt wurden. Dabei handelt es sich um fiktive Interviews, in denen der Verfasser die typischen Aspekte nochmals in einem konstruierten Gesprächstext subsumierte.

7.2 *Generelle Ergebnisse*

7.2.1 Basisdaten

Es fanden in der Zeit von 16. Jänner 2006 bis 13. Juli 2006 46 qualitative Interviews bei 33 verschiedenen Personen statt. Davon wurden 27 Interviews mit Männern und 19 mit Frauen durchgeführt. Das Alter der Befragten bewegte sich zwischen 47 und 87 Jahren. (Mittelwert 73,95 bei einer Standardabweichung von 7,91). 45 der Interviewpartner waren bereits in Rente. Eine befragte Person befand sich zum Zeitpunkt der Untersuchung in einem aktiven Angestelltenverhältnis.

Direkt aus der *Stadt* Ried kam eine Person, 7 Personen kamen aus dem *Bezirk* Ried, 13 aus dem Bezirk Schärding und 9 aus dem Bezirk Braunau. Schließlich kamen 3 Befragte aus dem Bezirk Grieskirchen. Die nachfolgende Tabelle zeigt die Verteilung der Interviewpartner nach Wohngebiet, unterteilt in Städte und Bezirke:

---

[359] Vgl. Lamnek, Siegfried: Qualitative Sozialforschung, 4. vollständig überarbeitete Auflage, Beltz Verlag, Weinheim und Basel, 2005, S. 183 u. 187

[360] Vgl. Mayring, Philipp: Neuere Entwicklungen in der qualitativen Forschung und Qualitativen Inhaltsanalyse, in: Mayring, Philipp; Gläser-Zikuda, Michaela (Hrsg.): Die Praxis der Qualitativen Inhaltsanalyse, Beltz Verlag, Weinheim und Basel, 2005, S. 13

[361] Sämtliche Quellen beim Verfasser

[362] Vgl. Flick, Uwe: Qualitative Sozialforschung – Eine Einführung, 3. Auflage, Rowohlt Taschenbuch Verlag, Hamburg, 2005, S. 58 - 66

Tabelle 12: Verteilung der Befragten nach Wohngebiet

Wohngebiet				Anzahl Befragte Interviewreihe A	Anzahl Befragte Interviewreihe B	Anzahl Befragte Interviewreihe C
Ried	8	Stadt	1	0	0	1
		Bezirk	7	3	3	4
Schärding	13	Stadt	3	2	2	1
		Bezirk	10	7	5	3
Braunau	9	Stadt	4	1	1	3
		Bezirk	5	2	1	3
Grieskirchen	3	Stadt	0	0	0	0
		Bezirk	3	3	1	0
Summen	**33**		**33**	**18**	**13**	**15**
Interviews gesamt				**46**		

Die Distanz zwischen der Tagesklinik und dem Wohnort der Befragten betrug zwischen 1,5 und 55 Kilometern. (Mittelwert 29,85 Kilometer bei einer Standardabweichung von 12,28). In der folgenden Abbildung ist die geografische Verteilung der Interviews dargestellt.

Abbildung 15: Verteilung der Interviews — kartografisch

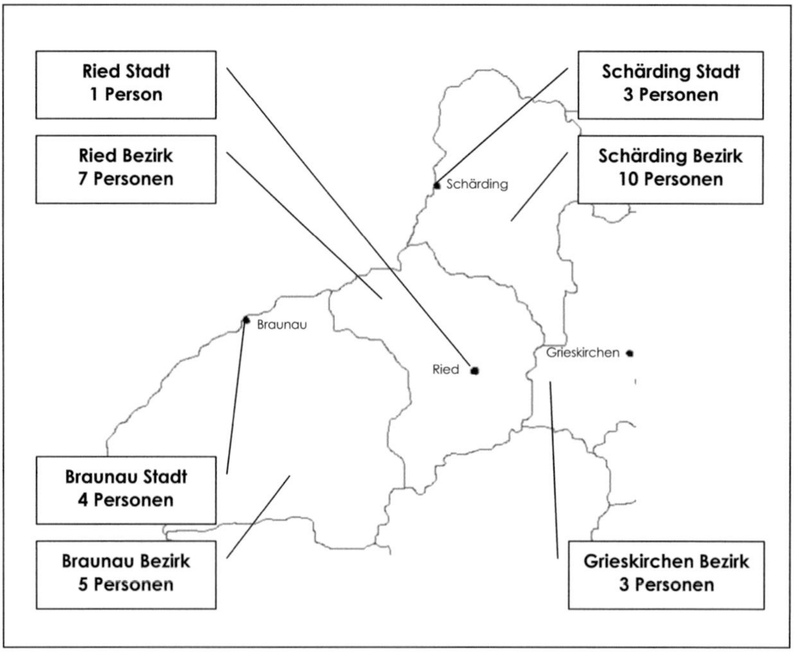

Bereits weiter oben wurde ausgeführt, dass auf Wunsch der Interviewpartner dritte Teilnehmende zugelassen waren. Wie im Laufe der Untersuchungsauswertung noch herausgearbeitet wird, trugen diese Personen auch wertvolle Inhalte bei, vor allem im Bezug auf die Bedeutung des sozialen Umfeldes der Befragten. Dazu wird später im Detail berichtet.

Das Setting betreffend, fanden 22 Interviews ohne Beisein Dritter statt. Bei 19 Interviews war eine weitere Person anwesend. Am häufigste handelte es sich dabei um die Ehepartner bzw. Lebensgefährten (12 Interviews). Darüber hinaus waren es die Kinder bzw. Schwiegerkinder (4 Interviews) sowie in einzelnen Fällen die Mutter, das Enkelkind bzw. die Freundin. Bei fünf Interviews waren sogar zwei bzw. drei Familienmitglieder anwesend. Die nachfolgende Tabelle zeigt einen Überblick der Gesprächskonstellationen:

Tabelle 13: Interview Setting

Anzahl Anwesende inklusive Interviewpartner	Setting	Anzahl Interviews	
1	Keine weiteren Gesprächspartner	22	22
2	Ehepartner bzw. Lebensgefährten	12	19
	Kinder bzw. Schwiegerkinder	4	
	Enkelkind (ca. 4 Jahre)	1	
	Mutter	1	
	Freundin	1	
3	Mutter und Nichte	1	4
	Gatte und Enkelkind (ca. 5 Jahre)	1	
	Gatte und Sohn	1	
	Bruder und Tochter	1	
4	Gattin, Tochter und Bruder	1	1
Anzahl Interviews		**46**	**46**

7.2.2 Auswertungsaspekte

Im Rahmen der Interviewauswertung mussten folgende Aspekte mit berücksichtigt werden:

Bei der Interviewreihe A (stationäre Behandlung Ersteingriff) ergaben sich folgende Abweichungen: Bei drei Befragten wurde aus medizinischen Gründen vorläufig nur ein Auge operiert.[363] Die Ergebnisse dieser Interviews fanden Berücksichtigung bei der qualitativen Auswertung des stationären Behandlungserlebnisses. Für den direkten Vergleich der stationären mit der tagesklinischen Behandlung wurden diese Interviewergebnisse aber aus der Bewertung genommen.

Für die Interviewreihe B (tagesklinische Behandlung nach vorangegangenem stationärem Aufenthalt) ergaben sich im Laufe der Untersuchung folgende Abweichungen: Eine Person lehnte ein zweites Interview ab.[364] Eine Person wurde beim Zweiteingriff stationär behandelt, weil die Betreuung zu

[363] Vgl. Interview ST 03, Interview ST 07 und Interview ST 17
[364] Vgl. Interview ST 08

Hause nicht sicher gestellt war.[365] Bei diesen Personen wurden keine zweiten Interviews durchgeführt.
Bei zwei Befragten stellte sich erste im Verlauf der Interviews heraus, dass die Behandlung doch stationär durchgeführt wurde, bei einer befragten Person aus medizinischen Gründen.[366] Eine weitere befragte Person wurde stationär behandelt, weil zu Hause die Versorgung nicht sichergestellt werden konnte.[367] Bei Teilaspekten der Untersuchung fanden die Ergebnisse in qualitativer Hinsicht Berücksichtigung. Für den direkten Vergleich der stationären mit der tagesklinischen Behandlung wurden diese Interviewergebnisse aber ebenfalls aus der Bewertung genommen.
Damit verblieben 11 Befragte bzw. 22 Interviews, bei denen ein direkter Vergleich der Behandlungsmethode (stationär versus tagesklinisch) bei identischem Personenkreis möglich war.

Bei der Interviewreihe C (tagesklinische Behandlung Ersteingriff) mussten bei der Untersuchung folgende Abweichungen festgestellt werden:
Bei einer interviewten Person stellte sich im Verlauf der Befragung heraus, dass beim ersten Auge bereits vor rund einem Jahr stationär eine "Staroperation" durchgeführt wurde.[368] Bei einem weiteren Interviewpartner stellte sich im Verlauf des Gespräches heraus, dass beim ersten Auge bereits vor rund einem Monat tagesklinisch eine "Staroperation" durchgeführt wurde.[369] Diese Ergebnisse wurden aus der Belastungsbewertung herausgenommen.
Damit verblieben 13 Befragte, bei denen eine tagesklinische Behandlung als Ersteingriff – im Sinne des Forschungsdesigns – durchgeführt wurde. Diese Befragten stellten die Kontrollgruppe zu den Interviewreihen A und B dar. Wo es brauchbar und angemessen erschien, flossen die Ergebnisse dann in die Auswertung ein, wenn sichergestellt war, dass sie nicht dem direkten Vergleich dienten, aber wertvolle Erkenntnisse im Rahmen der qualitativen Auswertung generiert werden konnten.
Bei zwei befragten Personen bzw. bei drei Interviews war eine Einschätzung der Belastung nicht möglich, da trotz mehrerer Versuche die Systematik nicht verstanden wurde.[370] Diese Interviewergebnisse fanden zwar ebenfalls bei der qualitativen Auswertung Berücksichtigung. Eine Bewertung der Belastung im quantitativen Sinne konnte mangels Datengrundlage aber nicht durchgeführt werden.

Bei sämtlichen nun folgenden Auswertungen ist jeweils dargestellt, wie sich die Gruppe der Befragten zusammensetzt. Die nachfolgende Tabelle zeigt einen Überblick:

---

365 Vgl. Interview ST 10
366 Vgl. Interview TKL 06
367 Vgl. Interview TKL 16
368 Vgl. Interview TKLE 05
369 Vgl. Interview TKLE 12
370 Vgl. Interview ST 18, Interview TKL 18 und Interview TKLE 11

Tabelle 14: Interviewauswertung – Zu berücksichtigende Aspekte

<table>
<tr><th>Zeile</th><th>Behandlungsform</th><th>Auswertung Interviews Plan</th><th>Auswertung Interviews Ist</th><th>Kommentar</th><th>Konsequenzen für die Untersuchung</th></tr>
<tr><td>A</td><td>Stationäre Behandlung Ersteingriff</td><td>18</td><td>18</td><td>Im Verlauf der Untersuchung konnten 18 Befragte rekrutiert werden, bei denen eine stationäre Behandlung durchgeführt wurde und bei denen auch voraussichtlich ein Zweiteingriff durchgeführt werden wird.</td><td rowspan="3">Somit verblieben 11 Befragte, bei denen ein direkter Vergleich der Behandlungsform in stationärer und tagesklinischer Form durchgeführt werden konnte.
13 Befragte stellten die Kontrollgruppe dar, bei denen eine tagesklinische Behandlung als Ersteingriff vorgenommen wurde.</td></tr>
<tr><td>B</td><td>Tagesklinische Behandlung nach vorangegangener stationärer Behandlung</td><td>13</td><td>11</td><td>Bei zwei Befragten stellte sich im Verlauf der Interviews heraus, dass die Behandlung doch stationär durchgeführt wurde.
Siehe Zeile D</td></tr>
<tr><td>C</td><td>Tagesklinische Behandlung Ersteingriff</td><td>15</td><td>13</td><td>Bei zwei Befragten stellte sich im Verlauf der Interviews heraus, dass es sich nicht um einen Ersteingriff handelte, sondern dass ein Auge bereits früher operiert wurde.
Siehe Zeile E und F</td></tr>
<tr><td>D</td><td>Stationäre Behandlung nach vorangegangener stationärer Behandlung</td><td>0</td><td>2</td><td>Bei zwei Befragten stellte sich im Verlauf der Interviews heraus, dass die Behandlung doch stationär durchgeführt wurde. Bei einer Befragten aus medizinischen Gründen.
(TKL 06)
Eine weitere befragte Person wurde stationär behandelt, weil zu Hause die Versorgung nicht sichergestellt war.
(TKL 16)</td><td rowspan="3">Dies fand bei der Bewertung der Belastung in der Form Berücksichtigung, dass diese Interviews aus dem Ranking genommen wurden. Darüber hinaus wurde bei der qualitativen Auswertung ebenfalls darauf Rücksichtig genommen. Sofern angenommen werden konnte, dass die genannten Umstände keine Relevanz für das Untersuchungsergebnis hatten, flossen die Interviewinhalte wie geplant in die qualitative Auswertung ein.</td></tr>
<tr><td>E</td><td>Tagesklinische Behandlung nach vorangegangener stationärer Behandlung ohne vorhergehendes Interview nach stationärer Behandlung</td><td>0</td><td>1</td><td>Bei einem Befragten stellte sich im Verlauf des Interviews heraus, dass beim ersten Auge bereits vor rund einem Jahr stationär eine "Staroperation" durchgeführt wurde.
(TKLE 05)</td></tr>
<tr><td>F</td><td>Tagesklinische Behandlung nach vorangegangener tagesklinischer Behandlung</td><td>0</td><td>1</td><td>Bei einem Befragten stellte sich im Verlauf des Interviews heraus, dass beim ersten Auge bereits vor rund einem Monat tagesklinisch eine "Staroperation" durchgeführt wurde.
(TKLE 12)</td></tr>
<tr><td></td><td>Gesamtanzahl der Interviews</td><td>46</td><td>46</td><td></td><td></td></tr>
</table>

7.2.3 Motive und Auslöser für die OP-Entscheidung

7.2.3.1 *Allgemeines*

Die Datengrundlage stellten sämtliche 46 Interviews dar. Als Auslöser für die OP-Entscheidung lassen sich grundsätzlich zwei Motive unterscheiden. Zum ersten der „Leidensdruck" der Betroffenen selbst und zum zweiten eine objektive Operationsindikation durch Dritte, wobei ersteres dominierte.

7.2.3.2 *Leidensdruck als Auslöser für die OP-Entscheidung*

Was den Leidensdruck betraf, wurde bevorzugt die Verschlechterung der Sehleistung genannt, wobei die Befragten dies anhand verschiedenster Beispiele festmachten. Eine häufige Beschreibung waren Sensationen wie Schatten, Punkte oder ein graues Bild. Davon leiteten die Betroffenen hauptsächlich ab, eine neue Brille zu benötigen. Das führte in der Regel zum Aufsuchen eines Arztes oder eines Optikers. Dazu ein typisches Beispiel:

> *„Befragte: Der Augenarzt, ja, der hat mir vor einem Jahr oder bestimmt, gute zwei Jahre, gesagt, sie haben den beginnenden ‚Grauen Star'. Aber man braucht noch nicht operieren. Und das letzte Mal, eh vor, im Jänner oder Februar. Ja, habe ich zu ihm gesagt, na ich weiß nicht, beim Fernsehen, darf ich mich schon näher davor setzen, damit ich die Schrift sehe. Da sagte ich, ich habe geglaubt, ich brauch stärkere Gläser (Anm. Brille). Er sagte:*

Das kommt nicht von den Gläsern, sondern von dem ‚Grauen Star'."[371]

Auch der Aspekt der Lebensqualität hin zum Lebensabend wurde als Begründung für die Operationsentscheidung genannt.[372] In einem Fall wurde die Angst vor einer Erblindung genannt, die letztendlich den Ausschlag für die Operationsentscheidung gab. Die nachfolgenden Interviewausschnitte machen dies deutlich:

> *„Befragte: Aber ich habe mir dann gedacht, es wird vielleicht nicht ausbleiben. Weil bevor man blind wird, geht man ja dann doch."* [373]

Dieselbe Befragte weiter unten:

> *„Befragte: Ja und soweit möchte ich es dann doch nicht kommen lassen, dass ich blind werde. Freilich, wenn man schon alt ist, weiß man eh nicht, wie lange es geht. Aber blind möchte man auch nicht sein."* [374]

Als besonders bedeutend beschrieben mehrere Befragte jene Verschlechterungen in der Sehleistung, die eine Einschränkung bei der Mobilität, beispielsweise beim Radfahren oder bei der Benutzung des eigenen PKWs zur Folge hatten. Dies war ein Aspekt, der im Verlauf einzelner Interviews auch wiederholt zur Sprache kam. [375, 376, 377, 378, 379] Nachfolgend ein Interviewbeispiel:

> *„Befragte: Ich habe ein Führerscheinattest und da habe ich Brillen eingetragen und da muss ich alle fünf Jahre, und das ist mir wichtig. Und da hat (Anm. nennt einweisende Ärztin) gesagt, da muss ich etwas tun, denn sonst sind sie (Anm. meint die Behörden) lästig."* [380]

Dieselbe Befragte weiter unten:

> *„Befragte: Ja, momentan habe ich schon blöd geschaut. Das muss ich echt sagen. Momentan. Aber ich habe mir gedacht, ich muss. Weil ich brauche ja meinen Führerschein. Der ist mir ja heilig. Das ist für mich lebensnotwendig. Was glauben Sie, wenn ich nicht mehr zur Tochter fahren könnte. Das wäre unmöglich. Aber naja, momentan habe ich ein bisschen geschluckt, habe mir gedacht: Nein, das muss sein. Und das war es. (kurze Pause)"* [381]

7.2.3.3 Indikationsstellung durch Dritte als Auslöser für die OP-Entscheidung

Bei der Feststellung einer Operationsindikation durch Dritte war dies zum einen ein Optiker, der die betroffene Person darauf aufmerksam machte, dass eine Korrektur durch eine Brille nicht mehr möglich war. Genau ge-

---

[371] Interview ST 16, Zeile 191 – 197
[372] Vgl. Interview ST 08, Zeile 143 – 45
[373] Interview ST 10, Zeile 255 – 257
[374] Interview ST 10, Zeile 485 – 488
[375] Vgl. Interview TKLE 12, Zeile 83 – 89
[376] Vgl. Interview TKLE 12, Zeile 188 – 189
[377] Vgl. Interview TKLE 07, Zeile 252 – 253
[378] Vgl. Interview TKLE 14, Zeile 86 – 90
[379] Vgl. Interview TKLE 14, Zeile 268 – 275
[380] Interview TKL 12, Zeile 9 – 13
[381] Interview TKL 12, Zeile 202 – 207

nommen eine Brille nicht mehr verschrieben werden durfte, da es sich um einen „grauen Star" handelte. Zum anderen wurde eine objektive Sehverschlechterung bei Routineuntersuchungen bzw. im Rahmen anderer Krankheitsereignisse festgestellt.[382, 383, 384]

7.2.3.4 *Zusammenfassung*

Zusammenfassend kann festgehalten werden, dass das Hauptmotiv zur Operationsentscheidung die subjektive Feststellung der Sehverschlechterung war. Verbunden mit Einschränkungen im täglichen Leben, sei es beim Lesen, Fernsehen oder bei der Mobilität. Wenngleich dies in einzelnen Fällen mit Aspekten der Lebensqualität oder mit der Sorge zu erblinden einherging, stellte den zentralen Auslöser fast immer der Leidensdruck bezüglich der Veränderung beim Sehen dar. Eine Indikationsstellung durch Dritte erfolgte in der Regel erst im Rahmen routinemäßiger Untersuchungen.

Theoretisches Interview:
„Den eigentlichen Auslöser dafür, mich operieren zu lassen, stellte die Sehverschlechterung dar. Erkannt habe ich das durch verschiedene Beeinträchtigungen. Der Erhalt der Selbständigkeit, beispielsweise durch die Verlängerung des Führerscheins oder die Wiedererlangung der Verkehrstüchtigkeit, waren mir dabei ganz besonders wichtig. Wäre die Verschlechterung des Sehens nicht bei einer Routineuntersuchung aufgefallen, hätte ich wegen der Beeinträchtigungen selber den Augenarzt bzw. den Optiker aufgesucht."

7.2.4 Erfahrung und Vorinformation

Als Datenbasis wurden zunächst alle 46 Interviews herangezogen. Dabei war sicherzustellen, dass im Sinne einer nicht gewollten Beeinflussung keine direkten Vorerfahrungen im Rahmen einer Kataraktoperation beschrieben wurden. Das heißt, dass die Ergebnisse der Interviewreihe A (stationäre Behandlung Ersteingriff) uneingeschränkt in die Auswertung einflossen. Die Ergebnisse der Interviewreihe B (tagesklinische Behandlung nach vorangegangener stationärer Behandlung) und Interviewreihe C (tagesklinische Behandlung Ersteingriff) fanden soweit Berücksichtigung, wie erkennbar war, dass sich die Aussagen nicht auf einen Aufenthalt im Rahmen einer vorher durchgeführten Kataraktoperation bezogen, sondern andere Erfahrungen beschrieben. Es stellte sich bei der Interviewreihe B unter anderem heraus, dass die Befragten immer wieder von Vorerfahrungen berichteten, zu denen sie sich beim Erstgespräch zunächst nicht äußerten. Dies mag zum einen im Erinnerungsvermögen begründet sein. Zum anderen könnte aber auch ein wachsendes Vertrauen zum Interviewer dafür ausschlaggebend gewesen sein. Letztlich fanden 31 Interviews bei der Auswertung Berücksichtigung.

---

382 Vgl. Interview TKLE 10, Zeile 214 – 220
383 Vgl. Interview TKLE 10, Zeile 233 – 240
384 Vgl. Interview TKLE 15, Zeile 299 – 307

Es konnten im Laufe der Untersuchung drei Hauptquellen im Rahmen der Vorinformation identifiziert werden. Dies waren eigene Erfahrungen mit Krankenhausaufenthalten oder Facharztbesuchen, Berichte aus dem Bekannten- und Verwandtenkreis sowie Medienberichte.

7.2.4.1 *Eigene Erfahrungen*

Generell dominierten Berichte zu eigenen Erfahrungen. Im Zusammenhang mit diesen eigenen Erfahrungen wurde seitens der Interviewpartner mit verschiedenen Gesundheitsanbietern verglichen, mit niedergelassenen Fachärzten wie mit Krankenanstalten. Dabei kamen generelle Anbietervergleiche genauso zur Sprache, wie Beschreibungen im Bezug auf die Entwicklung des Krankenhauses, in dem aktuell die Behandlung durchgeführt wurde. Die Ereignisse, die zum Vergleich herangezogen wurden, waren unterschiedlichster Natur: beginnend bei chronischen Erkrankungen wie Asthma, Diabetes oder Hepatitis, über Unfallereignisse bis hin zu Herzschrittmacherimplantationen und Krebserkrankungen. Berichtet wurde über positive Erfahrungen gleichermaßen wie über negative. Im Fokus der Erzählungen standen die Art der Narkose, der Informationsfluss bzw. das Vertrauen zum Behandler sowie die Art der Behandlung.
Die gemachten Erfahrungen führten zu unterschiedlichsten Konsequenzen: zum einen dazu, dass Einfluss auf Entscheidungen genommen wurde, beispielsweise bei der Narkose.[385, 386]

Konsequenzen wurden auch dann getroffen, wenn von den Betroffenen die Art der Behandlung als inadäquat beurteilt wurde, nicht zuletzt auch deshalb, weil dies für die Befragten vereinzelt finanzielle Folgen hatte. So wurde von einem Interviewten der zweimalige Wechsel des niederge-lassenen Augenarztes beschrieben und auch begründet:

> *„Befragter: Ich habe ja mit den Augenärzten eine schlechte Erfahrung, mit den Augenärzten.*
> *Interviewer: Ja wirklich?*
> *Befragter: Ja. Beim (Anm. nenn Namen eines niedergelassenen Facharztes) und mit dem (Anm. Name eines weiteren niedergelassenen Facharztes). Da mag ich nicht mehr hin.*
> *Interviewer: Und warum?*
> *Befragter: Jeder hat mir Brillen verschrieben, schweineteuer, aber keiner hat mir gesagt, dass ich einen ‚grauen Star' habe. Entweder haben sie es nicht gekannt, sie sind, (Anm. Greift sich mit der Hand auf die Stirn). Die Namen der Ärzte dürfen Sie nicht hinschreiben.“* [387]

Derselbe Befragte weiter unten:

> *„Befragter: Ich war nicht zufrieden mit den beiden. Mit dem einen nicht und mit dem anderen auch nicht. Wenn mir die gesagt hätten vor vier, fünf oder sechs Jahren, dass ich einen ‚grauen Star' habe, denn bei dem (Anm. zeigt auf sein Auge) war es eh schon höchste*

---

[385] Vgl. Interview ST 02, Zeile 14 - 18
[386] Vgl. Interview ST 05, Zeile 187 - 190
[387] Interview TKL 05, Zeile 329 - 339

> *Eisenbahn, und das andere hatte sechzig Prozent, dann wäre ich eben gleich gegangen. Oder zumindest mit einem, bis das zweite Auge auch wieder fällig geworden wäre. Aber keiner hat mir das gesagt. Der eine hat mir nichts gebracht und der andere hat mir auch nichts gebracht."* [388]

Ein wesentlicher Aspekt im Rahmen von Vorerfahrungen betraf den Informationsfluss bzw. die Ehrlichkeit und das damit verbundene Vertrauen zum Anbieter. Dazu folgendes Beispiel:

> *„Befragter: Weil, ich habe es anders auch schon erlebt. Ich habe einmal den Arzt gewechselt. Da habe ich es bis zum Schluss nicht gewusst, wie weit es steht bei mir. Dann habe ich gewechselt.*
> *Interviewer: Den Hausarzt?*
> *Befragter: Nein, einen Augenarzt. Ich bin ja Diabetiker, ja durch das habe, bin ich schon eigentlich immer alle vier Monate zur Kontrolle, Untersuchung. Und das ist eigentlich nie abgekommen. Durch das habe ich dann eigentlich gewechselt. Und eigentlich jetzt, war ich wieder positiv überrascht. Die waren einfach ehrlich."* [389]

Es wurden von Befragten aber auch kritische Vergleiche im Rahmen der Entwicklung des aktuellen Leistungserbringers angestellt, wie das folgende Zitat zeigt:

> *„Befragte: Eigentlich meine ich, hat sich das wirklich die letzten Jahre sehr verbessert da in Ried. Weil ich war schon einmal dort, auch wegen der Augen, das ist schon wieder einige Zeit her, da war ich eigentlich negativ eingestellt weil, da hat man überhaupt nichts erfahren, wie und was und hin und her und immer im letzten Moment hat man etwas erfahren und das ist auch nicht gut."* [390]

Verglichen wurde seitens der Befragten auch mit der bisherigen Schwere von Erkrankungen. Dabei kam eindeutig zum Tragen, dass eine Kataraktoperation als vergleichsweise geringfügiger Eingriff gesehen wurde.[391, 392]

7.2.4.2 Berichte aus dem Verwandten- und Bekanntenkreis

Bezüglich dieser Informationsquelle wurde bevorzugt auf Hinweise aus dem Bekanntenkreis bzw. aus dem Wohngebiet verwiesen. Punktuell wurden auch Angehörige bzw. Verwandte als Quellen genannt. Der Inhalt der Information bezog sich auf die Angst vor der Operation, auf die Art der Behandlung und letztlich auf den Zustand nach dem Eingriff. Dabei dominierte der beruhigende Aspekt. Die Tatsache, dass Dritte aufgrund ihrer eigenen Erfahrungen darüber berichteten, dass man keine Angst zu ha-

[388] Interview TKL 05, Zeile 361 – 368
[389] Interview ST 03, Zeile 85 - 93
[390] Interview ST 02, Zeile 25 - 30
[391] Vgl. Interview ST 11, Zeile 227 - 228
[392] Vgl. Interview TKLE 07, Zeile 44 - 48

ben brauche, nahm dabei den meisten Platz ein. Die folgenden Beispiele zeigen solche Beschreibungen:

> *„Befragte: Und da haben mir eh schon alle gesagt, brauchst keine Angst haben. Das haben sie mir vorher in meinem Heimatort schon gesagt, die das schon miterlebt haben. ‚Du brauchst dich nicht fürchten.'"* [393]

Dieselbe Befragte weiter unten:

> *„Befragte: Aber, eben durch dass, weil es mir soviel schon gesagt haben, dass man keine Angst haben braucht, von den Patienten, die das schon miterlebt haben. In (Anm. nennt Heimatort) sind mehrere und wie man halt so ins Gespräch kommt."* [394]

Dazu eine weitere Befragte:

> *„Befragte: Meine Freundin hat mir natürlich vorher schon, da ich sie gefragt habe, wie sie nach Hause gekommen ist, sagte ich: ‚Wie ist es dir ergangen?' ‚Gut', hat sie gesagt. ‚Problemlos'. Und da habe ich sie eben auch ein bisschen ausgefragt. ‚Ja', hat sie gesagt, ‚da brauchst du überhaupt keine Angst haben', hat sie gesagt. Also, es ist alles gut verlaufen."* [395]

Noch eine Befragte zum Thema „Informationsquelle":

> *„Befragte: Man hat schon von ein paar Anderen gehört, dass es gut geht und dass sie gut sehen. Naja, warum soll es ausgerechnet bei mir nicht funktionieren? Es hat funktioniert."* [396]

In einigen wenigen Fällen war auch die Art der Behandlung Inhalt der Vorinformation, wobei festzuhalten ist, dass in einem Fall die Beschreibungen nicht der tatsächlich durchgeführten Operationsmethode entsprachen, was die befragte Person im Interview auch bestätigte. In einem weiteren Fall bestanden seitens der Tochter Bedenken bezüglich der Modernität der Operationsmethode bzw. bezüglich möglicher Folgen. Dazu zwei Interviewausschnitte:

> *„Befragter: Zuerst haben sie (Anm. meint Freunde und Bekannte) gesagt: ‚Ja da ist ein bisschen Haut, da fahren sie mit dem Laser ein bisschen herum', hat mir das zuerst jemand im Wirtshaus erzählt, beim ‚grauen Star', derweil hat das aber überhaupt nicht gestimmt, was die da so gesagt haben. Danach hat man (Anm. meint den behandelnden Arzt) mir das aber genau erklärt, dann habe ich genau gewusst, um was es geht."* [397]

[393] Interview ST 06, Zeile 30 - 33
[394] Interview ST 06, Zeile 87 - 90
[395] Interview TKLE 15, Zeile 547 - 551
[396] Interview TKLE 14, Zeile 278 - 280
[397] Interview ST 04, Zeile 69 - 74

Eine weitere befragte Person:

> *„Befragte: Meine Tochter hat mich angerufen, am Tag vorher, denn die ist in der Universitätsklinik in (Anm. nennt Standort der Klinik), nicht in diesem Fach, aber, sie sagte, sie hat gesagt: ‚Mutti, ich weiß nicht, ob sie das in Ried machen, du darfst dir auf keinen Fall etwas machen lassen, wo du dann eine dicke Brille brauchst. Also sie müssen dir eine Linse einsetzen.'"* [398]

Dieselbe Befragte weiter unten:

> *„Befragte: Besorgt war ich, muss ich ehrlich sagen, denn das Schreiben, das mir meine Tochter geschickt hat, das ist, da steht, da waren so viele Verbote darauf, dass ich mich schon geschreckt habe."* [399]

Von einem anderen Befragten wurde auch darüber berichtet, wie es einem Angehörigen postoperative ergangen ist. Das nachfolgende Beispiel zeigt den entsprechenden Interviewausschnitt:

> *„Befragter: Weil mein Bruder, der hat es auch gehabt. Der ist eh vor vierzehn Tagen, meine ich, ist er oben (Anm. meint das Krankenhaus) gewesen."* [400]

Derselbe Befragte bzw. seine Gattin weiter unten:

> *„Befragter: Dem ist es nicht so gut gegangen. Den hat ich weiß nicht, hat er eine Narkose, eine Narkose hat er nicht, die verträgt er nicht recht.*
> *Gattin: Aber er ist so, so verloren ist er gewesen.*
> *Befragter: Ja.*
> *Gattin: Und so vergesslich und so verloren war der nach der Operation."* [401]

7.2.4.3 *Medienberichte*

In einem einzigen Fall wurde auf einen Fernsehbericht Bezug genommen. Wobei hier die Operationsmethode selbst Inhalt der Information war. Die befragte Person war auch in der Lage, in wenigen Worten die Grundsätze der Operationstechnik richtig wiederzugeben.[402]

7.2.4.4 *Zusammenfassung*

Zusammenfassend kann festgehalten werden, dass seitens der Befragten zu einem großen Teil Vorerfahrungen bestanden. Diese stellten auch die wichtigsten Quellen im Bezug auf Informationen dar. Die Erfahrungen wurden hauptsächlich dazu herangezogen, bestimmte Entscheidungen mit zu beeinflussen, beispielsweise die Wahl der Narkose. Im persönlichen Vergleich wurde auch attestiert, dass eine Kataraktoperation als verhältnismäßig geringfügiger Eingriff gesehen wird.

---

[398] Interview TKLE 01, Zeile 18 - 22
[399] Interview TKLE 01, Zeile 95 - 97
[400] Interview ST 14, Zeile 253 - 255
[401] Interview ST 14, Zeile 261 - 265
[402] Vgl. Interview ST 02, Zeile 222 - 224

Andere Quellen betreffend, erfolgte die Einholung der Information mit einer Ausnahme ausschließlich über Mundpropaganda. Inhaltlich war es vor allem die generelle Angst vor der Operation, die den Informationsschwerpunkt bildete. Zu einem sehr geringen Teil wurde die Operationsmethode selbst thematisiert, wobei die Beschreibungen nicht immer mit der Realität übereinstimmten.

Davon ist abzuleiten, dass die persönlichen Erfahrungen, seien es eigene oder solche Dritter, die zentrale Informationsquelle darstellten. Bei Drittquellen dominierte die Laieninformation aus dem Bekannten- und Verwandtenkreis. Dies ist eine Tatsache, die auch einen wichtigen Hinweis für den Behandler gibt. Nachdem Emotionen wie Angst, Wohlbefinden und Vertrauen im Mittelpunkt des Informationsaustausches standen und die Behandlungsmethode deutlich in den Hintergrund rückte, kann davon ausgegangen werden, dass die Begegnungsqualität und das persönliche Erlebnis von besonderer Bedeutung sind.

Lediglich in einem Fall wurde auf einen Fernsehbericht verwiesen. Keine Rolle spielten moderne Informationsquellen, wie beispielsweise das Internet. Dies lässt vermuten, dass bei der Wahl der Informationsquelle auch das hohe Durchschnittsalter der Befragten von Bedeutung war.

Theoretisches Interview:

„Auf Grund meines Alters habe ich natürlich schon eigenen Erfahrungen mit dem Krankenhaus gemacht. Darüber hinaus habe ich mir im Gespräch mit Bekannten und Verwandten Informationen geholt. Nachdem man nicht weiß, was auf einen zukommt, hat man natürlich Angst. Wichtig war mir viel weniger die Behandlungsmethode selber, denn viel mehr der generelle Ablauf und die allgemeinen Eindrücke, die mir berichtet wurden."

7.3 *Stationäre Versorgungsform als Ausgangsmodell*

7.3.1 Allgemeines

Wie bereits beschrieben, wurden die Patienten der Augenabteilung am Krankenhaus Ried vor Beginn des Projektvorhabens generell vollstationär behandelt. Dies hatte in der Regel einen dreitägigen Krankenhausaufenthalt zur Folge. Bereits das Vorprojekt[403] förderte zu Tage, dass aus medizinischer Sicht ein großer Leistungsanteil bereits bisher tagesklinisch behandelbar gewesen wäre. Gesamt gesehen, wurde der potenzielle Anteil auf knapp 90 % geschätzt, im Bereich der operativen tagesklinischen Behandlung auf 50 %. Die nachfolgende Tabelle zeigt die Einschätzung durch die Vorprojektgruppe.

Tabelle 15: Einschätzung des tagesklinische Potenzials im Vorprojekt

	Operativ	**Konservativ**	**Gesamt**
Tagesklinische Versorgung	50 %	38 %	**88 %**
Stationäre Versorgung	10 %	2 %	**12 %**
Gesamt	**60 %**	**40 %**	**100 %**

Zulehner, Christoph: Entwicklung eines Konzeptes für die Errichtung einer ophthalmologischen Tagesklinik am Krankenhaus der Barmherzigen Schwestern Ried BetriebsgesmbH, Projektbericht, 2005, S. 22

In Deutschland existierten zum Zeitpunkt der Konzepterarbeitung bereits Einrichtungen, welche rein ophthalmologisch **keine** Kontraindikation für eine tagesklinische Versorgung sahen. Kontraindikationen werden dort lediglich in anderen, medizinischen (Kardiologie) und in sozialen Gründen gesehen.[404] Dies ist umso mehr verwunderlich, als zum Zeitpunkt des Projektstarts auf der untersuchten Abteilung definitiv keine tagesklinische Leistungserbringung erfolgte.

Darüber hinaus waren bereits zum damaligen Zeitpunkt deutliche Trends hin zur Spezialisierung auch innerhalb medizinischer Fachrichtungen erkennbar, wie das Beispiel eines Klinikzentrums in Bremen zeigte, das sich auf Netzhaut-Glaskörperchirurgie spezialisiert hat.[405]

Für die Analyse des stationären Aufenthaltes wurden sämtliche 18 Interviews der Interviewreihe A (Stationäre Behandlung bei Ersteingriff) herangezogen. Der Fokus lag zunächst bei den stationsrelevanten Aspekten. Analyseergebnisse, die sich auf generelle Phänomene, wie beispielsweise die Kommunikation oder die Begegnungsqualität beziehen, werden erst am Schluss dieses Kapitels dargestellt.

---

[403] Vgl. Zulehner, Christoph: Entwicklung eines Konzeptes für die Errichtung einer ophthalmologischen Tagesklinik am Krankenhaus der Barmherzigen Schwestern Ried, Projektbericht, 2005

[404] Vgl. Prof. Dr. Küchle aus Erlangen bei der Tagung der Österreichischen ophthalmologischen Gesellschaft im Mai 2005 in Bad Ischl

[405] Vgl. Lehn von, Brigitta: Augenheilkunde – Mit Weitblick zum Durchblick; in: KMA 06/2004 044 (86)

7.3.2 Prozess

Die Ablauforganisation bei der vollstationären Leistungserbringung gestaltete sich in der Form, dass die Patienten nach Einweisung durch einen Augenfacharzt im Krankenhaus einen Termin erhielten und dann drei Tage stationär aufgenommen wurden. Im Hinblick auf die geplante Veränderung der Ablauforganisation im Rahmen des tagesklinischen Betriebes soll an dieser Stelle auch auf den Transport der Patienten zum und vom Krankenhaus eingegangen werden. Generell kann festgehalten werden, dass die Betroffenen bezüglich dieser Transporte fast ausnahmslos auf Angehörige und Partner zurückgriffen. In einem einzigen Fall fand der An- und Nachhausetransport mit dem Rettungswagen des Roten-Kreuzes statt. Wie sich im Interview herausstellte, spendet der Befragte bereits seit Jahren für das Rote Kreuz und nahm demnach auch dessen Dienste in Anspruch.[406]
Bei allen anderen Befragten wurde der Transport durch das unmittelbare soziale Netzwerk bewältigt. Am häufigsten standen die Kinder- bzw. Schwiegerkinder zur Verfügung, gefolgt vom Partner und den Enkelkindern. Bemerkenswert ist in diesem Zusammenhang, dass Alternativen kaum angedacht wurden. Die Hilfestellung im vertrauten Kreis wurde als selbstverständlich gesehen. Dazu einige Ausschnitte:

> *„Befragter: Mit dem PKW sind wir gefahren. Meine Frau hat mich hingefahren und wieder abgeholt. Das war fast kein Thema. Am Donnerstag bin ich hinauf und am Samstag hat sie mich wieder geholt."* [407]

Ein weiterer Befragter:

> *„Befragter: Durch meine Freundin. Meine Freundin hat mich hingefahren und hat mich wieder geholt. Die ist zwar nicht in (Anm. nennt Wohnort). Sie ist in (Anm. nennt anderen Ort) draußen, aber das macht nichts, wir haben ja selber ein so genanntes ‚schlampiges Verhältnis' wie man sagt. (lacht) (Anm. meint, dass er in einer ehelosen Beziehung lebt) Ja, wir sind schon seit Jahren zusammen und jeder hat seinen Freiraum. Jeder braucht noch ein wenig Freiraum und das teilen wir uns so ein, dass wir übereinkommen. Sie ist für mich da und ich bin für sie da. Sie fährt gerne Auto und ich habe gleich von Haus aus gesagt, sie fährt mich. Ich hätte zwar einen Sohn auch, der mich, aber wenn sie es gerne tut, nicht wahr?"* [408]

Noch ein Interviewausschnitt zum Thema „Transport":

> *„Befragte: Ja, meine Tochter. Meine Tochter hat mich hingefahren, meine Tochter hat mich wieder abgeholt. Wenn ich jemanden brauche, mein Schwiegersohn wäre auch hier gewesen."* [409]

---

[406] Vgl. Interview ST 07, Zeile 61 - 64
[407] Interview ST 03, Zeile 60 - 62
[408] Interview ST 05, Zeile 50 - 59
[409] Interview ST 09, Zeile 54 - 56

Dieselbe Befragte weiter unten:

> *„Befragte: Das war überhaupt kein Problem. Wenn ich heute hinauf muss, fährt sie mich auch wieder hin. Überhaupt kein Problem."* [410]

Transportalternativen wie öffentliche Verkehrsmittel oder Taxis wurden kaum in Erwägung gezogen und schon gar nicht verwendet. Dazu folgende Interviewauszüge:

> *„Befragter: Das kann ich Ihnen ganz genau sagen, der Sohn hat mich hingefahren und wieder abgeholt."* [411]

Derselbe Befragte weiter unten:

> *„Befragter: Na ja, da könnte man ja ein Taxi oder so was auch nehmen, ich weiß nicht wie das wäre. Aber der Sohn war zufällig zu Hause gewesen und der hat mich hingefahren. Ansonsten wer würde es noch machen? Ja, mit der Verwandtschaft habe ich auch schon gesprochen, mit der Nichte, sonst hätte sie mich hingefahren, wenn der Sohn im Dienst gewesen wäre."* [412]

Eine weitere Befragte bzw. deren Sohn im Interview:

> *„Interviewer: Haben Sie daran gedacht, mit der Rettung zu fahren? Haben Sie das überlegt?*
> *Befragte: Nein überhaupt nicht. Wir haben von vorn herein gesagt, er (Anm. der Sohn) fährt mich eh hin. Da hat es nichts abgegeben. Aber ich habe eben das irgendwann einmal gehört, dass wenn es kein Notfall ist, muss man es sich selber zahlen."* [413]

Der Sohn der Befragten weiter unten:

> *„Sohn: Für uns wird das niemals ein Thema werden.*
> *Interviewer: Was heißt das?*
> *Sohn: Das heißt, dass wir für uns den Transport selber organisieren werden. Wie auch immer das gestaltet wird."* [414]

Letzteres Beispiel lässt vermuten, dass hier zum einen der Aspekt der Unabhängigkeit mit eine Rolle spielt. Zum anderen könnte der Sohn damit auch seiner Mutter signalisieren wollen, dass sie sich um den Transport keine Sorgen zu machen brauche und dass ihr im Anlassfall die Unterstützung durch die Familie sicher ist.

Die stationäre Prozessabwicklung zeichnete sich vor allem dadurch aus, dass sämtliche Voruntersuchungen sowie die eigentliche Therapie (Operation) und auch eine erste Nachuntersuchung, im Rahmen des stationären Aufenthaltes vorgenommen wurden. Dabei erfolgte die administrative Aufnahme über die Augenambulanz. Nach Durchführung einer fachärztlichen Untersuchung folgte für die Patienten auf der Augenabteilung die pflegerische Aufnahme. Der operative Eingriff selbst schloss sich in der Re-

---

[410] Interview ST 09, Zeile 64 - 65
[411] Interview ST 04, Zeile 39 - 40
[412] Interview ST 04, Zeile 42 - 46
[413] Interview ST 17, Zeile 94 - 107
[414] Interview ST 17, Zeile 118 - 121

gel am zweiten Verweiltag an. Die Verbandabnahme sowie die postoperative Untersuchung wurden genauso wie die administrative und pflegerische Entlassung am dritten Aufenthaltstag durchgeführt. Eine ausführliche Prozessdarstellung nach Binner[415] ist dem Anhang 24 zu entnehmen.

Die stationäre Aufnahme führte nicht selten dazu, dass den aufzunehmenden Patienten bei deren Eintreffen noch kein Bett zugewiesen werden konnte, weil die Entlassung anderer Patienten noch nicht abgeschlossen war und deshalb die Betten noch belegt waren.[416] Dies ist eine Tatsache, die auch die Befragten kritisierten, wie die nachfolgenden Interviewausschnitte zeigen:

> *„Befragte: Am nächsten Tag, wie es geheißen hat, dass wir nach Hause dürfen, liegt neben mir eine Frau, die sagte: ‚Jetzt bleiben wir aber noch liegen. Weil sonst nehmen sie uns das Bett früher.' Ja, denke ich mir, weiß ich nicht, ob das Recht ist. Sie ist auch nicht lange aufgestanden, ist schon eine Schwester gekommen. Recht freundlich gefragt, ob sie das Bett umziehen darf."* [417]

Dieselbe Befragte weiter unten:

> *„Befragte: Aber wir sind dann vom Zimmer hinaus, weil schon wieder Andere gekommen sind. Das geht in einem, auch wieder mit den Augen. Nein, das war, wir sind dann draußen gesessen, (Anm. in der Aufenthaltszone der Station) haben dort Mittag gegessen."* [418]

Die Interviews belegen, dass sich die derart gestaltete Ablauforganisation nicht nur aus der Perspektive der neu aufgenommenen, sondern auch aus der Sicht der zu entlassenen Patienten unangenehm gestaltete. Positiv wurde vor allem der Servicecharakter gesehen, wenngleich die Befragten auch diesbezüglich kritisch abwogen.[419]
Sofern die Ablauforganisation reibungslos verlief, wurde dies auch von den Befragten positiv bewertet. Dazu der folgende Beleg:

> *„Befragte: Und dann haben sie mich eh gleich auf das Zimmer gewiesen, da habe ich eh gleich ein Bett bekommen. Und eine Verköstigung habe ich auch gleich bekommen. Mittags habe ich schon Mittagessen dürfen und dann abends auch wieder. Und am nächsten Tag da war dann eh die Operation. Na, da habe ich in der Früh schon nüchtern sein müssen. Aber wie ich dann wieder herauf gekommen bin (Anm. auf das Zimmer nach der Operation), habe ich auch mein Essen bekommen und dann abends wieder."* [420]

---

[415] Vlg. Binner, Hartmut: Geschäftsprozessmodellierung, In: http://www.prof-binner-akademie.de/fgebiete.html (10.05.2006)
[416] Vgl. Interview ST 11, Zeile 303 - 317
[417] Interview ST 06, Zeile 366 – 371
[418] Interview ST 06, Zeile 376 – 379
[419] Vgl. Interview ST 09, Zeile 149 - 154
[420] Interview ST 10, Zeile 90 - 97

Bemerkenswert ist die Tatsache zu sehen, dass die Hotelkomponente beim stationären Aufenthalt einen nicht zu unterschätzenden Aspekt darstellte. Nicht wenige Befragte äußerten sich auch zur Qualität des Essens, sowohl positiv als auch negativ.[421, 422, 423, 424, 425] Zu beobachten war vor allem, dass bezüglich der stationären Ablauforganisation der Serviceaspekt auffällig oft angesprochen wurde.[426,427]

Der Betrieb einer Bettenstation hatte auch zur Folge, dass die Abteilung 24 Stunden an 365 Tagen zu öffnen war. Für die Bewältigung des stationären Betriebes standen die klassischen Strukturen einer bettenführenden Abteilung zur Verfügung. Im folgenden Abschnitt sind diese beschrieben.

7.3.3 Strukturen

Die Infrastruktur verteilte sich im Rahmen des vollstationären Betriebes auf drei Gebäudeebenen. Die Augenambulanz und der OP-Saal befanden sich im 1. Stock, die Station im 5. Stock, die administrative Patientenentlassung im Erdgeschoss beim Eingangsbereich.
Die benötigte Gesamtfläche für den Stationsbereich ohne Ambulanz- und OP-Flächen lag bei 353,45 m² [428].
Die architektonische Trennung führte im laufenden Betrieb dazu, dass die Patienten während ihres Aufenthaltes ständig weite Gehstrecken zu überwinden hatten. In der nachfolgenden Abbildung ist die Verteilung der einzelnen Leistungsstellen auf die Geschossebenen in einem Prozessmodell dargestellt:

Abbildung 16: Architektonische Trennung beim stationären Aufenthalt

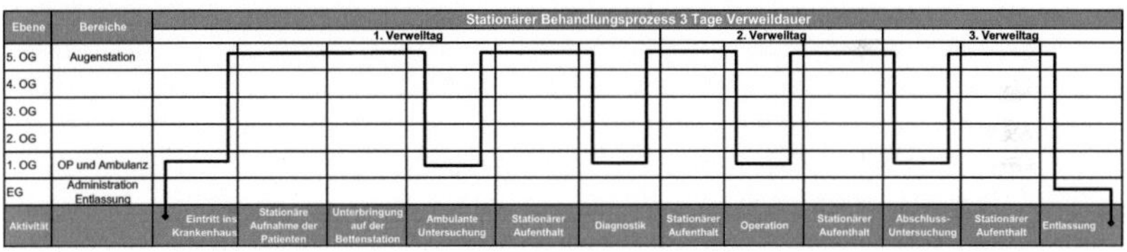

Wie die Abbildung deutlich macht, waren die Patienten angehalten, während des stationären Aufenthaltes immer wieder zwischen den Gebäudeebenen zu wechseln. Dies führte zum einen dazu, dass bei nicht gehfähigen Patienten ein Mehraufwand für Transportdienste seitens des Pflegepersonals entstand, andererseits die Patienten auch Orientierungsschwierigkeiten hatten, wenngleich sie Hilfestellung durch das Pflegepersonal erfuhren.[429] Dazu folgende Gesprächsausschnitte:

---

[421] Vgl. Interview ST 12, Zeile 19 – 20
[422] Vgl. Interview ST 12, Zeile 134
[423] Vgl. Interview ST 17, Zeile 551 – 558
[424] Vgl. Interview ST 13, Zeile 14 – 19
[425] Vgl. Interview ST 13, Zeile 106 - 107
[426] Vgl. Interview ST 05, Zeile 44 - 46
[427] Vgl. Interview ST 05, Zeile 96 - 99
[428] o. V.: Krankenhaus der Barmherzigen Schwestern Ried BetriebsgesmbH, Technische Abteilung, Februar 2007
[429] Vgl. Interview ST 09, Zeile 94 - 95

> *„Befragter: Sie haben mir schon den Weg gezeigt dann, wo ich hingehen muss. Weil, mir ist es doch ein wenig fremd. Jetzt schon, mit den Neubauten, die sie da oben (Anm. meint das Krankenhaus) haben."* [430]

Ein weiterer Befragter:

> *„Befragter: Das HinundHerlaufen vom ersten Stock wieder in den fünften hinauf. Zuerst musst du herunten in den ersten Stock zu den ganzen Untersuchungen, dann musst du wieder hinauf. Dann bist oben, dann sagen sie wieder einmal, du musst wieder hinunter, zum Narkosearzt."* [431]

7.3.4 Überlegungen bezüglich der tagesklinischen Behandlungsform

Nachdem die stationär behandelten Patienten darüber informiert wurden, dass das zweite Auge bereits im Rahmen eines tagesklinischen Aufenthaltes operiert werden würde, äußerten sie in den Interviews immer wieder ihre diesbezüglichen Bedenken. Die folgenden Interviewausschnitte beschreiben beispielhaft die dazu angestellten Überlegungen:

> *„Befragte: Also von dieser Methode her, habe ich alles positiv gesehen. Aber ich glaube, das was jetzt kommt, bei der zweiten Operation ist schon ein wenig zu bedenken. Weil da muss man so oft hin und herfahren. Da muss ich jetzt am 21. (Anm. 21. Februar 2006) schon hinauffahren (Anm. zum Krankenhaus) zur Besprechung und ich meine man muss zu Hause schon mit dem Eintropfen anfangen, denke ich mir, weil wenn ich wieder, weil ich will wieder eine örtliche Betäubung und da muss man schon vorher anfangen. Und das ist nicht möglich, wenn ich am 28. hinaufkomme (Anm. am 28. Februar 2006 in das Krankenhaus zur Operation), um sieben muss ich dort sein. Das ist nicht möglich, dass man da gleich jemanden operiert. Das geht nicht."* [432]

Dieselbe Befragte weiter unten:

> *„Befragte: Also ich habe erfahren, dass sie bei der anderen Operation am Vortag schon eingetropft haben, haben sie angefangen. Und das ist fast die halbe Nacht gegangen und den nächsten Tag schon wieder weiter. Ein jedes Mal mit drei verschiedenen Fläschchen. Und das ist ja auch die Vorbereitung, für das, dass du nichts spürst. Und da habe ich einige Bedenken. Beim Zweiten habe ich einige Bedenken. Beim Zweiten."* [433]

---

[430] Interview ST 14, Zeile 83 - 85
[431] Interview ST 04, Zeile 91 - 94
[432] Interview ST 02, Zeile 162 - 171
[433] Interview ST 02, Zeile 177 - 181

Der Gatte einer Befragten:

> *„Gatte: Wo ich Angst habe, ist das Problem, wie es jetzt ist, zuerst vergeht eine ganze Woche, ob dann unter dieser Woche dann wieder Änderungen eintreten. Durch Staubbelastungen oder irgendetwas. Nicht. Das ist eben das. Da fährst du hinauf, dann womöglich können sie nicht operieren, weil irgendetwas wieder ist.“* [434]

Dazu eine weitere Interviewte:

> *„Befragte: Ja freilich, denn überhaupt, weil man da jetzt vorher die Voruntersuchung machen muss und dann die Operation erst so viele Tage später ist. Das ist nicht so einfach. Aber ich weiß es nicht. Ich weiß nicht, wie das ist. Da muss ich dann schon sehr früh zum Krankenhaus und dann muss ich eh nüchtern bleiben. Und ich weiß ja, das vertrage ich nicht immer so, das Nüchtern sein.“* [435]

Trotz der geäußerten Bedenken konnte der Tatsache einer rascheren Entlassung und dem damit verbundenen schnelleren Nachhausekommen auch Positives abgewonnen werden, wie die folgenden Auszüge belegen:

> *„Befragte: Ja und am 22. (Anm. Februar) muss ich wieder zur Untersuchung. Jetzt machen sie es ja anderes ab 01. Februar. Ob das so gut ist dann, weiß ich nicht. Am 22. ist die Untersuchung, dann kann ich wieder nach Hause und eine Woche später habe ich das wieder, dass ich in der Nacht wahrscheinlich, wie es jetzt war, dass ich auch wieder nichts trinken darf und nichts essen. Und da ist dann wieder auf der rechten Seite die Operation. Und das ist am Vormittag und am Abend um sechs Uhr ist es fertig und ich kann nach Hause fahren.“* [436]

Derselbe Befragte weiter unten:

> *„Befragte: Nur bin ich jetzt froh, wenn ich nicht mehr länger dort bleiben muss. Dass ich jetzt schneller Heim komme. Wie gesagt, wenn ich auch alleine bin, aber zu Hause ist zu Hause.“* [437]

7.3.5 Zusammenfassung

Was den Transport zum und vom Krankenhaus betraf, griffen die Betroffenen im Rahmen der stationären Behandlung mit einer Ausnahme auf das soziale Netzwerk, also auf Partner und Verwandte zurück. Die Ablauforganisation den stationären Aufenthalt betreffend, kann insgesamt festgehalten werden, dass aufzunehmende Patienten die Wartezeit auf ein Bett bzw. zu entlassende Patienten das baldige Freimachen ihres Bettes als unangenehm empfanden und dies bei den Interviews auch spontan äußerten. Neben diesen rein organisationalen Aspekten nahmen der Hotel- bzw. der Servicecharakter eine wichtige Funktion ein. Die Qualität des Essens und eine umfassende Versorgung sind bei einem stationären Auf-

---

[434] Interview ST 10, Zeile 167 - 171
[435] Interview ST 10, Zeile 464 - 468
[436] Interview ST 06, Zeile 38 - 45
[437] Interview ST 06, Zeile 172 - 174

enthalt von auffälliger Bedeutung. Sie wurden von den Befragten spontan an vorderster Stelle genannt und einer dementsprechenden Bewertung unterzogen.
Als unangenehm wurde auch die architektonische Trennung über mehrere Stockwerke der Bettenstation von der Ambulanz bzw. vom OP empfunden. Die Befragten bemängelten dies sowohl bezüglich der Orientierung als auch bezüglich der zurückzulegenden Wegstrecken. Beim Vergleich der Behandlungsmethode kamen auch Aspekte der Intimsphäre und das Krankheitsgefühl durch den erforderlichen Transport mit dem Bett zur Sprache. Dazu folgen später noch genauere Beschreibungen seitens der Interviewten.
Die Ankündigung der tagesklinischen Behandlungsform beim zweiten Auge führte dazu, dass die Betroffenen persönliche Überlegungen anstellten. Dabei dominierten organisatorische Fragen, allem voran die Gestaltung der Operationsvorbereitung und die Angst, dass bis zum eigentlichen Operationstermin Ereignisse wie kurzfristige Änderungen beim Gesundheitszustand, eintreten könnten, dies deshalb, weil es in der Folge zu Verschiebungen des Eingriffs kommen würde. Trotzdem konnte auch festgestellt werden, dass ein tagesklinischer Aufenthalt durchaus als reizvoll gesehen wurde, weil damit eine baldige Rückkehr in die vertraute Umgebung am selben Tag sichergestellt wäre.

Theoretisches Interview:

„Den Transport zum und vom Krankenhaus habe ich über meinen Verwandten- und Bekanntenkreis organisiert. Bei der stationären Aufnahme hat mich das Warten auf ein Bett gestört. Genauso wie das Freimachen des Bettes am Entlassungstag. Wichtig waren mir ein umfassendes Service und das Essen. Die Tatsache, dass sich die Station nicht in der Nähe der Ambulanz und des Operationssaals befand, habe ich als unangenehm empfunden, zum einen weil dadurch weite Strecken zu Fuß zurückzulegen waren und weil man in dem großen Gebäude leicht die Orientierung verliert.
Bezüglich der geplanten tagesklinischen Behandlungsform verunsicherte mich die Operationsvorbereitung. Es beschäftigte mich die Frage, wie denn das organisatorisch gehen wird, denn bisher hat man schon in der Nacht mit der Verabreichung der Tropfen begonnen. Außerdem könnte es ja sein, dass sich zwischen der Voruntersuchung und dem OP-Termin mein Gesundheitszustand verändert und sich dadurch die Operation wieder verschiebt."

7.4 Tagesklinik als alternative Versorgungsform

7.4.1 Allgemeines

Bei einer im Vorfeld durchgeführten Betrachtung des internationalen Marktes stellte sich heraus, dass tagesklinische Leistungen zusehends forciert werden und auch eine dementsprechende Bewerbung erfahren.[438,439] Allem voran zeigen die Beispiele, dass sowohl Krankenkassen als auch Anbieter ihren Kunden den kurzen Aufenthalt und die rasche Abwicklung der Behandlung „schmackhaft" machen wollen. Wie bereits weiter oben ausgeführt, lag der Anteil tagesklinischer Leistungen bei der Kataraktoperation in Österreich im Jahr 2005 bei lediglich 4,2 % [440]. Wenngleich der österreichische Markt, wie die Zahlen zeigen, noch Neuland darstellt, ist zu erwarten, dass sich dies in den nächsten Jahren deutlich verändern wird. Auf den folgenden Seiten ist beschrieben, welche Ergebnisse durch die Umstellung auf den tagesklinischen Betrieb im Rahmen des vorliegend untersuchten Projektes erzielt werden konnten.
Für den direkten Vergleich der stationären mit der tagesklinischen Behandlung fanden aufgrund der oben beschriebenen Selektionsnotwendigkeiten 22 Interviews bei 11 Befragten Verwendung. Ergänzend wurden die 11 Interviews der Interviewreihe B (Tagesklinische Behandlung bei Zweiteingriff) mit den 13 Befragungen der Interviewreihe C (Tagesklinische Behandlung als Ersteingriff) verglichen.

7.4.2 Prozess

Die Organisation beim tagesklinischen Betrieb zeichnete sich vor allem durch die sequentielle Gestaltung des Ablaufes aus, was bedeutete, dass das Krankenhaus von den zu behandelnden Patienten jedenfalls zweimal aufgesucht werden musste: zunächst zur Durchführung sämtlicher Voruntersuchungen; eine Woche später erfolgte dann die tagesklinische Aufnahme zur Operation. Sofern für die Patienten ein niedergelassener Facharzt zur postoperativen Nachuntersuchung nicht verfügbar war, wurde für diese Kontrolle der Besuch in der Augenambulanz des Krankenhauses angeboten. Eine ausführliche Prozessdarstellung nach Binner[441] ist dem Anhang 25 zu entnehmen.
Nachdem diese sequentielle Gestaltung der tagesklinischen Organisation für die Betroffenen einen höheren Transportaufwand bedeutete, soll dieser eingangs einer näheren Betrachtung unterzogen werden.
Beim Transport ist generell auf medizinische Notwendigkeiten hinzuweisen. Das ist der Fall, weil die Übernahme des Transportes durch die Betroffenen selbst aufgrund der behandlungsbedingten Einschränkungen am Operationstag nicht möglich war. Diese Vorgaben wurden von den Betroffenen

---

[438] Vgl. o. V.: Techniker Krankenkasse (Hrsg.): Ohne Koffer zur OP – Informationen zum ambulanten Operieren, Eigenverlag, Hamburg, 2006
[439] Vgl. o. V.: Department of Health (Hrsg.): Day Surgery: Operational guide – Waiting, booking and choice, Eigenverlag, London, 2002
[440] Vgl. ÖBIG Datenbank, http://www.oebig.at (28.02.2006)
[441] Vlg. Binner, Hartmut: Geschäftsprozessmodellierung, In: http://www.prof-binner-akademie.de/fgebiete.html (10.05.2006)

auch beherzigt und bei den Interviews dementsprechend formuliert, wie das folgende Beispiel zeigt:

> *„Befragter: Abgeholt hat mich die Schwiegertochter. Das heißt, um drei Uhr Nachmittag. Dann war das erledigt. Denn selber darf man nicht Autofahren. Ist eh klar.“* [442]

Sofern es die Umstände erlaubten, versuchten die Betroffenen, zumindest den Transport am Voruntersuchungstag selber zu übernehmen.

> *„Befragter: Zu den Voruntersuchungen. Da bin ich selber gefahren.“* [443]

Derselbe Befragte weiter unten:

> *„Befragter: Ja, da bin ich selber gefahren. Denn ich habe ein automatisches Auto, das heißt eine Automatik. Denn der linke Fuß ist da bei mir irgendwie belastet. Und da geht es leichter. Deswegen habe ich da ohneweiters, denn ich kann ohneweiters fahren. Da tue ich mich überhaupt nicht hart.*
> *Interviewer: Das heißt, da sind Sie selber mit dem Auto hinaufgefahren und wieder nach Hause?*
> *Befragter: Ja. Und wieder nach Hause.“* [444]

Wie der Ausschnitt zeigt, stellten auch körperliche Behinderungen diesbezüglich keine Einschränkung im Sinne von Selbständigkeit und Eigenverantwortung dar, dies vor allem dann, wenn die Betroffenen es gelernt hatten, mit solchen Behinderungen im täglichen Leben umzugehen.

Hauptsächlich wurden sowohl am Voruntersuchungstag als auch am Operationstag die Transporte von Angehörigen, Bekannten sowie vom Freundeskreis übernommen. Wenngleich dies generell gut gelang, kam es auch zu Kritik, beispielsweise bezüglich der erhöhten Anzahl an Fahrten, die sich durch die Verteilung der Behandlung auf zwei Tage ergab. Die Frequenz an Fahrten erhöhte sich ein weiteres Mal, wenn die den Transport übernehmenden Begleitpersonen nicht Vorort warten wollten oder konnten, also zwischenzeitlich wieder nach Hause fuhren.[445, 446, 447]

Generell wurde das gesamte soziale Netzwerk aktiviert und versucht, den Transportaufwand im eigenen Umfeld zu organisieren. Wie das nachfolgende Beispiel zeigt, wurden dabei auch die unterschiedlichsten Varianten kombiniert:

> *„Befragte: Die Schwiegertochter hat mich hingefahren und dann hat es genau gepasst, denn der Enkel ist in Ried beim Militär. Und der*

[442] Interview TKLE 02, Zeile 51 - 52
[443] Interview TKLE 02, Zeile 227
[444] Interview TKLE 02, Zeile 229 - 237
[445] Vgl. Interview TKL 02, Zeile 89 - 92
[446] Vgl. Interview TKL 09, Zeile 36 - 38
[447] Vgl. Interview TKL 12, Zeile 96 - 100

hat um halb vier Uhr Schluss gehabt und bei mir hat es schon geheißen um cirka vier Uhr Nachmittag darf ich weg. Ja, jetzt ist er, anschließend wie er frei hatte, hingekommen und hat mich nach Hause gebracht. Jetzt musste nicht separat jemand fahren. Aber mich hätte eh die Schwiegertochter wieder geholt. Und aber so, das hat genau gepasst." [448]

Dieselbe Befragte weiter unten:

„Interviewer: Und bei den Voruntersuchungen? Wie haben Sie da den Transport organisiert? Wie Sie bei der Voruntersuchung waren? Befragte: Ja, da war, da ist meine Tochter gefahren. Ja, dass jedes Mal ein anderer zu Recht kam. Da ist die Tochter gefahren." [449]

Einschränkungen stellten die eigene Mobilität und die Verfügbarkeit öffentlicher Verkehrsmittel bzw. die Besorgnis der Angehörigen dar. Eine Befragte wohnte direkt in der Stadt Ried, 1,5 km vom Krankenhaus entfernt. Für sie kam generell in Betracht, die Wegstrecke zu Fuß zu bewältigen. Letztlich nahm sie auf Wunsch des Sohnes bzw. des Gatten für den Weg zur Tagesklinik ein Taxi in Anspruch. Den Transport nach Hause übernahm der Sohn. [450, 451]

Wenngleich Verwandte und Bekannte den Transport generell gerne übernahmen, so kam vor allem deren Berufstätigkeit und damit verbunden die eingeschränkte Verfügbarkeit zur Sprache, sowohl seitens der Betroffenen selbst als auch seitens der Angehörigen.[452, 453] Sorge bereiteten zusätzlich die Fahrverhältnisse aufgrund der Wetterbedingungen.[454]

Öffentliche Verkehrsmittel, Taxis und Rettungsdienste wurden sowohl im Rahmen der Voruntersuchung als auch am Operationstag nur vereinzelt in Anspruch genommen, wie der folgende Ausschnitt belegt:

„Befragter: Und um Vier habe ich gesagt: Da bin ich wieder aufgestanden und habe gesagt: Jetzt möchte ich nach Hause fahren. Dann hat sie (Anm. meint die Pflegeperson) gesagt, ‚ziehen Sie sich an', ja, hat sie gesagt, ‚ich rufe Ihnen gleich an, dann kommt ein Taxi'. Und der Fall war erledigt." [455]

Auf die Frage des Interviewers, wie sie sich den Transport zur Voruntersuchung organisiert habe, antwortete eine Interviewte:

„Befragte: Da bin ich mit dem Zug nach Hause gefahren. Da bin ich zum Bahnhof gegangen, zum Glück habe ich eine Karte bekommen, sonst wäre ich schwarz gefahren, denn ich habe ja den Senioren, die Card, da zahlt man nicht soviel. Aber das eine ist das, da muss man zum Bahnhof gehen, naja und ich habe ja nicht genau gewusst, wann ich dran komme, denn ich hätte auch mit

[448] Interview TKLE 09, Zeile 82 - 88
[449] Interview TKLE 09, Zeile 92 - 95
[450] Vgl. Interview TKLE 01, Zeile 87 - 89
[451] Vgl. Interview TKLE 01, Zeile 201 - 208
[452] Vgl. Interview TKL 15, Zeile 59 - 66
[453] Vgl. Interview TKL 13, Zeile 292 - 293
[454] Vgl. Interview TKL 02, Zeile 266 - 271
[455] Interview TKLE 04, Zeile 44 - 47

dem Bus fahren können. Aber da muss ich auch, nein, hätte ich da unten aussteigen können, das wäre schon gegangen und vom Bahnhof muss ich eben herunter gehen. Das ist halt eine halbe Stunde zu gehen.
Interviewer: Eine halbe Stunde zum Gehen?" [456]

Eine andere Befragte beschrieb ihren Transport wie folgt:
„Befragte: Ja, in der Früh hat mich das erste Mal meine Tochter hin gefahren, in der Früh. Am Nachmittag sind wir mit dem Zug nach Hause gefahren.
Interviewer: Am Operationstag?
Befragte: Ja.
Interviewer: Sind Sie nach dem Operieren mit dem Zug nach Hause gefahren?
Befragte: Da haben wir uns mit dem Taxi herausfahren lassen zum Bahnhof und dann sind wir mit dem Zug nach Hause gefahren. Man hat nur eine Begleitperson gebraucht. Und das zweite Mal hat mich meine Tochter in der Früh hingefahren und am Nachmittag hat mich mein Sohn abgeholt. Und wie ich zur Voruntersuchung gefahren bin, bin ich wieder mit dem Zug gefahren. Und mit dem Taxi hin und mit dem Taxi heraus. Also problemlos." [457]

Auf Nachfragen des Interviewers führt dieselbe Befragte weiter aus:
„Interviewer: Und dass Sie jetzt bei der Tagesklinik öfter hin und her fahren müssen? Da Sie zu den Voruntersuchungstagen ja auch hinauf müssen.
Befragte: Das waren zwei Voruntersuchungstage und die anderen zwei, die Operationstage und das ist kein Problem. Ich habe dieses Stück zum Bahnhof hin. Das ist überhaupt kein Problem." [458]

Je mehr hinderliche Parameter sich bezüglich des Transportes häuften, um so eher kam es zu Widerständen. Im folgenden Fall kam dies ganz deutlich durch die Nichte eines Betroffenen zur Sprache:

„Nichte: Also bei der Voruntersuchung bin ich hinaufgefahren und dann habe ich das Glück gehabt, dass mich meine Nichte mit nach Hause genommen hat, weil die in Ried arbeitet und zufällig zu mir hergefahren ist. Also ich muss ganz ehrlich sagen, mir hat das überhaupt nicht gefallen, denn von uns weg zwei Mal am Tag nach Ried fahren, das ist ein Witz. Denn was mache ich einen ganzen Tag in Ried oben? Bei der Voruntersuchung haben sie nicht sagen können, wann genau, dann habe ich ihnen gesagt: ‚Das sage ich euch gleich, wenn er bis halb eins fertig ist, dann könnt ihr auf dieser Nummer anrufen, dann können sie ihn mitnehmen, sonst' habe ich gesagt, ‚müsst ihr ihn mit der Rettung nach Hause schicken.' Denn

[456] Interview TKLE 13, Zeile 143 - 151
[457] Interview TKLE 15, Zeile 135 - 145
[458] Interview TKLE 15, Zeile 146 - 150

ich bin vier Stunden, naja nicht ganz vier Stunden, aber mit allem drum und dran ist man vier Stunden auf dem Weg." [459]

Die Nichte weiter unten:

„Interviewer: Wie weit wäre es denn von hier nach (Anm. nennt Behandlungsmöglichkeit in Deutschland)?
Nichte: Wesentlich näher.
Befragter: Acht oder neun Kilometer werden es sein.
Nichte: Bis zum Krankenhaus hinauf 10, weiter nicht.
Interviewer: Ist dort eine Behandlung möglich?
Nichte: Glaube ich kaum." [460]

Die Nichte in einem weiteren Interviewabschnitt:

„Nichte: Und von der Operation her, haben wir dann eigentlich gesagt, es soll ihn dann die Rettung nach Hause bringen, weil sie eben auch gesagt haben, zuerst haben sie gemeint vor vier Uhr darf er nicht nach Hause, aber dann ist er eh schon früher mit der Rettung da gewesen." [461]

Nochmals die Nichte:

„Nichte: Aber gegenüber zeitmäßig, ich meine, wenn sie ihn mit der Rettung nach Hause fahren, dann ist das kein Problem, aber bei der Voruntersuchung ist es so gegangen, da haben sie um neun Uhr oben sein müssen, da kann ich noch ein bisschen etwas in Ried machen, wenn etwas zu erledigen ist, aber wie es bei der OP ist, da muss er um sieben Uhr oben sein und um drei oder vier Uhr nachmittags, was soll man denn da die ganze Zeit in Ried machen? Das ist ja, also, in dem wenn es ein Nachhause-Transport ist, das hat eh funktioniert. Denn ich habe da auch nachgefragt und dann hat die Schwester gesagt, das müsste schon möglich sein. Denn ansonsten zwei Mal nach Ried fahren, das ist schon, man hat etwas anderes auch zu tun. Man hat Kinder und eine Landwirtschaft auch zu Hause." [462]

Die Nichte und der Befragte selbst, in einem abschließenden Interviewzitat:

„Interviewer: Angenommen es wäre der Transport möglich mit der Rettung. Wie wäre dann die Situation? Die neue Situation? Angenommen Sie hätten keinen Fahraufwand. Wie würde das sein?
Befragter: Da würden sie sich auch anschauen. Mit der Rettung. Das kostet ja auch soviel Geld, dieses Herfahren.
Nichte: Ich hätte, ich meine ich hätte ihn sonst auch einmal hinauffahren müssen, aber es geht eben einfach um die Entfernung von uns weg, aber es ist einfach in der Nähe nirgends möglich, das muss man auch dazu sagen, ja, wenn das mit der Rettung ginge, wäre das natürlich noch besser. Von dem ganz abgesehen. Nur Bescheid wissen sollte man dann eben auch. Denn das ist das nächste. Wenn du nicht oben bist, erfährst du nichts." [463]

---

[459] Interview TKL 18, Zeile 78 - 89
[460] Interview TKL 18, Zeile 224 - 230
[461] Interview TKL 18, Zeile 100 - 103
[462] Interview TKL 18, Zeile 191 - 202
[463] Interview TKL 18, Zeile 213 - 223

Nach eingehender Analyse dieses konkreten Falls kann attestiert werden, dass vorliegend die deutlich artikulierten Widerstände auf das Zusammentreffen unterschiedlichster, hinderlicher Parameter zurückzuführen waren. Diese können wie folgt zusammengefasst werden:

1) Der in Anspruch zu nehmende Versorger lag 48 Kilometer entfernt. Ein in unmittelbarer Grenznähe in Deutschland verfügbares Angebot, das lediglich knapp 10 Kilometer entfernt lag, konnte aus verrechnungstechnischen Gründen nicht angefahren werden.
2) Die betroffene Person war zum Zeitpunkt der Behandlung 67 Jahre alt, ledig und lebte bei ihrer betagten Mutter.
3) Die betroffene Person besaß keinen Führerschein und war somit im Bezug auf Transportdienste sowohl bei der Voruntersuchung als auch am Operationstag und für die Nachuntersuchungen ausnahmslos auf Dritte angewiesen.
4) Die einzige in Frage kommende Verwandte war die Nichte. Diese hatte kleine Kinder und arbeitete im eigenen landwirtschaftlichen Betrieb.
5) Seitens der Tagesklinik wurden nur ungefähre Angaben zum Zeitplan gemacht, was eine Planung durch die Nichte noch zusätzlich erschwerte.

Für die Analyse der Voruntersuchung wurden ausnahmslos die Ergebnisse der Interviewreihe C (Tagesklinische Behandlung bei Ersteingriff) herangezogen, weil bei diesen die Vorbefundung in vollem Umfang durchzuführen war. Die Interviewreihe B (Tagesklinische Behandlung nach vorangegangener stationärer Behandlung) wurde vom Forscher als nicht geeignet bewertet, weil hier die Voruntersuchungen auf Grund der bereits beim stationären Aufenthalt erhobenen Befunde sehr reduziert ausfielen. Deshalb war eine seriöse Vergleichbarkeit in Frage gestellt. Auf diesen Umstand wird im Rahmen der Belastungsauswertung noch näher eingegangen.
Bei den Voruntersuchungen vor Ersteingriff wurden sowohl die ophthalmologischen Befunde erhoben als auch die allgemein notwendigen Untersuchungen wie Labor, EKG, Röntgen usw. durchgeführt. Darüber hinaus fand an diesem Voruntersuchungstag auch ein vorbereitendes Gespräch mit einem Narkosearzt statt. Nachdem an diesem Voruntersuchungstag eine vollständige präoperative Abklärung vorzunehmen war, belief sich die Dauer des Aufenthaltes auf mehrere Stunden. Vor allem die dazwischen liegenden Wartezeiten wurden von den Befragten kritisch gesehen, wenngleich sie auch Einsicht zeigten, wie die nachfolgenden Interviewausschnitte belegen:

> *„Befragte: Die Voruntersuchung hat lange gedauert."* [464]

Dieselbe Befragte weiter unten:

> *„Befragte: Die Wartezeit. Weil da waren verschiedene Untersuchungen und dazwischen hat man eben immer lange warten*

[464] Interview TKLE 03, Zeile 210

müssen. Das ist vielleicht unangenehm, aber Belastung auch nicht direkt." [465]

Nochmals dieselbe Befragte im weiteren Gesprächsverlauf:

> *„Befragte: Ja, verändern, das kann man wahrscheinlich nicht verändern. Wenn so viele Untersuchungen sind und es warten ja viele Leute. Man ist ja nicht alleine, der etwas wartet. Das geht wahrscheinlich nicht zum Verändern. Denn wie soll das gehen?"* [466]

Eine andere Befragte zum Thema „Voruntersuchung":

> *„Befragte: Da muss man eben, da schicken sie einen eben von einem zum anderen. Aber naja, das hat dann doch bis um zwei Uhr gedauert. Das dauert schon lang. Aber, naja, mit dem habe ich vorher nicht gerechnet.*
> *Interviewer: Bei der Voruntersuchung?*
> *Befragte: Bei der Voruntersuchung, ja. Aber es ist eben so. Nein, hat mich auch nicht gestört in diesem Sinn. Aber ich bin da auch nicht so. (kurze Pause)"* [467]

Ein weiterer Befragter:

> *„Interviewer: Die Voruntersuchungen. Wie ist es Ihnen da ergangen?*
> *Befragter: Ja, da war ich den ganzen Vormittag sehr beschäftigt. Die Untersuchungen waren in Ordnung. Denn die haben vom Blut bis zum EKG bis zum Rücken alles gemacht.*
> *Interviewer: Ja. War das zuviel oder zuwenig?*
> *Befragter: Nein, das war in Ordnung. Man hängt zwar einen ganz Vormittag dran. Sagen wir von halb acht Uhr weg bis um halb ein Uhr. Denn man muss auch immer wieder etwas warten. Denn die warten ja nicht auf mich alleine. Aber das ist alles problemlos gegangen."* [468]

Sofern Betroffene auch Bewegungseinschränkungen hatten, wurde der Voruntersuchungstag vor allem als körperliche Belastung empfunden.[469, 470, 471]

Letztlich wurde seitens der Betroffenen auch die administrative Organisation kritisch betrachtet, vor allem wenn dadurch Wartezeiten in Kauf genommen werden mussten. Der nachfolgende Interviewausschnitt zeigt eine solche Beschreibung:

> *„Befragte: Denn zuerst bei der Voruntersuchung, also da dauert es schon etwas länger, bis man da dran kommt. Es geht eh alles, wunderbar dahin. Der einzige Nachteil war, das war, wenn man dann fertig ist, dass man so lange noch auf den Arzt warten muss. Das ist*

---

[465] Interview TKLE 03, Zeile 212 - 214
[466] Interview TKLE 03, Zeile 219 - 222
[467] Interview TKLE 06, Zeile 95 - 101
[468] Interview TKLE 07, Zeile 292 - 300
[469] Vgl. Interview TKLE 08, Zeile 341 - 343
[470] Vgl. Interview TKLE 08, Zeile 345 - 348
[471] Vgl. Interview TKLE 08, Zeile 352 - 354

das Einzige, was ich ein wenig kritisiere. Aber naja, andererseits muss man das dann auch verstehen. Die haben so viele Patienten, die können nicht alles auf einmal schreiben. Und die Ärzte sind ja meistens dann auch bei den Operationen und so und da haben sie dann danach erst Zeit zum Schreiben. Aber das ist ein bisschen ungut. Denn letztes Mal habe ich zwei Stunden gewartet. Aber ansonsten, wie gesagt, super." [472]

Dieselbe Befragte weiter unten:

> *„Interviewer: Zuerst, ganz am Anfang haben Sie noch etwas angesprochen, mit dem Arztbrief, was Ihnen nicht so gefallen hat.*
> *Befragte: Ja, das ist, das ist, naja, ich meine, das sind so Sachen, die kann man wahrscheinlich nicht ändern. Denn, ja, die Ärzte sind alle involviert in die Operation und alles und danach können sie das wahrscheinlich erst ausarbeiten. Dadurch dauert das ein bisschen länger. Aber ist an und für sich auch kein Problem, denn da sind wir eben dann ein bisschen länger dort geblieben und sind erst später zum Bahnhof gefahren. Und, wie gesagt, ich hatte ja Zeit dazu."* [473]

Für die Analyse des Operationstages wurden alle 24 Befragungen der Interviewreihen B und C herangezogen.

Am Operationstag selber erfolgte die Aufnahme der Patienten direkt in der Tagesklinik. Die Tatsache, dass in der Tagesklinik keine Übernachtungen stattfanden und somit die notwendigen Betten für die Patienten sofort zur Verfügung standen, wurde von den Befragten sehr positiv bewertet. Dazu zwei Sequenzen jener Ergebnisse, die für einen direkten Vergleich zwischen stationärer und tagesklinischer Organisation zur Verfügung standen:

> *„Befragte: Nachdem ich die Erste war, die oben war, habe ich mir ein Bett aussuchen können in der Tagesklinik. Was sehr angenehm war, direkt am Fenster."* [474]

Ein anderer Befragter:

> *„Befragter: Wie ich zum Operieren ins Krankenhaus bin habe ich auch gleich ein Bett gehabt.*
> *Interviewer: Hatten Sie das erste Mal nicht gleich ein Bett?*
> *Befragter: Ja, da habe ich schon ein paar Stunden warten müssen, aber da war ich nicht alleine, es mussten mehrere warten."* [475]

Mit der straffen Organisation einer Tagesklinik verbanden die Betroffenen bestimmte Erwartungshaltungen an den Ablauf. So wurde von einigen kritisiert, dass sie zwar sehr früh am Morgen in der Tagesklinik eintrafen, die Operation dann aber erst im Laufe des Vormittags durchgeführt wurde. Vor allem kritisierten die Befragten die Tatsache, dass die Reihenfolge des

---

[472] Interview TKLE 15, Zeile 36 - 45
[473] Interview TKLE 15, Zeile 213 - 221
[474] Interview TKL 01, Zeile 58 - 60
[475] Interview TKL 13, Zeile 19 - 23

Eintreffens nicht mit der Reihenfolge des Operierens in Zusammenhang stand.[476, 477, 478]
Bedingt durch die sequentielle Gestaltung der Abläufe bei der tagesklinischen Behandlungsform, ergeben sich bei diesem Konzept im Sinne des Grundsatzes „structure follows strategy" auch besondere Herausforderungen bezüglich des baulichen Konzeptes. Denn nur dadurch kann sichergestellt werden, dass die Ablauforganisation eine optimale Unterstützung durch passende Strukturen erfährt.[479] In diesem Zusammenhang soll an die von Davenport formulierte Forderung *„a structure for action"* [480] erinnert werden. Nachfolgend sind die neu gestalteten tagesklinischen Strukturen und die damit verbundenen Patientenerlebnisse dargestellt.

7.4.3 Strukturen

Abgesehen von den am Prozess ausgerichteten Bedarfen, schreibt das österreichische Bundesministerium für soziale Sicherheit und Generationen bestimmte Strukturqualitätskriterien für die Gestaltung einer Tagesklinik vor. Die nachfolgende Tabelle zeigt diese im Überblick:

Tabelle 16: Strukturqualitätskriterien für eine Tagesklinik

Personalausstattung und -qualifikation	• Die Leitung der Tagesklinik ist in der Anstaltsordnung zu regeln.
Infrastrukturelle Anforderungen	• Eigene Kostenstelle mit speziellem Funktionscode (diese Anforderung kann bei in Fachabteilungen integrierten Tageskliniken entfallen). • TK-Betten sind systemisierte Betten und daher im Rahmen der vom ÖKAP festgelegten Planbettenobergrenzen bzw. ausschließlich durch Umwidmung vollstationärer Kapazitäten einzurichten; • im Fall interdisziplinär geführter TK sind die Betten den jeweiligen Fachabteilungen zuzuordnen.
Leistungsangebot	• Dokumentation der Leistungserbringung im Rahmen der Diagnosen- und Leistungsdokumentation (DLD); • eingeschränktes Leistungsangebot laut Leistungsliste LKF-System.
Betriebszeiten	• Fixe Betriebszeiten, außerhalb der Betriebszeiten Sicherstellung der postoperativen Nachsorge.

o. V.: Bundesministerium für soziale Sicherheit und Generationen (Hrsg.), Österreichischer Krankenanstalten- und Großgeräteplan ÖKAP/GGP 2001, Stand Jänner 2002, S. 34

Wie die Tabelle ausweist, sind diese knapp gehalten, wobei festzustellen ist, dass auf die eigentliche Raum- und Infrastruktur kein Bezug genommen wird. Hervorzuheben ist lediglich die Tatsache, dass die in einer Tagesklinik aufgestellten Betten als systemisierte Betten zu bewerten sind und diese demnach nur durch Umwidmung vollstationärer Kapazitäten verfügbar werden. Dies ist eine Rahmenbedingung, mit der die Gesundheitspolitik auf die Bettenausstattung der Krankenhäuser und damit auf die Strukturebene Einfluss zu nehmen versucht.

---

[476] Vgl. Interview TKLE 01, Zeile 63 - 67
[477] Vgl. Interview TKLE 06, Zeile 15 - 16
[478] Vgl. Interview TKL 13, Zeile 12 - 14
[479] Vgl. Engelmohr, Ines: Neue Wege mit operativer Tagesklinik, in: KMA 04/2001 0052 (69)
[480] Davenport, Thomas. H.: Process Innovation – Reengineering Work through Information Technology, Harvard Business School Press, Boston, Massachusetts, 1993, S. 5

Die mit der Konzeption der ophthalmologischen Tagesklinik notwendige Neugestaltung der Raumstruktur und der unmittelbare Zusammenhang zwischen Prozessoptimierung und Strukturgestaltung werden auch in der Literatur bestätigt. Bezug nehmend auf Donabedian, schreibt Badura dazu beispielsweise:

> *„...hohe Strukturqualität ist eine notwendige Voraussetzung für hohe Prozeßqualität und diese wiederum eine notwendige Voraussetzung für hohe Ergebnisqualität."*[481]

Daher war die Einrichtung der Tagesklinik letztlich mit einer Verlagerung der dafür notwendigen Räume auf eine andere Geschossebene und der gänzlichen, architektonischen Neugestaltung verbunden. Die Tagesklinik wurde in der Folge auf derselben Geschossebene verortet, auf der sich bereits die Ambulanz und der Operationssaal befanden. Die benötigte Gesamtfläche für die Tagesklinik ohne Ambulanz- und OP-Flächen lag nach erfolgtem Umbau bei 299,82 m² [482]. Das entspricht im Vergleich zur Bettenstation einer Flächenreduktion um 53,63 m² bzw. 15,17 %.
Diese Annäherung bei der Verortung von Diagnostik (Ambulanz) und Behandlung (OP) sowie des Bettenbereiches (Tagesklinik) brachte eine deutliche Verbesserung bei der Ablauforganisation. Die Grafik auf der folgenden Seite zeigt die diesbezügliche Prozessoptimierung im Vergleich:

Bei der stationären Behandlung (obige Prozessdarstellung) fand die Patientenbewegung zwischen Erdgeschoss, erstem Obergeschoss und fünftem Stockwerk statt. Die Entfernung zwischen der Bettenstation und dem Augen-OP im Rahmen des stationären Aufenthaltes hatte zur Folge, dass der Patiententransport über mehrere Geschossebenen geführt werden musste, was von den Befragten als unangenehm empfunden wurde, zum einen was die Intimsphäre der Befragten betraf, zum anderen auch bezüglich des Krankheitsempfindens. Für die Analyse der Struktur wurden 24 Ergebnisse der Interviewreihen B und C herangezogen.

---

[481] Badura, Bernhard: Evaluation und Qualitätsberichterstattung im Gesundheitswesen – Was soll bewertet werden und mit welchen Maßstäben? in: Badura, Bernhard; Siegrist, Johannes (Hrsg.): Evaluation im Gesundheitswesen, Juventa Verlag, 2. Auflage, Weinheim, 2002, S. 29

[482] o. V.: Krankenhaus der Barmherzigen Schwestern Ried BetriebsgesmbH, Technische Abteilung, Februar 2007

Abbildung 17: Prozessverbesserung durch Annäherung bei der Verortung

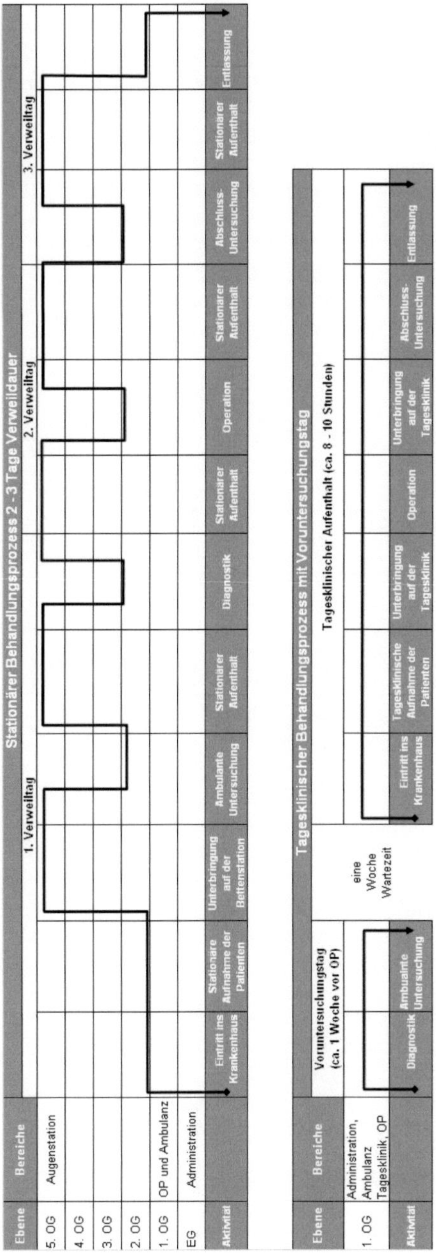

Das nachfolgende Zitat zeigt, wie eine befragte Person die Strukturveränderung im Rahmen des Gesprächs nach tagesklinischer Behandlung kritisch reflektierte:

> *„Interviewer: Wenn Sie sich dieses Mal erinnern an den Verlauf, wie das war bei der tagesklinischen Behandlungsform, gibt es irgendetwas, was Sie in diesem Zusammenhang besonders angenehm erlebt haben?*
> *Befragter: Ja, dass man nicht mehr, ach das hat mir eh damals, ja, da hat mich ein Mädchen, mit dem Bett ist man da hinauf gefahren worden und herunter. Das war ein großer Transport. Das ist dieses Mal viel angenehmer gewesen. Ist eh klar, weil ist alles in einem Stock beieinander, von einer Tür bei der nächsten hinein. Zuvor, haben sie einen gefahren, den Gang nach hinten. Mit dem Lift hinunter. Das ist jetzt ein großer Unterschied.*
> *Interviewer: War das positiv?*
> *Befragter: Sicher. Ja.*
> *Interviewer: Was war das, was Ihnen bei der anderen Behandlung nicht gefallen hat?*
> *Befragter: Na ja, da wird man herumgefahren, wie wenn man ein schwerkranker Mensch wäre. (lacht)*
> *Interviewer: Ach so? (lacht)*
> *Befragter: Am Gang herum gefahren. Überall stehen die Leute und sehen dich an.*
> *Interviewer: Ist das nicht angenehm?*
> *Befragter: Nein. Das ist jetzt besser. Ja. Da wurde man wirklich weit herum gefahren. So einen langen Gang nach hinten, dann mit dem Aufzug hinunter und dann wieder lange nach hinten. Das war ein großer, das hat mich ein wenig geschreckt.“* [483]

Die räumliche Zusammenlegung auf das erste Obergeschoss wurde auch von vielen anderen Befragten dementsprechend gewürdigt. Die nachfolgenden Interviewzitate belegen die merkbare strukturelle Verbesserung:

> *„Befragte: Weil da ist die neue Tagesklinik und da geht es gleich in den OP hinein. Nur ein paar Meter. Das habe ich nicht mehr mitbekommen. (lacht) Das war das Schönere.“* [484]

Ein weiterer Befragter zur Struktur:

> *„Befragter: Und wie das alles in einem Ding, die Ambulanz und die Tagesklinik, da geht man den Gang nur ein Stückchen nach vorne und.*
> *Interviewer: Haben Sie das Gefühl gehabt, dass das anders ist als vorher?*
> *Befragter: Ja, ehrlich gesagt besser. Weil du nicht von dem fünften Stock herunterfahren musst in die Ambulanz. Zur Untersuchung musst*

[483] Interview TKL 04, Zeile 81 - 101
[484] Interview TKL 01, Zeile 64 - 66

du in die Ambulanz. Und jetzt ist es da einfacher. Du nimmst den Zettel und gehst den Gang nach hinten und der Operationssaal ist auch gleich zwei Türen weiter. Da lassen sie dich durch und dann bist du schon drinnen. Nein, dass haben sie ganz schön hergerichtet. Das haben sie ganz schön ausgeklügelt." [485]

Nochmals ein Interviewausschnitt zur Strukturveränderung:

„Befragter: Es ist alles ganz angenehm gewesen. Alles ganz in der Nähe.
Interviewer: Was heißt das?
Befragter: Dass man nicht weit herum muss und so.
Interviewer: War das das erste Mal anders?
Befragter: (Pause) Ja, da bin ich direkt in der Tagesklinik jetzt. Und das erste Mal ist man doch, da bin ich oben gewesen im fünften Stock. Da war das weiter auseinander gezogen, weiter verteilt gewesen. Und das ist schon dieses Mal in einem engeren Bereich gewesen. Und alles im ersten Stock. Die Augenambulanz oder die Tagesklinik. Das war alles im ersten Stock. (Pause) Nein, das ist sehr angenehm. (Pause)" [486]

Auch jene Befragten, die keine stationäre Vorerfahrung mitbrachten, würdigten die räumliche Kompaktheit, wie die nachfolgenden Interviewausschnitte zeigen:

„Befragte: Das ist eh alles in einem Stockwerk beisammen, in einem Stock." [487]

Dieselbe Befragte weiter:

„Befragte: Und so, es wäre blöd, wenn man, was weiß ich, in den zweiten oder dritten Stock oder was weiß ich, noch weiter hinauf müsste und dann danach wieder herunter und danach wieder dorthin. Aber da hat man eh alles in einem Stock beisammen. Das ist ja alles schon beisammen. Das ist schon praktisch. Vor allem für ältere Leute. Das ist wirklich alles gut. Naja, wenn du schon schlechter siehst und beim Hören und wenn es schon überall fehlt. Und, da ist einfach alles, bequem beisammen und, ist schon gut eingerichtet." [488]

Bei der Bewertung der Infrastruktur dominierten eindeutig die positiven Aspekte, auch was das Ambiente betraf. Kritik wurde in zwei Belangen angebracht. Zum einen was die räumliche Enge des Operationssaales betraf.[489] Diesbezüglich ist anzumerken, dass die bestehende Raumstruktur lediglich adaptiert wurde und eine Erweiterung aufgrund der verfügbaren Kubatur nicht möglich war. Zum anderen wurde generell die schlechte

[485] Interview TKL 05, Zeile 301 - 310
[486] Interview TKL 14, Zeile 116 - 125
[487] Interview TKLE 09, Zeile 117 - 118
[488] Interview TKLE 09, Zeile 145 - 152
[489] Vgl. Interview TKLE 07, Zeile 331 - 343

Parkplatzsituation vor dem Krankenhaus kritisiert.[490] Dies ist eine Tatsache, die bereits im Zusammenhang mit dem stationären Aufenthalt negativ auffiel und sich deshalb nur indirekt auf die tagesklinische Behandlungsform beziehen lässt.

7.4.4 Zusammenfassung

Die Ablauforganisation den tagesklinischen Aufenthalt betreffend, kann zusammenfassend festgehalten werden, dass sich der Prozess im Vergleich zur stationären Behandlung vor allem durch seine sequentielle Gestaltung und den dazwischen liegenden einwöchigen Zeitraum auszeichnete.
Beim Transport kam es durch die Trennung von Voruntersuchungstag und Operationstag zu einem Mehraufwand seitens der Betroffenen. Dieser erhöhte sich für die Angehörigen zusätzlich, wenn sie die Wartezeiten nicht im Krankenhaus verbringen wollten oder konnten. Zu einem beträchtlichen Teil wurden die Transporte vom sozialen Netzwerk der Betroffenen übernommen. Öffentliche Verkehrsmittel bzw. Taxis oder Rettungsdienste stellten die Ausnahme dar. Je mehr hinderliche Parameter bezüglich des Transportes zusammentrafen, um so eher kam es zu Widerständen, vor allem durch die den Transport übernehmenden Angehörigen. Solche Parameter waren die Mobilitätseinschränkung der Betroffenen selbst, in Ermangelung eines Führerscheins, die eingeschränkte Verfügbarkeit von Angehörigen bzw. deren berufliche und private Verpflichtungen. Außerdem wurde die Tatsache beklagt, dass ein näher liegender Behandler aus abrechnungstechnischen Gründen nicht in Anspruch genommen werden konnte. Diesbezüglich darf auf eine Studie aus Australien verwiesen werden, in der ebenfalls bestätigt wird, dass die Sicherstellung des Patiententransports eine wichtige Bedeutung für die Entscheidung zwischen Tageschirurgie (day surgery) und stationärer Behandlung (inpatient surgery) hatte.[491]

Kritisch wurde der Voruntersuchungstag aufgrund der Wartezeiten zwischen den Untersuchungen und bezüglich der Fertigstellung der Befunde bzw. des Arztbriefes gesehen. Eine deutliche Verbesserung brachte die Organisation bei der Belegung, weil die Patienten nicht mehr auf das Freiwerden von Betten warten mussten.
Nachdem eine Tagesklinik einen durchgeplanten Betrieb darstellt, weckte dies bei den Betroffenen auch bestimmte Erwartungshaltungen an die Organisation. Diese können sich mit „first in, first out" sehr gut beschreiben lassen.
Die architektonische Zusammenführung von Ambulanz, Tagesklinik und OP-Saal wurde von den Interviewten ausnahmslos als deutliche Verbesserung erlebt, zum einen aufgrund der dadurch verkürzten Wegstrecken, zum anderen aber auch im Bezug auf die Intimsphäre, weil damit Bettentransporte über mehrere Stockwerke vermieden werden konnten. Dabei

[490] Vgl. Interview ST 17, Zeile 238 - 250
[491] Vgl. Fan, Yu-Pei; Boldy, Duncan; Bowen, Denise: Comparing patient satisfaction – Outcomes an costs between cataract day surgery and inpatient surgery for elderly people, in: Australian Health Review, Vol 20, Nr. 4, 1997, S. 28

fühlten sich die Betroffenen zum einen beobachtet, zum anderen vermittelte der Bettentransport ein deutlich ausgeprägteres Krankheitsgefühl.

Theoretisches Interview:
„Im Vergleich zur stationären Behandlung hat sich der Transportaufwand jedenfalls erhöht. Für die Fahrt zum und vom Krankenhaus sind mir wieder meine Verwandten und Bekannten zur Seite gestanden. Für diese war es nicht immer leicht, weil sie selber Verpflichtungen nachgehen mussten. Beispielsweise haben sie Kinder oder gehen zur Arbeit. Wenn mehrere dieser Aspekte zusammentrafen, war die tagesklinische Behandlungsform nicht sehr vorteilhaft. Bei der Voruntersuchung habe ich vor allem die Wartezeiten als unangenehm empfunden, aber da kann man wohl nichts ändern. Angenehm war bei der tagesklinischen Behandlung, dass in der Früh gleich ein Bett für mich frei war und ich dadurch keine Wartezeiten in Kauf nehmen musste. Unangenehm war, dass ich nicht als erstes an die Reihe gekommen bin, obwohl ich schon sehr zeitig in der Früh da gewesen bin. Angenehm habe ich auch die räumliche Nähe von Tagesklinik, Ambulanz und OP erlebt. Das sicherte kurze Wege und vermied Transporte durch das ganze Haus. Bei der stationären Behandlung wurde ich mit dem Bett durch das ganze Haus gefahren, das war mir unangenehm, weil mir dies das Gefühl vermittelte, schwer krank zu sein, was ja nicht stimmte. Außerdem wurde man dabei von vielen Leuten angesehen."

7.5 *Ergebnisse beim direkten Vergleich*

7.5.1 Prozessoptimierungen

7.5.1.1 Allgemeines

Ergänzend zu den bisherigen Analyseergebnissen, sollen Bezug nehmend auf die im Theorieteil beschriebenen Aspekte der Prozessoptimierung im folgenden Abschnitt diese theoretischen Ausführungen anhand konkreter Beispiele mit den Analyseergebnissen verprüft werden. Dazu müssen die wesentlichsten Reorganisationsmöglichkeiten nochmals kurz in Erinnerung gerufen werden. Diese sind:

- Harmonisierung durch Ablaufverbesserung
- Beschleunigung der Abläufe durch Organisation und Struktur
- Verkürzung der Abläufe durch Veränderung der Versorgungsform
- Bereinigung der Abläufe durch Vermeidung oder Auslagerung

Die nachfolgende Abbildung zeigt diese Reorganisationsergebnisse im Überblick:

Abbildung 18: Reorganisationsergebnisse nach Prozessveränderung

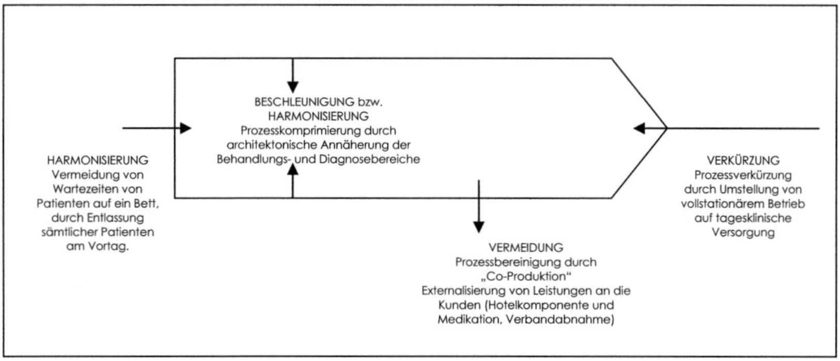

Zunächst sollen die Highlights aus der Prozessperspektive nochmals kurz zusammengefasst werden, um dann ausführlicher den Aspekt der Ablaufbereinigung durch Auslagerung zu analysieren.

7.5.1.2 Harmonisierung

Wie die bisherigen Ergebnisse gezeigt haben, führte die tagesklinische Organisation zu einer deutlichen Verbesserung bei den Wartezeiten auf ein Bett. Die Tatsache, dass die Tagesklinik über Nacht geschlossen ist und somit bei Betriebsbeginn sämtliche Bettenressourcen verfügbar sind, führte nachweislich zu einer erhöhten Patientenzufriedenheit. Dies wurde sowohl von den neu aufgenommenen Patienten als auch von den zu entlassenden Patienten bestätigt.

7.5.1.3 *Beschleunigung*

Die räumliche Zusammenführung sämtlicher Behandlungsbereiche wie Tagesklinik, OP und Ambulanz bzw. Aufnahme brachte nicht nur eine Verbesserung der Abläufe, sonder sorgte auch bei den Patienten für mehr Zufriedenheit. Die kompakte Struktur führte letztlich dazu, dass die Befragten Vorteile bezüglich der Intimsphäre verbunden mit einem reduzierten Krankheitsgefühl äußerten. Darüber hinaus wurden die deutlich verkürzten Wegstrecken auch bezüglich des Zeitaspektes positiv bewertet. Die einwöchige Wartezeit zwischen der Voruntersuchung und dem eigentlichen OP-Termin sorgte im Vorfeld für Beunruhigung. Nach eigenem Erleben der tagesklinischen Behandlung löste dieser Aspekt aber nur mehr bedingt negative Kritik aus. Vor allem wurde dabei der Transportaufwand ins Treffen geführt.

7.5.1.4 *Verkürzung der Abläufe*

Bezüglich der Verkürzung der Abläufe durch die sequentielle Gestaltung bei tagesklinischem Betrieb konnte deutlich gemacht werden, dass diese von den Befragten generell gut angenommen wurde. Fast ausnahmslos positiv wurde die Verweildauerverkürzung bewertet. Mit wenigen Ausnahmen goutierten die Befragten die tagesklinische Behandlungsform. Eine detaillierte Analyse dazu findet sich weiter hinten. Herausfordernd stellte sich der Transport zur Tagesklinik und wieder nach Hause dar. Die diesbezüglich geäußerte Kritik machte deutlich, dass den Betroffenen und deren Angehörigen der Mehraufwand bewusst war. Bei grundsätzlich guter Akzeptanz kam es dann zu Widerständen, wenn sich mehrere hinderliche Parameter häuften.

7.5.1.5 *Bereinigung der Abläufe – Co-Produktion*

Die Bereinigung von Prozessabläufen ist unmittelbar mit der Vermeidung oder Verlagerung von Tätigkeiten verbunden. Vermeidung würde bedeuten, auf Maßnahmen generell zu verzichten und im Sinne der Effektivität die Prozesse zu „entrümpeln".

Im Rahmen der vorliegenden Reorganisation wurden im Sinne der zu erzielenden Kostendämpfungen Leistungen vor allem hin zum Kunden verlagert. Diese Form der Co-Produktion[492] führte dazu, dass die Patienten mehr oder minder gezwungen waren, Teile des Leistungsprozesses selber zu übernehmen und somit zu „Prosumern"[493] zu werden. Bei der Prozessdarstellung im Anhang 25 sind die externalisierten Leistungen im unteren Prozessabschnitt gesondert dargestellt.

Eine quantitative Untersuchung in den Vereinigten Staaten aus dem Jahr 1989 hat attestiert, dass 92 % tagesklinisch (ASCs bzs. OPDs) behandelter Patienten nach ihrem Eingriff nach Hause gingen. 35 % dieser Patienten war es möglich, sich selber zu versorgen.[494] Diese Zahlen bestätigen, dass eine tagesklinische Behandlung den Patienten und deren Umfeld einen hohen Grad an Beteiligung abverlangt. Eine Studie des Ludwig Boltzmann-

---

[492] Gaitanides, Michael: Prozessorganisation, Verlag Franz Vahlen, München, 2007, S. 266

[493] Gaitanides, Michael: Prozessorganisation, Verlag Franz Vahlen, München, 2007, S. 266

[494] Kusserow, Richard, P.: Patient satisfaction with outpatient surgery – A national survey of medicare beneficiaries, US Departement of Health and Human Services, Washington D.C., 1989, Executive Summary, S. ii

Instituts für Medizin- und Gesundheitssoziologie aus dem Jahr 2001[495] kommt zu der Erkenntnis, dass es vor allem die gemeinsame Anstrengung von Patient und Behandlern ist, die einen wichtigen Bestandteil der Gesundung darstellt, wobei dies für die Behandlerseite bedeutet, die Patienten neben der Mitarbeit und Mitentscheidung durchaus auch in die Mitverantwortung einzubeziehen.

Nachdem diese Form der Leistungsexternalisierung eine gewisse Brisanz in sich birgt, war es im Rahmen der Untersuchung von besonderer Bedeutung, diese Co-Produktion einer näheren analytischen Betrachtung zu unterziehen. In Anbetracht der Tatsche, dass der Patiententransport bereits eingehend bearbeitet wurde, sollen in der Folge jene Aspekte der Co-Produktion analysiert werden, welche darüber hinaus für die Betroffenen spürbar wurden. Das waren:

- die postoperative Überwachung in der Nacht
- die Verbandabnahme
- die Medikamentenversorgung (Augentropfen)
- und die Hotelkomponente.

Für die Analyse fanden 11 Befragungsergebnisse der Interviewreihe B (Tagesklinische Behandlung nach vorangegangener stationärer Behandlung) und 15 Ergebnisse der Interviewreihe C (Tagesklinische Behandlung bei Ersteingriff) bei der Auswertung Berücksichtigung. Bei der Interviewreihe C stellte sich im Rahmen eines Interviews[496] heraus, dass es sich nicht um einen Ersteingriff handelte, sondern bereits vor einem Jahr eine stationäre Kataraktoperation vorgenommen wurde. Bei einem weiteren Interviewpartner stellte sich ebenfalls erst im Verlauf des Gespräches heraus, dass beim ersten Auge bereits vor rund einem Monat tagesklinisch eine "Staroperation" durchgeführt wurde.[497] Nachdem dies bezüglich der Analyse zum Thema Co-Produktion nicht als relevant bewertet wurde und sich die Inhalte bei näherer Betrachtung als interessant erwiesen, flossen diese Ergebnisse trotzdem in die Auswertung ein.

Eine tagesklinische Behandlung bringt es mit sich, dass die Patienten bis spätestens 17:00 Uhr nach Hause entlassen werden. Das hat zur Folge, dass die postoperative Überwachung vor allem in der Nacht im eigenen Umfeld zu organisieren ist. Im Besonderen ist darauf hinzuweisen, dass bei einem optimalen Prozess sowohl qualitativ bedingt aber auch aus rechtlichen Gründen eine adäquate postoperative Versorgung sicherzustellen ist.[498] Alle Befragten gaben an, sich um eine nächtliche Versorgung zu

[495] Vlg. Trummer, Ursula; Nowak, Peter; Stidl, Thomas; Pelikan, Jürgen. M: Koproduktion durch Empowerment – Qualitätsverbesserung der PatientInnenbetreuung und des postoperativen Gesundungsprozesses in der Chirurgie, Ludwig Boltzmann-Institut für Medizin- und Gesundheitssoziologie, 2001, S. 8
[496] Vgl. Interview TKLE 05
[497] Vgl. Interview TKLE 12
[498] Vgl. Schwing, Claus: Ambulantes Operieren – Gefährliche „Visitenkarten-Chirurgie"; in: KMA 07/2003 064 (173)

Hause gekümmert zu haben. Generell wurde der ärztlichen bzw. pflegerischen Empfehlung auch Folge geleistet.[499, 500, 501]

Trotz der klaren Empfehlung seitens der Tagesklinik machten die Betroffenen die Intensität der nächtlichen Betreuung auch vom persönlichen Empfinden abhängig. Nicht in allen Fällen war Unterstützung unmittelbar im selben Haus verfügbar, und zwar ausnahmslos dann, wenn die Betroffenen für sich selbst entschieden, dass dies nicht notwendig sei. Dazu folgende Beispiele:

> *„Befragter: Ich habe dann noch eine Dings angeben müssen, eine Kontaktperson, weil ich alleine bin. Und zufällig ist meine Nachbarin und gleichzeitig Hausfrau, ist nebenberuflich oder ehrenamtlich beim Roten Kreuz beschäftigt. Und zu der bin ich hinüber und sagte: ‚Du, es gibt eh nichts. Ich lasse die Haustür offen, sollte etwas sein.'"* [502]

Eine weitere Befragte:

> *„Befragte: Nein, es hat zwar geheißen, das muss ich schon sagen, in der Nacht sollte ich nicht alleine sein. In der ersten Nacht. Ob das möglich ist? Sage ich, ja natürlich. Und meine Tochter hat dann gesagt, ob ich, ob sie bei mir schlafen soll, oder ob ich hinunter komme.*
> *Interviewer: Hinunter heißt?*
> *Befragte: Ja, die wohnt da vorne, gleich bei der Garage.*
> *Interviewer: Gleich da vorne?*
> *Befragte: Ja, ja. Da vorne. Und, ja sage ich, ich brauche eh niemanden. Mir geht es eh gut und wenn etwas ist, kann ich eh anrufen."* [503]

Lediglich drei der 26 Befragten haben die ersten Tage nicht Zuhause verbracht. Hier wurde entweder auf die Versorgung durch die Lebensgefährten oder auf andere Angehörige zurückgegriffen.[504, 505]
Einen wichtigen Behandlungsschritt stellten die Verbandabnahme und die damit verbundene Kontrolle durch den Facharzt dar. Dies wurde bei der stationären Behandlung am ersten postoperativen Tag durch den behandelnden Arzt im Krankenhaus vorgenommen. Das Ereignis selber hat auch eine emotionale Bedeutung, weil dabei für die Patienten unmittelbar das Operationsergebnis erlebbar wird. Im Rahmen der tagesklinischen Behandlung wurde die Verbandabnahme am Tag nach der Operation durch die Betroffenen selbst und zwar zu Hause vorgenommen. Die erste Wundkontrolle erfolgte noch auf der Tagesklinik unmittelbar vor der Entlas-

---

[499] Vgl. Interview TKLE 02, Zeile 57 - 60
[500] Vgl. Interview TKLE 13, Zeile 54 - 61
[501] Vgl. Interview TKLE 07, Zeile 437 - 440
[502] Interview TKLE 05, Zeile 17 - 21
[503] Interview TKL 09, Zeile 65 - 72
[504] Vgl. Interview TKL 05, Zeile 79 - 83
[505] Vgl. Interview TKL 12, Zeile 120 - 129

sung durch einen Facharzt, eine zweite Wundkontrolle durch die Befragten selber zum Zeitpunkt der Verbandabnahme zu Hause. Eine weitere Begutachtung der Wunde erfolgte im Rahmen der Nachkontrolle durch den niedergelassenen Facharzt einige Tage nach dem erfolgten operativen Eingriff.
Die Befragten schilderten das Ereignis der selbst durchgeführten Verbandabnahme zu Hause und die damit verbundenen Erlebnisse ausnahmslos positiv. Die folgenden Interviewausschnitte belegen das:

> *„Befragter: Ja und um zwei Uhr Nachmittag habe ich dann die Entlassung bekommen. Da haben sie mich untersucht und haben mir noch eine Schale (Anm. Augenschutzverband) rauf gegeben und am Donnerstag in der Früh wie ich ins Bad gegangen bin, habe ich es heruntergegeben und am Freitag nachher war ich dann oben (Anm. meint das Krankenhaus) zur Kontrolle."* [506]

Eine weitere Befragte:

> *„Befragte: Wie ich das (Anm. meint den Augenverband) herunter genommen habe, den anderen Tage, da habe ich ja das gesehen, was ich sonst mit der Brille gesehen habe."* [507]

Noch eine Befragte:

> *„Befragte: Ja, den zweiten Tag, wie ich mir das (Anm. meint den Augenverband) herunter gegeben habe, habe ich mir gedacht, es ist alles so rein. Wenn ich da so hinaufgesehen habe (Anm. zeigt aus dem Fenster), ich meine, jetzt fällt es mir nicht mehr so auf, aber das kenne ich schon."* [508]

Abschließend ein letzter Interviewausschnitt:

> *„Befragter: Ja, auf jeden Fall ist es mir am nächsten Tag aufgefallen, dass ich besser sehe. Ja, wie ich den Verband entfernt habe, denn über die Nacht muss man ihn oben lassen. (kurze Pause)*
> *Gattin: Was hat er gesagt? Denn wie er das erste Mal operiert worden ist, da hat er gesagt, jetzt sehe ich erst, wie viele Falten ich habe.*
> *Interviewer: Zu Ihrer Frau?*
> *Befragter: Nein, zu mir. (lacht)*
> *Interviewer: Ach selber. Ach da haben Sie gesagt, jetzt sehen Sie erst, wie viele Falten Sie haben. Ach, wäre es vorher besser gewesen? (lacht)*
> *Befragter: (lacht) Ja, aber das haben schon mehrere gesagt.*
> *Interviewer: Ach so? Ja, ist auch interessant. (kurze Pause)"* [509]

---

[506] Interview TKL 05, Zeile 41 - 46
[507] Interview TKL 02, Zeile 142 - 145
[508] Interview TKLE 13, Zeile 4 - 7
[509] Interview TKLE 12, Zeile 72 - 82

Darüber hinaus oblag es den Betroffenen, auch die medikamentöse Nachbehandlung in Form von Augentropfen vorzunehmen. Diesbezüglich haben sich durch die tagesklinische Behandlung nur geringfügige Veränderungen ergeben. Der einzige Unterschied lag darin, dass die Leistungsübernahme durch die Betroffenen einen Tag früher erfolgte. Auch hier kann von einer sehr guten Toleranz gesprochen werden. Die Verabreichung der Augentropfen erfolgte entweder durch die Betroffenen selber oder durch die Lebenspartner bzw. durch Angehörige.[510, 511, 512, 513]

Zusammenfassend konnte festgestellt werden, dass die erfolgten Externalisierungen gut toleriert wurden. Es wurden die Leistungen entweder von den Betroffenen selbst oder durch Menschen ihres sozialen Umfeldes erbracht. Generell wurden die Anweisungen der Mediziner bzw. des Pflegepersonals befolgt. Eine entscheidende Rolle spielte dabei das persönliche Empfinden. Wenn Veränderungen stattfanden, wurden die Anweisungen, welche die Betroffenen seitens der Tagesklinik erhielten, tendenziell eher gelockert. Die Tatsache, dass aufgrund des kurzen tagesklinischen Aufenthaltes sonstige, behandlungsunabhängige Medikamente von den Befragten selber mitzubringen waren, fand überhaupt keine Erwähnung. Hotelkomponenten wie Essensversorgung zu Hause bzw. die Übernachtung wurden von den Befragten ebenfalls kaum kommentiert. Der Aufenthalt im häuslichen Ambiente brachte es mit sich, dass diesbezüglich keine Erwartungshaltungen gegenüber dem Leistungserbringer formuliert wurden. Die Betroffenen sahen es offensichtlich als selbstverständlich an, dass mit dem Aufenthalt zu Hause auch die damit verbundenen hauswirtschaftlichen Leistungen selber zu übernehmen bzw. zu organisieren waren. Im Gegenteil: wenn es diesbezüglich zu Äußerungen kam, so waren diese im Sinne der Wiedererlangung der Selbständigkeit positiv konnotiert. Generell äußerte sich keiner der Befragten negativ zum Phänomen der Co-Produktion. Im Rahmen der Bearbeitung des Themas „Empowerment" folgen dazu noch weitere Analysen.

Theoretisches Interview:
„Die Tatsache, dass ich nach der Operation selber Verantwortung übernehmen musste, hat mich weder gestört noch belastet. Von der Tagesklinik wurde mir vorgegeben, dass ich in der ersten Nacht nicht alleine sein darf. Das habe ich grundsätzlich beachtet. Nachdem es mir aber subjektiv gut ging, war es für mich ausreichend, einen Angehörigen oder Bekannten erreichbar zu wissen. Die Verbandabnahme am nächsten Tag war ein ganz positives Erlebnis. Sofort habe ich die Verbesserung der Sehleistung erkannt. Ich habe alles viel reiner und klarer gesehen. Die Augentropfen habe ich mir entweder selber eingeträufelt oder es hat mir mein Partner oder ein Angehöriger geholfen. Es war mir kein Problem, auch selber einen Beitrag zu leisten."

---

[510] Interview TKL 09, Zeile 90 - 91
[511] Interview TKL 13, Zeile 71 - 75
[512] Interview TKL 06, Zeile 121 - 124
[513] Interview TKLE 07, Zeile 449 - 453

In der Folge sollen neben der Betrachtung der tagesklinikinternen Abläufe auch die Schnittstellen nach außen kritisch beleuchtet werden.

7.5.2 Nahtstellenmanagement

Prozessreorganisation bringt es mit sich, dass nicht nur innerhalb einer Organisation die Abläufe optimiert werden, sondern dass auch die notwendigen Nahtstellen kritisch zu hinterfragen sind. Diesbezüglich muss nochmals an die vom Österreichischen Bundesministerium für Gesundheit und Frauen geforderte Verbesserung des Nahtstellenmanagements erinnert werden.[514] Darüber hinaus sei an den ÖSG erinnert, mit dessen Hilfe zukünftig eine integrierte Gesundheitsplanung mit besonderem Augenmerk auf die verschiedenen Nahtstellen zwischen den Versorgungssektoren sichergestellt werden soll.[515] Damit verbunden ist auch die Gewährleistung einer dementsprechenden Vernetzung bei den Strukturen.[516]

In der vorliegenden Untersuchung zeigten sich dabei vor allem zwei Schwachstellen: zum einen vereinzelte Probleme beim Transport, (Diese wurden bereits weiter oben beschrieben.) zum anderen die Sicherstellung der Nachbehandlung durch den niedergelassenen Facharzt. Generell bot auch die Tagesklinik eine Nachbehandlung an. Entscheidend dafür, ob die Befragten die Tagesklinik oder den niedergelassenen Facharzt ansteuerten, waren einerseits die Distanzen und andererseits die Verfügbarkeiten. Zu Kritik kam es diesbezüglich im Rahmen des Informationsaustausches und der Organisation. Dazu folgende Beispiele:

> *„Nichte: Und ich habe dann natürlich wie ich dann nach Hause gekommen bin, sofort angerufen beim Augenarzt, damit wir da kein Problem haben und dann hat es eben geheißen, sie sind den letzten Tag da und gehen dann auf Urlaub. Dann habe ich wieder zurück ins Krankenhaus angerufen, da hat es geheißen, dass ist eh egal, wir können ins Krankenhaus kommen, sie geben mir einen Termin mit, wann wir oben sein müssen, dann wieder zur Kontrolle kommen. Und der Termin ist nicht mitgekommen. Aber wir sind dann einfach ohne Termin hinaufgefahren, weil es zu mir geheißen hat, dass es eigentlich eh geheißen hat, ja mir müssen dann sowieso zu ihnen hinaufkommen. Aber in diesem Sinn hat man eben keinen Termin gehabt."* [517]

Ein weiterer Interviewausschnitt:

> *„Befragte: Ich muss noch zur Nachuntersuchung.*
> *Interviewer: Zur Nachkontrolle?*

[514] Vgl. o.V.: Bundesministerium für Gesundheit und Frauen, Das Gesundheitswesen in Österreich, 4. aktualisierte Auflage, Wien, Dezember 2005, S. 18

[515] Vgl. o.V.: Bundesministerium für Gesundheit und Frauen, Das Gesundheitswesen in Österreich, 4. aktualisierte Auflage, Wien, Dezember 2005, S. 18

[516] Vgl. Hamdad, Heidi: Öffnung der Krankenhäuser – Das ambulante Geschäft gelingt nur mit sinnvoller Vernetzung; in: KMA 12/2003 045 (201)

[517] Interview TKL 18, Zeile 525 - 534

Befragte: Jetzt hätte ich erst angerufen, derweil ist der (Anm. meint niedergelassenen Augefacharzt) bis 14. nicht da. Was soll ich dann machen? Soll ich nach Ried hinauffahren?
Interviewer: Ist Ihnen etwas gesagt worden, was Sie tun sollen?
Befragte: Ja, ich soll innerhalb einer Woche zur Nachuntersuchung gehen. Jetzt ist der bis 14. nicht da. Ich muss zum Hausarzt gehen, da habe ich auch vorher angerufen, da bekomme ich auch erst wieder am Mittwoch einen Termin, weil er so überfüllt ist.“ [518]

Wie die Interviewausschnitte zeigen, beruhen die Schwierigkeiten beim Nahtstellenmanagement sowohl auf Informationslücken als auch auf Lücken in der Organisation bzw. Koordination. Seitens der Tagesklinik wurde nicht darauf Bedacht genommen, dass die Nachuntersuchung durch den niedergelassenen Facharzt beispielsweise aus Urlaubsgründen nicht sichergestellt war, was bei den Betroffenen zu Unsicherheit und Verärgerung führte. Wurden Informationszusagen nicht eingehalten, dann sorgte dies für eine zusätzliche Verschärfung der Situation.
Wenngleich die negativen Ereignisse nur wenige waren, so ist davon abzuleiten, dass Prozessreorganisation bedingt, dass über die eigenen Grenzen hinaus die Versorgungsdurchgängigkeit und der Informationsfluss sicher zu stellen sind.

7.5.3 Kommunikation und Begegnungsqualität

Ein wesentlicher Aspekt ist die Art und Weise der Kommunikation zwischen Behandler und Patient. Eine Verbesserung dieser Kommunikation wird von verschiedenen Seiten gefordert, unter anderem vom deutschen Sachverständigenrat.[519] In einer Studie des Ludwig Boltzmann-Institutes[520] wird darauf hingewiesen, dass sich die Kommunikation an den Bedürfnissen und auch Erwartungen der Patienten zu orientieren hat. So sollten beispielsweise bereits beim Erstkontakt folgende Aspekte erfüllt werden:

- *„der/die PatientIn sollte sich gestützt und angenommen fühlen,*
- *er/sie sollte alle für ihn/sie wichtigen Fragen besprochen haben,*
- *er/sie sollte zu einer partnerschaftlichen PatientInnenrolle ermuntert sein (Empowerment!)“*[521]

Auch der Kardiologe und Nobelpreisträger Bernhard Lown beschreibt die Kommunikation zwischen Arzt und Patienten als besonders wichtig, wobei dieser vor allem das Zuhören herausstreicht, wie folgendes Zitat zeigt:

[518] Interview TKL 16, Zeile 284 - 293
[519] Vgl. o. V.: Sachverständigenrat für die Konzertierte Aktion im Gesundheitswesen: Finanzierung, Nutzenorientierung und Qualität, Gutachten, Bundesministerium für Gesundheit, BRD, 2003, S. 39
[520] Vlg. Trummer, Ursula; Nowak, Peter; Stidl, Thomas; Pelikan, Jürgen. M: Koproduktion durch Empowerment – Qualitätsverbesserung der PatientInnenbetreuung und des postoperativen Gesundungsprozesses in der Chirurgie, Ludwig Boltzmann-Institut für Medizin- und Gesundheitssoziologie, 2001, S. 10
[521] Trummer, Ursula; Nowak, Peter; Stidl, Thomas; Pelikan, Jürgen. M: Koproduktion durch Empowerment – Qualitätsverbesserung der PatientInnenbetreuung und des postoperativen Gesundungsprozesses in der Chirurgie, Ludwig Boltzmann-Institut für Medizin- und Gesundheitssoziologie, 2001, S. 13

„Zuhörenkönnen ist das komplizierteste und schwierigste aller Instrumente im Repertoire eines Arztes. Man muss ein aktiver Zuhörer sein, um unausgesprochene Probleme wahrnehmen zu können.“[522]

Kommunikation stellt somit einen der wesentlichsten Schlüsselfaktoren dar. Nefiodow kommt im Bezug auf Gesundheitswesen dabei zu folgender Erkenntnis:

„Um Gesundheit im ganzheitlichen Sinne zu erschließen, bedarf es einer wesentlich besseren Qualität im Umgang mit sich selbst, im zwischenmenschlichen Umgang und im Umgang mit der natürlichen Umwelt.“[523]

In der vorliegenden Untersuchung wurden die Befragten bei den Gesprächen aufgefordert, positive und negative Erlebnisse zu beschreiben. Es konnte im Rahmen des Kodiervorgangs festgestellt werden, dass die Dimensionen „Kommunikation und Begegnungsqualität“ im Vergleich zu allen anderen Aspekten mit Abstand die wichtigste Rolle einnahmen. Als Datenbasis dienten für die Auswertung alle 46 Interviews. Dabei überwogen mit Abstand die positiven Feedbacks. Dazu einige Beispiele:

„Befragte: Angenehm war eigentlich die Freundlichkeit der Bediensteten da oben, der Schwestern. Und alle, weil sie sind sehr bemüht um das Wohl der Patienten. (kurze Pause) Ich muss eigentlich sagen, es war überhaupt nichts unangenehm. Ich könnte nicht sagen, dass irgendetwas unangenehm wäre.“ [524]

Noch ein weiterer Interviewausschnitt zum Thema „Kommunikation und Begegnungsqualität“:

„Befragte: Ja, dass die Schwestern sehr nett gewesen sind. Und die Ärzte auch, die gekommen sind. Ich könnte sonst nichts sagen. (kurze Pause) Ein Jeder hat so gesagt, der drinnen gewesen ist. (kurze Pause) Da sind wir zu fünft drinnen gewesen und jede hat dasselbe gesagt. (kurze Pause)“ [525]

Abschließend dazu ein letzter Interviewauszug:

„Befragte: Und die Menschen auf der Tagesklinik sind alle sehr nett und lieb. Da gibt es gar nichts.“ [526]

Herausgearbeitet werden konnte, dass es im Zusammenhang mit der Gesprächsführung viel weniger um die Inhaltsebene denn um die Art und Weise der Kommunikation ging, wenngleich die Befragten die Tatsache, dass die Behandlungsmethode und damit verbundene Notwendigkeiten

---

[522] Lown, Bernhard: Die verlorene Kunst des Heilens – Anstiftung zum Umdenken, 2. Auflage, Schattauer Verlag, Stuttgart, 2004, S. 7

[523] Nefiodow, Leo A.: Der sechste Kondratieff – Wege zur Produktivität und Vollbeschäftigung im Zeitalter der Information, 6. überarbeitete Auflage, Sankt Augustin (D), Rhein-Sieg-Verlag, 2006, S. 65

[524] Interview TKL 02, Zeile 156 - 159

[525] Interview TKLE 08, Zeile 141 - 144

[526] Interview TKLE 14, Zeile 16 - 17

erklärt wurden, durchaus schätzten. Vor allem konnte deutlich gemacht werden, dass Information auch dazu beitragen kann, unangenehme Aspekte zu verstehen und letztlich zu akzeptieren. Das nachfolgende Interviewzitat liefert dafür einen Beleg:

> *„Befragter: Ich meine gewisse Sachen, die eben Bestimmungen sind, die habe ich halt nicht verstanden, aber die haben halt gepasst. Aber das muss so sein. So ein offenes Hemd, so ein Nachthemd. (Anm. hinten offenes Operationshemd) Das habe ich halt nicht verstanden, aber das ist einfach so. Aber es wurde mir halt erklärt, warum das so ist, das habe ich dann verstanden."* [527]

Auch die Ehrlichkeit wurde geschätzt. Beim folgenden Interviewzitat handelte es sich beispielsweise um einen 47jährigen Diabetiker:

> *„Befragter: Ich muss sagen, alles hat gepasst, es war gut. Ja, die ehrliche Art, die sie (Anm. die Ärzte) gehabt haben. Gleich von der Untersuchung weg und dann einfach, danach wie ich mit dem Oberarzt noch gesprochen habe und so. Einfach die Ehrlichkeit, die sie (Anm. die Ärzte) gehabt haben. Wo ich gesagt habe, das gefällt mir, der sagt mir alles."* [528]

Ein weiterer Befragter:

> *„Befragter: Ja, wie ich schon sagte, dass sie alles genau erklären, was sie machen. Dass man einmal eine Vorstellung hat."* [529]

Derselbe Befragte weiter unten

> *„Befragter: Ja. Aber das war gut, wenn man aufgeklärt wird. Das gehört eh gesagt.*
> *Interviewer: Schon? (fragend)*
> *Befragter: Natürlich, unbedingt. Ja, aber momentan schreckt man sich eben ein wenig."* [530]

Es taten sich aber auch Grenzen auf, zum einen bezogen auf das Verstehen der vom Personal vermittelten Erklärungen, zum anderen bezüglich der Informationsintensität. Hinterfragt man, was von den Erklärungen tatsächlich begriffen wurde, so zeigte sich, dass trotz des Wunsches, informiert zu werden, viele Befragte beispielsweise die Operationsmethodik nachweislich nicht verstanden haben. Als Exempel soll nochmals das oben zitierte Interview[531] herangezogen werden. Mit Nachdruck hat die Befragte von einer Entlastung bezüglich der Patienteninformation gesprochen. Bei näherer Betrachtung zum Verständnis zeigte sich folgende Beschreibung:

> *„Befragte: Ja, das geht alles mit Laser. In zehn Minuten ist alles vorbei."* [532]

---

[527] Interview ST 03, Zeile 101 - 106
[528] Interview ST 03, Zeile 80 - 84
[529] Interview ST 04, Zeile 68 - 69
[530] Interview ST 04, Zeile 170 - 173
[531] Vgl. Interview ST 09
[532] Interview ST 09, Zeile 19 - 20

Dieselbe Befragte weiter unten:

> *„Befragte: Da wird nicht geschnitten und gar nichts, das geht alles mit Laser."* [533]

Dieselbe Befragte weiter:

> *„Befragte: Das hat zehn Minuten gedauert, was da der Arzt, das hat eh ein Arzt gemacht, was der da ‚herumgefuchtelt' hat, einmal ist das gekommen und einmal das, das war so der Laser das Ganze, so kommt mir das vor. Und das war die ganze Operation. Ich bin weder aufgeschnitten worden noch sonst was und man spürt nichts."* [534]

Selbst nach einschlägiger Erfahrung durch den ersten Eingriff veränderte sich das Verständnis der Befragten bezüglich der Operationstechnik nicht. So beschrieb dieselbe Gesprächspartnerin nach durchgeführtem Zweiteingriff die Operation wie folgt:

> *„Befragte: Nein, weil sie nichts spüren. Es wäre etwas anderes, wenn einem irgendwo eine Nadel gestochen würde oder irgend so etwas. Aber sie spüren überhaupt nichts. Das geht alles mit so einem Dings, so einem Laser und aus. Es ist auch gleich die ganze Operation vorbei gewesen, weil sie nichts spüren."* [535]

Derlei Phänomene bezüglich der Operationstechnik konnten mehrfach beobachtet werden. Dazu noch zwei Beispiele:

> *„Befragter: Ja, wie das verläuft. Was alles gemacht wird. Also ich habe mich auch zu wenig ausgekannt, wie das ist. Da habe ich auch so eine Abbildung bekommen. Das hat er (Anm. aufklärender Arzt) uns dann gezeigt nachher.*
> *Interviewer: Eine Abbildung, oder was hat er Ihnen da gezeigt?*
> *Befragter: Ja. Wie das Auge praktisch ein wenig geteilt ist. Und was sie da machen. Aber da habe ich mir nichts gedacht."* [536]

Ein weiterer Befragter:

> *„Befragter: Die machen da einen Kreuzschnitt und ziehen die Haut ab. Das ist ja eine Haut, dieser „Graue Star" und das ziehen sie ab."* [537]

Die beiden oben zitierten Gesprächspartner äußerten sich weder negativ noch positiv über die Kommunikation im Rahmen der Aufklärung. Es scheint also von Bedeutung zu sein, dass mit den Betroffenen zuwendungsorientiert kommuniziert wurde. Zufriedenheit bzw. keine Unzufriedenheit wurde weniger über Inhalte, denn viel mehr über die Kommunikationsqualität erzeugt. Dies kam im Rahmen der Gespräche auch so zur Darstellung, wie die folgenden Ausschnitte zeigen:

---

[533] Interview ST 09, Zeile 27 - 28
[534] Interview ST 09, Zeile 189 - 194
[535] Interview TKL 09, Zeile 294 - 298
[536] Interview ST 13, Zeile 170 - 175
[537] Interview TKLE 04, Zeile 53 - 55

> *„Interviewer: Ist Ihnen die Behandlungsmethode erklärt worden?*
> *Befragte: Die ist mir im Krankenhaus erklärt worden. Ich weiß nicht, wie der Arzt geheißen hat, das kann ich nicht sagen, aber der hat mir alles an Hand einer Skizze, hat er mir das genau erklärt und aufgezeigt, wie das alles vor sich geht und was da gemacht wird und wie und was. Und, naja. (kurze Pause) Ich meine für mich war das eh ein spanisches Dorf, aber mir war ja alles Recht. Ich habe mir gedacht: Mein, ich bin da in guten Händen. Was soll ich da, nicht? Ich habe mich dann ganz auf die Ärzte verlassen."* [538]

Eine weitere Befragte:

> *„Interviewer: Ist Ihnen die Behandlungsmethode erklärt worden?*
> *Befragte: Ja. Ja, ja. Das haben sie mir schon. Nur habe ich das vielleicht nicht so gut verstanden. Denn da hat auch mein Sohn, der hat da, ich habe ja da eine Ding hinein bekommen, eine Linse. Und mein Sohn, dem habe ich das gezeigt, der hat gesagt: ‚Da lässt du dir so was machen'. ‚Ja, mein', sagte ich, ‚ich verstehe das ja zu wenig'. Habe ich gesagt. Nein, mir hat das gar nicht so viel ausgemacht."* [539]

Was die Intensität bezüglich der Patienteninformation betraf, zeigte sich sogar, dass bei einer zu detaillierten Aufklärung eher die Nachteile dominierten, weil die Befragten durch bestimmte Informationsdetails erschraken bzw. verunsichert wurden. Dazu folgende Interviewausschnitte:

> *„Befragte: Aber wie er das vierte Mal eingetropft hat, da hat er (Anm. meint den Arzt) zu mir gesagt, weil er gibt drei verschiedene Tropfen hinein, von drei verschieden Fläschchen und da hat er gesagt: ‚Der vierte Tropfen ist der wichtigste.' ‚Denn das', hat er gesagt, ‚ist das Kokain.' (lacht) Aha, habe ich mir gedacht, dann habe ich so überlegt und dann habe ich mir gedacht: Sagst es lieber nicht. Aber ich habe mir gedacht, da macht ihr mich jetzt süchtig? (lacht)"* [540]

Dieselbe Befragte weiter unten:

> *„Befragte: Das Kokain hat mich ein bisschen geschreckt. (lacht)"* [541]

Nochmals dieselbe Befragte:

> *„Befragte: Es ist eh keine Belastung. Das ist nur ganz kurz ein wenig ein Ding, wie er mit dem Kokain angefangen hat. Aber es ist besser, wenn man es weiß."* [542]

Eine weitere Befragte:

> *„Befragte: Ich habe noch gehört, wie sie dann zum, also wie das zugedeckt war, wie er das aufgeschnitten hat, dass er (Anm. meint*

---

[538] Interview TKLE 15, Zeile 335 - 342
[539] Interview TKLE 13, Zeile 359 - 364
[540] Interview TKL 02, Zeile 373 - 379
[541] Interview TKL 02, Zeile 384 - 385
[542] Interview TKL 02, Zeile 391 - 393

den Operateur) gesagt hat: ‚Und jetzt die Kokaintropfen.' Da habe ich mir gedacht: Aha, das werden wahrscheinlich diese Tropfen sein, die dann das Ausschlaggebende sind, damit das dann betäubt ist. Und habe ich gesagt, gestern in der Früh, habe ich zu meinem Mann gesagt: ‚Du ich habe in der Nacht solche Alpträume jetzt. Mir fallen Sachen ein, an die ich überhaupt nicht denke. Das muss das Kokain sein.' (lacht)" [543]

Noch ein Interviewausschnitt:

> *„Befragter: Na ja, zuerst das genau erklären, was da alles gemacht wird. Dann der eine Doktor, hat es mir genau aufgezeichnet auf einem Bild, da wird irgendeine Schicht heraus geschabt und da wird dann eine Linse eingesetzt. Die Linse hat Hakerl daran, das wird dann ins Auge eingehakt. Das hat mich schon recht erschreckt, da habe ich mir schon gedacht: He, so was soll ich mir machen lassen? Weil das mit dieser Linse und diesen Hakerl dran, das hat mich wirklich erschreckt."* [544]

Nochmals derselbe Befragte weiter unten:

> *„Befragter: Das mit der Linse und diesem Hakerl hat mich so geschreckt."* [545]

Ein letztes Mal derselbe Befragte:

> *„Befragter: Er hat es mir extra aufgezeichnet, die Linse und wie sie gebogen ist mit dem Hakerl daran. Das wird dann beim Auge eingehakt, so etwas schreckt einen schon."* [546]

Davon lässt sich ableiten, dass mit Information wohl dosiert umgegangen werden sollte, weil Überinformation auch zu Verunsicherung führen kann. Auch in der Studie des Ludwig Boltzmann-Institutes konnte festgestellt werden, dass bis zu einem Drittel der Patienten die gegebene Information als zu ausführlich empfanden.[547,548,549] Aufgrund des quantitativen Zugangs bei der zitierten Studie konnten Wahrnehmungsdifferenzen seitens der Patienten zwar festgestellt, aber nicht interpretiert werden.[550]

In der vorliegenden Untersuchung wurde herausgearbeitet, dass allein die Wortwahl mitunter zu Verunsicherung und Gefährdung des Vertrauensverhältnisses führen kann, auch wenn das Motiv redlich ist:

---

543 Interview TKLE 01, Zeile 156 - 164

544 Interview ST 04, Zeile 13 - 19

545 Interview ST 04, Zeile 160

546 Interview ST 04, Zeile 162 - 164

547 Vlg. Trummer, Ursula; Nowak, Peter; Stidl, Thomas; Pelikan, Jürgen. M: Koproduktion durch Empowerment – Qualitätsverbesserung der PatientInnenbetreuung und des postoperativen Gesundungsprozesses in der Chirurgie, Ludwig Boltzmann-Institut für Medizin- und Gesundheitssoziologie, 2001, S. 22

548 Vlg. Trummer, Ursula; Nowak, Peter; Stidl, Thomas; Pelikan, Jürgen. M: Koproduktion durch Empowerment – Qualitätsverbesserung der PatientInnenbetreuung und des postoperativen Gesundungsprozesses in der Chirurgie, Ludwig Boltzmann-Institut für Medizin- und Gesundheitssoziologie, 2001, S. 32

549 Vlg. Trummer, Ursula; Nowak, Peter; Stidl, Thomas; Pelikan, Jürgen. M: Koproduktion durch Empowerment – Qualitätsverbesserung der PatientInnenbetreuung und des postoperativen Gesundungsprozesses in der Chirurgie, Ludwig Boltzmann-Institut für Medizin- und Gesundheitssoziologie, 2001, S. 37

550 Vlg. Trummer, Ursula; Nowak, Peter; Stidl, Thomas; Pelikan, Jürgen. M: Koproduktion durch Empowerment – Qualitätsverbesserung der PatientInnenbetreuung und des postoperativen Gesundungsprozesses in der Chirurgie, Ludwig Boltzmann-Institut für Medizin- und Gesundheitssoziologie, 2001, S. 40

„Interviewer: Können Sie mir erzählen, wie Sie dieses Mal den Ablauf der Behandlung erlebt haben?
Befragte: Ja, das eben mit der ersten Voruntersuchung.
Interviewer: Die am 25. Februar war?
Befragte: Ja, und er (Anm. meint den untersuchenden Arzt) schreckt mich dann und sagt zu mir: ‚Sie stehen ja kurz bevor dem Schlaganfall.'
Interviewer: Und wer war das?
Befragte: Ja. Eh wo ich die erste Operation gehabt habe. Sagte er: ‚Dass die das, das erste Mal nicht gesehen haben.' Ja das war das Ganze, was er gesagt hat und dann hat er gesagt: ‚Sie müssen auf die Herzstation.'" [551]

Dieselbe Befragte weiter unten:

„Befragte: Weil ich wäre für den ersten März zur Operation vorgesehen gewesen und die haben aber dann gesagt, sie machen noch ein Mal eine Voruntersuchung, wahrscheinlich auf das schlechte Ding da vom Augenarzt. Naja oder was das war. Aber die Ärzte sagen das ja nicht, was wirklich war. Sogar mein Hausarzt hat gezweifelt, ob sie mich nicht verwechselt haben oder was. Ob das möglich ist, weiß ich nicht, aber man kann die Ärzte nicht. Und kann sein, dass ich mich durch das Wort (Anm. meint den angesprochenen Schlaganfall) erschrocken habe oder irgendwie, oder ist mir der Arzt nicht so sympathisch gewesen, ich weiß es nicht. Das war einer, der mit so einem Vollbart, jedenfalls ist mir der nicht so sympathisch gewesen." [552]

Wenngleich solche Warnungen gut gemeint sind, so hat die Art und Weise der Mitteilung die Patientin doch sichtlich beunruhigt und verunsichert. Letztlich räumte die Befragte nach Rücksprache mit ihrem Hausarzt sogar die Möglichkeit einer Verwechslung ein. Darüber hinaus wurde durch diese Äußerung auch das Vertrauensverhältnis getrübt. Dies zeigte sich in der Äußerung, dass Ärzte nicht alles sagen. Letztlich war die Verunsicherung der Befragten auf einen Schlüsselbegriff nämlich „Schlaganfall" zurückzuführen. Auch Lown geht mit dieser Art von Patienteninformation hart ins Gericht, wenn er schreibt:

„Ein Patient kann zur tiefsten Verzweiflung getrieben werden und sich das Schlimmste vorstellen, wenn er einen unpassenden Ausdruck oder ein schlecht gewähltes Wort vernimmt. Ärzte sollten einen Patienten niemals mit Ungewissheit und Furcht belasten, aber bedauerlicherweise tun sie dies häufig:" [553]

In einem Artikel über die Opportunitätskosten, die durch schlechte Kommunikation entstehen können, wird ein Fallbeispiel zitiert, in dem eine Frau

---

[551] Interview TKL 06, Zeile 20 - 25
[552] Interview TKL 06, Zeile 57 - 67
[553] Lown, Bernhard: Die verlorene Kunst des Heilens – Anstiftung zum Umdenken, 2. Auflage, Schattauer Verlag, Stuttgart, 2004, S. 66

deshalb ein Klinikum nicht wieder aufgesucht hat, weil sie bei einem Voraufenthalt „schlechte Erfahrungen" mit dem dortigen Chefarzt gemacht hat. Kalkulatorisch sind dem Klinikum dadurch über 15.000 € verloren gegangen, nur weil der Chefarzt beim Patientenkontakt einen „schlechten Tag" hatte.[554]
Wie das nachfolgende Gesprächsbeispiel zeigt, wurde seitens der Befragten bzw. deren Angehörigen Freundlichkeit durchaus auch als Kalkül im Sinne der Marktkonkurrenz interpretiert:

> *„Befragte: Nein. Ob ich etwas unangenehm erlebt habe? Nein wirklich nicht. Nein, wirklich nicht. Die Ärzte sind so nett. Einer ist eh so ein Dickerling. Nein, wir, also nein, man könnte überhaupt nichts sagen, weil ich meiner Tochter gesagt habe, die sind alle so nett. ‚Ja' hat sie gesagt: ‚Meinst du, die können sich das leisten? Du musst ja nicht nach Ried gehen, du kannst ja auch woanders hin genauso gehen.' Ja, das stimmt aber wirklich. Das hat meine Tochter gesagt. Da hat sie gesagt: ‚Ja, die müssen ja so nett sein, weil das nächste Mal geht ihnen ja keiner mehr hin', hat sie gesagt. Das stimmt aber eh. Das ist eh so. Nein, sie sind wirklich nett. Ob es jetzt ein Arzt ist oder eine Schwester, die sind einmalig nett, das muss ich schon sagen."* [555]

Dabei handelt es sich nur auf den ersten Blick um die subjektiven Eindrücke Einzelner. Schließlich muss darauf hingewiesen werden, dass die vorliegenden Ergebnisse nur bestätigen, was auch in anderen Untersuchungen zur Bedeutung von Art und Weise der Kommunikation belegt wird. Beispielsweise eine Studie von Vincent u. a.[556], bei der dargestellt wird, dass auch Rechtsklagen gegen Ärzte nicht unwesentlich mit der Kommunikation zusammenhängen. Konkret heißt es in der Untersuchung:

> *„The decision to take legal action was determined not only by the original injury, but also by insensitive handling and poor communication after the original incident."*[557]

Vincent u. a. attestieren sogar, dass mehr als ein Drittel der Patienten keinen Schadenersatzprozess angestrengt hätten, hätten sie vom behandelnden Arzt eine Erklärung oder eine Entschuldigung erhalten.[558]
Zu ähnlichen Ergebnissen kommt auch die Studie von Levinson u. a.[559], die sich ebenfalls mit dem Zusammenhang von ärztlicher Kommunikation und

---

[554] Vgl. o.V.:, Opportunitätskosten: Marketing und Kommunikation vermeiden Verluste!, JOMEC GmbH, Berlin, in: http://www.jomec.de/index.php?id=152&no_cache=1&sword_list[]=Opportunit%E4tskosten (16.01.2007)
[555] Interview ST 09, Zeile 105 - 114
[556] Vgl. Vincent, C.; Young, M.; Philips, A.: Why do people sue doctors? A study of patients and relatives taking legal action, in: Lancet, 343 (8913), 25. Juni 1994, S. 1609 - 1613
[557] Vincent, C.; Young, M.; Philips, A.: Why do people sue doctors? A study of patients and relatives taking legal action, in: Lancet, 343 (8913), 25. Juni 1994, S. 1609
[558] Vgl. Vincent, C.; Young, M.; Philips, A.: Why do people sue doctors? A study of patients and relatives taking legal action, in: Lancet, 343 (8913), 25. Juni 1994, S. 1609 - 1613
[559] Vgl. Levinson, W.; Roter, D. L.; Mullooly, J. P.; Dull V. T.; Frankel, R. M.: Physician-Patient Communication: The Relationship with Malpractice Claims Among Primary Care Physicians and Surgeons, in: Journal of the American medical Association 277, Nr. 7, USA, 1997, S. 553 – 559

Rechtsklagen beschäftigt. Die Kommunikation jener Ärzte, die deutlich weniger gefährdet waren, beklagt zu werden, zeichnete sich vor allem dadurch aus, dass sie Patienten mehr Orientierung gaben, Abläufe erklärten, Humor zeigten, die Patienten dazu aufforderten, auch Fragen zu stellen und durchschnittlich um rund 25 % mehr Zeit für das Gespräch aufwendeten. Besonders Aspekte des Humors erlebten die Befragten der vorliegenden Untersuchung ausnahmslos positiv, wie die folgenden Interviewzitate zeigen:

> *„Befragter: Der eine Doktor, wie ich da draußen im Warteraum lag, hat gesagt: ‚So, jetzt fahren wir hinein in die gute Stube,, (lacht) er hat Spaß auch gemacht.*
> *Interviewer: Hat Sie das irritiert?*
> *Befragter: Nein, überhaupt nicht. Im Gegenteil."* [560]

Eine weitere Befragte:

> *„Befragte: Es waren die Ärzte einmalig nett. Im Gegenteil, beim zweiten Mal, waren sie recht lustig da drinnen.*
> *Interviewer: Im Operationssaal?*
> *Befragte: Im Operationssaal, ja. Da hat er gesagt der Arzt: ‚Nicht wahr, bei uns geht es lustig zu'. ‚Ja', sagte ich: ‚Lieber so, als anders.' (lacht). Aber es hat überhaupt nichts gegeben.*
> *Interviewer: Haben die mit Ihnen gescherzt oder untereinander?*
> *Befragte: Nein, untereinander auch und mein, dann haben sie wieder irgendetwas gesagt und, aber ich habe mir das mit, mit, wie soll ich denn sagen? Ich habe mir das mit Genuss angehört, was die da für einen Spaß hatten. Soweit ich es verstanden habe, denn ich höre nicht mehr gut. Nein, es war wirklich einmalig gut.*
> *Interviewer: Hat Sie das gestört?*
> *Befragte: Überhaupt nicht. Nein, um Gottes Willen, überhaupt nicht. Überhaupt nicht. Im Gegenteil. Es war eine richtig lustige Atmosphäre da drinnen. (lacht) (Pause)"* [561]

Wichtig dabei ist auch die Tatsache, dass sich diese Schilderungen nicht auf die Zweiteingriffe beschränkten, wo anzunehmen wäre, dass sich schon ein gewisses Vertrauensverhältnis aufgebaut hat, ganz im Gegenteil. In keinem einzigen Interview wurden humorvolle Bemerkungen, die das Personal äußerte, von den Befragten als unangenehm beschrieben. Auch Bowen[562] bestätigt dies in seinem Buch auf eindrucksvolle Weise.

Auch wenn der Untersuchungsgegenstand der vorliegenden Studie nicht die Rechtsklage bzw. die Rechtskonsequenz ist, so stellt die steigende Zahl an Beschwerden von Patienten einen unübersehbaren Indikator im Gesundheitswesen dar. Beispielsweise ist in Oberösterreich die Anzahl der

---

[560] Interview ST 04, Zeile 233 - 247
[561] Interview TKLE 15, Zeile 233 - 247
[562] Vgl. White, Bowen, Faville: Why Normal Isn't Healthy, How to Find Heart, Meaning, Passion & Humor on the Road Most Traveled, Library of Congress, USA, 2004

aktenmäßig erfassten Beschwerden im Zeitraum zwischen 1991 und 2005 von 72 auf 521 gestiegen und hat sich somit mehr als versiebenfacht.[563] Dabei bezog sich der Großteil der Beschwerden (442) vordergründig auf Behandlungsfehler. Lediglich 19 Beschwerden (also 3,6 %) begründeten sich primär in Informations- und Kommunikationsproblemen.[564]
Wieweit Fehler in der Kommunikation Mitauslöser darstellen, wird in dem Bericht nicht konkret bemessen. Es findet sich aber folgende Feststellung seitens der Autorin:

> *„Die mangelnde Kommunikation im Zusammenhang mit einem vermuteten Fehler, die mangelnde Wertschätzung und das Nichternstgenommenwerden hörte man immer wieder aus den Beschwerdevorbringen [sic] der Patienten heraus. Darüber, dass zu wenig Zeit und auch zu wenig Bereitschaft seitens der Ärzte für Gespräche zur Verfügung steht, sind sowohl Patienten wie auch Angehörige unzufrieden."* [565]

Es darf daher zu Recht angenommen werden, dass es immer einen Grund und einen Anlass gibt und somit die richtige Kommunikation in der Patienten-Arzt-Beziehung den entscheidenden „Schmierstoff" darstellt, sowohl den Erfolg als auch den Misserfolg betreffend, wie Bernhard Lown schreibt:

> *„Die Kraft eines ärztlichen Wortes – führe es zur Heilung oder zur Schädigung – wird geprägt durch das Verhalten, die Autorität, die Bestimmtheit, mit der eine Information vermittelt wird, dem Grad des Einfühlungsvermögens, das gezeigt wird, und – vor allem anderen – durch die Bereitschaft, dem Patienten zuzuhören."*[566]

In seiner Auseinandersetzung mit der Entwicklung hin zur Informationsgesellschaft kommt auch Nefiodow zu annähernd gleichen Ergebnissen. Abgeleitet von notwendigen Verbesserungen, unter anderem in den Bereichen Ausbildung, Zusammenarbeit und Motivation, kommt er zu folgender Erkenntnis:

> *„Produktivitätsfortschritte in der Informationsgesellschaft werden in erster Linie über bessere menschliche Kompetenzen erreicht."*[567]

Zusammenfassend kann festgestellt werden, dass Kommunikation und Begegnungsqualität von besonderer Bedeutung waren. In anderen Untersuchungen gewonnene Erkenntnisse wurden in der vorliegenden Studie be-

---

[563] Vgl. Hammer, Renate: Tätigkeitsbericht 2005 der oberösterreichischen Patienten- und Pflegevertretung, Eigenverlag Land Oberösterreich, Linz, 2006, S. 6
[564] Vgl. Hammer, Renate: Tätigkeitsbericht 2005 der oberösterreichischen Patienten- und Pflegevertretung, Eigenverlag Land Oberösterreich, Linz, 2006, S. 11
[565] Hammer, Renate: Tätigkeitsbericht 2005 der oberösterreichischen Patienten- und Pflegevertretung, Eigenverlag Land Oberösterreich, Linz, 2006, S. 11
[566] Lown, Bernhard: Die verlorene Kunst des Heilens – Anstiftung zum Umdenken, 2. Auflage, Schattauer Verlag, Stuttgart, 2004, S. 45
[567] Nefiodow, Leo A.: Der sechste Kondratieff – Wege zur Produktivität und Vollbeschäftigung im Zeitalter der Information, 6. überarbeitete Auflage, Sankt Augustin (D), Rhein-Sieg-Verlag, 2006, S. 85

stätigt. Im Rahmen der Kommunikation dominierte die Art und Weise vor dem Inhalt. Überinformation bzw. eine zu detaillierte Beschreibung führten eher zu Verunsicherung. Es sei hier nochmals an die Kokaintropfen und die Befestigungstechnik der künstlichen Linse erinnert. Obwohl die Information durch den Behandler von den Befragten nicht im Detail verstanden wurde, so kam es durch eine dementsprechende Begegnungsqualität jedenfalls zum notwendigen Vertrauensverhältnis. Davon ist ableitbar, dass das Ziel von Kommunikation nicht die Detailinformation und das uneingeschränkte Verstehen sein sollten, sondern das Herstellen eines dementsprechenden Vertrauens zwischen Behandler und Patient.

Theoretisches Interview
„Es war mir wichtig, dass der Arzt die Dinge erklärte. Bestimmte Details führten aber eher zu Verunsicherung. Wurden mögliche Gefahren übertrieben dargestellt und dafür beunruhigende Begriffe verwendet, dann litt auch das Vertrauensverhältnis zum Behandler darunter. Viel wesentlicher war mir eine gute und entspannte Gesprächsatmosphäre. Wenn dabei auch Spaß gemacht wurde, dann gefiel mir das sogar. Wichtig war mir, dass ich zu meinem Arzt Vertrauen haben konnte, auch wenn ich nicht alle Erklärungen im Detail verstand."

7.5.4 Vertrauen versus Misstrauen

Wie bereits im theoretischen Teil beschrieben, ist bei Gesundheitsleistungen eines der herausragenden Phänomene die asymmetrische Information.[568] Einen wesentlichen Lösungsansatz stellt diesbezüglich die Institutionalisierung der Versorgung dar. Unter anderem wird dadurch versucht, die bestehende Informationsasymmetrie, also das Informationsungleichgewicht zwischen Behandlern und Behandelten, entweder durch Vertrauen oder durch Einbeziehung Dritter (Versicherungen, Arzt des Vertrauens) zu mildern.[569] Der nachfolgende Interviewauszug soll zur Bedeutung des Vertrauens einen ersten Beleg liefern:

> *„Befragter: Augenfacharzt, ja. In (Anm. nennt Ort des Facharztes in der Bezirkshauptstadt). Der hat gesagt, da hat er hinein gesehen, ‚Sehr schön', hat er gesagt. ‚Die haben sehr, die haben ganz gut gearbeitet', hat er gesagt."* [570]

Derselbe Befragte weiter unten:

> *„Befragter: Weil ich bin mit der Behandlung zufrieden und mit dem Zustand auch. Dass so, weil viele Leute jetzt schon sagen: ‚Ja gibt es denn das, dass du jetzt so in der Höhe bist?'"* [571]

Nochmals derselbe Befragte weiter unten:

---

[568] Vgl. Badelt, Christoph; Österle, August: Grundzüge der Sozialpolitik – Allgemeiner Teil – Sozialökonomische - Grundlagen, 2. Auflage, Manzsche Verlags- und Universitätsbuchhandlung, Wien, 2001, S. 71 - 72
[569] Vgl. Badelt, Christoph; Österle, August: Grundzüge der Sozialpolitik – Allgemeiner Teil – Sozialökonomische - Grundlagen, 2. Auflage, Manzsche Verlags- und Universitätsbuchhandlung, Wien, 2001, S. 71 - 72
[570] Interview ST 14, Zeile 8 - 11
[571] Interview ST 14, Zeile 251 - 253

> *„Befragter: Das muss ich schon sagen, dass, da braucht man keine Angst haben. Weil das ist, da haben sie ganz überraschend angenehme Leistung gemacht. Von dem Arzt, der das gemacht hat. Weil heute der (Anm. nennt einweisenden Arzt) der Facharzt.*
> *Interviewer: Der niedergelassene Facharzt?*
> *Befragter: Der hat auch gesagt, dass es schön ist und der ganz, ganz gut gearbeitet hat. Ja, das hört man gerne dann."* [572]

Ein letztes Mal derselbe Befragte bzw. seine Gattin:

> *„Befragter: Da hat er hineingeschaut: ‚Ja, sehr schön', hat er gesagt.*
> *Gattin: Der ist eh sehr streng. Der lobt nicht schnell jemanden."* [573]

Es hat sich bei der vorliegenden Studie der Eindruck verstärkt, dass das Vertrauensverhältnis zwischen Behandler und Patient die entscheidende Rolle spielt.[574] Die Bedeutung des Vertrauensverhältnisses zeigte sich auch darin, dass die Art der Behandlungsform und die Entfernung zum Krankenhaus bei den Befragten nicht im Vordergrund standen.[575]
Dies betraf sowohl die zuweisenden als auch die behandelnden Ärzte. Inwieweit das Vertrauen zu den zuweisenden Ärzten die Patientenentscheidung beeinflusste, soll durch nachfolgende Interviewausschnitte deutlich gemacht werden. In diesem Zusammenhang ist für den Leser wesentlich zu wissen, dass sich am Wohnort nachfolgend zitierter Befragter ebenfalls ein Krankenhaus mit einer Augenabteilung befand und diese Patienten trotzdem den über 30 Kilometer entfernten Anbieter aufgesucht haben.

Erstes Beispiel:

> *„Interviewer: Zum Krankenhaus Ried. Das sind ja weit über 30 Kilometer, oder?*
> *Befragte: Der Herr Doktor (Anm. nennt einweisenden Arzt) schickt alle Patienten nach Ried.*
> *Interviewer: Aha, ist das Ihr Hausarzt?*
> *Befragte: Das ist meine Augenarzt. Und der schickt die Patienten nach Ried.*
> *Interviewer: Sie hätten aber auch nach (Anm. nennt Heimatort, in dem es ebenfalls ein Krankenhaus mit Augenabteilung gibt) gehen können?*
> *Befragte: Ja. Der Herr Doktor (Anm. nennt einweisenden Arzt) schickte mich nach Ried."* [576]

Zweites Beispiel:

> *„Interviewer: Und haben Sie es sich selber ausgesucht, ob Sie jetzt nach Ried gehen oder nach (Anm. nennt Krankenhaus am Wohnort)?*

---

[572] Interview ST 14, Zeile 336 - 342
[573] Interview ST 14, Zeile 344 - 345
[574] Vgl. Interview ST 17, Zeile 525 - 528
[575] Vgl. Interview TKLE 14, Zeile 47 – 67
[576] Interview ST 12, Zeile 40 - 48

Befragte: Der (Anm. nennt einweisenden Arzt) hat gesagt: ‚Also, Sie können natürlich hingehen, wo Sie wollen', hat er gesagt, ‚das steht Ihnen frei, aber ich persönlich sage immer den Patienten (Anm. nennt ca. 60 km entferntes Krankenhaus) oder Ried.' Das sind ihm die zwei liebsten, denn da hat er die besten Erfahrungen. Hat er gesagt. Ja, hab ich mir gedacht, wenn er das sagt, dann halte ich mich auch daran. Das ist eh klar." [577]

Dazu ist zum zweiten Interview anzumerken, dass das Überlassen der Entscheidung, welchen Anbieter die Befragte wählte, eine vermeintliche ist, folgte sie doch letztendlich eindeutig der Empfehlung ihres Augenfacharztes.

Neben dem Vertrauen zum einweisenden Arzt führten aber auch persönliche, vertrauensbildende Vorerfahrungen dazu, dass Patienten einen Behandler wieder aufsuchten.[578, 579]
Wie ein Interview deutlich machte, ist auch die langjährige Bindung an den Ort der Behandlung ein wichtiges Argument. In einem Interview zeigte sich, dass dies auch durch eine in der Vergangenheit jahrelang bestehende, öffentliche Verkehrsverbindung begründet sein kann, auch wenn diese durch die Entwicklung des Individualverkehrs gar nicht mehr genutzt wird.[580]
Auffällig war, dass in keinem Interview die fachlichen Fähigkeiten des Anbieters den ausschlaggebenden Grund für die Krankenhauswahl darstellten. Es dominierten ausnahmslos Aspekte der Beziehung bzw. des Vertrauens. Dieses Vertrauensverhältnis der Menschen ist bei näherer Betrachtung auf drei Ebenen zu sehen. Zum ersten besteht es, wie bereits beschrieben, zwischen Patienten und Zuweiser. Ist dieses Verhältnis ein vertrauensvolles, folgten die Patienten den Empfehlungen ihrer Ärzte. Zum zweiten zwischen Patient und Behandler, entweder durch eigene positive Vorerfahrungen oder aufgrund der langjährigen Beziehung zum Ort des Leistungsanbieters, und sei es auch, dass diese Vertrautheit durch unterschiedlichste Bedingungen wie eine Verkehrsanbindung entstanden ist. Allein die geografische Nähe und das Fach-Know-how eines Anbieters waren demnach nicht für die Wahl ausschlaggebend.
Diese Einschätzung kann auch über die Marktwirksamkeit belegt werden. Wie die nachfolgende kartografische Darstellung vom Einzugsgebiet des Krankenhauses Ried zeigt, ist die untersuchte Augenabteilung über die eigenen Marktgrenzen hinaus und weit hinein in den Markt konkurrierender Anbieter wirksam:

---

577 Interview TKLE 15, Zeile 110 – 117
578 Vgl. Interview TKLE 15, Zeile 122 – 127
579 Vgl. Interview TKLE 15, Zeile 129 – 133
580 Vgl. Interview ST 13, Zeile 59 – 79

Abbildung 19: Marktwirksamkeit der Augenabteilung

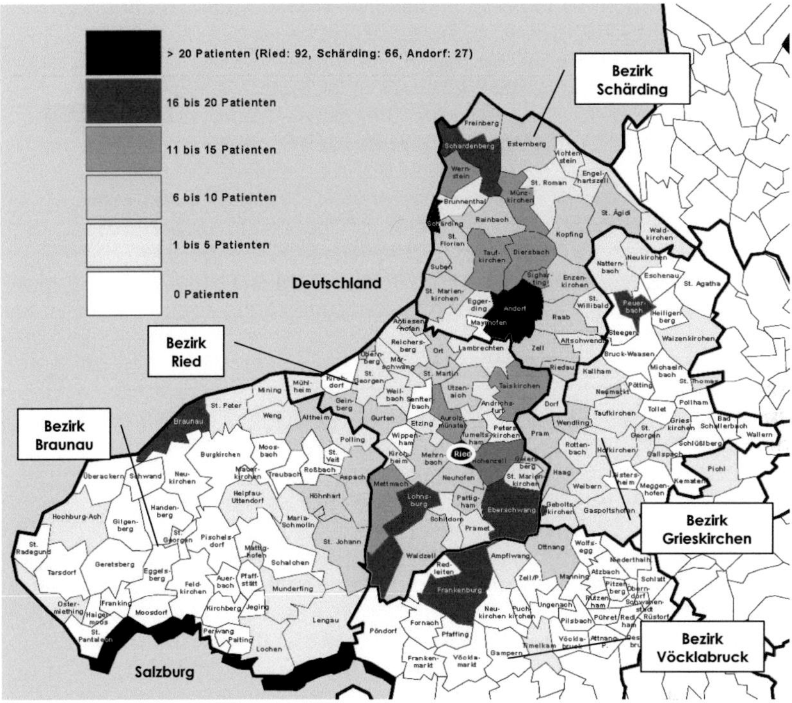

Unter Verwendung von ÖBIG Datenbank, In: http://benchmark.oebig.at (07. 06. 2005)

Nachdem die Zuweisung von Patienten zur Augenabteilung respektive zur Tagesklinik fast ausnahmslos durch den Arzt des Vertrauens erfolgte, lässt sich aus der Darstellung gut erkennen, dass selbst von dort, wo ein Krankenhaus mit Augenabteilung vorhanden war, eine bedeutende Anzahl von Zuweisungen erfolgte. Dies bedingte aber nicht nur das Vertrauen zwischen Patienten und Zuweiser, bzw. zwischen Patienten und Leistungsanbietern, sondern auch das Vertrauen des Zuweisers zum Behandler. Dies stellt die dritte Ebene dar. Die Gründe dafür mögen vielschichtig sein, beispielsweise ein besonderes Näheverhältnis zwischen Einweiser und Behandler.[581, 582, 583]

Andererseits kann aber die Entscheidung nicht nur durch Vertrauen positiv beeinflusst werden. Eine Differenz mit einem Behandler, selbst wenn dieser vor Ort ist, kann auch zu einer negativen Entscheidung führen.[584]

Es kann demnach festgehalten werden, dass die Vertrautheit das Kernelement bei der Wahl des Anbieters darstellt. Dies mag auch damit zu-

[581] Vgl. Interview TKLE 05, Zeile 32 – 34
[582] Vgl. Interview TKLE 05, Zeile 38
[583] Vgl. Interview TKLE 05, Zeile 223 – 226
[584] Vgl. Interview TKLE 15, Zeile 94 – 107

sammenhängen, dass eine fachlich gute Behandlung ohnehin vorausgesetzt wird. Von Bedeutung ist aber in diesem Zusammenhangt, dass keine einzige befragte Person die fachliche Qualität in irgendeiner Weise als Entscheidungskriterium genannt hat. Pincus und Rice[585] zeigen in einem Gespräch mit zwei amerikanischen Anwälten, die sich auf Rechtsklagen gegen Ärzte spezialisiert haben, welchen Einfluss Vertrauen auf das Patientenverhalten haben kann. Dazu folgendes Schlüsselzitat von Alice Burkin:

> *„I'd say the most important factor in many of our cases - besides the negligence itself - is the quality of the doctor-patient relationship. People just don't sue doctors they like. In all the years I've been in this business, I've never had a potential client walk in and say, 'I really like this doctor, and I feel terrible about doing it, but I want to sue him.' We've had people come in saying they want to sue some specialist, and we'll say, 'We don't think that doctor was negligent. We think it's your primary care doctor who was at fault.' And the client will say, 'I don't care what she did. I love her, and I'm not suing her.'"*[586]

Im Rahmen der vorliegenden Studie ließ sich in der Analyse ein Ereignis herausarbeiten, bei dem der tagesklinische Zweiteingriff für den Patienten eine besonders belastende Situation darstellte.[587, 588, 589] Auf Nachfragen des Interviewers, ob der Befragte dies dem Behandler oder einem Mitarbeitenden der Tagesklinik zurückgemeldet habe, verneinte er. Am Ende des nachfolgenden Interviewausschnittes bestätigt sich das eingangs beschriebene Phänomen:

> *„Interviewer: Ich habe ja schon gefragt, ob Sie jemandem gesagt haben, dass das dieses Mal so unangenehm war.*
> *Befragter: Nein habe ich nichts gesagt.*
> *Interviewer: Warum nicht?*
> *Befragter: Ja, ich weiß es auch nicht. Nicht daran gedacht.*
> *Interviewer: Aber getraut hätten Sie sich schon?*
> *Befragter: Na ja, ich wüsste nicht, wo man das hätte sagen sollen.*
> *Interviewer: Beim Arzt zum Beispiel.*
> *Befragter: Ja ich weiß nicht, ob das einmal wo gepasst hätte.*
> *Interviewer: Bei der Visite oder so.*
> *Befragter: Ich hätte eh was sagen können, aber ich habe auch nicht daran gedacht. Oder es hat nicht gepasst, sonst hätte ich mir schon etwas zu sagen getraut. Heute bei der Nachuntersuchung habe ich auch vergessen. Das war eh ein sehr netter Arzt. Der hat ja auch die Kontrolle gemacht."* [590]

---

585 Vgl. Pincus, Carol; Rice, Berkeley: How plaintiffs' lawyers pick their targets, Medical Economics, Vol. 8, USA, 2000, S. 94

586 Alice, Burkin: in: Pincus, Carol; Rice, Berkeley: How plaintiffs' lawyers pick their targets, Medical Economics, Vol. 8, USA, 2000, S. 94

587 Vgl. Interview TKL 04, Zeile 9 – 10

588 Vgl. Interview TKL 04, Zeile 16 – 19

589 Vgl. Interview TKL 04, Zeile 221 – 222

590 Interview TKL 04, Zeile 256 – 269

Die Interviewzitate fördern eine kuriose Situation zutage. Zum einen hätte der Behandler nie von der beschriebenen Unzufriedenheit erfahren, wären nicht aktuelle Interviews durchgeführt worden. Der Grund dafür ist wohl auf die Begegnungsqualität zurückzuführen, welche die Behandler bzw. der mit der Nachuntersuchung betraute Krankenhausarzt dem Befragten entgegengebracht haben. Auch Lown bestätigt in seinen Betrachtungen ähnlich gelagerte Fälle. [591] Die beschriebene Situation spricht dafür, dass eine Befragung der Betroffenen unbedingt als zusätzlicher Erkenntnisgewinn gesehen werden kann.
Zum anderen gab der Befragte an, sich jederzeit wieder einer tagesklinischen Behandlung beim selben Anbieter unterziehen zu wollen, [592] was nicht heißen darf, dass solche Unzufriedenheiten nicht ohne Konsequenz bleiben.
Dazu sind folgende Dinge klarzustellen: Weiter oben wurde bereits herausgearbeitet, dass der bevorzugte Informationsweg face-to-face über Bekannte verläuft. Es darf also zu Recht darüber spekuliert werden, welche Informationen von dieser Person weitergetragen werden. Als wesentlich darf aber die Beobachtung gewertet werden, dass es offensichtlich die Begegnungsqualität war, die den Befragten letztlich dazu veranlasst hat, **nicht** zu reklamieren.

Die Tendenzen, die sich aus den Berichten in der Literatur und dem Beispiel aus der Studie ableiten lassen, finden im folgenden Interviewausschnitt eine weitere Bestätigung:

> *„Interviewer: Was waren die Dinge, die Sie dieses Mal besonders unangenehm erlebt haben?*
> *Befragte: Unangenehm? Nein, da habe ich nichts erlebt. Nein.*
> *Interviewer: Gar nichts?*
> *Befragte: Nein.*
> *Interviewer: Zuerst haben Sie etwas angesprochen bezüglich der Wartezeit im OP?*
> *Befragte: Ja, das war, aber dass, das ist auch vorbei gegangen.*
> *Interviewer: (lacht) Ja, vorbei gehen tut alles.*
> *Befragte: (lacht) Das ist auch vorbei gegangen. Ja, die Hauptsache, der Oberarzt hat mich wieder operiert.*
> *Interviewer: Aha, das war Ihnen wichtig?*
> *Befragte: Ja, das war mir wichtig.*
> *Interviewer: Der, der das erste Auge operiert hat?*
> *Befragte: Ja, das war mir wichtig.*
> *Interviewer: Und da haben Sie die Wartezeit in Kauf genommen?*
> *Befragte: Ja. Ich habe zu ihm gesagt, wie er gekommen ist, sagte ich: ‚Ich habe die Wartezeit auf mich genommen, weil ich auf Sie gewartet habe.' Ja. Ja, ich weiß auch nicht, wer die anderen operiert hat. Keine Ahnung. Auf jeden Fall war das beim ersten Mal*

[591] Lown, Bernhard: Die verlorene Kunst des Heilens – Anstiftung zum Umdenken, 2. Auflage, Schattauer Verlag, Stuttgart, 2004, S. 151
[592] Vgl. Interview TKL 04, Zeile 118

schon ausgemacht, dass er mich auch beim zweiten Mal operiert. (Pause)" [593]

Dieselbe Befragte etwas später im gleichen Interview:

> *„Befragte: Naja, wenn man am OP-Tisch liegt, denkt man sich schon: Er wird ja bald kommen. Ja, aber man kann es eben nicht ändern. Es ist so. Und dieses Mal, Gott sei Dank ist es mir dieses Mal passiert, weil ich mir dieses Mal nicht mehr soviel gedacht habe.*
> *Interviewer: Ja. Und beim ersten Mal?*
> *Befragte: Da wäre es mir vielleicht ein bisschen schwieriger vorgekommen. Aber dieses Mal habe ich mir nicht soviel gedacht. Hauptsache, habe ich mir gedacht, kommt der Oberarzt. Denn, das hat hingehauen, habe ich mir gedacht und wird dieses Mal auch wieder hinhauen. Habe mir sonst nichts gedacht. Das war mir wichtig, wer mich operiert. Das ist auch wichtig."* [594]

Das Interview zeigt, dass Unannehmlichkeiten in Kauf genommen und dem Behandler auch verziehen wurden, wenn es sich dabei um den Arzt des Vertrauens handelte.
Allerdings scheint die Funktion der beteiligten Personen dabei eine entscheidende Rolle zu spielen. Sehrwohl stellte beispielsweise ein mangelndes Feingefühl, das eine Mitarbeiterin der Administration an den Tag legte, einen Grund für sofortige Reklamation dar.[595, 596] Wenngleich auch hier letztlich keine weiteren Reklamationen oder Beschwerden gegenüber dem Krankenhaus vorgebracht wurden, hat die Befragte im Rahmen des Interviews diese Situation als unangenehm geschildert.

Vertrauen gilt es aber nicht nur zwischen Patient und Behandler herzustellen. Vielmehr besteht auch die Notwendigkeit, dass Patienten Vertrauen in das System haben. Bereits im theoretischen Teil wurde auf den Sprachgebrauch hingewiesen. Von demografischer Zeitbombe und von Überalterung war hier die Rede. In diesem Zusammenhang soll nochmals auf die Überlegungen des deutschen Nationalökonomen Müller[597] hingewiesen werden, der eine besondere Gefahr darin sieht, dass die Menschen zusehends das Vertrauen in das Sozialsystem verlieren. Konkret spricht Müller von der Erosion des Vertrauens[598], die dann entsteht, wenn permanent Schreckensszenarien proklamiert werden, sei dies von volkswirtschaftlichen Experten, sei es durch Vertreter der Politik oder durch die Medien. Um dieses geforderte Vertrauen in das System aber herstellen zu können, bedarf es des Vertrauens in die handelnden Personen. Sie sind die unmittelbaren Kontaktpersonen zum Patienten. Sie sind es demnach auch, welche für Akzeptanz oder Ablehnung sorgen können. Geben sie den Behandelten

---

593 Interview TKL 12, Zeile 136 – 155
594 Interview TKL 12, Zeile 259 – 268
595 Interview TKL 01, Zeile 16 – 17
596 Interview TKL 01, Zeile 34 – 38
597 Vgl. Müller, Albrecht: Die Reformlüge – 40 Denkfehler, Mythen und Legenden, mit denen Politik und Wirtschaft Deutschland ruinieren, Droemer Verlag, München 2004
598 Vgl. Müller, Albrecht: Die Reformlüge – 40 Denkfehler, Mythen und Legenden, mit denen Politik und Wirtschaft Deutschland ruinieren, Droemer Verlag, München 2004, S. 45

die gewünschte Sicherheit, dann führt dies auch zur notwendigen Akzeptanz bei Systemumstellungen.

Zusammenfassend kann dennoch festgehalten werden, dass die Befragten Beziehung und Vertrautheit brauchten. Schlüsselpersonen stellten dabei zunächst alle an der Einweisung und der Behandlung beteiligten Personen dar. Sympathie und Vertrautheit führten zum einen dazu, dass Unannehmlichkeiten, wie beispielsweise das Warten auf den Operateur im OP, in Kauf genommen wurden. Zum anderen führte diese Konstellation auch zu dem Phänomen, dass Sympathie und Vertrauen kritisches Feedback verhinderten. Die Tatsache, dass der Behandler nett war, führte dazu, dass negative Erlebnisse nicht zurückgemeldet wurden. Der klassischen Forderung „In der Sache hart, in der Beziehung weich" wurde offensichtlich aus Gründen der Zufriedenheit mit der Begegnungsqualität nicht entsprochen.
Unabhängig von der Entfernung zum Behandler respektive unabhängig davon, ob sich ein alternatives Angebot direkt am Wohnort befand, folgten die Befragten den Empfehlungen durch die niedergelassenen Fachärzte. Wurde der Behandlungserfolg von diesen im Rahmen der Kontrolluntersuchung bestätigt, so hatte dies einen zusätzlichen positiven Einfluss auf die Zufriedenheit der Patienten. Darüber hinaus folgten die Befragten auch bisherigen Gewohnheiten bzw. Erfahrungen. Eine langjährige Beziehung zum Ort, an dem sich der Anbieter befindet und persönliche positive Erfahrungen mit dem Anbieter selbst, auch wenn diese in einem anderen Zusammenhang gemacht wurden, führten zu positiven Abstrahlungseffekten und damit zu einem klassischen Stammkundenverhalten, womit sich die Ausführungen von Döhr[599] bestätigten.
Andererseits hatten Verhaltensweisen, welche die Beziehung störten, zur Folge, dass die Befragten den Einweiser wechselten und ihre Stammkundentreue aufgaben. Die fachliche Qualität war dabei eindeutig nachrangig.

[599] Vgl. Döhr, Ralph: Die Patientenzufriedenheit als Einflussfaktor – Bericht über die Befragung in einer Klinik, in: Zapp, Winfried (Hrsg.): Prozessgestaltung im Krankenhaus, Economica Verlag, Heidelberg 2002, S. 304 - 305

Theoretisches Interview
„Entscheidend für die Wahl des Leistungsanbieters war für mich die Beziehung bzw. ein ausreichendes Vertrauen. Ich denke, die Behandlung selbst wird bei jedem Anbieter fachlich in Ordnung sein. Sofern mir der Arzt meines Vertrauens eine Empfehlung gab, folgte ich dieser. Egal ob es sich dabei um die Wahl der Behandlungsmethode oder des Behandlungsortes handelte. Langjährige Beziehungen zu einem Ort, aus welchem Grund auch immer, haben meine Wahl auch beeinflusst. Wenn die Beziehung zu einem Behandler von schlechten Erfahrungen gekennzeichnet war, wechselte ich diesen. Um vom Behandler meines Vertrauens operiert zu werden, nahm ich auch Unannehmlichkeiten wie Wartezeiten in Kauf. Nach erfolgtem Eingriff war es für mich beruhigend zu wissen, dass mein niedergelassener Augenfacharzt das Operationsergebnis ebenfalls als sehr positiv bewertete.“

7.5.5 Auswertung der Belastung

Neben den qualitativen Ergebnissen galt es auch einen kritischen Blick auf quantitative Aspekte zu richten. Deshalb fanden Belastungsbewertungen statt, die folgende Behandlungsabschnitte einer dementsprechenden Beurteilung unterzogen:

- Mitteilung, dass eine Operation notwendig ist
- Mitteilung über die Behandlungsmethode
- Voruntersuchung
- Narkose / Lokale Betäubung
- Operation
- Aufenthalt im Krankenhaus
- Die ersten drei Tage zu Hause

Die Zuordnung erfolgte auf einer Skala von 0 (keine Belastung) bis 9 (sehr hohe Belastung).
Es fanden aufgrund der weiter oben bereits beschriebenen Selektionskriterien in Summe 22 Befragte bzw. 32 Interviews Berücksichtigung. Das waren zum einen jene 10 Befragten, bei denen ein direkter Vergleich der stationären mit der tagesklinischen Behandlungsform vorgenommen werden konnte. (Interviewreihen A und B) Als Kontrollgruppe standen zum anderen die Ergebnisse von 12 Befragten zur Verfügung, bei denen der Ersteingriff tagesklinisch durchgeführt wurde. (Interviewreihe C) Die Vorgehensweise kann somit wie folgt beschrieben werden:

1. Belastungsbewertung nach stationärem Ersteingriff (ST)
2. Belastungsbewertung nach tagesklinischem Zweiteingriff, **ohne** Information darüber, wie die Befragten die Belastung beim ersten Mal bewertet haben (TKL OE)
3. Belastungsbewertung nach tagesklinischem Zweiteingriff, **mit** Berücksichtigung der Information darüber, wie die Befragten die Belastung beim ersten Mal bewertet haben (TKL ME)

4. Belastungsbewertung durch die Kontrollgruppe, also nach tagesklinischem Ersteingriff (TKLE)

Wenngleich *n* mit 32 sehr niedrig war, schien es trotzdem sinnvoll, die einzelnen Abschnitte im Rahmen des Behandlungsverlaufes neben einer qualitativen auch dieser quantitativen Bewertung zu unterziehen. Die Ergebnisdarstellung ist so aufgebaut, dass zunächst die quantitativen Resultate tabellarisch gezeigt werden, erweitert um Interviewzitate. Dann folgen eine Grafik und ergänzend dazu die Interpretationen und die Ergebnisse der Signifikanzprüfung.

Tabelle 17: Belastungsbewertung nach stationärem Ersteingriff[600]

Laufende Nummer	Interview	Nr.	Narkoseform	Mitteilung OP	Mitteilung Methode	Voruntersuchung	Narkose Lokale Betäubung	Operation	Aufenthalt im Krankenhaus	Ersten drei Tage Zuhause
1	ST	01	Vollnarkose	3	5	3	1	0	0	0
2	ST	02	Lokale Betäubung	2	3	2	0	1	0	1
3	ST	04	Lokale Betäubung	0	4	0	2	0	0	2
4	ST	05	Lokale Betäubung	0	0	1	0	0	0	0
5	ST	09	Lokale Betäubung	0	0	0	0	0	0	0
6	ST	11	Vollnarkose	1	0	0	0	0	0	0
7	ST	12	Lokale Betäubung	0	0	1	1	0	0	1
8	ST	13	Vollnarkose	3	0	0	0	0	0	0
9	ST	14	Vollnarkose	5	4	4	3	0	0	3
10	ST	15	Lokale Betäubung	4	7	2	1	2	1	8
gesamt				**18**	**23**	**13**	**8**	**3**	**1**	**15**
Mittelwert				**1,80**	**2,30**	**1,30**	**0,80**	**0,30**	**0,10**	**1,50**
Standardabweichung				**1,87**	**2,63**	**1,42**	**1,03**	**0,67**	**0,32**	**2,51**

Wie die Werte in der Tabelle zeigen, gab es nur wenige Ausreißer. Die Bewertungen „Fünf" bezüglich der Mitteilung über die OP-Notwendigkeit bzw. die Behandlungsmethode in den Interviews ST 01 und ST 14 wurden von den Befragten nicht weiter kommentiert.
Die Bewertung „Sieben" zur Mitteilung über die Behandlungsmethode im Interview ST 15 wurde mit einem früheren Erlebnis und einer sich daraus abgeleiteten, generellen Aversion gegen Krankenhäuser begründet.[601] Dieselbe Befragte bewertete auch die ersten drei Tage zu Hause mit der Note „Acht" sehr schlecht und begründet dies wie folgt:

> *„Die ersten Tage waren die schlimmsten, weil kaum siehst du, siehst du alles und dann sollst du nichts arbeiten und das, und kann ich auch nicht ehrlich gesagt, denn wenn ich da ein wenig mehr mache, dann packt es mich eh schon wieder. Und ich möchte mich auch halten, so lange es geht. Das meiste ist halt, dass ich liege. Höchstens noch die Zeitung ansehen, aber sollte man auch nicht zu lange. Und Fernsehen sollte man auch nicht zu lange. Alles so Sachen die verboten sind. (lacht)"* [602]

[600] ST = Bewertung nach stationärem Ersteingriff
[601] Interview ST 15, Zeile 315 – 328
[602] Interview ST 15, Zeile 173 – 180

Dieselbe Befragte weiter unten:

> *„Ja, die waren hundig (Anm. nicht gut). Weil ich nichts habe machen können. Da bin ich gelegen. Hauptsächlich gelegen und schwach und sonst. Ich habe eh nichts machen dürfen.*
> *Interviewer: Was war da die Belastung?*
> *Das ich nichts tun durfte. Das ich überall zuschauen musste. Das ist für mich eigentlich die größte Belastung. Sonst nichts."* [603]

Die Befragte begründete den hohen Belastungswert also weder mit der Tatsache, alleine zu Hause zu sein (die Befragte war geschieden und lebte alleine in einem Einfamilienhaus) noch mit behandlungsspezifischen Aspekten. Als Belastung beschrieb sie die Passivität, zu der sie aufgrund der Behandlung gezwungen war.

Tabelle 18: Belastungsbewertung nach tagesklinischem Zweiteingriff [604]

Laufende Nummer	Interview	Nr.	Narkoseform	Mitteilung OP	Mitteilung Methode	Vor-untersuchung	Narkose Lokale Betäubung	Operation	Aufenthalt im Krankenhaus	Ersten drei Tage Zuhause
1	TKL ME	01	Vollnarkose	4	2	2	1	0	0	0
2	TKL ME	02	Lokale Betäubung	0	0	1	0	0	0	0
3	TKL ME	04	Lokale Betäubung	0	3	0	2	7	0	2
4	TKL ME	05	Lokale Betäubung	0	0	0	0	0	0	0
5	TKL ME	09	Lokale Betäubung	0	0	0	0	0	0	0
6	TKL ME	11	Vollnarkose	0	0	0	0	0	0	0
7	TKL ME	12	Lokale Betäubung	0	0	1	0	0	0	0
8	TKL ME	13	Vollnarkose	0	0	0	0	0	0	0
9	TKL ME	14	Vollnarkose	3	2	3	1	0	0	0
10	TKL ME	15	Lokale Betäubung	2	0	0	0	0	0	0
gesamt				**9**	**7**	**7**	**4**	**7**	**0**	**2**
Mittelwert				**0,90**	**0,70**	**0,70**	**0,40**	**0,70**	**0,00**	**0,20**
Standardabweichung				**1,61**	**1,23**	**1,13**	**0,74**	**2,28**	**0,00**	**0,65**

Die Tabelle zeigt die Ergebnisse, nachdem die Befragten mit ihren Bewertungen nach stationärem Ersteingriff konfrontiert wurden. Es wurde ihnen somit im Rahmen des Interviews die Möglichkeit gegeben, auf die Bewertung noch korrigierend einzuwirken. Sofern von den Befragten überhaupt Korrekturen vorgenommen wurden, dann nur in geringfügigem Ausmaß und ausnahmslos nach unten.

Der Ausreißer bezüglich der Bewertung der Belastung bei der Operation mit „Sieben" beim Interview TKL ME 04 wurde vom Befragten auch nach Korrekturmöglichkeit bestätigt und wie folgt begründet:

> *„Befragter: Ja, das möchte ich schon sagen: Die Operation ist dieses Mal ganz anderes gewesen. Schlimmer. Schlimmer."* [605]

Derselbe Befragte weiter unten:

> *„Befragter: Beim ersten Mal hätte ich es beinahe übersehen, denn auf einmal sagte er (Anm. der operierende Arzt) zu mir: ‚Wir sind fertig.' Und dieses Mal, ich möchte nicht sagen weh, aber unangenehm schon. Ich dachte schon, es ist überhaupt keine Ruhe mehr."* [606]

[603] Interview ST 15, Zeile 414 – 419

[604] TKL ME = Bewertung nach tagesklinischem Zweiteingriff mit Bekanntgabe der Bewertung nach stationärem Eingriff

[605] Interview TKL 04, Zeile 9 – 10

[606] Interview TKL 04, Zeile 16 – 19

Nochmals derselbe Befragte weiter unten:

> *„Befragter: Das haben wir eh schon gesagt. Das war eine große Belastung dieses Mal. Warum weiß ich nicht. Vielleicht zu wenig betäubt, oder (kurze Pause)"* [607]

Die Tatsache, dass der Befragte dieses Ereignis bereits zu Beginn des Gesprächs erwähnte und auch im Laufe des Interviews mehrmals darauf zu sprechen kam, lässt den Schluss zu, dass es sich um eine wirklich belastende Situation gehandelt haben muss. In diesem Zusammenhang sei daran erinnert, dass dieses Ereignis bereits im Abschnitt „Vertrauen versus Misstrauen" einer näheren analytischen Betrachtung unterzogen wurde.

Tabelle 19: Belastungsbewertung nach tagesklinischem Ersteingriff [608]

Laufende Nummer	Interview	Nr.	Narkoseform	Mitteilung OP	Mitteilung Methode	Vor-untersuchung	Narkose / Lokale Betäubung	Operation	Aufenthalt im Krankenhaus	Ersten drei Tage Zuhause
1	TKLE	01	Lokale Betäubung	0	0	0	0	0	0	0
2	TKLE	02	Lokale Betäubung	2	4	1	1	6	3	2
3	TKLE	03	Vollnarkose	0	0	1	0	0	0	1
4	TKLE	04	Lokale Betäubung	2	2	2	1	1	0	0
5	TKLE	06	Vollnarkose	4	2	3	2	1	2	2
6	TKLE	07	Lokale Betäubung	1	1	1	0	0	0	0
7	TKLE	08	Lokale Betäubung	1	1	2	0	1	0	0
8	TKLE	09	Lokale Betäubung	3	2	2	4	2	2	4
9	TKLE	10	Lokale Betäubung	0	0	1	0	0	0	1
10	TKLE	13	Vollnarkose	1	0	1	0	0	0	1
11	TKLE	14	Lokale Betäubung	1	1	1	0	1	0	0
12	TKLE	15	Lokale Betäubung	0	0	0	0	0	0	0
gesamt				**15**	**13**	**15**	**8**	**12**	**7**	**11**
Mittelwert				**1,25**	**1,08**	**1,25**	**0,67**	**1,00**	**0,58**	**0,92**
Standardabweichung				**1,39**	**1,33**	**0,97**	**1,29**	**1,79**	**1,13**	**1,32**

Auch bei der Auswertung der Belastung nach tagesklinischem Ersteingriff zeigten sich ein generell niedriges Niveau und lediglich ein Ausreißer. Dieser findet sich mit der Note „Sechs" im Rahmen der Belastung durch die Operation beim Interview TKLE 02. Diesbezüglich erfolgt eine genaue Analyse im Rahmen der Belastungsauswertung der Narkose.
Um dem Leser einen noch besseren Überblick zu ermöglichen, wurden die oben beschriebenen Ergebnisse auf den folgenden Seiten grafisch dargestellt.

Bei Betrachtung der Grafik kann festgestellt werden, dass das Belastungsniveau auf der zehnteiligen Skala generell sehr niedrig war und der Mittelwert lediglich einmal die Zwei-Punkte-Marke überschreitet. Um eine bessere Dateninterpretation zu ermöglichen, wurde nachfolgende Grafik erstellt, bei der eine Bereinigung der Skalierung mit einem Maximalwert von 3 erfolgte. Darüber hinaus wurde in Anbetracht der geringen Gesamtmenge eine Signifikanzprüfung vorgenommen.

[607] Interview TKL 04, Zeile 221 – 222
[608] TKLE = Bewertung nach tagesklinischem Ersteingriff

Abbildung 20: Belastungsauswertung Überblick [609]

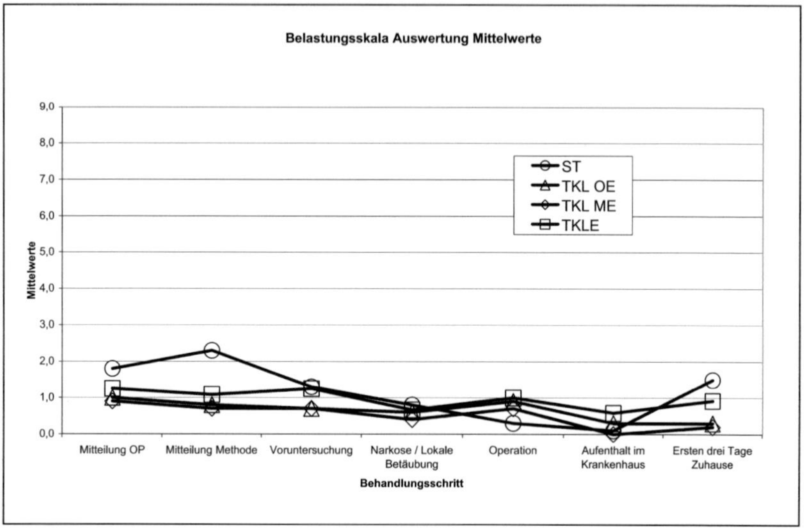

Dazu wurde für die Auswertung der Belastung beim gleichen Personenkreis (stationärer Ersteingriff und tagesklinischer Zweiteingriff bei identischen Interviewpartnern) ein beidseitiger T-Test für gepaarte Variablen bzw. ein Wilcoxon-Test im Sinne eines nichtparametrischen Tests für gepaarte Variablen durchgeführt. Für die ungepaarten Variablen bei ungleichem Personenkreis (stationärer Ersteingriff verglichen mit tagesklinischem Ersteingriff bei der Kontrollgruppe) wurde ein beidseitiger T-Test und ein Mann-Whitney-Test bzw. ein Wilcoxontest durchgeführt. Die Auswertungen erfolgten mit dem Programm KyPlot V2 Beta 15. Alle Detailauswertungen finden sich in den Anhängen 26 - 30.

Bei der Vergleichsprüfung der Kurve ST mit der Kurve TKL ME zeigte sich, dass einzig die geringere Belastung bei der Voruntersuchung (Variable 3) im Rahmen der tagesklinischen Behandlung signifikant war. Dies bestätigten sowohl der T-Test als auch der Wilcoxontest. Das ist nachvollziehbar und damit zu erklären, dass bei den Befragten durch den stationären Ersteingriff bereits eine gewisse Vorerfahrung bestand und darüber hinaus die Voruntersuchung beim Zweiteingriff wesentlich weniger aufwändig ausfiel.

[609] ST = Bewertung nach stationärem Ersteingriff, TKL OE = Bewertung nach tagesklinischem Zweiteingriff ohne Bekanntgabe der Bewertung nach stationärem Eingriff, TKL ME = Bewertung nach tagesklinischem Zweiteingriff mit Bekanntgabe der Bewertung nach stationärem Eingriff, TKLE = Bewertung nach tagesklinischem Ersteingriff

Abbildung 21: Belastungsauswertung (Skala bereinigt) [610]

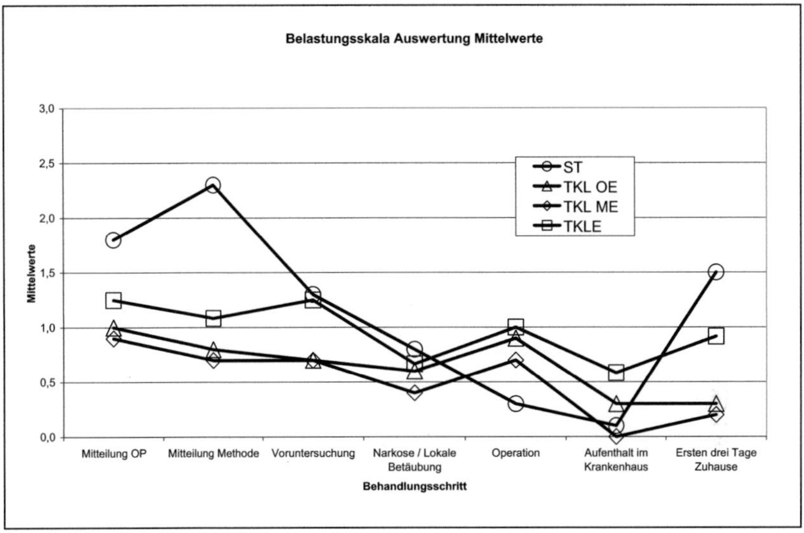

Dies geschah deshalb, weil bereits ein Großteil der Vorbefundung vor dem Ersteingriff erfolgte. So wurden am zweiten Voruntersuchungstag beispielsweise kein Lungenröntgen, kein EKG, keine Blutabnahme und keine linsenberechnende Augenuntersuchung durchgeführt. Im Gespräch zwischen dem Untersucher und dem Patienten dominierte der Operationserfolg, der beim ersten Auge erzielt werden konnte. Die Patienten leiteten davon ab, dass sich der gute Erfolg des Ersteingriffs auch beim Zweiteingriff einstellen wird.

Bezüglich der Belastungen im Rahmen der Mitteilung über die OP-Notwendigkeit (Variable 1) und der Behandlungsmethode (Variable 2) bestätigte nur der Wilcoxontest die Signifikanz bezüglich der besseren Ergebnisse im Rahmen der tagesklinischen Behandlung. Der T-Test zeigte keine Signifikanz. Dies kann zum einen ebenfalls in einer dementsprechenden Vorerfahrung begründet sein. Andererseits könnte die geringere Belastung auch mit der Behandlungsmethode selbst in Verbindung gebracht werden. Vereinzelte Aussagen würden dies belegen.[611, 612, 613] Das zeigt auch der folgende Interviewausschnitt:

[610] ST = Bewertung nach stationärem Ersteingriff, TKL OE = Bewertung nach tagesklinischem Zweiteingriff ohne Bekanntgabe der Bewertung nach stationärem Eingriff, TKL ME = Bewertung nach tagesklinischem Zweiteingriff mit Bekanntgabe der Bewertung nach stationärem Eingriff, TKLE = Bewertung nach tagesklinischem Ersteingriff

[611] Vgl. Interview TKL 14, Zeile 274 – 285

[612] Vgl. Interview TKL 15, Zeile 208 – 213

[613] Vgl. Interview TKL 15, Zeile 234 – 238

> *„Interviewer: Einen Nuller? Wie ich Sie das erste Mal gefragt habe, haben Sie die Mitteilung, dass Sie Star operiert werden müssen, mit Zwei bewertet.*
> *Befragte: Ja gut, weil da ist man ein bisschen unsicher gewesen. Da hat man nicht genau gewusst, wie das Ganze abläuft und wie man es überhaupt empfindet und wie es einem eigentlich bei einer örtlichen Betäubung geht, weil man ja so Manches mitbekommt. Aber, und da habe ich auch ein bisschen, bei der ersten Operation habe ich auch bisschen mit dem Sauerstoff zu tun gehabt. Das haben sie mir, ich dachte, dass er ein bisschen weit unten, sie haben aber gesagt, denn das wird alles gemessen, dass es passt. Aber sie haben es mir dann ein bisschen weiter hinaufgeschoben, dass wird wahrscheinlich wegen dem gewesen sein, weil der Kopf so abgesenkt wird. Momentan. Aber mitten unter der Operation habe ich nichts mehr gespürt.*
> *Interviewer: Das heißt, Sie bleiben trotzdem bei Null?*
> *Befragte: Ja."* [614]

Im Gegensatz dazu kam es auch vor, dass die Belastung beim tagesklinischen Zweiteingriff höher bewertet wurde als beim stationären Ersteingriff.[615]

Dass für beide Überlegungen eindeutige Beweise fehlen, bestätigte die Entscheidung, auch eine Kontrollgruppe zu befragen.
Alle anderen Variablen zeigten bei beiden Verfahren keine Signifikanz bezüglich der Unterschiede.
Der Vergleich der Belastungsbewertung bei stationärem Ersteingriff (ST) mit tagesklinischem Ersteingriff (TKLE) zeigte bei beiden Gruppen in allen Tests bei allen Variablen keine Signifikanzen.
Was sich gezeigt hat, ist ein generell niedriges Niveau bezüglich der Belastung. Im direkten Vergleich erwiesen sich die Ergebnisse aber mangels Signifikanz nur bedingt als brauchbar. Umso bedeutender kann daher die Frage gesehen werden, für welche Art der Behandlung sich die Befragten im Rahmen der qualitativen Befragung entschieden haben. Diese Ergebnisse sind im letzten Abschnitt des Auswertungsteils dargestellt.

Zuvor soll jedoch noch ein Blick auf die Narkoseform gerichtet werden. Die Rationalisierung der Behandlungsform führte gezwungenermaßen dazu, dass in allen Bereichen nach Effizienzverbesserungen Ausschau gehalten werden musste. Um postoperative Risiken klein zu halten, galt es demnach, bei der Narkose möglichst prozessoptimierend vorzugehen. Daher wird im nachfolgenden Abschnitt die Operation bei lokaler Betäubung (Tropfnarkose) einem kritischen Blick unterzogen, nicht zuletzt deshalb, weil sich bei lokaler Betäubung auch das Operationserlebnis wesentlich anders darstellte als bei einer Vollnarkose.

---

[614] Interview TKL 02, Zeile 245 – 259
[615] Vgl. Interview TKL 01, Zeile 211 – 226

7.5.6 Narkose und Operation

Alle Interviews berücksichtigend, wurden 16 Eingriffe in Vollnarkose durchgeführt und 30 Eingriffe in lokaler Betäubung (Tropfnarkose). Keine der befragten Personen wechselte die Narkoseform, sondern wählte beim Zweiteingriff wieder die primär angewandte Methode. Im Rahmen der Interviews wurde gefragt, wie die Betroffenen die Narkose bzw. die Operation erlebt haben. Neben der qualitativen Analyse wurde auch hier eine quantitative Beurteilung im Sinne einer Belastungsauswertung mit Signifikanzprüfung vorgenommen.
Um Verfälschungen durch Vorerlebnisse zu vermeiden, war zunächst angedacht, hier nur die Interviews nach Ersteingriff zu berücksichtigen. Nachdem sich aber im Rahmen der qualitativen Analyse herausstellte, dass sich auch beim Zweiteingriff Ausreißer fanden, wurden letztlich auch hier wieder jene 22 Befragten bzw. 32 Interviews herangezogen, die bereits bei der allgemeinen Belastungsauswertung untersucht wurden.
Das waren zum einen 10 Befragte, bei denen ein direkter Vergleich der stationären mit der tagesklinischen Behandlungsform vorgenommen werden konnte. (Interviewreihen A und B) Als Kontrollgruppe standen die Ergebnisse der 12 Befragten zur Verfügung, bei denen der Ersteingriff tagesklinisch durchgeführt wurde. (Interviewreihe C) Zunächst finden sich die tabellarischen Auswertungen ergänzt um Interviewausschnitte. Abschließend erfolgt wieder die grafische Darstellung mit Signifikanzprüfung. Die Tabelle zeigt, dass die Interviewpartner die Belastung generell als sehr gering erlebt haben. Es finden sich keine wirklichen Ausreißer.

Tabelle 20: Belastungsbewertung bei Vollnarkose [616]

Laufende Nummer	Interview	Nr.	Narkoseform	Narkose	Operation
1	ST	01	Vollnarkose	1	0
2	TKL ME	01	Vollnarkose	1	0
3	ST	11	Vollnarkose	0	0
4	TKL ME	11	Vollnarkose	0	0
5	ST	13	Vollnarkose	0	0
6	TKL ME	13	Vollnarkose	0	0
7	ST	14	Vollnarkose	3	0
8	TKL ME	14	Vollnarkose	1	0
9	TKLE	03	Vollnarkose	0	0
10	TKLE	06	Vollnarkose	2	1
11	TKLE	13	Vollnarkose	0	0
gesamt			**Vollnarkose**	**8**	**1**
Mittelwert			**Vollnarkose**	**0,73**	**0,09**
Standardabweichung			**Vollnarkose**	**1,02**	**0,30**

Die Person, welche die Narkose mit der Note „Drei“ beurteilte, lieferte dazu folgenden Beleg:

> *„Interviewer: Dann die Narkose. Sie haben ja gesagt, dass Sie eine Vollnarkose bekommen haben.*
> *Befragter: Ja.*
> *Interviewer: Wie würden Sie das einschätzen von der Belastung her? Ganz so, wie Sie es erlebt haben.*

[616] ST = Bewertung nach stationärem Ersteingriff, TKL ME = Bewertung nach tagesklinischem Zweiteingriff mit Bekanntgabe der Bewertung nach stationärem Eingriff, TKLE = Bewertung nach tagesklinischem Ersteingriff

Befragter: (längere Pause) Man spürt ja nichts davon und nichts. Es kann, da bin ich schon froh gewesen, dass es so weit ist. Das man was kriegt. Weil da spürt man eh nichts davon dann. Die Narkose. Na ja. Ich weiß nicht, wie man das sagen soll dann. Auch keine so große Belastung. (längere Pause) Zuerst habe ich eine Tablette bekommen, vor der Narkose. Das ist eh allgemein. Dass man ein wenig müde wird, aber das nimmt man bei so einem Ereignis gerne in Kauf. Und die Narkose, die Betäubung ist keine Belastung, das ist eigentlich eine Erleichterung von dem Ganzen.
Interviewer: Wie war das für Sie?
Befragter: Überhaupt keine Beschwerden.
Interviewer: Was würden Sie da für eine Note hergeben?
Befragter: Für die Narkose?
Interviewer: Ja. Für die Narkose.
Befragter: Die Narkosebewertung?
Interviewer: Ja. Von der Belastung her.
Befragter: Nein, ja ich sage lieber ja, ganz herunten. Direkt Null nein ein wenig Belastung aber (kurze Pause) nehmen wir den Dreier." [617]

Sofern bei anderen Eingriffen positive Vorerfahrungen mit einer Vollnarkose bestanden und keine medizinischen Kontraindikationen gegeben waren, wählten die Befragten diese Form der Anästhesie wieder.[618] Eine befragte Person brachte nach dem Eingriff die eigene Vergesslichkeit in Verbindung mit der Vollnarkose, beurteilte die Belastung im Rahmen der Narkose aber mit Null.[619]
Die nachfolgende Tabelle zeigt, dass die Interviewten die Belastung auch bei lokaler Betäubung generell als sehr gering erlebt haben. Die Bewertung der Narkose beim Interview TKLE 09 mit der Note „Vier", konnte nur bedingt mit der Narkoseform in Verbindung gebracht werden. Die Befragte beschrieb vor allem den Desinfektionsvorgang als unangenehm.[620] Wenngleich die Befragte die Bewertung der Narkose auf Nachfragen des Interviewers relativierte, wurde die Benotung „Vier" in der Auswertung deshalb beibehalten, weil die Desinfektion ein wesentlicher Teil der Operationsvorbereitung ist und im Vergleich zur Vollnarkose bei lokaler Betäubung ganz anders erlebbar war, wodurch auch das Empfinden der Betroffenen wesentlich beeinflusst wurde.

---

[617] Interview ST 14, Zeile 180 – 201
[618] Vgl. Interview ST 11, Zeile 284 – 294
[619] Vgl. Interview TKLE 13, Zeile 423 – 455
[620] Vgl. Interview TKLE 09, Zeile 329 - 339

Tabelle 21: Belastungsauswertung bei lokaler Betäubung [621]

Laufende Nummer	Interview	Nr.	Narkoseform	Narkose	Operation
1	ST	02	Lokale Betäubung	0	1
2	TKL ME	02	Lokale Betäubung	0	0
3	ST	04	Lokale Betäubung	2	0
4	TKL ME	04	Lokale Betäubung	2	7
5	ST	05	Lokale Betäubung	0	0
6	TKL ME	05	Lokale Betäubung	0	0
7	ST	09	Lokale Betäubung	0	0
8	TKL ME	09	Lokale Betäubung	0	0
9	ST	12	Lokale Betäubung	1	0
10	TKL ME	12	Lokale Betäubung	0	0
11	ST	15	Lokale Betäubung	1	2
12	TKL ME	15	Lokale Betäubung	0	0
13	TKLE	01	Lokale Betäubung	0	0
14	TKLE	02	Lokale Betäubung	1	6
15	TKLE	04	Lokale Betäubung	1	1
16	TKLE	07	Lokale Betäubung	0	0
17	TKLE	08	Lokale Betäubung	0	1
18	TKLE	09	Lokale Betäubung	4	2
19	TKLE	10	Lokale Betäubung	0	0
20	TKLE	14	Lokale Betäubung	0	1
21	TKLE	15	Lokale Betäubung	0	0
gesamt			**Lokale Betäubung**	**12**	**21**
Mittelwert			**Lokale Betäubung**	**0,57**	**1,00**
Standardabweichung			**Lokale Betäubung**	**1,06**	**2,00**

Zwei Ausreißer mit der Bewertung „Sechs" bzw. „Sieben" fanden sich im Rahmen der Operation. Die befragte Person, welche beim Interview TKL ME 04 die Belastung mit Sieben beurteilte, beschrieb dieses Ereignis bereits zu Beginn des Interviews und kam im Verlauf des Gesprächs immer wieder darauf zu reden. Dazu folgender Ausschnitt:

> *„Interviewer: Dann die Operation, nicht die Narkose, sondern die Operation. Wie ist es Ihnen da dieses Mal ergangen?*
> *Befragter: Das haben wir eh schon gesagt. Das war eine große Belastung dieses Mal. Warum weiß ich nicht. Vielleicht zu wenig betäubt, oder (kurze Pause)*
> *Interviewer: Was würden Sie da jetzt hergeben?*
> *Befragter: Ja schon Sieben.*
> *Interviewer: Sieben.*
> *Befragter: Das war schlimm dieses Mal.*
> *Interviewer: Und beim ersten Mal haben Sie die Operation mit Null bewertet.*
> *Befragter: Ja darum. Da ist überhaupt nichts gewesen. Auf einmal sagte er (Anm. meint den operierenden Arzt) ‚Wir sind fertig.' Das habe ich überhaupt nicht geglaubt beim ersten Mal.*
> *Interviewer: Ja, und dieses Mal war es eine höhere Belastung?*
> *Befragter: Ja, da dachte ich mir schon: Fertig werden sie überhaupt nicht.*
> *Interviewer: Bleiben Sie bei Sieben. Sie können auch noch mehr wählen. Oder, wie Sie es empfunden haben.*

---

[621] ST = Bewertung nach stationärem Ersteingriff, TKL ME = Bewertung nach tagesklinischem Zweiteingriff mit Bekanntgabe der Bewertung nach stationärem Eingriff, TKLE = Bewertung nach tagesklinischem Ersteingriff

Befragter: Ich weiß es auch nicht. Ich glaube das tut es eh. Beim ersten Mal Null und jetzt.(Pause) [622]

Die Bewertung der Operation mit der Note „Sechs" beim Interview TKLE 02 wurde mit der erlebten Aufregung gerechtfertigt, wie der nachfolgende Ausschnitt zeigt:

„Befragter: Ja, wenn man auf dem Operationstisch liegt, da liegt man schon mit einem gewissen Ding dort. Das möchte ich nicht sagen. Drei oder Vier, oder möchte ich Fünf oder Sechs sagen.
Interviewer: Ja. Wie Sie wollen. Das dürfen Sie sagen.
Befragter: Ja schon. Ich sage schon fünf.
Interviewer: Fünf. Oder Sechs? Wie Sie es selber einschätzen.
Befragter: Vielleicht sogar Sechs. Ich habe schon ein wenig, aber. (Pause)
Interviewer: Waren Sie aufgeregt?
Befragter: Da war ich ein wenig aufgeregt. Da dürfte man Sechs hinschreiben." [623]

Abbildung 22: Belastungsauswertung Narkoseform [624]

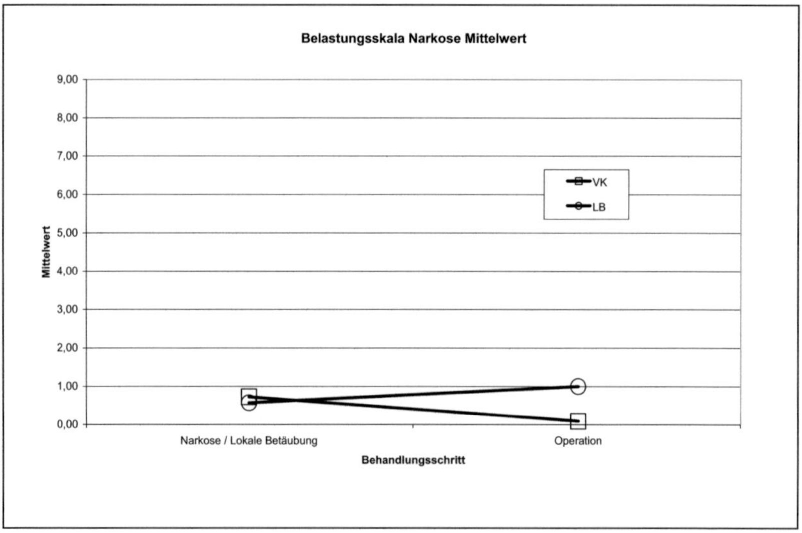

Bei Betrachtung der grafischen Aufbereitung der Auswertung, kann festgestellt werden, dass das Belastungsniveau auf der zehnteiligen Skala auch hier sehr niedrig war und der Mittelwert lediglich einmal die Ein-Punkte-Marke erreicht. Um eine bessere Dateninterpretation zu ermögli-

[622] Interview TKL 04, Zeile 219 – 236
[623] Interview TKLE 02, Zeile 245 - 253
[624] VK = Vollnarkose, LB = Lokale Betäubung (Tropfnarkose)

chen, wurde nachfolgende Grafik erstellt, bei der eine Bereinigung der Skalierung mit einem Maximalwert von 3 erfolgte. Darüber hinaus wurde in Anbetracht der geringen Gesamtmenge wieder eine Signifikanzprüfung vorgenommen. Dazu wurde für die Auswertung der Belastung bei ungleichem Personenkreis (Eingriff in Vollnarkose verglichen mit Eingriffen in lokaler Betäubung) ein beidseitiger T-Test und ein Mann-Whitney-Test bzw. ein Wilcoxontest durchgeführt. Die Auswertung erfolgte mit dem Programm KyPlot V2 Beta 15. Alle Auswertungen finden sich in den Anhängen 26 bis 30.

Abbildung 23: Belastungsauswertung Narkoseform (Skala bereinigt) [625]

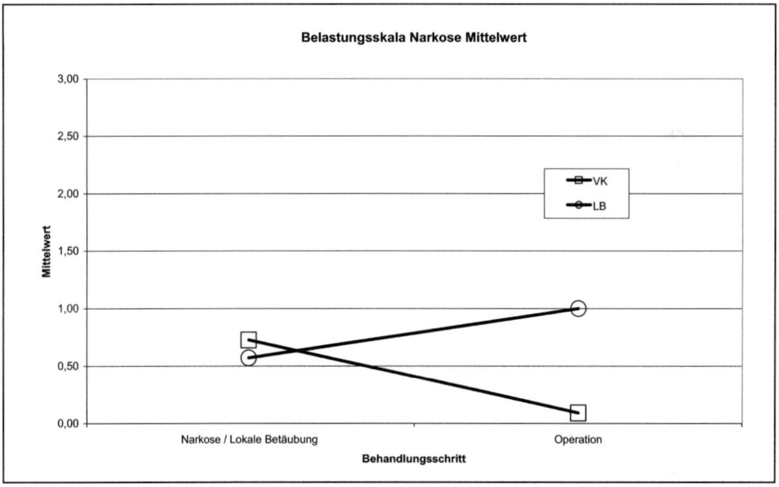

Sowohl der beidseitige T-Test als auch der Mann-Whitney-Test bzw. der Wilcoxontest wiesen keine Signifikanzen aus, womit sich auch hier die quantitativen Auswertungen nur als bedingt brauchbar erwiesen.

Im letzten Abschnitt soll nun dargelegt werden, welche Behandlungsform die Befragten auf Basis der qualitativen Analyse tatsächlich präferierten.

7.5.7 Entscheidung – stationär versus tagesklinisch

7.5.7.1 Allgemeines

Im Rahmen der Interviews wurden die Befragten auch aufgefordert, sich zu entscheiden, welche Behandlungsform sie wählen würden, wenn sie nochmals vor die Entscheidung gestellt wären. In Anbetracht der bisherigen Untersuchungsergebnisse darf davon ausgegangen werden, dass dieser Entscheidungsfrage eine besondere Bedeutung zukommt.

625 VK = Vollnarkose, LB = Lokale Betäubung (Tropfnarkose)

Entsprechend den bereits aufgezeigten Selektionskriterien, flossen nicht alle Interviewergebnisse in diese abschließende Betrachtung ein.
Letztendlich verblieben 22 Interviews, bei denen ein direkter Vergleich der Behandlungsmethode bei identischem Personenkreis möglich war, (Interviewreihen A und B) und 13 Interviews bei denen ein tagesklinischer Ersteingriff durchgeführt wurde. (Interviewreihe C)
Bei der Ergebnisdarstellung wurde darauf geachtet, dass die Gesprächspartner selbst möglichst umfangreich „zu Wort" kamen, also ausreichend zitiert wurden. Dies schien deshalb sinnvoll, weil nur so sicherzustellen war, dass die komplexen Beweggründe gut dargestellt werden konnten.

7.5.7.2 *Ergebnisse Interviewreihe B*

Im Rahmen der Interviewreihe B wurde die Fragenformulierung wie folgt gewählt:

> *„Angenommen, Sie hätten ein drittes Auge, das zu operieren wäre, für welche Methode (stationär oder tagesklinisch) würden Sie sich entscheiden?"* [626]

Acht der Befragten gaben an, sich bei einem nochmaligen Eingriff für die tagesklinische Behandlungsform zu entscheiden. Eine Person war unentschlossen und zwei Personen würden sich gegen eine tagesklinische also für die stationäre Behandlung entscheiden.

Die Befürworter der tagesklinischen Behandlung begründeten dies vorwiegend damit, dass sie wieder nach Hause gehen durften und nicht im Krankenhaus bleiben mussten.[627,628,629,630,631] Aus den Formulierungen „dürfen" und „müssen" wird deutlich, dass ein stationärer Krankenhausaufenthalt als zu vermeidender Zwang betrachtet wurde.
Darüber hinaus zeigte sich auch das Krankheitsempfinden deutlich reduziert. Man sei eigentlich nicht krank, so der Tenor.[632,633]
Die tagesklinische Behandlung führte sogar dazu, dass es den Befragten auch leichter fiel, sich in Spitalsbehandlung zu begeben, weil es sich dabei eigentlich um gar keinen Krankenhausaufenthalt handelte.[634]
Als wichtig wurde auch der Sicherheitsaspekt im Anlassfall bewertet. Sollte etwas passieren, dann wäre die Möglichkeit gegeben, im Krankenhaus bleiben zu können.[635]
Als notwendige Bedingung formulierten die Befürworter, dass es wichtig war, zu Hause jemanden zu haben, der sich um sie kümmerte.[636,637] Dazu einige typische Interviewauszüge:

---

[626] Interviewleitfaden Interviewreihe B, Frage 10
[627] Vgl. Interview TKL 02, Zeile 207 - 211
[628] Vgl. Interview TKL 12, Zeile 185 - 190
[629] Vgl. Interview TKL 13, Zeile 7 - 10
[630] Vgl. Interview TKL 13, Zeile 136 - 139
[631] Vgl. Interview TKL 13, Zeile 178 - 179
[632] Vgl. Interview TKL 01, Zeile 154 - 158
[633] Vgl. Interview TKL 02, Zeile 207 - 211
[634] Vgl. Interview TKL 01, Zeile 203 - 207
[635] Vgl. Interview TKL 02, Zeile 207 - 211

> *„Befragte: Ja, warum? Weil der Aufenthalt im Krankenhaus, ich war nicht krank beim Ersten, auch nicht. Es ist ja nur, dass ich eben am nächsten Tag zum Augenarzt muss oder zur Nachuntersuchung. Aber ansonsten, man ist nicht krank, man belegt das Bett, die Anderen haben schon immer gewartet draußen, wie es beim ersten Mal war."* [638]

Dieselbe Befragte weiter:

> *„Befragte: Da habe ich mich schon eingestellt darauf. Da bin ich eher, wie soll ich denn sagen, weil es Tagesklinik war, eher leichter gegangen. Ja, weil man das Gefühl hat, am Abend bin ich schon wieder zu Hause. Nicht? Das ist schon etwas anders. Es ist kein, in diesem Sinne, kein Krankenhausaufenthalt."* [639]

Nochmals dieselbe Befragte weiter unten:

> *„Befragte: Und bei mir war das nicht so, weil ich jemanden habe und ja, ich habe die Tagesklinik als gut empfunden. Oder sagen wir, sehr gut in meinem Fall."* [640]

Abschließend ein weiterer Befragter:

> *„Befragter: Nein, die im Krankenhaus haben eh alles getan. Alles Mögliche, was sie tun müssen. Da gibt es nichts ab. (Pause) Und wie gesagt: Wenn ich ein drittes Auge hätte, ich ginge sofort gleich wieder. Da hätte ich gar keine Bedenken. (Pause) Ich wüsste nicht, was ich aussetzen sollte."* [641]

Jene befragte Person, welche unentschlossen war, sagte, dass ihr die tagesklinische Behandlung genau so recht war, wie die stationäre. [642] Darüber hinaus bekräftigte auch sie, dass sie eigentlich nicht krank gewesen sei und ihr nichts gefehlt habe.[643] *„Ich würde über Nacht auch bleiben, für mich ist das egal."* [644] So das fatalistische Resümee.

Bei den Ablehnern zeigten sich mehrere Phänomene. Eine Befragte begründete ihre Entscheidung gegen die Tagesklinik zum einen mit der Aufregung, die durch den Organisationsaufwand entstanden war. Ein stationärer Aufenthalt würde ihr mehr Ruhe bieten.[645] Das Herumfahren in der Früh mache sie schon nervös. Sie wolle es nicht, wenn sie vor einer Operation noch zusätzlich damit belastet werde.[646] Sie fühle sich bei einem stationären Aufenthalt einfach sicherer.[647]

---

636 Vgl. Interview TKL 12, Zeile 182 - 183
637 Vgl. Interview TKL 01, Zeile 233 - 235
638 Interview TKL 01, Zeile 154 - 158
639 Interview TKL 01, Zeile 203 - 207
640 Interview TKL 01, Zeile 233 - 235
641 Interview TKL 13, Zeile 306 - 309
642 Vgl. Interview TKL 11, Zeile 192
643 Vgl. Interview TKL 11, Zeile 214
644 Interview TKL 11, Zeile 216
645 Vgl. Interview TKL 15, Zeile 142 - 147
646 Vgl. Interview TKL 15, Zeile 151 - 153
647 Vgl. Interview TKL 15, Zeile 284 - 286

Zum anderen hätte sie immer wieder mit Blutdruckproblemen zu kämpfen, was dazu führte, dass sie sich deshalb nach der tagesklinischen Behandlung erst recht in stationäre Obhut begeben musste.[648] *„Ich glaube stationär. Das wäre mir lieber."* [649], so ihre Entscheidung.
Beim zweiten Befragten nahm auch die Nichte einen wesentlichen Einfluss auf die Entscheidung. Wie die Interviewergebnisse zeigten, war es vor allem der organisatorische Aufwand, mit dem die Angehörige konfrontiert war. Es sei für sie einfach komplizierter geworden. Darüber hinaus fühlte sie sich schlecht informiert, weil der für die Nachsorge zuständige Arzt auf Urlaub gewesen sei, was den Fahrtaufwand zusätzlich erhöht hat.[650] Die tagesklinische Behandlung selbst bewertete die Nichte als mit der stationären gleichwertig, kritisch sehe sie ihren Fahrtaufwand.[651]
Der Befragte selbst attestierte, dass der stationäre Aufenthalt für ihn mit mehr Ruhe verbunden war.[652,653] Dies ist eine Beschreibung, die sich mit den oben zitierten Interviews deckt. Letztlich bereitete es ihm auch Sorge, dass im Falle einer Komplikation dies wieder mit einem beträchtlichen Aufwand verbunden wäre.[654]
Eine detaillierte Analyse erfolgte diesbezüglich bereits im Rahmen der Betrachtung des Transportaufwandes bei tagesklinischer Behandlung.

7.5.7.3 Ergebnisse Interviewreihe C

Bei der Interviewreihe C wurde die Fragenformulierung wie folgt gewählt:

> *„Angenommen, Sie könnten sich beim nächsten Mal die Behandlungsmethode aussuchen, für welche Methode (stationär oder tagesklinisch) würden Sie sich entscheiden?"*[655]

Neun der Befragten gaben an, sich bei einem nochmaligen Eingriff für die tagesklinische Behandlungsform zu entscheiden. Eine Person wiederum war unentschlossen und drei Personen würden sich für die stationäre Behandlung entscheiden.

Auch hier begründeten die Befürworter der tagesklinischen Behandlung ihre Entscheidung mit der Tatsache, dass sie schnell wieder nach Hause kamen und dann alles vorbei gewesen sei.[656,657, 658] Sofern bereits mehrere stationäre Aufenthalte stattgefunden haben, wurde nach Möglichkeit versucht, einen weiteren zu vermeiden,[659] wobei es weniger der stationäre

[648] Vgl. Interview TKL 15, Zeile 11 - 26
[649] Interview TKL 15, Zeile 140
[650] Vgl. Interview TKL 18, Zeile 115 - 121
[651] Vgl. Interview TKL 18, Zeile 507 - 509
[652] Vgl. Interview TKL 18, Zeile 105 - 110
[653] Vgl. Interview TKL 18, Zeile 258 - 260
[654] Vgl. Interview TKL 18, Zeile 263 - 266
[655] Interviewleitfaden Interviewreihe C, Frage 10
[656] Vgl. Interview TKLE 03, Zeile 143 - 151
[657] Vgl. Interview TKLE 06, Zeile 115 - 118
[658] Vgl. Interview TKLE 07, Zeile 196 - 203
[659] Vgl. Interview TKLE 08, Zeile 218 - 220

Aufenthalt selbst, denn viel mehr die vielen anderen Kranken waren, die als eigentliche Belastung beschrieben wurden.[660]
Wie bereits bei der Interviewreihe B war es auch hier den Befürwortern wichtig, jemanden zu Hause zu haben, der sich um sie kümmern konnte,[661] beziehungsweise auch selber in einem dementsprechend guten Zustand zu sein, der eine tagesklinische Behandlung erlaubte.[662] *"Das passt schon. Ich würde es wieder so machen und würde es auch einem Jeden empfehlen."* [663], so eines der Resümees.

Die unentschlossene Person gab an, dass es ihr auch nichts ausmachen würde, im Krankenhaus zu bleiben. Ihr Zustand habe es aber erlaubt, nach Hause zu gehen und es sei ihr nicht schlecht gegangen.[664] Auf Nachfragen des Interviewers, wofür sie sich letztlich entscheiden würde, blieb sie unentschlossen, formulierte aber, dass eine Bedingung für die tagesklinische Behandlung wäre, jemanden zu Hause zu haben.[665]

Bei den Ablehnern kamen identische Begründungen zum Tragen, wie sie bereits bei der Interviewreihe B herausgearbeitet werden konnten. Bezüglich des Fahrtaufwandes kam vor allem die Belastung der Angehörigen zu Sprache, wie es eine 41 km entfernt wohnende Befragte formulierte. [666] Als Begründung für die Ablehnung wurde auch die Tatsache angeführt, dass Komplikationen auftreten könnten und dies mit einem beträchtlichen organisatorischen Aufwand verbunden wäre, wenngleich attestiert wurde, dass in ihrem Falle alles problemlos verlaufen sei. [667] Auch der Umstand, alleine zu sein, würde es rechtfertigen, noch einen Tag bleiben zu können. [668]
Die dritte Person, welche die stationäre Behandlung bevorzugte, beteuerte zunächst, keinen Veränderungsbedarf zu sehen.[669] Nachdem der Interviewer auch die stationäre Behandlung als Option aufzählte, relativierte die Befragte aber ihre Entscheidung. [670] Auch hier wurde die organisatorische Belastung der Angehörigen als Begründung genannt, welche den Transportaufwand zu tragen hätten.[671] Konkret erzählte die Befragte dazu:

> *„Interviewer: Jetzt habe ich das nicht ganz verstanden. Sie haben gesagt: Einmal über Nacht bleiben, wäre gut, da sie sonst so angehängt sind. Was heißt das?*
> *Befragte: Ja, weil sie (Anm. meint die Kinder) immer mit mir die Arbeit haben. So habe ich das gemeint. Ja.*

[660] Vgl. Interview TKLE 01, Zeile 338 - 344
[661] Vgl. Interview TKLE 06, Zeile 115 - 118
[662] Vgl. Interview TKLE 14, Zeile 205 - 207
[663] Interview TKLE 14, Zeile 224 - 225
[664] Vgl. Interview TKLE 13, Zeile 282 - 284
[665] Vgl. Interview TKLE 13, Zeile 297 - 309
[666] Vgl. Interview TKLE 09, Zeile 206 - 218
[667] Vgl. Interview TKLE 02, Zeile 60 - 69
[668] Vgl. Interview TKLE 02, Zeile 137 - 138
[669] Vgl. Interview TKLE 10, Zeile 136 - 139
[670] Vgl. Interview TKLE 10, Zeile 149 - 159
[671] Vgl. Interview TKLE 10, Zeile 161 - 163

*Interviewer: Was haben Sie da für eine Arbeit gehabt mit Ihnen?
Befragte: Nein, eh nicht. Aber dass sie mich holen müssen, habe ich mir gedacht. Nein, so haben sie eh keine Arbeit gehabt."* [672]

Es können die Ergebnisse somit wie folgt zusammengefasst werden:

Von den 24 Befragten würden sich 17 Personen wieder für die Tagesklinik entscheiden. Das entspricht 71 %. Davon hatten acht Befragte die Möglichkeit des direkten Vergleichs und bewerteten somit die tagesklinische Behandlungsform als besserwertig.
Fünf Interviewte, also 21 %, würden eine tagesklinische Behandlung ablehnen. Davon hatten zwei Befragte die Möglichkeit des direkten Vergleichs und bewerteten somit die tagesklinische Behandlungsform als schlechterwertig. Zwei Gesprächspartnern und somit 8 % war die Behandlungsmethode egal. Davon hatte eine Person die Möglichkeit des direkten Vergleichs und bewerteten somit die tagesklinische Behandlungsform als gleichwertig.

Die nachfolgende Tabelle zeigt die Ergebnisse im Überblick:

Tabelle 22: Bewertung der Befragten — Zusammenfassung

<table>
<tr><th>Bewertung</th><th colspan="2">Für die Tagesklinik</th><th colspan="2">unentschlossen</th><th colspan="2">Gegen die Tagesklinik</th><th rowspan="2">gesamt</th></tr>
<tr><th>Verteilung</th><th>absolut</th><th>relativ</th><th>absolut</th><th>relativ</th><th>absolut</th><th>relativ</th></tr>
<tr><td>Tagesklinische Behandlung nach vorangegangener stationärer Behandlung</td><td>8</td><td>73%</td><td>1</td><td>9%</td><td>2</td><td>18%</td><td>11</td></tr>
<tr><td>Tagesklinische Behandlung Ersteingriff</td><td>9</td><td>69%</td><td>1</td><td>8%</td><td>3</td><td>23%</td><td>13</td></tr>
<tr><td>Gesamt</td><td>17</td><td>71%</td><td>2</td><td>8%</td><td>5</td><td>21%</td><td>24</td></tr>
<tr><td>Bewertung</td><td colspan="4">für die Tagesklinik geeignet</td><td colspan="2">nicht für die Tagesklinik geeignet</td><td>gesamt</td></tr>
<tr><td>Gesamt</td><td colspan="2">19</td><td colspan="2">79%</td><td>5</td><td>21%</td><td>24</td></tr>
</table>

Die Zustimmung zur Tagesklinik wurde hauptsächlich damit begründet, dass man schnell wieder zu Hause war. Ein Spitalsaufenthalt wurde nach Möglichkeit vermieden, auch wenn dadurch ein gewisser Transportaufwand in Kauf genommen werden musste. Von Bedeutung war, dass jemand zu Hause zur Verfügung stand. Bezüglich des Krankheitsgefühls hieß es seitens der Befürworter, dass es sich eigentlich um gar keine Krankheit handelte und man nicht wirklich krank gewesen sei, sondern lediglich ein stationäres Bett belegte. Durch die tagesklinische Versorgungsform fiel der

[672] Interview TKLE 10, Zeile 172 – 178

Schritt sich operieren zu lassen, leichter, weil man am Abend wieder zu Hause war. Die Gewissheit, im Bedarfsfall auch im Krankenhaus bleiben zu können, schaffte Vertrauen und sorgte für ein Gefühl der Sicherheit.

Die Ablehnung der tagesklinischen Behandlungsform wurde zum einen damit begründet, dass der organisatorische Aufwand höher bewertet wurde. Vor allem der zeitliche Druck am Morgen des Operationstages wurde als bedeutend genannt. Darüber hinaus verliefe eine stationäre Behandlung ruhiger und mit weniger Eile.
Auch die Angehörigen spielten bei der Entscheidung eine wichtige Rolle, vor allem der organisatorische Aufwand, der für sie entstand. Angehörigen, die berufstätig waren, wollte man einen zusätzlichen Aufwand ersparen und sie nicht unnötig belasten.
Auch das Auftreten eventueller Komplikationen sorgte für Beunruhigung, selbst wenn bei der erlebten Behandlungsform alles problemlos verlaufen war. Die Konsequenzen, die sich aus einer möglichen Komplikation zu Hause ergäben, würden einen großen Aufwand nach sich ziehen. So müsste die Rettung angerufen und ein Transport in das Krankenhaus organisiert werden. Eine solche Situation würde sich bei dementsprechender Wetterlage noch verschärfen. Eine Übernachtung wäre demnach aus Sicherheitsgründen wünschenswert.

Sofern ein stationärer Aufenthalt bevorzugt wurde, erachteten die Befragten jedenfalls die Dauer eines solchen Aufenthaltes als zu lang. Als sinnvoll wurde **eine** Übernachtung nach erfolgtem operativen Eingriff erachtet.

Theoretisches Interview:
„Die tagesklinische Behandlung hatte für mich den Vorteil, dass man am selben Tag wieder zu Hause war. zu Hause ist zu Hause. Im Krankenhaus ist niemand gerne. Die Voraussetzung dafür war allerdings, dass ich einen Rückhalt durch meine Verwandten oder Bekannten hatte. Dies galt sowohl für den Transport als auch für die ersten Tage nach der Entlassung. Die tagesklinische Behandlung verlangte bei der Organisation viel Eigeninitiative und Unterstützung durch die Angehörigen. Wenn diese Unterstützung fehlte, dann war für mich eine stationäre Behandlung zu bevorzugen. Ein stationärer Aufenthalt müsste aber nicht mehrer Tage dauern. Ein zweitägiger Aufenthalt mit einer Übernachtungsmöglichkeit nach der Operation wäre für mich ausreichend."

8 Erkenntnisse und Empfehlungen

8.1 Bewertung und Interpretation

Im Rahmen qualitativer Sozialforschung wird immer wieder darauf hingewiesen, dass die Verallgemeinerbarkeit von Ergebnissen Schwierigkeiten bereitet. Dazu folgende Feststellung von Mayring:

> *„Verallgemeinerbarkeit der Forschungsergebnisse muss nach qualitativem Denken immer im spezifischen Fall begründet werden. Es müssen Argumente angeführt werden, warum die hier gefundenen Ergebnisse auch für andere Situationen und Zeiten gelten; es muss expliziert werden, für welche Situationen und Zeiten sie gelten."* [673]

Die vorliegende Untersuchung hat gezeigt, dass die Entscheidungen bezüglich der Behandlungsform komplex und von verschiedensten Parametern abhängig sind. In den wenigsten Fällen ist es daher so, dass eine allein gültige Idealvariante darstellbar ist. Diesbezüglich schreiben Greulich und Thiele:

> *„In der Praxis zeigt es sich, dass es davon unabhängig notwendig ist, unterschiedliche Varianten einer Leistung abzubilden, denn es ist illusorisch, von einem sog. Standardfall auszugehen. Es zeigen sich immer Abweichungen und Ergänzungen, bedingt durch multimorbide Patienten, Privatpatienten oder bei der Behandlungsart (z. B. Vollnarkose oder Lokalanästhesie)."* [674]

Untersuchungsergebnisse lassen sich demnach nur dann seriös abbilden, wenn den Befragten auch ausreichend Zeit für Begründungen gegeben wird. Allein durch eine quantitative Feldforschung wäre es nicht gelungen, auch die Beweggründe und mögliche Verbesserungspotenziale herauszuarbeiten. Dabei erwies es sich als sinnvoll, dass der Forscher versuchte, sein Vorverständnis behutsam einzubringen und die Ergebnisse durch dieses Vorverständnis zwar nicht zu beeinflussen, aber zu bereichern.[675]

Wie die Studie weiters verdeutlicht hat, sind Patienten durchaus in der Lage, die Ablauforganisation eines Gesundheitsanbieters zu beurteilen. Als Indikatoren für derartige Einschätzungen dienen am besten persönliche Erlebnisse bzw. erlebte Veränderungen. Damit bestätigte sich, was auch andere Untersuchungen schon gezeigt haben. Wenngleich bei der Laienbeurteilung Unsicherheiten bemerkbar wurden, erfolgte die Kompensation

[673] Mayring, Philipp: Einführung in die Qualitative Sozialforschung, Beltz Studium, 5. Auflage, Weinheim und Basel, 2002, S. 23 - 24

[674] Greulich, Andreas; Thiele, Günter: Prozessmanagement im Krankenhaus, in: Greulich, Andreas; Thiele, Günter; Thiex-Kreye, Monika: Prozessmanagement im Krankenhaus, R. V. Decker's Verlag, Heidelberg, 1997, S. 21

[675] Mayring, Philipp: Einführung in die Qualitative Sozialforschung, Beltz Studium, 5. Auflage, Weinheim und Basel, 2002, S. 30

über den natürlichen Umgang und die Beurteilung im Rahmen des persönlichen Bewertungshorizontes.[676]
Aus den konkreten Beschreibungen und deren Interpretation durch die Befragten wie durch den Interviewer lassen sich schließlich auch konkrete Empfehlungen ableiten. Dazu nochmals Mayring:

> *„Bei der Verallgemeinerung der Ergebnisse humanwissenschaftlicher Forschung muss explizit, argumentativ abgesichert begründet werden, welche Ergebnisse auf welche Situationen, Bereiche, Zeiten hin generalisiert werden können."*[677]

Unter Berücksichtigung dieser Aspekte wurden in der Folge die wesentlichen Erkenntnisse aus der Studie zu konkreten Empfehlungen zusammengefasst, die zu einer Hebung der Patientenzufriedenheit führen sollten, wie dies auch von Döhr gefordert wird.[678] Dabei werden idealerweise die Erkenntnisse nicht als Gesetze, sondern als Regeln abgeleitet.[679]

8.2 Gezielte Feedbackschleife

Der Anspruch wissenschaftlichen Arbeitens bringt es mit sich, gewonnenes Wissen verfügbar zu machen. Gerade im Sinne der Implementationsforschung ist es klug wie notwendig, Ergebnisse auch zu verwerten. Systeme können nur dann lernen, wenn das Wissen um Verbesserungspotenziale bekannt ist und vernetzt wird, denn die Lernchance besteht nur dort, wo unterschiedliche Meinungen aufeinander treffen. Die nachfolgende Abbildung soll diese Zusammenhänge verdeutlichen:

Abbildung 24: Input- und Feedbackschleife

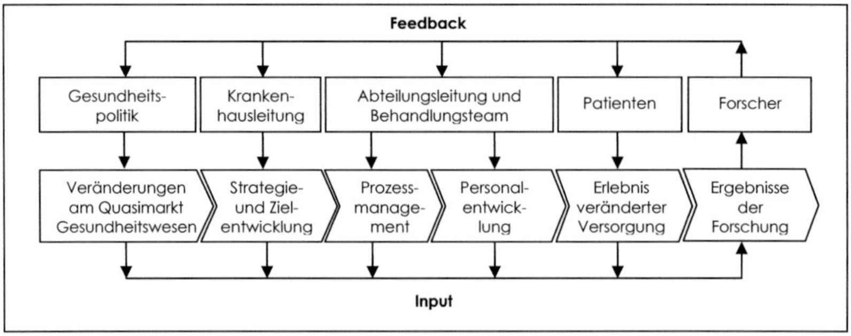

[676] Vgl. Torgersen, Helge: Österreichischer Rundfunk, Sender Österreich 1, Dimensionen, Bericht: Was heißt Transdisziplinarität in der Wissenschaft?, 8. Juni 2007, 19:05 – 19:15 Uhr
[677] Mayring, Philipp: Einführung in die Qualitative Sozialforschung, Beltz Studium, 5. Auflage, Weinheim und Basel, 2002, S. 36
[678] Vgl. Döhr, Ralph: Die Patientenzufriedenheit als Einflussfaktor – Bericht über die Befragung in einer Klinik, in: Zapp, Winfried (Hrsg.): Prozessgestaltung im Krankenhaus, Economica Verlag, Heidelberg 2002, S. 311 - 314
[679] Mayring, Philipp: Einführung in die Qualitative Sozialforschung, Beltz Studium, 5. Auflage, Weinheim und Basel, 2002, S. 37

Dies bedeutet konkret, dass die Ergebnisse, durchaus im Verstehen der Zirkularität[680], idealerweise an die Systembeteiligten zurück gespiegelt werden. Dazu bieten sich gezielte Feedbacks an. Gesamt gesehen, sind das zum einen die Patienten, zum anderen das untersuchte Krankenhaus und letztlich die Gesundheitspolitik.

Was die Patienten selbst betrifft, ist deren Nutzen wohl am ehesten darin zu sehen, die erkannten Verbesserungspotenziale in Umsetzung zu bringen, schlichtweg zu handeln und die Erkenntnisse erlebbar zu machen. In wieweit das Krankenhaus die Ergebnisse auch für Patienten zugänglich macht, stellt eine Entscheidung der Krankenhausleitung dar. In Anbetracht der Ergebnisse kann dies aber jedenfalls empfohlen werden. Positive Befragungsergebnisse sind nachweislich öffentlichkeitswirksam und tragen wesentlich zur Imagesteigerung eines Gesundheitsunternehmens bei.[681]

8.3 Indikation und Kontraindikation

Eine der wohl entscheidendsten Fragen ist jene nach der Indikation für eine tagesklinische Behandlung. Deshalb sollen zunächst die Gründe aufgeführt werden, die generell dagegen sprechen. Diesbezüglich können zwei Hauptaspekte genannt werden: die medizinische und die soziale Gegenanzeige. In der Literatur wird auch immer wieder der Anreiz beschrieben, der sich aus der verrechnungstechnischen Attraktivität von Diagnosen ergibt.[682,683] Dieser soll aber weiters keiner näheren Betrachtung unterzogen werden, weil es sich dabei um rein ökonomische Aspekte handelt und gegenständlich die Patienten als Messgröße gelten sollen.
Es ist demnach festzuhalten, dass bezüglich der medizinischen Gründe unbestritten die Entscheidung beim Arzt liegt. Hier soll dieser Aspekt daher nur kurz umrissen werden. Eine der wesentlichsten medizinischen Kontraindikationen stellen Zweiterkrankungen dar. Sofern Patienten Nebendiagnosen aufweisen, die im Falle eines operativen Eingriffes zu medizinischen Problemen führen könnten, ist daher eine stationäre Behandlung jedenfalls zu rechtfertigen. Auch seitens der Befragten wurden solche Zusammenhänge erlebt und als belastend beschrieben.[684]
Wesentlich kritischer ist die Kontraindikation aus sozialen Gründen zu sehen. Triviale Einzelparameter, wie das Alter oder der Anfahrtsweg, solche wurden bisher seitens der Gesundheitspolitik genannt,[685] greifen viel zu kurz. Die vorliegende Studie hat gezeigt, dass es immer ein Bündel an Auslösern ist, welches diesbezüglich wirksam wird. Der entscheidende Parameter ist **das funktionierende soziale Netzwerk** der Betroffenen. Daher bedarf dieses

---

[680] Vgl. Flick, Uwe: Qualitative Sozialforschung – Eine Einführung, 3. Auflage, Rowohlt Taschenbuch Verlag, Hamburg, 2005, S. 71 - 75
[681] Vgl. Döhr, Ralph: Die Patientenzufriedenheit als Einflussfaktor – Bericht über die Befragung in einer Klinik, in: Zapp, Winfried (Hrsg.): Prozessgestaltung im Krankenhaus, Economica Verlag, Heidelberg 2002, S. 307 - 308
[682] Vgl. Hajen, Leonhard; Paetow, Holger; Schumacher, Harald: Gesundheitsökonomie – Strukturen – Methoden – Praxisbeispiele, 2. Auflage, Verlag W. Kohlhammer, Stuttgart, 2000, S. 70 - 71
[683] Vgl. Badelt, Christoph; Österle, August: Grundzüge der Sozialpolitik – Spezieller Teil – Sozialpolitik in Österreich, 2. Auflage, Manzsche Verlags- und Universitätsbuchhandlung, Wien, 2001, S. 55
[684] Vgl. Interview ST 15, Zeile 97 - 104
[685] Vgl. Rauch-Kallat, Maria (Bundesministerin für Gesundheit und Frauen): Österreichischer Rundfunk, Sender Österreich 1, Morgenjournal, Bericht: Gesundheitsversorgung wird neu organisiert, 21. November 2005, 7:00 – 7:20 Uhr

Thema zukünftig einer anderen Herangehensweise. Des Weiteren wird in Hinkunft unbedingt die Frage nach Versorgungsalternativen bezüglich der Hotelkomponente zu stellen sein, nicht zuletzt auch aus Kostengründen. In diesem Zusammenhang wird zukünftig das Empowerment im Sinne der Partizipation der Bürger[686] eine immer wichtigere Rolle spielen.

8.4 Empowerment

Empowerment oder Selbstbefähigung der Patienten stellt eine aktuell immer bedeutender werdende Forderung dar.[687] Der Begriff "Empowerment" lässt sich am besten an folgendem Beispiel beschreiben:
In den 1950er Jahren wurde von Bernhard Lown[688] die Behandlung von Patienten nach Myokardinfarkt[689] revolutionär verändert. Lown beschreibt in diesem Zusammenhang die Widerstände der Tradition, gegen die es anzukämpfen galt. Dass solche Veränderungen damals wie heute keine harmlosen Eingriffe in das System darstellen, darauf verweist auch Nefiodow. Veränderungen in der Struktur führen nicht selten zu Verschiebungen im Machtgefüge, zu Machtkämpfen und im Extremfall auch zu *„...verheerenden Folgen für die Schwachen und das Unternehmen."* [690] Deshalb bedarf es einer behutsamen Vorgehensweise und der Überzeugungsarbeit durch den wissenschaftlichen Beleg.
Die von Lown beschriebene Neuerung der Behandlungsmethode bestand darin, dass Patienten nach einem Herzinfarkt nicht mehr über mehrere Wochen absolute Bettruhe verordnet bekamen, sondern in einem Behandlungssessel therapiert wurden.
Als entscheidender Behandlungserfolg stellte sich heraus, dass die „Sesselpatienten" deutlich schneller gesundeten. Konkret wurde die Dauer des Krankenhausaufenthaltes halbiert, die Krankenhaussterblichkeit ließ sich um ein Drittel senken und die Selbstversorgung der Patienten wurde von der Ausnahme zur Norm.[691]
Das entscheidende Ergebnis der dazu durchgeführten Studie war, dass nicht die physiologischen, kreislaufbedingten Veränderungen den Erfolg brachten sondern die **psychischen Faktoren**. Dazu Lown:

> *„Im Gegensatz hierzu hielten sich Patienten, die in einem Sessel versorgt wurden, nicht für hoffnungslos krank. Schließlich findet ja in unserer Kultur der Akt des Sterbens im Bett statt. Es vermittelt also ein gewisses Gefühl von Sicherheit, sich außerhalb des Bettes aufhalten zu können. Die stete Zunahme der Zeit, die man außerhalb des Bet-*

---

686 Vgl. o. V.: Sachverständigenrat für die Konzertierte Aktion im Gesundheitswesen: Finanzierung, Nutzenorientierung und Qualität, Gutachten, Bundesministerium für Gesundheit, BRD, 2003, S. 41
687 Vgl. o. V.: Sachverständigenrat für die Konzertierte Aktion im Gesundheitswesen: Finanzierung, Nutzenorientierung und Qualität, Gutachten, Bundesministerium für Gesundheit, BRD, 2003, S. 44
688 Vgl. Lown, Bernhard: Die verlorene Kunst des Heilens – Anstiftung zum Umdenken, 2. Auflage, Schattauer Verlag, Stuttgart, 2004, S. 166 - 177
689 Infarkt des Herzmuskels – umgangssprachlich als „Herzinfarkt" bezeichnet
690 Nefiodow, Leo A.: Der sechste Kondratieff – Wege zur Produktivität und Vollbeschäftigung im Zeitalter der Information, 6. überarbeitete Auflage, Sankt Augustin (D), Rhein-Sieg-Verlag, 2006, S. 245
691 Vgl. Lown, Bernhard: Die verlorene Kunst des Heilens – Anstiftung zum Umdenken, 2. Auflage, Schattauer Verlag, Stuttgart, 2004, S. 166 - 177

tes zubringen durfte, lieferte ein Maß für die Beurteilung der fortschreitenden Besserung.“ [692]

Auch in der vorliegenden Studie wurde dies von den Befragten so beschrieben. In diesem Zusammenhang sei nochmals an den Liegendtransport zum OP im Rahmen der stationären Behandlung erinnert.[693]

Bei den gegenständlichen Interviewauswertungen wurde deutlich, dass die Befragten gerne selber einen Beitrag leisteten.[694,695,696,697,698] Sehr eindrucksvoll wird dies in nachfolgendem Interviewausschnitt deutlich:

> *„Befragter: Nein. Ich habe niemanden gebraucht, oder? (zur Gattin) Oder habe ich dich gebraucht?*
> *Gattin: Nein.*
> *Interviewer: Nicht einmal die Gattin?*
> *Befragter: Nein, nicht einmal die Gattin habe ich gebraucht. (lacht) Naja, ein bisschen schonen muss man sich schon. Man darf es nicht übertreiben. Man darf es nicht übertreiben. So ist das. (lacht)*
> *Gattin: Einen Tag hat er überhaupt nichts tun dürfen, denn das habe ich nicht gewollt.*
> *Interviewer: Durfte Ihr Mann überhaupt nichts tun? (lacht)*
> *Gattin: Doch, doch. Denn ich trinke Tee und er Kaffee und den macht er sich immer selber und dann ist es so gewesen, das habe ich schon gemacht.“* [699]

Im Rahmen gesundheitspolitischer Leitbilder wird wiederholt der Aspekt der Versorgungsgerechtigkeit genannt. Diese Versorgungsgerechtigkeit gilt es aber dort kritisch zu hinterfragen, wo Gerechtigkeit zu sinnloser Versorgungsgleichheit führt. Dies geschieht dann, wenn Gleichbehandlung als Patientenrecht missverstanden wird. Denn Gerechtigkeit steht dann im Widerspruch zur individuellen Freiheit.[700] Dies kann auch für jene Bereiche des Gesundheitsmanagements geltend gemacht werden, wo Freiheit auch Übernahme von Eigenleistung und damit Ungleichverteilung von Mitteln in der Gesundheitsversorgung bedeutet. Die Ungleichverteilung von Mitteln durch Externalisierung von Leistungen an Patienten entspricht damit den Opportunitätskosten für gewonnene Freiheit, denn Freiheit und damit Empowerment bzw. Eigenverantwortung stellen nicht nur eine Facette im Behandlungsregime dar die dem Menschen zumutbar ist, sondern auch seiner Würde entspricht. **Damit könnte Empowerment auch einer jener Alternativen entsprechen, die im Rahmen der Altersentwicklung der**

---

[692] Lown, Bernhard: Die verlorene Kunst des Heilens – Anstiftung zum Umdenken, 2. Auflage, Schattauer Verlag, Stuttgart, 2004, S. 170
[693] Vgl. Interview TKL 04, Zeile 81 - 101
[694] Vgl. Interview TKL 11, Zeile 393 – 398
[695] Vgl. Interview TKL 11, Zeile 92 – 103
[696] Vgl. Interview TKL 11, Zeile 117 – 122
[697] Vgl. Interview TKL 01, Zeile 371 – 375
[698] Vgl. Interview TKL 01, Zeile 215 – 219
[699] Interview TKLE 07, Zeile 119 – 130
[700] vgl. Badelt, Christoph; Österle, August: Grundzüge der Sozialpolitik – Allgemeiner Teil – Sozialökonomische - Grundlagen, 2. Auflage, Manzsche Verlags- und Universitätsbuchhandlung, Wien, 2001, S. 8 - 9

Bevölkerung gefordert werden, nämlich demografischer Entwicklung nicht mit demografischen Mitteln zu begegnen, sondern nach anderen gesellschaftlichen Antworten zu suchen.[701]
Empowerment oder „Prosumerism“ [702], wie es Gaitanides bezeichnet, bedarf aber sowohl eines Mitwirkungsbewusstseins, der Mitwirkungsfähigkeit als auch der Mitwirkungsbereitschaft.[703] Diesbezüglich werden alle Systembeteiligten hinkünftig aufgerufen sein, im Sinne einer besseren Kundenorientierung auf diese Aspekte intensiver einzugehen. Dazu bedarf es aber einer genaueren Kenntnis der Kundenbedürfnisse. Daher bauen die nachfolgenden Empfehlungen auch auf jenen Zielgruppenbedürfnissen auf, die im Rahmen der vorliegenden Untersuchung entdeckt werden konnten.

8.5 Bedarfe der Zielgruppe

8.5.1 Information

Das Durchschnittsalter der Befragten betrug rund 74 Jahre. Dies kann als Grund dafür gesehen werden, dass moderne Medien praktisch kaum als Informationsquellen genutzt wurden. Unabhängig vom Alter darf aber attestiert werden, dass es über Broschüren, Fernsehen oder das Internet ohnehin nur gelingen kann, technische und fachliche Aspekte, bestenfalls die Ausstattung eines Anbieters zu transportieren. Das Behandlungserlebnis bleibt davon unberührt. Der eigentliche Informationsaustausch im Vorfeld zur Behandlung erfolgte fast ausschließlich über Mundpropaganda. Dabei spielten die eigenen Erfahrungen und jene Dritter eine ganz entscheidende Rolle. Die optimale Gestaltung des Behandlungserlebnisses führt daher nicht nur zur unmittelbaren Zufriedenheit der Patienten selbst, sondern strahlt auch auf das Image des Behandlers nachhaltig ab. Für die Mitarbeitenden eines Gesundheitsunternehmens heißt dies, dass sie quasi unter ständiger Beobachtung durch die Klienten stehen und die gemachten Erfahrungen die zentrale Quelle für die Informationsweitergabe darstellen.

8.5.2 Kommunikation und Begegnungsqualität

Ein besonderes Phänomen zeigte sich im Rahmen der Kommunikation und Begegnungsqualität zwischen Patient und Behandler. Wie die Studie belegt hat, dominierte im Rahmen der Operationsaufklärung der Stil der Kommunikation die Inhaltsebene ganz deutlich. Auch wenn Inhalte nicht eindeutig verstanden wurden, so sorgte doch die Begegnungsqualität für ein ausreichendes Vertrauen, was andererseits nicht dazu führen darf, dass Informationen nicht der Wahrheit entsprechen. Patienten kämen auch besser mit unveränderbaren Organisationsbedingungen zu Rande, wenn sie realistische Informationen darüber erhielten, weil dadurch keine falschen Erwartungshaltungen entstünden, beispielsweise die Tatsache, dass der Voruntersuchungstag mehrere Stunden in Anspruch nimmt oder der

---

[701] Vgl. o. V.: Amt der Oberösterreichischen Landesregierung – Abteilung Statistik (Hrsg): Österreich altert – Trends – Ursachen - Konsequenzen, Folge 25/2006, Linz, 2006, S. 21
[702] Vgl. Gaitanides, Michael: Prozessorganisation, Verlag Franz Vahlen, München, 2007, S. 266
[703] Vgl. Gaitanides, Michael: Prozessorganisation, Verlag Franz Vahlen, München, 2007, S. 266

Umstand, dass das Eintreffen in der Tagesklinik unabhängig von der Operationsreihenfolge zu sehen ist, weil hier einfach andere Kriterien heranzuziehen sind.

Umgekehrt führte eine zu detaillierte Information zu Irritationen, manchmal sogar zum Infragestellen des Vertrauensverhältnisses seitens der Patienten. Deshalb ist zu empfehlen, bezüglich der Inhalte kaskadenförmig vorzugehen. Was bedeutet, dass zunächst eine wohldosierte Grundinformation gegeben werden sollte, um aufbauend darauf schrittweise zu hinterfragen, ob der Informationsbedarf seitens der Klienten gedeckt ist. Durch eine derartige Vorgehensweise könnte auch dem Wunsch nach unterschiedlicher Informationsintensität entsprochen werden.

Darüber hinaus wurde erkennbar, dass die Reklamationsschwelle funktionsabhängig ist. Patienten sind geneigt, mit Ärzten nachsichtiger zu sein als mit nichtärztlichem Personal. Dies kann aber dazu führen, dass berechtigte Beschwerden den Behandler nicht erreichen und damit die Grundlage für Verbesserungen entzogen ist. Daher kann eine regelmäßige, qualitative Patientenbefragung durch Dritte unbedingt auch empfohlen werden,[704,705] weil positive Feedbacks einen wesentlichen Beitrag zur Mitarbeitermotivation leisten.[706]

Ergänzend könnte eine Möglichkeit darin bestehen, dass Ärzte im Rahmen von Patientengesprächen gezielt nach eventuellen Unzufriedenheiten fragen. Denn gerade der Aspekt professioneller Kommunikation und Begegnungsqualität stellt einen strategischen Marktvorteil dar, der einen hohen Imitationsschutz aufweisen kann.[707]

8.5.3 Vertrauen versus Misstrauen

Bei der Wahl des Behandlers waren fachliche Aspekte, die geografische Nähe oder die Art der Behandlung praktisch kaum ausschlaggebend. Als entscheidend stellte sich die Gruppe der einweisenden Ärzte heraus. Die Patienten folgten grundsätzlich den Empfehlungen der Einweiser, vorausgesetzt, diese genossen das Vertrauen der Patienten. Fehlte dieses Vertrauen, führte dies auch zum Wechsel des Arztes. Damit stellen die einweisenden Ärzte für den Gesundheitsanbieter eine entscheidende Schlüsselrolle dar. Vertrauen in das System entsteht durch Vertrauen zu den Handelnden. Davon kann für das Krankenhaus die Empfehlung abgeleitet werden, die Beziehung zu den Einweisern zu pflegen und kontinuierlich am guten Funktionieren der Kunden-Lieferanten-Beziehung zu arbeiten.

8.5.4 Umgebung

Patienten sind gerne zu Hause und demnach ungern hospitalisiert. Wann immer es geht, sind sie geneigt, das Krankenhaus so bald wie möglich zu

---

[704] Lamnek, Siegfried: Qualitative Sozialforschung, 4. vollständig überarbeitete Auflage, Beltz Verlag, Weinheim und Basel, 2005, S. 155

[705] Vgl. Döhr, Ralph: Die Patientenzufriedenheit als Einflussfaktor – Bericht über die Befragung in einer Klinik, in: Zapp, Winfried (Hrsg.): Prozessgestaltung im Krankenhaus, Economica Verlag, Heidelberg 2002, S. 308 - 309

[706] Vgl. Döhr, Ralph: Die Patientenzufriedenheit als Einflussfaktor – Bericht über die Befragung in einer Klinik, in: Zapp, Winfried (Hrsg.): Prozessgestaltung im Krankenhaus, Economica Verlag, Heidelberg 2002, S. 307 - 308

[707] Vgl. Skowronnek, Olav; Molina, A. Vincente: Corporate Identity im Rahmen eines prozeßorientierten Krankenhaus-Marketing, in: Greulich, Andreas; Thiele, Günter; Thiex-Kreye, Monika: Prozessmanagement im Krankenhaus, R. V. Decker's Verlag, Heidelberg, 1997, S. 271

verlassen. *„Daheim ist daheim. (lacht)... Mir ist es gut gegangen, aber ich bin so gerne wieder heimgefahren, obwohl ich den ganzen Tag alleine bin hier."* [708] So die eindrucksvolle Schilderung einer Befragten. Die Wortwahl stellt im übertragenen Sinne ein Zitat der oberösterreichischen Landeshymne dar, in der es in der letzte Strophe heißt:

> *„Dahoam is dahoam, wannst net fort muaßt so bleib,*
> *Denn de Hoamat is ehnter der zweit Muaderleib."* [709]

Eine Studie von Ulrich[710] hat gezeigt, dass selbst der Ausblick, der sich einem Patienten aus dem Krankenzimmer, bietet schon eine Beeinflussung der Rekonvaleszenzzeit mit sich bringen kann. Untersucht wurden bei der Studie von Ulrich 46 Patienten nach Gallenblasenoperation. Dabei hatte die Hälfte der Untersuchten ein Zimmer mit Ausblick in die Natur und die andere Hälfte ein Zimmer mit Ausblick auf eine Ziegelwand. Es hat sich bei der Analyse gezeigt, dass jene Patienten, die einen Ausblick auf die Natur hatten, einen kürzeren Krankenhausaufenthalt aufwiesen, weniger Schmerzmittel benötigten, und sich deutlich weniger negative Äußerungen in der Pflegedokumentation fanden.
Die Ergebnisse der hier vorliegenden Arbeit können diese Tendenzen nur bestätigen. Die Patienten sind froh, nicht lange hospitalisiert zu sein und möglichst schnell wieder in ihre gewohnte Umgebung zurückkehren zu können. Wesentlich dabei sind die Rahmenbedingungen der Versorgung zu Hause und das „Krankheitsgefühl", das vom Behandler vermittelt wird. Davon abgeleitet, kann empfohlen werden, Patienten grundsätzlich eine tagesklinische Behandlung anzubieten. Die baldige Rückkehr in die gewohnte Umgebung wirkt sich positiv auf das Wohlbefinden der Patienten aus. Wichtig dabei ist die Abklärung des sozialen Netzwerkes im Rahmen der Anamnese. Ein solches Netzwerk kann durch Verwandte in gleichem Maße wie durch Bekannte bereitgestellt werden. Sofern ein solches Netzwerk nicht verfügbar ist, stellt sich trotzdem die Frage, ob eine Hospitalisierung mit all den Umgebungseinflüssen eines Krankenhauses zu rechtfertigen ist. Auch die Experten der oberösterreichischen Spitalsreformkommission fordern zu Recht die Verlagerung von Low-Care-Patienten in dementsprechend geeignete Versorgungsbereiche.[711] Dazu würden sich folgende Alternativen anbieten:

- Schaffen alternativer Übernachtungsmöglichkeiten
- Übernahme des Transportes durch Professionisten
- Verbesserung der Schnittstellen zum extramuralen Bereich

---

[708] Interview TKL 06, Zeile 544 - 546
[709] Stelzhamer, Franz: Hoamatgsang (Oberösterreichische Landeshymne), in: http://www.land-oberoesterreich.gv.at/cps/rde/xchg/SID-3DCFCFC3-01B7F799/ooe/hs.xsl/27586_DEU_HTML.htm (03.12.2006)
[710] Vgl. Ulrich, Sigwart: View through a window may influence recovery from surgery, in: Science, Vol. 224, Issue 4647, American Assosiation fort he Advancement of Science, USA, 1984, S. 420 - 421
[711] Vgl. o. V.: Bericht der oberösterreichischen Spitalsreformkommission, Land Oberösterreich, August 2004, S. 35 - 43

8.5.4.1 *Schaffen alternativer Übernachtungsmöglichkeiten*

Der überwiegende Teil der Befragten war in der Lage, die erste Nacht nach dem operativen Eingriff zu Hause zu verbringen. Generell wurden Patienten nicht zur Entlassung am Operationstag gezwungen. Wenn sich im Rahmen der Anamnese herausstellte, dass die Versorgung zu Hause nicht sicherzustellen war, blieben die Patienten stationär im Krankenhaus, wenngleich hier auch einige Lücken zu entdecken waren. Bei jenen Befragten, die keine Übernachtung in Anspruch nahmen, wurden in zweierlei Form Bedenken geäußert: zum einen die eigene Nervosität in Anbetracht des Organisationsbedarfes, zum anderen die Möglichkeit einer Komplikation und der damit verbundene Aufwand. Für diese Patientengruppe könnte die Übernachtung in einem Patientenhotel eine interessante Möglichkeit darstellen, die bereits seit Jahren im skandinavischen Bereich erfolgreich zum Einsatz kommt und über die in jüngster Zeit auch in Deutschland und Österreich immer öfter diskutiert wird.[712,713,714] Ein solches Patientenhotel, welches sich in unmittelbarer Nachbarschaft zum Leistungsanbieter befinden müsste, würde den Patienten die Kombination aus angenehmem Ambiente und Sicherheit durch die Nähe zum Krankenhaus bieten. Durch die Trennung von Behandlung und Hotelkomponente wäre für ausreichend Selbständigkeit und Distanz gesorgt. Abgesehen davon, haben Machbarkeitsstudien gezeigt, dass durch eine dementsprechende Differenzierung beim Leistungsangebot auch erhebliche Kostenvorteile generiert werden könnten.[715,716] Um unnötige Investitionen in eine Immobilie zu vermeiden, könnte eine Alternative zum Patientenhotel auch eine Hotelstation darstellen. Dabei handelt es sich um ehemalige Bettenstationen, welche durch bauliche Adaptierungen zu Hotelbereichen umgestaltet werden. Durch eine gut ausdifferenzierte Personalbesetzung wären auch hier deutliche Kostenreduktionen zu erzielen.

Die Betreiberschaft eines derartigen Hotelangebotes soll hier nicht weiter diskutiert werden, fest steht aber, dass der Tourismusbranche im Nahbereich zur Gesundheitswirtschaft schon jetzt gute Wachstumspotenziale attestiert werden.[717]

Verrechnungstechnisch würde sich sowohl die Bezahlung durch die Sozialversicherungsträger als auch die Kostenübernahme durch die Patienten selbst anbieten. Immerhin sind in den entwickelten Ländern zwei Drittel der Menschen bereit, mehr Geld als bisher für ihre Gesundheit auszugeben, was eine nicht zu ignorierende Voraussetzung darstellt.[718]

---

[712] Vgl. Lammer, Beate: Spital mit Hotelatmosphäre, in: http://www.diepresse.at/home/leben/wohnen/300659/index.do (28.04.2007)

[713] vgl. Völker, Karin: Vier-Sterne-Luxus statt Krankenhaus-Standard, in: Westfälische Nachrichten (Münster), 02.04.2005

[714] Vgl. o. V.: Stationäre Behandlung, aber im Hotel, in: Frankfurter Allgemeine Zeitung, 11.03.2005

[715] Vgl. Zulehner, Christoph: Machbarkeitsstudie für ein Patientenhotel, Eigenverlag, 2006

[716] Vgl. Preusker, Uwe, K.: Patientenhotels in Skandinavien – Beschreibung und Hintergründe, Preusker Health Care Ltd OY, Vantaa/Finnland, 2004

[717] Vgl. Nefiodow, Leo A.: Der sechste Kondratieff – Wege zur Produktivität und Vollbeschäftigung im Zeitalter der Information, 6. überarbeitete Auflage, Sankt Augustin (D), Rhein-Sieg-Verlag, 2006, S. 57

[718] Vgl. Nefiodow, Leo A.: Der sechste Kondratieff – Wege zur Produktivität und Vollbeschäftigung im Zeitalter der Information, 6. überarbeitete Auflage, Sankt Augustin (D), Rhein-Sieg-Verlag, 2006, S. 51

8.5.4.2 *Übernahme des Transportes durch Professionisten*

Der größte Teil der Befragten griff beim Transport auf Angehörige und Bekannte zurück, was grundsätzlich kein Problem darstellte. Zu Widerständen kam es dann, wenn diese Personen schwer verfügbar waren oder sich deren Ressourcen durch eigene Verpflichtungen einschränkten, beispielsweise durch die Versorgung von Kindern oder durch die eigene Berufstätigkeit. Darüber hinaus hat sich gezeigt, dass sowohl die Befragten als auch die Mitarbeitenden der Tagesklinik nicht ausreichend über alternative Transportmöglichkeiten informiert waren, sei es durch Taxiunternehmen, Krankentransporte oder den Rettungsdienst. Patienten brauchen klare und verlässliche Informationen. Seitens des Leistungsanbieters bedürfte es daher eines ausreichenden und aktuellen Informationsstandes bezüglich alternativer Transportmöglichkeiten, sowie der Kenntnis über die damit verbundenen verrechnungstechnischen Aspekte.

8.5.4.3 *Verbesserung der Schnittstellen zum extramuralen Bereich*

Bezüglich der vom Österreichischen Bundesministerium für Gesundheit und Frauen geforderten Verbesserung des Nahtstellenmanagements[719] hat der Leistungserbringer dort seiner Verantwortung nachzukommen, wo auch er Einfluss auf die Gestaltung nehmen kann. Zu Kritik kam es beispielsweise seitens der Befragten im Rahmen der Nachsorge. Dies war beispielsweise daran erkennbar, dass Patienten postoperativ zum niedergelassenen Facharzt verwiesen wurden, obwohl sich dieser auf Urlaub befand, denn Rationalisierung einer Ablauforganisation bedarf immer des reibungslosen Funktionierens über die Grenzen des Leistungsanbieters hinaus. Bereits eine Veränderung beim Informationsmanagement hätte hier schon zu deutlichen Verbesserungen geführt. Ein Zusammenhang, den auch Nefiodow herstellt:

> *„Die neuen Prinzipien erfolgreicher Organisation heißen Enthierarchisierung, Dezentralisierung, Kooperation, Kommunikation, Ausrichtung auf Kundenbedürfnisse."*[720]

8.5.5 Struktur

Die Umgestaltung der Ablauforganisation bedarf immer einer Anpassung der Strukturen. Tagesklinik heißt in letzter Konsequenz, dass es sich dabei nicht nur um eine organisatorische Veränderung handeln darf, sondern auch eine umfassende strukturelle Umgestaltung in Angriff zu nehmen ist. Allen Gesundheitsanbietern, die sich mit dem Gedanken der Prozessveränderung beschäftigen, kann daher unbedingt empfohlen werden, auch für die notwendige Strukturanpassung zu sorgen. Besonders älteren und sehbehinderten Menschen würden daraus merkbare Vorteile erwachsen, wobei der Begriff der Struktur nicht nur die bauliche Komponente betrifft,

---

[719] Vgl. o. V.: Bundesministerium für Gesundheit und Frauen, Das Gesundheitswesen in Österreich, 4. aktualisierte Auflage, Wien, Dezember 2005, S. 18

[720] Nefiodow, Leo A.: Der sechste Kondratieff – Wege zur Produktivität und Vollbeschäftigung im Zeitalter der Information, 6. überarbeitete Auflage, Sankt Augustin (D), Rhein-Sieg-Verlag, 2006, S. 243

sondern auch die Verortung im Gesamtgefüge, die apparative Ausstattung und die Personalanzahl wie auch deren Qualifikation.

8.6 Effizienzaspekte

Die von der Gesundheitspolitik beeinspruchte Kostenwirksamkeitsbewertung[721] stellt sicherlich eine berechtigte Forderung dar. Nachdem die gesundheitspolitische Intervention als solche aber schon eine kostengetriebene Entscheidung darstellte, richtete sich der Focus der gegenständlichen Untersuchung im Besonderen auf den sozial- und prozesswissenschaftlichen Bereich. Weil aber Kosten nicht abgekoppelt von Qualität und Zeit gesehen werden können, wie mehrere Publikationen bestätigten[722,723,724], erschien es unverzichtbar, abschließend auch wesentliche Kostenaspekte zu erörtern.

Nachdem die Kernleistung unverändert blieb, konnten beim ärztlichen Dienst keine Reduktionen vorgenommen werden, sehr wohl aber beim Pflegepersonal. Wie der deutsche Sachverständigenrat feststellt, ist die Pflege davon gekennzeichnet, dass ihre Arbeit nur in geringem Umfang eine Substitution durch Kapital erlaubt.[725] Die Umstellung auf tagesklinischen Betrieb hat aber gezeigt, dass zwar eine Substitution durch Kapital nicht möglich war, jedoch ein Verzicht darauf, weil es gelungen ist, pflegerische Leistungen mit Erfolg an die Patienten zu externalisieren. Was dies in Zahlen bedeutet, soll hier kurz erläutert werden.
Die Personalausstattung bei vollstationärem Betrieb betrug 8,7 KB[726]. Diese verteilte sich auf 7,2 KB diplomierte Pflegekräfte, 1,0 KB Pflegehelfer und 0,5 KB Stationsassistentinnen.[727] Im Rahmen der Umstellung auf den tagesklinischen Betrieb konnte die Personalausstattung auf 5,5 KB reduziert werden. Bezüglich der Qualifikationsverteilung ist anzumerken, dass sämtliche Dienstposten nur mehr mit diplomiertem Pflegepersonal besetzt wurden. Das entsprach zunächst einer Reduktion um 3,2 KB. Der Abbau erfolgte durch Verschiebungen innerhalb des Unternehmens und durch natürliche Abgänge. Auf Grund der vorausschauenden Planung fanden keine Kündigungen statt.[728] Die Personalausstattung von 5,5 KB entsprach darüber hinaus keiner leistungsorientierten Kalkulation, war aber zunächst notwendig, um den Betrieb im Rahmen der Öffnungszeiten sicherzustellen. Das Leistungsaufkommen in der Startphase war noch reduziert, es bestanden daher noch Personalreserven in der Höhe von 1,0 KB. Diese Personalre-

---

721 Vgl. o. V.: Bericht der oberösterreichischen Spitalsreformkommission, Land Oberösterreich, August 2004, S. 18 - 20

722 Vgl. Gaitanides, Michael; Scholz, Rainer; Vrohlings Alwin: Prozessmanagement – Grundlagen und Zielsetzungen, in: Gaitanides, Michael; Scholz, Rainer; Vrohlings Alwin; Raster, Max: Prozessmanagement – Konzepte, Umsetzungen und Erfahrungen des Reengineering, Carl Hanser Verlag, München, 1994, S. 13 - 19

723 Vgl. Greulich, Andreas; Thiele, Günter: Prozessmanagement im Krankenhaus, in: Greulich, Andreas; Thiele, Günter; Thiex-Kreye, Monika: Prozessmanagement im Krankenhaus, R. V. Decker's Verlag, Heidelberg, 1997, S. 15

724 Vgl. Nefiodow, Leo A.: Der sechste Kondratieff – Wege zur Produktivität und Vollbeschäftigung im Zeitalter der Information, 6. überarbeitete Auflage, Sankt Augustin (D), Rhein-Sieg-Verlag, 2006, S. 247 - 248

725 Vgl. Sachverständigenrat für die Konzertierte Aktion im Gesundheitswesen: Gesundheitswesen in Deutschland – Kostenfaktor und Zukunftsbranche, Band II, Fortschritt und Wachstumsmärkte – Finanzierung und Vergütung, Sondergutachten, Bundesministerium für Gesundheit, BRD, 1997, S. 19

726 KB steht für Korrigierte Beschäftigte also Dienstposten als Vollzeitäquivalent

727 o. V.: Krankenhaus der Barmherzigen Schwestern Ried BetriebsgesmbH, Vorstand für Pflege, Jänner 2007

728 o. V.: Krankenhaus der Barmherzigen Schwestern Ried BetriebsgesmbH, Vorstand für Pflege, Jänner 2007

serve wurde in Form von Kompensationstätigkeiten anlassbezogen in anderen Bereichen eingesetzt. Dies war rechnerisch zu berücksichtigen, womit sich eine kalkulatorische Personalreduktion von 4,2 KB ergab. Dem gegen zu rechnen war der Personalaufwand für jene Patienten, die trotzdem stationär behandelt wurden. Dieser betrug 0,6 KB.[729] **Daraus ergab sich eine Gesamtpersonalausstattung von 5,1 KB und letztlich eine Einsparung von 3,6 KB.**
In der nachfolgenden Tabelle wird auf Basis dieser Personaleinsparungen eine Kostenkalkulation durchgeführt:

Tabelle 23: Personalkostenkalkulation im Vergleich

Personalausstattung "stationärer Betrieb"			
Berufsgruppe	**KB**	**Personalkosten per anno**	**Personalkosten per anno gesamt**
Stationsassistentin	0,5	28.707,00	14.353,50
Pflegehelfer	1,0	29.722,00	29.722,00
Diplomierte Pflegekräfte	7,2	39.416,39	283.798,01
gesamt	**8,7**		**327.873,51**
Personalausstattung "tagesklinischer Betrieb"			
Berufsgruppe	**KB**	**Personalkosten per anno**	**Personalkosten per anno gesamt**
Stationsassistentin	0,0	28.707,00	-
Pflegehelfer	0,0	29.722,00	-
Diplomierte Pflegekräfte	5,1	39.416,39	201.023,59
gesamt	**5,1**		**201.023,59**
Reduktion	**3,6**		**126.849,92**

Basierend auf den Daten des Büros für Personalverrechnung am Krankenhaus der Barmherzigen Schwestern Ried BetriebsgesmbH, Österreich, 2006

Was die Anreizsysteme bezüglich der tagesklinischen Versorgung betrifft, darf auf die typischen Phasen des Fortschritts[730] verwiesen werden. Dabei werden in der Innovationsphase aufgrund des Wettbewerbsvorteils höhere Preise erzielt, weil Patentierungen und Lizenzierungen wirken. Das vom österreichischen Gesundheitsministerium beschlossene Anreizsystem für die Tagesklinik, das sich dadurch auszeichnet, dass tagesklinische Leistungen zunächst sogar etwas höher vergütet werden, kann demnach als „künstliche Simulation" einer solchen Innovationsphase interpretiert werden. Wie lange die Gesundheitspolitik die Vorteile dieser Anschubfinanzierung gewährt, bleibt abzuwarten. Es ist aber nach ausreichender Marktdiffusion wieder mit einer Senkung bei der Vergütung zu rechnen. Dies ist ein Phänomen, das es in den nächsten Jahren zu beobachten gilt, das voraussichtlich aber all jenen Anbietern einen Markvorteil verschaffen wird, die schon heute in eine tagesklinische Versorgungsform investieren.
In der nachfolgenden Tabelle ist die Vergleichskalkulation gezeigt. Daraus geht hervor, dass der tagesklinische Betrieb zu einer Ergebnisverbesserung von annähernd 140.000,00 € pro Jahr führte, allein wenn man die Kosteneinsparungen im Pflegepersonalbereich heranzieht. Nachdem die Perso-

[729] o. V.: Krankenhaus der Barmherzigen Schwestern Ried BetriebsgesmbH, Vorstand für Pflege, Jänner 2007
[730] Vgl. Sachverständigenrat für die Konzertierte Aktion im Gesundheitswesen: Gesundheitswesen in Deutschland – Kostenfaktor und Zukunftsbranche, Band II, Fortschritt und Wachstumsmärkte – Finanzierung und Vergütung, Sondergutachten, Bundesministerium für Gesundheit, 1997, S. 21

nalkosten den bedeutendsten Anteil an den Ausgaben haben, wurden weitere Rationalisierungspotenziale nicht näher untersucht. Es ist aber davon auszugehen, dass sich jedenfalls auch der geringere Flächenbedarf auf die Investitionskosten positiv auswirkt. Wieweit sich Verbrauchsgüter oder auch Medikamentenkosten reduzieren ließen, müsste einer ausführlicheren Untersuchung unterzogen werden, was aber den Rahmen dieser Studie gesprengt hätte.

Tabelle 24: Vergleichskalkulation – Stationär versus tagesklinisch

Kalkulation bei stationärem Betrieb		
Patienten stationär		803
LKF-Punkte je Leistung		1340
Punktewert	€	0,58
Einnahmen	€	626.618,09
Personalkosten Pflege	€	327.873,51
Deckungsbeitrag	**€**	**298.744,58**
Kalkulation bei tagesklinischem Betrieb		
Patienten stationär		161
Patienten tagesklinisch		642
LKF-Punkte je Leistung stationär		1340
LKF-Punkte je Leistung tagesklinisch		1374
Punktewert	€	0,58
Einnahmen	€	639.329,59
Personalkosten Pflege	€	201.023,59
Deckungsbeitrag	**€**	**438.306,00**
Differenz	**€**	**139.561,41**

Basierend auf den Daten der Abteilung für Controlling am Krankenhaus der Barmherzigen Schwestern Ried BetriebsgesmbH, Österreich, 2007 sowie Lohnkosten entsprechen den Angaben des Büros für Personalverrechnung am Krankenhaus der Barmherzigen Schwestern Ried BetriebsgesmbH, Österreich, 2006 sowie Daten des Vorstands für Pflege am Krankenhaus der Barmherzigen Schwestern Ried BetriebsgesmbH, Österreich, 2007

Ausgehend davon, dass in Österreich jährlich 50.000 Kataraktoperationen[731] durchgeführt werden, würde dies einem bundesweiten Rationalisierungspotenzial in der Höhe von ca. 8,7 Mio. € entsprechen. Im Sinne der Definition des deutschen Sachverständigenrates für die Konzertierte Aktion im Gesundheitswesen, dass medizinischer Fortschritt dort gegeben ist, wo **eine verbesserte Ergebniserreichung auch mit einem verringerten bzw. unveränderten Ressourceneinsatz einhergeht**,[732] belegt die vorliegende Studie eindeutig, dass durch die Umstellung auf tagesklinischen Betrieb ein solcher medizinischer Fortschritt erzielt werden konnte. Der Gesundheitspolitik ist deshalb zu vermitteln, dass im bestehenden System noch ausrei-

[731] Vgl. Hofmarcher, Maria, M.; Riedel, Monika; Röhrling, Gerald: Ressourcenverbrauch in der EU: Sollte Österreich wesentlicher werden? – Schwerpunktthema: Die Leistungsfähigkeit der Ordenskrankenhäuser könnte „ansteckend sein“, in: Health System Watch – Beilage zur Fachzeitschrift soziale Sicherheit, erstellt durch das IHS, Herausgegeben vom Hauptverband der österreichischen Sozialversicherungsträger, Institut für Höhere Studien, Wien, 2005, S. 2 - 3

[732] Vgl. Sachverständigenrat für die Konzertierte Aktion im Gesundheitswesen: Gesundheitswesen in Deutschland – Kostenfaktor und Zukunftsbranche, Band II, Fortschritt und Wachstumsmärkte – Finanzierung und Vergütung, Sondergutachten, Bundesministerium für Gesundheit, BRD, 1997, S. 28

chend Wirtschaftlichkeitsreserven vorhanden sind, die auszuschöpfen bei hoher Akzeptanz der Betroffenen möglich wäre.[733]
Dabei ist im Rahmen der Finanzierung allerdings zu berücksichtigen, dass im Gegensatz zu Deutschland österreichische Krankenhäuser keine direkten Verträge mit Kassen abschließen können. Der Vertragspartner ist das jeweilige Land und damit nimmt die Gesundheitspolitik wesentlichen Einfluss auf die Gestaltung von Versorgungsform und Verrechnungstechnik. Zu Recht fordern Krankenhäuser, am mikroökonomischen Vorteil zu partizipieren. Das gleiche Recht muss aber auch den Vertretern der makroökonomischen Seite zugestanden werden. Mikroökonomischer Vorteil würde bedeuten, dass der Anbieter im Sinne der leistungsorientierten Finanzierung einen vernünftigen Anreiz bräuchte. Dieser wäre darin zu sehen, dass die Leistungsverschiebung hin zur Tagesklinik einer typischen Maßnahme des Nennermanagements entspricht, also bei gleichem Preis (Punkte) die Leistung günstiger zu erbringen ist. Macht dies ein Krankenhaus, dann möchte es aus dieser Innovation einen finanziellen Vorteil generieren. Besteht jedoch die Gefahr, dass dieser Kostenvorteil durch politische Preisinterventionen wieder verloren geht und die Angebotsveränderung somit nicht monetär abschöpfbar wird, so hält sich der Anreiz in Grenzen, hier Akzente zu setzen, nicht zuletzt deshalb, weil dadurch zu Recht die Sorge besteht, dass Innovation zu einem generellen Preisverfall führt, und das ist keinem Unternehmen zuzumuten.
Andererseits sind auch die makroökonomischen Überlegungen zu verstehen. Immerhin handelt es sich bei der Gesundheitsversorgung um ein meritorisches Gut mit einer dementsprechenden volkswirtschaftlichen Bedeutung. Es darf daher nicht verwundern, dass im Sinne der solidarischen Verantwortung auch die Gesundheitspolitik ein Interesse daran hat, an den finanziellen Vorteilen zu partizipieren, denn das Gesamtsystem betrachtend ist davon auszugehen, dass die im Akutbereich eingesparten pflegerischen Leistungen nicht generell für den Gesundheits- und Sozialsektor verloren gehen dürfen. Vielmehr wird es notwendig sein, gewonnene Finanzressourcen in den ständig wachsenden Langzeitbereich zu verschieben. Die Frage, die sich daher stellt, ist, wie die Erwartungshaltungen beider Seiten in Zukunft in Einklang zu bringen sein werden? In diesem Zusammenhang darf auf eine Forderung des deutschen Nationalökonomen Albrecht Müller hingewiesen werden:

> *„Und wenn man sich neue Regeln ausdenkt, muss man alle Facetten ihrer Konstruktion und Wirkungsweise genau überlegen, damit solche neu installierten Sozialtechniken sich bewähren und Bestand haben können."*[734]

---

[733] Vgl. o. V.: Sachverständigenrat für die Konzertierte Aktion im Gesundheitswesen: Finanzierung, Nutzenorientierung und Qualität, Gutachten, Bundesministerium für Gesundheit, BRD, 2003, S. 25

[734] Müller, Albrecht: Die Reformlüge – 40 Denkfehler, Mythen und Legenden, mit denen Politik und Wirtschaft Deutschland ruinieren, Droemer Verlag, München 2004, S. 45

9 Schlussbetrachtung und Diskussion

So sehr Fallbeschreibungen methodisch und untersuchungstechnisch Vorzüge haben, muss auch dem Einwand der eingeschränkten Verallgemeinerbarkeit Recht getragen werden.[735] Zur Verbesserung der Theoriefähigkeit solcher Studien empfiehlt Wollmann zum einen die stärkere sekundäranalytische Auswertung und Nutzung vorhandener Studien.[736] Im vorliegenden Fall muss allerdings daran erinnert werden, dass ganzheitliche Untersuchungen in dieser Form bislang nicht vorliegen. Zum anderen empfiehlt er die Entwicklung vergleichender Untersuchungsrahmen, in die einzelne Studien eingebunden werden können.[737] Letzteres stellt sicherlich eine Möglichkeit dar, durch Forschungen mit einem qualitativen Ansatz ein die Theorie bildendes Wissen zu generieren. Darüber hinaus bestünde dadurch auch die Möglichkeit, aufbauend auf einem qualitativen Forschungsergebnis quantitative Untersuchungen folgen zu lassen. Wesentlich scheint im Rahmen dieser Studie auch die Tatsache zu sein, dass die vorliegende Untersuchung weder von der Gesundheitspolitik noch vom Management des betroffenen Gesundheitsunternehmens beauftragt bzw. bezahlt war, sondern eine unabhängige Forschungsarbeit darstellte. Auch diesen Aspekt beschreibt Wollmann als nicht unbedeutend,[738] weil zu unterstellen ist, dass die erarbeiteten Ergebnisse für beide Seiten von Interesse sein müssten. Kritisch zu sehen ist die Intention der Gesundheitspolitik, welche eine rein kostengetriebene war. Dazu nochmals eine Feststellung von Baestlein u. a.:

> *Nun ist das Scheitern von Regierungsprogrammen durchaus nicht ungewöhnlich, es kommt zumindest häufiger vor als bekannt wird. Wenn man so will, handelt es sich nur um ein weiteres Beispiel des allenthalben anzutreffenden Auseinanderfalles von Norm und Wirklichkeit, von mehr oder weniger gut durchdachter Intention und mangelhafter Realisierung.*[739]

Vorliegend darf daher die Intension kritisch gesehen werden. Die Realisierung kann als gelungen bewertet werden, von geringeren Korrekturbedarfen zunächst abgesehen.

---

[735] Vgl. Wollmann, Hellmut: Implementationsforschung – eine Chance für kritische Verwaltungsforschung?, in: Wollmann, Hellmut (Hrsg.): Politik im Dickicht der Bürokratie – Beiträge zur Implementationsforschung, Westdeutscher Verlag, (Leviathan: Sonderheft 3), 1980, S.29

[736] Vgl. Wollmann, Hellmut: Implementationsforschung – eine Chance für kritische Verwaltungsforschung?, in: Wollmann, Hellmut (Hrsg.): Politik im Dickicht der Bürokratie – Beiträge zur Implementationsforschung, Westdeutscher Verlag, (Leviathan: Sonderheft 3), 1980, S.29

[737] Vgl. Wollmann, Hellmut: Implementationsforschung – eine Chance für kritische Verwaltungsforschung?, in: Wollmann, Hellmut (Hrsg.): Politik im Dickicht der Bürokratie – Beiträge zur Implementationsforschung, Westdeutscher Verlag, (Leviathan: Sonderheft 3), 1980, S.30

[738] Vgl. Wollmann, Hellmut: Implementationsforschung – eine Chance für kritische Verwaltungsforschung?, in: Wollmann, Hellmut (Hrsg.): Politik im Dickicht der Bürokratie – Beiträge zur Implementationsforschung, Westdeutscher Verlag, (Leviathan: Sonderheft 3), 1980, S.38 - 39

[739] Baestlein, Angelika; Hunnius Gerhard; Jann, Werner; Konukiewitz, Manfred: Der „Goldene Zügel" und die Kommunen – Ein Rückblick auf die These vom staatlichen „Durchgriff" am Beispiel der Standortprogrammplanung in Nordrhein-Westfalen, in: Wollmann, Hellmut (Hrsg.): Politik im Dickicht der Bürokratie – Beiträge zur Implementationsforschung, Westdeutscher Verlag, (Leviathan: Sonderheft 3), 1980, S. 124

Davon ist die Empfehlung an die Gesundheitspolitik abzuleiten, den Zugang bezüglich der Veränderung bei Versorgungsangeboten weg von der Kostenorientierung hin zur Patientenorientierung zu bewegen. Denn höhere Ausgaben im Rahmen der Gesundheitsversorgung sichern nicht generell auch eine bessere Qualität auf Patientenseite und schon gar nicht das Systemerleben betreffend. Einen diesbezüglichen Beitrag konnte die vorliegende Arbeit jedenfalls leisten.
Eine weitere Erwähnung bedarf noch die Tatsache, dass mit der beschriebenen Restrukturierung der Versorgungsform zwar in Österreich Neuland betreten wurde. Im internationalen Vergleich zeigt sich jedoch, dass in anderen Ländern die tagesklinische Versorgung schon längst zum Standard geworden ist. Deshalb darf aktuell für den österreichischen Gesundheitsmarkt jene Metapher als zutreffend bewertet werden, die Beyer-Rehfeld so treffend formuliert hat:

> *„Das einzig Beständige ist die Veränderung. Eine Binsenweisheit, möchte man meinen. Doch hat es gerade jetzt den Anschein, als würden im Krankenhausmarkt Veränderungen inzwischen Schlag auf Schlag erfolgen. Große Tanker drehen sich langsam, hieß es noch vor einigen Jahren mit Blick auf diesen Markt. Jetzt organisiert er sich mit der ganzen Mannschaft neu – vom Kapitän bis zum Matrosen. Und es gibt natürlich, wenn Wellen gemacht werden, auch Seekranke.“*[740]

Die Fragen, die zukünftig gestellt und beantwortet werden müssen, sind:

- Verfügen Leistungsanbieter über ausreichend Wissen darüber, was aus der Sicht ihrer Patienten die beste Behandlung darstellt?
- Weiß die Gesundheitspolitik, was gute Versorgungsqualität unter Berücksichtigung der Patientenperspektive bedeutet?
- Besitzen Leistungsanbieter und Gesundheitspolitik ausreichend Wissen darüber, was Effektivität und Effizienz in der Gesundheitspolitik bedeuten?

Was für die Zukunft gefordert werden muss, hat Bernhard Lown mit nachfolgendem Satz zum Ausdruck gebracht:

> *„Practicing the Art while Mastering the Science“* [741]

Womit sich der Kreis im Zusammenspiel zwischen Wissenschaft und Management schließt.

---

[740] Beyer-Rehfeld, Angelika: Gemeinsam in die Spur – Neue Organisationsformen – schwierige Anpassungsprozesse, in: ku – Krankenhaus Umschau, 74. Jg., 6/2005, S. 482 - 483
[741] Gottstein, Ulrich: Geleitwort, in: Lown, Bernhard: Die verlorene Kunst des Heilens – Anstiftung zum Umdenken, 2. Auflage, Schattauer Verlag, Stuttgart, 2004, S. VI

10 EXKURS – Prozessmanagement

10.1 Allgemeines

In der Fachliteratur existieren unzählige Definitionen für den Begriff „Prozess“ [742]. Festgehalten werden kann, dass auch im Dienstleistungsbereich der Zweck des Prozesses in der Transformation, also in der Veränderung eines Inputs zu einem **verbesserten** Output liegt.[743] Noch weitaus mehr Definitionen ließen sich für die Wortkombination „Prozess-Management“ finden, wobei sich darüber hinaus Überschneidungen mit Begriffen wie: Geschäftsprozessoptimierung und Prozessmodellierung[744], Reengineering[745], Business Process Reengineering[746], sowie Business Process Innovation[747], Process Redesign[748] und Business Process Improvement[749] erkennen ließen. Teilweise unterscheiden die Autoren, beispielsweise Harrington[750] die Begriffe anhand der Intensität, mit der in die Organisation eingegriffen wird. Generell ist aber keine einheitliche Systematik der Begriffe erkennbar. Nicht wenige Bezeichnungen begründen sich vermutlich auch in dem Bedürfnis, eigene Bezeichnungen zu kreieren, weil sie sich dadurch als Produktnamen im weiten Feld der Beratung unterscheiden.

Der Forderung von Gaitanides[751] folgend, dass der Prozess die Struktur gestaltet und nicht umgekehrt, ist die Definition von Davenport wohl die kürzeste, wie auch die prägnantesten, wenn er Prozessmanagement wie folgt beschreibt:

„a structure for action“ [752]

Mehrere Autoren sehen als das zentrale Ziel die „Beherrschung der Prozesse“ [753,754] an. Dadurch kommt zum einen die geforderte Professionalität gut zum Ausdruck, andererseits darf aufgrund der vielseits formulierten

---

[742] Vgl. Zapp, Winfried; Dorenkamp Annette: Anwendungsorientierte Prozessgestaltung im Krankenhaus – Bericht über ein Forschungsprojekt, in: Zapp, Winfried (Hrsg.): Prozessgestaltung im Krankenhaus, Economica Verlag, Heidelberg 2002, S. 24 - 26

[743] vgl. Haubrock, Manfred; Schär, Walter (Hrsg.): Betriebswirtschaft und Management im Krankenhaus, 3. Auflage, Verlag Hans Huber, Bern, 2002, S. 127

[744] Vgl. Thiele, Günter: Prozessmanagement im Krankenhaus, in: Greulich, Andreas; Thiele, Günter; Thiex-Kreye, Monika: Prozessmanagement im Krankenhaus, R. V. Decker's Verlag, Heidelberg, 1997, S. 8

[745] Vgl. Gaitanides, Michael; Scholz, Rainer; Vrohlings Alwin: Prozessmanagement – Grundlagen und Zielsetzungen, in: Gaitanides, Michael; Scholz, Rainer; Vrohlings Alwin; Raster, Max: Prozessmanagement – Konzepte, Umsetzungen und Erfahrungen des Reengineering, Carl Hanser Verlag, München, 1994, S. 4

[746] Vgl. Greiling, Michael; Hofstetter, Jürgen: Patientenbehandlungspfade optimieren – Prozeßmanagement im Krankenhaus, Baumann Fachverlag, Kulmbach 2002, S. 33 - 35

[747] Vgl. Davenport, Thomas. H.: Process Innovation – Reengineering Work through Information Technology, Harvard Business School Press, Boston, Massachusetts, 1993, S. 1

[748] Vgl. Harrington, H. James; Esseling, Erik K., Nimwegen van, Harm: Business Process Improvement – Workbook, Mac. Graw-Hill, New York, 1997, S. 8

[749] Vgl. Harrington, H. James; Esseling, Erik K., Nimwegen van, Harm: Business Process Improvement – Workbook, Mac. Graw-Hill, New York, 1997

[750] Vgl. Harrington, H. James; Esseling, Erik K., Nimwegen van, Harm: Business Process Improvement – Workbook, Mac. Graw-Hill, New York, 1997, S. 4 - 13

[751] Vgl. Gaitanides, Michael: Prozeßorganisation – Entwicklung, Ansätze und Programme prozeßorientierter Organisationsgestaltung, Verlag Franz Vahlen, München, 1983, S. 62

[752] Davenport, Thomas. H.: Process Innovation – Reengineering Work through Information Technology, Harvard Business School Press, Boston, Massachusetts, 1993, S. 5

[753] Vgl. Scholz, Rainer; Vrohlings Alwin: Realisierung von Prozeßmanagement, In: Gaitanides, Michael; Scholz, Rainer; Vrohlings, Alwin; Raster, Max: Prozeßmanagement – Konzepte, Umsetzungen und Erfahrungen des Reengineering, Carl Hanser Verlag, München-Wien, 1994, S. 25

[754] Vgl. Greiling, Michael; Hofstetter, Jürgen: Patientenbehandlungspfade optimieren – Prozeßmanagement im Krankenhaus, Baumann Fachverlag, Kulmbach 2002, S. 17

Forderung unterstellt werden, dass es gerade das „Nichtbeherrschen" der Prozesse ist, worunter Gesundheitsunternehmen offensichtlich leiden. Dies hängt nicht zuletzt mit den Organisationsinseln zusammen, die sich aufgrund der historischen Entwicklung von Gesundheitseinrichtungen gebildet haben. Nicht zu unrecht werden daher Gesundheitsunternehmen per se als „undermanaged companies" bezeichnet. Generell ist beobachtbar, dass mit der zunehmenden Prozessorientierung im Sinne einer forcierten Ausrichtung am Kunden immer mehr der Außenorientierung vor der Innenorientierung der Vorrang gegeben wird.[755]

10.2 Entwicklung

Schon Ende des 18. Jahrhunderts fanden erste theoretische Auseinandersetzungen mit der Gestaltung von Arbeitsabläufen statt. Als Auslöser kann dabei die beginnende industrielle Entwicklung gesehen werden. Eine erste systematisierte Analyse von Arbeitsabläufen und Zeiten stellten die Untersuchungen des amerikanischen Ingenieurs Taylor zu Beginn des 20. Jahrhunderts dar.[756] Als die Geburtsstunde der theoretischen Auseinandersetzung mit „Prozessmanagement" kann der Anfang der 1930er Jahre gesehen werden. In dieser Zeit werden unabhängig voneinander von Nordsiek und Henning Arbeiten veröffentlicht, die erstmals eine Trennung von Aufbauorganisation und Ablauforganisation zeigen.[757,758] Die Zielsetzungen früher Ablauforganisation waren:

- Übersicht
- Realisierung
- Funktionserfüllung und
- Koordination.

Der Hauptfokus lag demnach im Bereich der Wirtschaftlichkeit.[759] Erst Anfang der 1960er Jahre stellt Kosiol einen Kommunikationszusammenhang her und Ende der 1970er Jahre Bleicher Prozesse unter anderem als Austausch von Informationen dar.[760,761] Wenngleich Begriffe wie Informationsmanagement bzw. Informationsarbeit, wie sie beispielsweise Händeler[762], Schulte-Zurhausen[763] oder Franz[764] beschreiben, zu dieser Zeit noch kein

[755] Vgl. Schmelzer, Hermann J.; Sesselmann, Wolfgang: Geschäftsprozessmanagement in der Praxis, Carl Hanser Verlag, München, 2004, S. 51

[756] Vgl. Braun, Günther; Güssow, Jan; Ott, Robert: Prozessorientiertes Krankenhaus – Lösungen für eine Positionierung im Wettbewerb, Stuttgart, 2005, S. 25

[757] Vgl. Gaitanides, Michael: Prozeßorganisation – Entwicklung, Ansätze und Programme prozeßorientierter Organisationsgestaltung, Verlag Franz Vahlen, München, 1983, S. 5

[758] Vgl. Braun, Günther; Güssow, Jan; Ott, Robert: Prozessorientiertes Krankenhaus – Lösungen für eine Positionierung im Wettbewerb, Stuttgart, 2005, S. 25

[759] Vgl. Gaitanides, Michael: Prozeßorganisation – Entwicklung, Ansätze und Programme prozeßorientierter Organisationsgestaltung, Verlag Franz Vahlen, München, 1983, S. 6

[760] Vgl. Gaitanides, Michael: Prozeßorganisation – Entwicklung, Ansätze und Programme prozeßorientierter Organisationsgestaltung, Verlag Franz Vahlen, München, 1983, S. 6

[761] Vgl. Skowronnek, Olav; Bader Tobias: Prozeßorientierte IT-Unterstützung im Krankenhaus, in: Greulich, Andreas; Thiele, Günter; Thiex-Kreye, Monika: Prozessmanagement im Krankenhaus, R. V. Decker's Verlag, Heidelberg, 1997, S. 46

[762] Vgl. Händeler, Erik: Kondratieffs Welt – Wohlstand nach der Industriegesellschaft, Joh. Brendow & Sohn Verlag GmbH, Moers, 2005, S. 81

[763] Vgl. Schulte-Zurhausen, Manfred: Organisation, 2. Auflage, München, Verlag Franz Vahlen, 1999, S. 96 - 98

Thema waren, zeigten sich aber schon erste Ansätze. Vor allem bestand die Erwartung darin, dass bei den immer komplexer werdenden Abläufen in Dienstleistungsunternehmen die Informationstechnologie eine deutliche Entlastung bei den Routinen erzeugt. Dies hat sich in den letzten Jahren auch bestätigt.
Informationstechnologie alleine stellt aber nur bedingt eine Unterstützung dar. Stand in der Vergangenheit die technologische Unterstützung im Vordergrund, wird schon bald wieder der Mensch im Zentrum der Informationsverarbeitung stehen. Dies hängt mit der zunehmenden Flut an Information zusammen, deren erfolgreiche Bewältigung mehr denn je vom kreativen Potenzial der Mitarbeitenden abhängig sein wird. Nefiodow[765] beispielsweise sieht die Schlüsselkompetenz nachkommend im produktiven und kreativen Umgang mit Information. Er attestiert, dass der Erfolg von Unternehmen zukünftig von *„...Eigenschaften wie Kommunikations- und Beziehungsfähigkeit, Lernbereitschaft, Fach- und Orientierungswissen, Menschenkenntnis, Denken in Systemen und gemeinschaftsorientierten Werten..."* [766] abhängig sein wird. *„Information ist Beziehung"* [767] so sein Credo.

Harrington[768] sieht den Ursprung von Prozessmanagement (er nennt es „Business Process Improvement") durch die zunehmende Internationalisierung der Märkte in den 1990er Jahren bedingt, hauptsächlich im Bedarf nach Qualitätsverbesserung. Die Unterstützung alleine durch Informationstechnologie sieht er jedenfalls kritisch und beschreibt die diesbezüglich gemachten Erfahrungen wie folgt:

> *„Management's first approach to solving this problem was through the use of information technology. This approach failed miserably, because automating computerizing bad processes only allowed the organization to make more errors faster."* [769]

Auffällig ist bei der historischen Betrachtung, dass ursprünglich die Strukturen die Abläufe bestimmt haben und nicht umgekehrt. Dies ist ein Top-Down-Phänomen, das in klassisch organisierten Gesundheitsunternehmen noch heute zu finden ist. Man denke nur an die in Österreich im Kranken- und Kuranstaltengesetz verankerte, so genannte „kollegiale Führung", [770]

---

[764] Vgl. Franz, Stefan: Informations-Management als Basis für Prozeß-Management, in: Gaitanides, Michael; Scholz, Rainer; Vrohlings Alwin; Raster, Max: Prozessmanagement – Konzepte, Umsetzungen und Erfahrungen des Reengineering, Carl Hanser Verlag, München, 1994, S. 225 - 236

[765] Vgl. Nefiodow, Leo A.: Der sechste Kondratieff – Wege zur Produktivität und Vollbeschäftigung im Zeitalter der Information, 6. überarbeitete Auflage, Sankt Augustin (D), Rhein-Sieg-Verlag, 2006, S. 13 - 14

[766] Nefiodow, Leo A.: Der sechste Kondratieff – Wege zur Produktivität und Vollbeschäftigung im Zeitalter der Information, 6. überarbeitete Auflage, Sankt Augustin (D), Rhein-Sieg-Verlag, 2006, S. 14

[767] Nefiodow, Leo A.: Der sechste Kondratieff – Wege zur Produktivität und Vollbeschäftigung im Zeitalter der Information, 6. überarbeitete Auflage, Sankt Augustin (D), Rhein-Sieg-Verlag, 2006, S. 108

[768] Harrington, H. James; Esseling, Erik K., Nimwegen van, Harm: Business Process Improvement – Workbook, Mac. Graw-Hill, New York, 1997, S. 3

[769] Vgl. Harrington, H. James; Esseling, Erik K., Nimwegen van, Harm: Business Process Improvement – Workbook, Mac. Graw-Hill, New York, 1997, Preface, S. xiv - xv

[770] Vgl. o. V.: Bundesgesetz über Krankenanstalten und Kuranstalten (KAKuG), in: Kodex Krankenanstaltengesetze, LexisNexis Verlag, Wien, 2005, §§ 6a, 7, 11, 11a bzw. Oberösterreichisches Krankenanstaltengesetz (OÖKAG), in: Kodex Krankenanstaltengesetze, LexisNexis Verlag, Wien, 2005, §§ 10, 14, 22, 29

durch die Gesundheitsunternehmen respektive Krankenanstalten in ganz bestimmte Führungsstrukturen gezwungen werden. Dies entspricht einer Form von Strukturreglementierung, die in privatwirtschaftlichen Unternehmen nur schwer vorstellbar ist, weil dadurch die Gefahr nicht wertschöpfender Dysfunktionen bestünde, weil sich die Struktur im Sinne einer „prozessorientierten Organisationsgestaltung" generell vom Prozess ableiten sollte und nicht umgekehrt.[771] Greiling nimmt dazu wie folgt Stellung:

> *„Dies lässt vermuten, dass trotz der traditionellen Grundstruktur eine verstärkte Prozeßorientierung von Krankenhäusern auch Ansätze für eine prozeßorientierte Organisationsgestaltung hervorbringen könnte."* [772]

In der Wirtschaft kann ein Wandel von einer statischen Sichtweise (Die Aufbauorganisation steht in Mittelpunkt.) hin zu einer dynamischen Sichtweise (Der Prozess steht im Vordergrund.) seit den 1980er Jahren beobachtet werden.[773] Raster bezeichnet dieses Vorgehensmodell als „Prozessorientierte Unternehmensarchitektur"[774]. Greulich und Thiele bezeichnen diese Ausrichtung als „Prozessbezogene Aufbauorganisation".[775] Darüber hinaus wird, wie Schulte-Zurhausen[776] beschreibt, bei einem Ablauf, der sich an der Aufbauorganisation orientiert, auch vernachlässigt, dass moderne Prozesse dem Zwecke dienen sollten, nicht nur Teilprozesse, sondern Gesamtprozesse schnell und kostengünstig abzuwickeln.
Ergänzend ist festzuhalten, dass Prozessorganisation primär aus der Industrie und Produktion kommt, wobei hier auch immer die Standardisierung eine wichtige Rolle gespielt hat. Standardisierung wird dabei von Gaitanides[777] als der Grad an Spezifizierung und Generalisierung definiert, durch den sich wiederholende Tätigkeiten in Form von Routinen auszeichnen. In diesem Zusammenhang ist vor allem kritisch zu hinterfragen, wie weit sich Dienstleistungsprozesse von Produktionsprozessen unterscheiden.
Gaitanides unterscheidet klassische Prozesse von der Dienstleistungsproduktion – wie er sie nennt – dadurch, dass bei ersteren die Leistungserstellung an Objekten heterogener Art durchgeführt wird. Bei der Dienstleistungsproduktion arbeitet er als besondere Herausforderung die Frage nach der Möglichkeit der Wiederholung eines gleichartigen Vorgangs heraus,[778] weil bei Uno-Actu-Leistungen[779] zum einen der Grad der Indi-

---

[771] Vgl. Gaitanides, Michael: Prozeßorganisation – Entwicklung, Ansätze und Programme prozeßorientierter Organisationsgestaltung, Verlag Franz Vahlen, München, 1983, S. 62
[772] Greiling, Michael; Hofstetter, Jürgen: Patientenbehandlungspfade optimieren – Prozeßmanagement im Krankenhaus, Baumann Fachverlag, Kulmbach 2002, S. 18
[773] Vgl. Greulich, Andreas; Thiele, Günter: Prozessmanagement im Krankenhaus, in: Greulich, Andreas; Thiele, Günter; Thiex-Kreye, Monika: Prozessmanagement im Krankenhaus, R. V. Decker's Verlag, Heidelberg, 1997, S. 15
[774] Raster, Max: Prozeßarchitektur und Informationsverarbeitung, in: Gaitanides, Michael; Scholz, Rainer; Vrohlings Alwin; Raster, Max: Prozessmanagement – Konzepte, Umsetzungen und Erfahrungen des Reengineering, Carl Hanser Verlag, München, 1994, S. 127
[775] Greulich, Andreas; Thiele, Günter: Prozessmanagement im Krankenhaus, in: Greulich, Andreas; Thiele, Günter; Thiex-Kreye, Monika: Prozessmanagement im Krankenhaus, R. V. Decker's Verlag, Heidelberg, 1997, S. 16
[776] Vgl. Schulte-Zurhausen, Manfred: Organisation, 2. Auflage, München, Verlag Franz Vahlen, 1999, S. 45 - 47
[777] Vgl. Gaitanides, Michael: Prozeßorganisation – Entwicklung, Ansätze und Programme prozeßorientierter Organisationsgestaltung, Verlag Franz Vahlen, München, 1983, S. 21
[778] Vgl. Gaitanides, Michael: Prozeßorganisation – Entwicklung, Ansätze und Programme prozeßorientierter Organisationsgestaltung, Verlag Franz Vahlen, München, 1983, S. 93 - 94

vidualisierung eine wichtige Rolle spielt, zum anderen die tatsächliche Notwendigkeit einer solchen Individualisierung auch durchaus hinterfragt werden darf.[780] Darüber hinaus spielen seitens des Dienstleistungsempfängers Aspekte der Verhaltens- und Bewertungsunsicherheit, der Kundenorientierung und der Grad der Co-Produktion eine wichtige Rolle.[781]

10.3 Auslöser

Harrington u.a. beschreiben folgende Auslöser für Prozessmanagement:

- *"Installing a new computer system*
- *Merger of two or more organizations*
- *Need to be registered to ISO 9000 quality system standards*
- *Need to be registered to ISO 14000 environmental system standards*
- *Implementation of a Total Quality Management (TQM) program*
- *Need to reduce cost or cycle time*
- *Need to prepare for a financial audit*
- *Need to react to a customer- or government-imposed requirement"* [782]

Unter anderem weisen Harrinton u. a.[783] ergänzend darauf hin, dass neben den Kundenerwartungen auch immer öfter Regierungseinrichtungen Organisationen dazu zwingen, ihre Abläufe kritisch zu hinterfragen. Ein Aspekt, der auch für die vorliegend durchgeführte Felduntersuchung einen wichtigen Auslöser darstellte.

10.4 Kundenorientierung

Die Ausrichtung der Ablauforganisation auf „Kundenwünsche" rückt auch im Gesundheitsbereich immer mehr in den Mittelpunkt und wird zukünftig eine der wichtigsten Voraussetzungen für eine langfristige Existenzsicherung im Krankenhaus darstellen.[784] Damit steht Patientenzufriedenheit auch in einem unmittelbaren ökonomischen Zusammenhang. Nachweislich fühlen sich zufriedene Patienten mehr an einen Leistungsanbieter gebunden und kehren auch mit einer höheren Wahrscheinlichkeit zu diesem zurück.[785] Den Planungsprozess kundenorientiert auszurichten, wird dem-

---

[779] Unter Uno-Actu-Leistungen (in der Literatur auch als „Uno-Acto-Leistungen beschrieben), sind solche Leistungen zu verstehen, bei denen die unmittelbare Anwesenheit des Leistungsempfängers von Nöten ist.

[780] Vgl. Braun von Reinersdorff, Andrea: Strategische Krankenhausführung – Vom Lean Management zum Balanced Hospital Management, Verlag Hans Huber, 2002, S. 200 - 206

[781] Vgl. Braun von Reinersdorff, Andrea: Strategische Krankenhausführung – Vom Lean Management zum Balanced Hospital Management, 1. Auflage, Verlag Hans Huber, Bern, 2002, S. 202 - 203

[782] Harrington, H. James; Esseling, Erik K., Nimwegen van, Harm: Business Process Improvement – Workbook, Mac. Graw-Hill, New York, 1997, S. 15

[783] Vgl. Harrington, H. James; Esseling, Erik K., Nimwegen van, Harm: Business Process Improvement – Workbook, Mac. Graw-Hill, New York, 1997, S. 16

[784] Vgl. Skowronnek, Olav; Bader, Tobias: Prozessorientierte IT-Unterstützung im Krankenhaus, in: Greuchlich, Andreas; Thiele, Günter; Thiex-Kreye, Monika: Prozessmanagement im Krankenhaus, R. v. Deckers's Verlag, Heidelberg, 1997, S. 45

[785] Vgl. Döhr, Ralph: Die Patientenzufriedenheit als Einflussfaktor – Bericht über die Befragung in einer Klinik, in: Zapp, Winfried (Hrsg.): Prozessgestaltung im Krankenhaus, Economica Verlag, Heidelberg 2002, S. 304 - 305

nach auch als „Consumerism“[786] bezeichnet. Vor allem die Ausrichtung der Organisation an den Bedürfnissen der Patienten im Sinne kundenorientierter Patientenpfade wird zukünftig als anzustrebende Vorgehensweise empfohlen.[787]
Kundenorientierung wird darüber hinaus auch immer bedeutender im Zusammenhang mit den strategischen Überlegungen von Gesundheitsunternehmen. Corsten formuliert diese Herausforderung sehr klar:

> *„Ziel ist der Aufbau strategischer Wettbewerbsvorteile aufgrund eines für den Kunden wichtigen und von diesem auch tatsächlich wahrgenommenen Leistungsmerkmales, das dauerhaft vor Imitationsversuchen der Konkurrenz zu verteidigen ist.“* [788]

Ein ähnliches Bild, bezogen auf die gesamten Eigenheiten eines Prozesses, zeichnen Osterloh und Frost.[789] Gaitanides[790] kommt bei seinen Ausführungen zu dem Ergebnis, dass dem Prozessmanagement, unabhängig vom Ansatz, auch strategisch wichtige Funktionen zukommen. Liefert Prozessmanagement beim „market based view“ vor allem die Voraussetzungen für eine effiziente Umsetzung bei der Differenzierung und bei der Schwerpunktbildung, sieht er beim „resource based view“ den Nutzen vor allem in der Erschließung neuer Märkte und Kundengruppen, beispielsweise durch ein komprimiertes Leistungsangebot, wie gegenständlich am Bespiel des Tagesklinikkonzeptes gezeigt wird. Skowronnek u. a.[791] stellen bezüglich des dauerhaften Imitationsschutzes vor allem die Verhaltensebene beim Personal heraus und attestieren, dass diese Qualitäten unbezahlbar weil vor allem nicht käuflich sind. Auch Michalski[792] attestiert im Verhaltenszusammenhang, dass der Therapiefaktor „behandelnder Arzt“ vielfach vernachlässigt wird, wenngleich das Prinzip „Kundenorientierung“ in der Gesundheitsbranche kritisch betrachtet werden muss, weil bezogen auf die Gesundheitsversorgung die Frage gestellt werden muss, wer überhaupt als Kunde zu bezeichnen ist. Die Definition von Zapp und Dorenkamp[793] zugrunde legend, dass derjenige Kunde ist, der einen Output nachfragt, darf im vorliegenden Fall unterstellt werden, dass es sich mindestens um drei Kunden handelt: zum einen um den direkten Kunden „Patient“, dem ge-

---

[786] Vgl. Sachverständigenrat für die Konzertierte Aktion im Gesundheitswesen: Gesundheitswesen in Deutschland – Kostenfaktor und Zukunftsbranche, Band II, Fortschritt und Wachstumsmärkte – Finanzierung und Vergütung, Sondergutachten, Bundesministerium für Gesundheit, BRD, 1997, S. 69

[787] Vgl. Sachverständigenrat für die Konzertierte Aktion im Gesundheitswesen: Gesundheitswesen in Deutschland – Kostenfaktor und Zukunftsbranche, Band II, Fortschritt und Wachstumsmärkte – Finanzierung und Vergütung, Sondergutachten, Bundesministerium für Gesundheit, BRD, 1997, S. 68

[788] Corsten, Hans: Betriebswirtschaftslehre, Oldenbourg Verlag, München, 1994, S. 931

[789] Vgl. Osterloh, Margit; Frost, Jetta: Prozessmanagement als Kernkompetenz – Wie Sie Business Reengineering strategisch nutzen können, 4. Auflage, Wiesbaden, 2003, S. 34

[790] Vgl. Gaitanides, Michael: Prozessorganisation, Verlag Franz Vahlen, München, 2007, S. 146 - 48

[791] Vgl. Skowronnek, Olav; Molina, A. Vincente: Corporate Identity im Rahmen eines prozeßorientierten Krankenhaus-Marketing, in: Greulich, Andreas; Thiele, Günter; Thiex-Kreye, Monika: Prozessmanagement im Krankenhaus, R. V. Decker's Verlag, Heidelberg, 1997, S. 271

[792] Vgl. Michalski, Christian: Funktion und Bewertung des ambulanten Psychiaters durch schizophrene Patienten, in: Mayring, Philipp; Gläser-Zikuda, Michaela (Hrsg.): Die Praxis der Qualitativen Inhaltsanalyse, Beltz Verlag, Weinheim und Basel, 2005, S. 207

[793] Vgl. Zapp, Winfried; Dorenkamp Annette: Anwendungsorientierte Prozessgestaltung im Krankenhaus – Bericht über ein Forschungsprojekt, in: Zapp, Winfried (Hrsg.): Prozessgestaltung im Krankenhaus, Economica Verlag, Heidelberg 2002, S. 54 - 55

genüber auch die unmittelbare Leistungstransaktion erfolgt, respektive um den zuweisenden Arzt als den Vermittler der nachgefragten Leistung und zum anderen die Gesundheitspolitik im Sinne der Steuerung. Es ist deshalb zu berücksichtigen, dass gerade bezüglich des meritorischen Gutes[794,795] „Gesundheitsversorgung" Begriffsabgrenzungen vorzunehmen sind, weil es sich dabei um Leistungen handelt, die nicht nur für das Individuum selbst, sondern auch für die Gesellschaft insgesamt von Vorteil sind und daher weitgehend kostenfrei bzw. zu subventionierten Preisen zugänglich sein müssen.[796] Aus diesem Grund wird dergestalt zu steuern versucht, als dass das subjektive Bedürfnis des Individuums durch professionelles Eingreifen von Fachexperten zu einem objektivierten Bedarf gewandelt wird. Dies ist eine Notwendigkeit, die sich nicht zuletzt aus einem Informationsungleichgewicht ergibt, welches zwischen den handelnden Personen besteht.[797] Nachdem Patienten bei körperlichen Beschwerden in den wenigsten Fällen Ursachen und Konsequenzen beurteilen können, setzt dies die Bedarfsfeststellung durch die „Filter" Medizin bzw. Pflege voraus. Diese Bedarfsfeststellung muss sich aber nicht zwingend mit dem subjektiven Patientenbedürfnis in Übereinstimmung befinden.[798] Dieses Phänomen wird auch als „asymmetrische Information"[799] bezeichnet, was nicht selten mit der Versuchung verbunden ist, so Hajen u. a.[800], dass die seitens der Leistungserbringer bestehenden Informationsvorsprünge auch opportunistisch im Sinne einer Verbesserung ihrer Einkommenssituation genutzt werden, d. h. dass Leistungen auch gegen die medizinische Vernunft durchgeführt oder ausgeweitet werden.

Was die Gesundheitspolitik und deren Entscheider betrifft, so formulieren auch sie ebenfalls in der Funktion des Kunden bzw. Nachfragers ganz bestimmte Prozess- oder Strukturvorstellungen. Diese beziehen sich vor allem auf die Erfüllung der Leistungsvereinbarungen und die dadurch entstehenden Kosten. Scholz und Vrohlings definieren deshalb ganz klar:

> *„In Zukunft werden nur die Leistungen erstellt, die tatsächlich einen Nachfrager finden, der auch zu einer Kostenübernahme bereit ist."*[801]

---

[794] Vgl. Bodenstein, Thilo: Staatstätigkeit und Umverteilung, Vorlesung zur politischen Ökonomie, S. 2, In: http://www.polwiss.fu-berlin.de/more/coe/lehre/WiSe2004-2005/15055_V/08Staatstaetigkeit.pdf (20.03.2006)

[795] Vgl. Badelt, Christoph; Österle, August: Grundzüge der Sozialpolitik – Allgemeiner Teil – Sozialökonomische - Grundlagen, 2. Auflage, Manzsche Verlags- und Universitätsbuchhandlung, Wien, 2001, S. 77 - 78

[796] Vgl. Becker, Irene; Hauser, Richard: Soziale Gerechtigkeit – eine Standortbestimmung – Zieldimensionen und empirische Befunde, Edition Sigma, Berlin, 2004, S. 20

[797] Vgl. Badelt, Christoph; Österle, August: Grundzüge der Sozialpolitik – Allgemeiner Teil – Sozialökonomische - Grundlagen, 2. Auflage, Manzsche Verlags- und Universitätsbuchhandlung, Wien, 2001, S. 71

[798] Vgl. Sachverständigenrat für die Konzertierte Aktion im Gesundheitswesen: Bedarfsgerechtigkeit und Wirtschaftlichkeit, Band III, Gutachten, Ausführliche Zusammenfassung, Bundesministerium für Gesundheit, BRD, 2000/2001, S. 22

[799] Vgl. Badelt, Christoph; Österle, August: Grundzüge der Sozialpolitik – Allgemeiner Teil – Sozialökonomische - Grundlagen, 2. Auflage, Manzsche Verlags- und Universitätsbuchhandlung, Wien, 2001, S. 71 - 72

[800] Vgl. Hajen, Leonhard; Paetow, Holger; Schumacher, Harald: Gesundheitsökonomie – Strukturen – Methoden – Praxisbeispiele, 2. Auflage, Verlag W. Kohlhammer, Stuttgart, 2000, S. 70 - 71

[801] Scholz, Rainer; Vrohlings, Alwin: Realisierung von Prozeßmanagement, in: Gaitanides, Michael; Scholz, Rainer; Vrohlings Alwin; Raster, Max: Prozessmanagement – Konzepte, Umsetzungen und Erfahrungen des Reengineering, Carl Hanser Verlag, München, 1994, S. 22

Ein ähnliches Bild zeichnet Greulich in seinen Ausführungen über den Zusammenhang zwischen Kundenwünschen und Kostenreduktion:

> *„Der sich aus dem Vergleich mit der vorhandenen Kostenstruktur ergebende Kostenreduktionsbedarf ist Ausrichtungspunkt für weitere Aktivitäten. Hierzu ist es erforderlich, eine detaillierte Ermittlung der Kundenwünsche hinsichtlich der Produktionsfunktion vorzunehmen."* [802]

In Mitten dieses Spannungsfeldes befindet sich die Medizin, der zusehends die Entscheidung darüber obliegt, in welcher Form die Behandlung tatsächlich durchzuführen ist. Experten warnen allerdings davor, die Verantwortung für mögliche Leistungsrationierungen an die behandelnden Ärzte zu übertragen, weil dies nicht zuletzt auch ethisch ein kritisches Feld darstellt.[803] Die nachfolgende Grafik soll diese herausfordernde Konstellation verdeutlichen:

Abbildung 25: Spannungsfeld der Kundenerwartungen

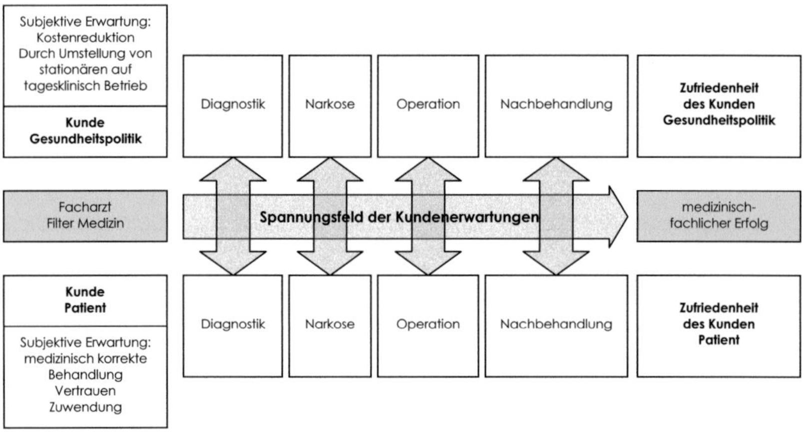

Dieses Spannungsfeld stellte letztendlich einen Mitauslöser dafür dar, dass der bei der Entscheidung über die Veränderung der zukünftigen Leistungserbringung ausgesparte Kunde „Patient" bei der Felduntersuchung in den Mittelpunkt gerückt wurde.
Thiele und Greulich fordern in diesem Zusammenhang ein massives Umdenken beim Management. Dementsprechend formulieren sie die notwendigen Konsequenzen:

---

[802] Greulich, Andreas: Grundlagen der Prozeßkostenrechnung und Wertschöpfungskette in Industrie und Dienstleistungsunternehmen, in: Greulich, Andreas; Thiele, Günter; Thiex-Kreye, Monika: Prozessmanagement im Krankenhaus, R. V. Decker's Verlag, Heidelberg, 1997, S. 85

[803] Vgl. o. V.: Sachverständigenrat für die Konzertierte Aktion im Gesundheitswesen: Finanzierung, Nutzenorientierung und Qualität, Gutachten, Bundesministerium für Gesundheit, BRD, 2003, S. 25

„Patientenorientiertes Handeln im Krankenhaus setzt in der Umsetzungsphase voraus, dass die Arbeitsabläufe entsprechend dieser Zielrichtung organisiert und dabei auch koordiniert werden. Das veränderte Entgeltsystem, die veränderte Versorgungsstruktur und die Finanzprobleme der Sozialleistungsträger setzen die Krankenhäuser zunehmend einem Wettbewerbsdruck aus. Diesem Druck kann ein einzelnes Krankenhaus auch in der Form begegnen, dass es mit seinem Management neue Wege beschreitet und dabei seine Zukunft aktiv gestaltet." [804]

Im Rahmen des Prozessmanagements wird darüber hinaus eine Unterscheidung in externe und interne Kunden vorgenommen. Dabei wird unterstellt, dass auch die Leistungsabnehmer innerhalb eines Prozesses als Kunden zu sehen sind. Dadurch sollte erreicht werden, dass im Sinne des Unternehmertums im Unternehmen[805] zwischen den einzelnen Leistungsbereichen eine verantwortungsvolle Kunden-Lieferantenbeziehung gepflegt wird. Dabei sind interne Kunden Abnehmer von Teilergebnissen (Output), die sie wiederum als Input verwenden und weiter bearbeiten. So ist in einer prozessorientierten Organisation jeder Teilprozess Kunde des vorangegangenen Prozessschrittes und gleichzeitig Lieferant für den folgenden Prozessteil.[806] In Anbetracht der Tatsache, dass hohe externe Kundenzufriedenheit eine hohe interne Kundenzufriedenheit voraussetzt, soll über diese interne Kunden-Lieferantenbeziehung eine möglichst hohe Outputqualität erreicht werden.

10.5 Dienstleistungsunternehmen Krankenhaus

Das oben beschriebene Spannungsfeld zwischen den Erwartungen der verschiedenen Kunden und der Fachexpertise Medizin stellt so gesehen die Grundlage für die Zieldefinition bei der Prozessreorganisation dar. Es ist demnach davon auszugehen, dass die Erwartungshaltung der Gesundheitspolitik eine wesentliche Rolle spielt und spielen wird. Sie formuliert, dass ausgesuchte medizinische Leistungen, die bisher traditionell vollstationär erbracht wurden, tagesklinisch erbracht werden sollten, sofern dies ohne Qualitätsverlust möglich ist.[807] Kritisch gesehen werden muss dabei aber die Tatsache, dass der Qualitätsbegriff seitens der Gesundheitspolitik zwar in unterschiedlichen Schriften[808,809] beschrieben wird, eine konkrete Formulierung für die Segmente Ergebnisqualität, Prozessqualität und Strukturquali-

[804] Thiele, Günter; Greulich, Andreas: Schlussbetrachtung, in: Greulich, Andreas; Thiele, Günter; Thiex-Kreye, Monika: Prozessmanagement im Krankenhaus, R. V. Decker's Verlag, Heidelberg, 1997, S. 301

[805] Vgl. Neugebauer, Lorenz: Unternehmertum im Unternehmen – ein Beitrag zur Intrapreneurship-Diskussion, Vandenhoeck & Ruprecht, Göttingen, 1997

[806] Vgl. Schmelzer, Hermann J.; Sesselmann, Wolfgang: Geschäftsprozessmanagement in der Praxis, Carl Hanser Verlag, München, 2004, S. 48

[807] Vgl. o. V.: Bundesministerium für Soziale Sicherheit und Generationen, LKF – Tagesklinik – Definition und Kriterien, Wien, November 2000, S. 3

[808] Vgl. o. V.: Bundesministerium für Arbeit, Gesundheit und Soziales, Leitfaden Patientenorientierung – Anregungen zur Praxis der Qualitätssicherung im Krankenhaus, Wien 1997

[809] Vgl. Leitfaden zur Qualitätssicherung im Krankenhaus – Hinweise für die praktische Anwendung, Wien, 1998

tät, wie sie Donabedian[810] empfiehlt, jedoch nicht in ausreichendem Maße gegeben ist.
Aus der Unternehmensperspektive betrachtet, heißt dies andererseits, dass für die Reorganisation der Abläufe Freiräume bestehen, die es zu nutzen gilt. Demnach sind vor allem die Erwartungshaltungen folgender Interessensträger von Bedeutung:

- der Patient (Kunde) als Träger individueller Bedürfnissen
- die Gesundheitspolitik als Auftraggeber der Leistung und Träger der Verantwortung für Gesundheitsversorgung und Gesundheitskosten
- die Unternehmensleitung als Leistungsanbieter und Träger der Verantwortung für Struktur, Prozess und Ergebnis
- die Medizin und die Pflege als Träger der Ergebnisqualität im Sinne des Experten-Know-hows

Wichtig ist diesbezüglich eine Änderung der Sichtweise, denn Prozessorientierung bedeutet, dass eine Veränderung von der strukturbezogenen Perspektive hin zur Arbeitsprozess-Perspektive erfolgen muss und die unzähligen und unterschiedlich gestalteten Arbeitsabläufe einer eindeutigen Definition und Standardisierungen unterzogen werden müssen.[811] Die modernen Ansätze des Prozessmanagements betrachtend, wird die Zufriedenheit der Kunden durch die Parameter Qualität, Zeit und Kosten generiert.[812,813,814] Diese drei Säulen müssen daher bei der Reorganisation von Behandlungsprozesse die bestimmenden Faktoren sein, wobei zu erreichen ist, dass die medizinische Qualität jedenfalls gleich bleibend sein muss, die Durchlaufzeit eine wesentliche Verkürzung zu erfahren hat und die Kosten jedenfalls zu halten, idealerweise zu reduzieren sind. Letztlich gilt es, das Qualitätserlebnis auf Patientenseite kritisch zu evaluieren.
Betrachtet man andere Dienstleistungsanbieter, so wird deutlich, dass ein wesentliches Mittel zur Prozessverkürzung (Verbesserung der Durchlaufzeit) nicht nur die Optimierung der Abläufe selber darstellt, sondern auch die Externalisierung von Dienstleistungen an Dritte.[815] Staehle beschreibt dieses Phänomen als Ent-Diversifikation.[816] Der bevorzugte Nutzen besteht dabei vor allem in der Möglichkeit des Unternehmens, sich stärker auf das Kerngeschäft konzentrieren zu können.[817] Zum einen besteht die Möglichkeit

---

[810] Vgl. Donabedian, Avedis: Evaluating the quality of medical care, in: Milbank Memorial Fund Quarterly , Vol. 44, No. 3, Pt. 2, 1966, S. 166 - 206
[811] Vgl. Thiele, Günter: Prozessmanagement im Krankenhaus, in: Greulich, Andreas; Thiele, Günter; Thiex-Kreye, Monika: Prozessmanagement im Krankenhaus, R. V. Decker's Verlag, Heidelberg, 1997, S. 7
[812] Vgl. Gaitanides, Michael; Scholz, Rainer; Vrohlings Alwin: Prozessmanagement – Grundlagen und Zielsetzungen, in: Gaitanides, Michael; Scholz, Rainer; Vrohlings Alwin; Raster, Max: Prozessmanagement – Konzepte, Umsetzungen und Erfahrungen des Reengineering, Carl Hanser Verlag, München, 1994, S. 13 - 19
[813] Vgl. Greulich, Andreas; Thiele, Günter: Prozessmanagement im Krankenhaus, in: Greulich, Andreas; Thiele, Günter; Thiex-Kreye, Monika: Prozessmanagement im Krankenhaus, R. V. Decker's Verlag, Heidelberg, 1997, S. 15
[814] Vgl. Nefiodow, Leo A.: Der sechste Kondratieff – Wege zur Produktivität und Vollbeschäftigung im Zeitalter der Information, 6. überarbeitete Auflage, Sankt Augustin (D), Rhein-Sieg-Verlag, 2006, S. 247 - 248
[815] Vgl. Hoyer, Rudolf; Boggenstall, Annette: Prozeßorientierte Steuerung von Ergebnisbereichen einer Bank, in: Gaitanides, Michael; Scholz, Rainer; Vrohlings Alwin; Raster, Max: Prozessmanagement – Konzepte, Umsetzungen und Erfahrungen des Reengineering, Carl Hanser Verlag, München, 1994, S. 159 - 163
[816] Vgl. Staehle, Wolfgang; Conrad, Peter; Sydow, Jörg: Management – Eine verhaltenswissenschaftliche Perspektive, Verlag Franz Vahlen, München, 1999, S. 656 - 657
[817] Vgl. Gaitanides, Michael: Prozessorganisation, Verlag Franz Vahlen, München, 2007, S. 266

einer vertikalen Desintegration vorgelagerter Produktionsstufen, beispielsweise der Diagnostik. Dies nennt Staehle „upstream". Zum anderen kann die Desintegration durch Externalisierung nachgelagerter Schritte in der Wertschöpfungskette erfolgen, was er „downstream" nennt. Im Bankenbereich beispielsweise, wurden nicht wenige Standardleistungen, wie Zahlungsverkehr, Geldabhebung, Abfrage des Kontostandes usw., an die Kunden übertragen. Erst dadurch ist es Geldinstituten möglich geworden, sich bei gleich bleibender, wenn nicht sogar reduzierter Personalausstattung auf das Kerngeschäft der Beratung zu konzentrieren. Eine solche Vorgehensweise bedingt zunächst immer die Definition des Kerngeschäftes. In der Folge bedarf es der Veränderung des Tätigkeitsprofils der Mitarbeitenden sowie der Verbesserung deren Qualifikation und zuletzt auch der notwendigen Akzeptanz durch die betroffenen Kunden selbst. Im Zahlungsverkehr wurde letzteres zweifelsohne durch die Nutzung des Systems von zu Hause oder vom Arbeitsplatz aus und die zeitliche Verfügbarkeit 24/7[818] erzeugt.
Ähnliche Entwicklungen werden auch dem Dienstleister Krankenhaus nicht erspart bleiben. Ein diesbezügliches Beispiel beschreibt van Laarhoven[819] für das Orbis/Maaslandhospital in Sittard-Geelen in den Niederlanden. Hier wird im Rahmen einer prozessorientierten Organisation den Patienten die Möglichkeit geboten, dass so genannte Patienten-Coaches (meist Familienmitglieder) ins Patientenzimmer mit aufgenommen werden können, um bedarfsweise Hilfestellung zu leisten. Ein bezeichnendes Beispiel für Leistungsexternalisierung.
Es gilt also, bei der Prozessrationalisierung zunächst die Fragen zu stellen, was das Kerngeschäft eines Gesundheitsanbieters sein soll und von welchen Tätigkeiten sich der Leistungsanbieter Krankenhaus befreien möchte (Effektivität), um langfristig ökonomisch überleben zu können (Effizienz), wobei die idealisierte Vorgehensweise genau in dieser Reihenfolge empfohlen werden muss.[820] Diesbezüglich scheint es sinnvoll, die beiden Begriffe „Effizienz" und „Effektivität" einer kurzen Klärung zu unterziehen. Drucker erläutert den Unterschied wie folgt:

> *„Vor allem die Verwirrung um den Unterschied zwischen Effektivität und Effizienz führt dazu, daß Dinge richtig gemacht werden, statt die richtigen Dinge zu machen. Es gibt sicherlich nichts Sinnloseres, als mit großer Effizienz Dinge zu erledigen, die eigentlich gar nicht getan werden sollten."* [821]

Eine ähnliche Erklärung bieten Scholz und Vrohlings, wenn sie wie folgt definieren:

---

[818] 24 Stunden, 7 Tage in der Woche
[819] Vgl. Van Laarhoven, Henrry: The Hospital of the 21st Century, in: Hospital, Official Journal of the European Association of Hospital Managers, Volume 7, Brussels, July/August 2005, S. 28
[820] Vgl. Sachverständigenrat für die konzertierte Aktion im Gesundheitswesen: Bedarfsgerechtigkeit und Wirtschaftlichkeit, Band III, Gutachten, Ausführliche Zusammenfassung, Bundesministerium für Gesundheit, BRD, 2000/2001, S. 30
[821] Drucker, Peter: Die Kunst des Managements, 2. Auflage, München, Econ Verlag, 2000, S. 105 - 106

> *„Die Verringerung des Prozeßvolumens ... zielt auf die Verbesserung der Prozeßeffizienz (‚doing the things right'). Eine Neufestlegung der Outputspezifikation fokussiert auf eine Steigerung der Prozeßeffektivität (‚doing the right things').“* [822]

Auch die Umstellung einer vollstationären Behandlung auf ein tagesklinisches Leistungsangebot beinhaltet per se ebenfalls eine deutliche Leistungsverkürzung und somit auch die Externalisierung von Aufgaben an Dritte. Eine besondere Herausforderung stellt diesbezüglich die Übertragung von Leistungen an den Kunden (Patienten) dar. Gaitanides nennt diese Outsourcingvarinate „Co-Produktion“ [823]. Wobei er den Kunden in dieser Konstellation als „Prosumer“ [824] und somit als Hybrid zwischen „Producer“ und „Consumer“ bezeichnet, weil er Teile des Produktionsprozesses übernimmt: im vorliegenden Fall beispielsweise die postoperative Überwachung in der Nacht und an den Folgetagen oder große Teile der Hotelkomponente wie Unterkunft, Übernachtung, Speisenversorgung, um nur einige Beispiele zu nennen. Als wesentliche Voraussetzung für das Gelingen einer derartigen Kooperation müssen

- *„Mitwirkungsbewusstsein*
- *Mitwirkungsfähigkeit und*
- *Mitwirkungsbereitschaft“* [825]

vorhanden sein. Dies stellt eine Entwicklung dar, wie sie auch Nefiodow für das Gesundheitswesen prognostiziert:

> *„Die Ausgaben werden auch weiter schneller als das Sozialprodukt steigen und nur noch durch Rückgriff auf eine wachsende Selbstbeteiligung der Kranken aufzubringen sein.“* [826]

Nefiodow lässt offen, in welcher Form sich diese Selbstbeteiligung gestalten kann.

Die Verlagerung von Leistungen nach Außen kann aber beispielsweise auch durch das Erbringen diagnostischer Leistungen im niedergelassenen Facharztbereich erfolgen. Diese Form der Externalisierung bedeutet für das Krankenhaus selber eine Aufwandsreduktion und ist daher mikroökonomisch sicherlich interessant. Wesentlich ist dabei immer zu betrachten, an wen externalisiert wird. Dies können zum einen Netzwerkpartner sein, mit denen Liefer- bzw. Leistungsverträge bestehen. Zum anderen kann die Zielgruppe der Desintegration aber auch die Sozialgemeinschaft sein, was aber sowohl gesundheitspolitisch als auch makroökonomisch kritisch gese-

---

822 Scholz, Rainer; Vrohlings Alwin: Prozeß-Redesign und kontinuierliche Prozeßverbesserung, In: Gaitanides, Michael; Scholz, Rainer; Vrohlings, Alwin; Raster, Max: Prozeßmanagement – Konzepte, Umsetzungen und Erfahrungen des Reengineering, Carl Hanser Verlag, München-Wien, 1994, S. 100

823 Gaitanides, Michael: Prozessorganisation, Verlag Franz Vahlen, München, 2007, S. 266

824 Gaitanides, Michael: Prozessorganisation, Verlag Franz Vahlen, München, 2007, S. 266

825 Gaitanides, Michael: Prozessorganisation, Verlag Franz Vahlen, München, 2007, S. 266

826 Nefiodow, Leo A.: Der sechste Kondratieff – Wege zur Produktivität und Vollbeschäftigung im Zeitalter der Information, 6. überarbeitete Auflage, Sankt Augustin (D), Rhein-Sieg-Verlag, 2006, S. 51

hen werden muss. In der Prozessmanagementliteratur, die sich auf den Gesundheitssektor fokussiert, ist auffällig, dass diesbezüglich praktisch keine konkreten Ansätze beschrieben werden. Darüber hinaus werden in der Literatur auch Möglichkeiten der Externalisierung von Materialbedarfen an die Kunden nicht diskutiert. Als Beispiel sei hier genannt, dass Patienten bei sehr kurzen Krankenhausaufenthalten dazu aufgefordert werden könnten, ihre Medikamente selber mit zu bringen. Dies wäre damit zu begründen, dass der Aufwand für Gebarung und Vorhaltung bei der Medikamentenversorgung den Service am Patienten nicht rechtfertigt. Eine derartige Vorgehensweise würde in Summe zu einer deutlichen Kostenentlastung der Gesundheitsunternehmen führen, aber auch makroökonomisch zu rechtfertigen sein, denn zum ohnehin notwendigen Medikamentenbedarf würde sich noch der zusätzliche Logistikaufwand summieren.
Zur Externalisierung von Leistungen finden sich für Krankenhäuser praktisch kaum Belege oder Modelle. Am ehesten werden Ansätze in der einschlägigen Literatur zur Geschäftsprozessoptimierung unter dem Begriff „Outsourcing“[827,828] oder „Business Process Outsourcing“[829] beschrieben. Osterloh und Frost[830] warnen in diesem Zusammenhang allerdings davor, jene Prozesse einem Outsourcing zu unterziehen, die auf die Strategie des Unternehmens ausgerichtet sind (Kernprozesse), weil sie entscheidend für die Sicherung eines nachhaltigen Wettbewerbsvorteils sorgen.

Eine weitere Möglichkeit der Verkürzung der „Dienstleistungsproduktion“ besteht in der Standardisierung, die sich bei medizinischen Leistungen und angewendet auf Individuen nicht immer einfach gestaltet.[831]
Kritisch sind in diesem Zusammenhang vor allem die Einschränkungen und Grenzen der Standardisierung zu sehen, denn nicht immer handelt es sich, um repetierende Vorgänge. Deshalb fordern Greulich und Thiele[832], dass das individuelle Interesse der Patienten noch besser heraus zu arbeiten und auf dieses einzugehen ist. Betrachtet man die unterschiedlichen Produktionsschritte der medizinischen Versorgung, so können folgende fünf Stufen unterschieden werden:

- Diagnostik
- Indikationsstellung
- Aufklärung und Kommunikation
- Therapieverfahren (Operation und Narkose)
- Nachsorge

---

827 Vgl. Best, Eva; Weth, Martin: Geschäftsprozesse optimieren – Ein Praxisleitfaden für erfolgreiche Reorganisation, Gabler Verlag, Wiesbaden, 2005, S. 146 - 152
828 Vgl. Schmelzer, Hermann J.; Sesselmann, Wolfgang: Geschäftsprozessmanagement in der Praxis, Carl Hanser Verlag, München, 2004, S. 68 - 70
829 Vgl. Gaitanides, Michael: Prozessorganisation, Verlag Franz Vahlen, München, 2007, S. 264
830 Vgl. Osterloh, Margit; Frost, Jetta: Prozessmanagement als Kernkompetenz – Wie Sie Business Reengineering strategisch nutzen können, 4. Auflage, Wiesbaden, 2003, S. 34
831 Vgl. Greulich, Andreas; Thiele, Günter: Prozeßmanagement im Krankenhaus, in: Greulich, Andreas; Thiele, Günter; Thiex-Kreye, Monika: Prozessmanagement im Krankenhaus, R. V. Decker's Verlag, Heidelberg, 1997, S. 30
832 Vgl. Thiele, Günter; Greulich, Andreas: Schlussbetrachtung, in: Greulich, Andreas; Thiele, Günter; Thiex-Kreye, Monika: Prozessmanagement im Krankenhaus, R. V. Decker's Verlag, Heidelberg, 1997, S. 304

Es ist zu unterstellen, dass vor allem bei der Diagnostik, dem OP-Verfahren und der Narkoseform sowie bei der Nachsorge Standards durchaus ihre Berechtigung haben. Eine deutliche Entlastung kann bei den immer komplexer werdenden Abläufen von Gesundheitsdienstleistungen, allem voran bei Routinen, die Informationstechnologie erzeugen,[833] vorausgesetzt, dass sie nicht den Treiber der Prozesse darstellt, sondern ein Werkzeug des täglichen Gebrauchs.
Was die Indikationsstellung und vor allem die Aufklärung sowie die Kommunikation betrifft, so wird es hier weder sinnvoll noch Erfolg versprechend sein, eine standardisierte Vorgehensweise zu wählen.

10.6 Verbesserungsmaßnahmen

Was die Zielerreichung beim Prozessmanagement betrifft, beschreiben Schmelzer und Sesselmann folgende fünf Gestaltungsmaßnahmen:

- *„Weglassen*
- *Zusammenlegen*
- *Parallelisieren*
- *Auslagern*
- *Ergänzen“*[834]

Grundsätzliches Ziel sollte immer die Optimierung von Kosten, Qualität und Zeit sein. Die nachfolgende Tabelle zeigt Dimensionen und Wirkungen von möglichen Optimierungsmaßnahmen:

Tabelle 25: Optimierungsmaßnahmen – Dimensionen und Wirkung

Dimension	Wirkung	Effektivität und Effizienz
Konfiguration	**Weglassen**, **Auslagern** (Externalisierung, Outsourcing)	Effektivität
Träger	Mensch oder Maschine (Automatisation)	Effizienz
Kapazität	**Zusammenlegen**, Synergie, Austausch, **Ergänzen**	
Zeitliche Lage	**Parallelisierung**, Reihenfolgeänderung, Überlappung	
Dauer	Beschleunigung, Verkürzung	

10.7 Methoden und Werkzeuge

Nach Greiling umfasst Prozessmanagement folgende fünf Schritte in chronologischer Reihenfolge:

- *„Prozeßverantwortung und Handlungskompetenz festlegen*
- *Beschreibung des Prozesses*
- *Messung des Prozesses*

---

[833] Vgl. Skowronnek, Olav; Bader Tobias: Prozeßorientierte IT-Unterstützung im Krankenhaus, in: Greulich, Andreas; Thiele, Günter; Thiex-Kreye, Monika: Prozessmanagement im Krankenhaus, R. V. Decker's Verlag, Heidelberg, 1997, S. 46

[834] Schmelzer, Hermann J.; Sesselmann, Wolfgang: Geschäftsprozessmanagement in der Praxis, Carl Hanser Verlag, München, 2004, S. 90

- *Beherrschung des Prozesses*
- *Kontinuierliche Verbesserung des Prozesses"* [835]

Zur Erfüllung der einzelnen Schritte stehen unterschiedlichste Methoden und Tools zur Verfügung.[836] Im Rahmen von Prozessreorganisationen stellt das Projektmanagement eines der wichtigsten Werkzeuge dar, weil der Erfolg wesentlich davon abhängig ist, alle betroffenen Berufsgruppen in das Veränderungsvorhaben zu integrieren.[837] Auch Harrington u. a. fordern, dass Prozessmanagement unbedingt mit Projektmanagement verbunden sein sollte. Konkret formulieren sie:

> *„Preferably, the documentation, analysis and design of administrative processes should be carried out on a project basis."* [838]

Franke unterscheidet diesbezüglich die so genannte „Informationskonferenz"[839] (tell-and-sell-Konferenz) von der „Problemlösungskonferenz"[840], wobei auch er der Problemlösungskonferenz im Sinne der Beteiligung der Betroffenen eindeutig den Vorrang gibt. Eine im Jahr 2003 von Vahs und Leiser publizierte Studie weist diese Korrelation definitiv nach. Sie beschreiben eines der Ergebnisse wie folgt:

> *„Diejenigen Unternehmen, die ihre Mitarbeiter mit ausreichenden Kompetenzen ausgestattet und ihnen die Verantwortung für die Umsetzung der Veränderungsmaßnahmen übertragen haben, waren mit einer Wahrscheinlichkeit von 99 % erfolgreicher als andere Unternehmen. Auch die Möglichkeit, eigene Ideen einzubringen wirkte sich in 95 % der Fälle positiv auf den Grad der Zielerreichung aller gewichteten Veränderungsziele aus."* [841]

Ein professionelles Projektmanagement und die Beteiligung der Betroffenen stellen somit die Grundvoraussetzungen dafür dar, dass die tief greifenden Veränderungen, die eine Prozessreorganisation mit sich bringt, erfolgreich implementiert werden können.[842] Bei der Art und Weise der Projektorganisation gibt es eine Unzahl an Möglichkeiten und Varianten, de-

---

835 Greiling, Michael; Hofstetter, Jürgen: Patientenbehandlungspfade optimieren – Prozeßmanagement im Krankenhaus, Baumann Fachverlag, Kulmbach 2002, S. 38

836 Vgl. Kühlechner, Peter: Visionen als Katalysator, in: Gaitanides, Michael; Scholz, Rainer; Vrohlings Alwin; Raster, Max: Prozessmanagement – Konzepte, Umsetzungen und Erfahrungen des Reengineering, Carl Hanser Verlag, München, 1994, S. 248 - 249

837 Vgl. Skowronnek, Olav; Bader Tobias: Prozeßorientierte IT-Unterstützung im Krankenhaus, in: Greulich, Andreas; Thiele, Günter; Thiex-Kreye, Monika: Prozessmanagement im Krankenhaus, R. V. Decker's Verlag, Heidelberg, 1997, S. 45

837 o. V.: Bundesministerium für Gesundheit und Frauen, Das Gesundheitswesen in Österreich, 4. aktualisierte Auflage, Wien, Dezember 2005, S. 25

838 Harrington, H. James; Esseling, Erik K., Nimwegen van, Harm: Business Process Improvement – Workbook, Mac. Graw-Hill, New York, 1997, S. 17

839 Franke, Heinz: Problemlösen und Kreativität, Bratt-Institut für Neues Lernen, Goch, 1980, S. 85

840 Vgl. Franke, Heinz: Problemlösen und Kreativität, Bratt-Institut für Neues Lernen, Goch, 1980, S. 101-104

841 Vahs, Dietmar; Leiser Wolf: Change Management in schwierigen Zeiten – Erfolgsfaktoren und Handlungsempfehlungen für die Gestaltung von Veränderungsprozessen, Deutscher Universitäts-Verlag, Wiesbaden, 2003, S. 51

842 Vgl. Skowronnek, Olav; Bader Tobias: Prozeßorientierte IT-Unterstützung im Krankenhaus, in: Greulich, Andreas; Thiele, Günter; Thiex-Kreye, Monika: Prozessmanagement im Krankenhaus, R. V. Decker's Verlag, Heidelberg, 1997, S. 55

ren Gestaltung letztendlich von den individuellen Situationen abhängig zu machen ist. Im Wesentlichen ist man sich in der Literatur aber darüber einig, dass die Verantwortung und somit die Projektleitung klar geregelt sein müssen.[843] Neben diesen Voraussetzungen ist es weiters von besonderer Bedeutung, dass der Prozessauftrag und die Prozessziele mit dem Auftraggeber unmissverständlich vereinbart sind und der Auftraggeber seiner Treiberrolle nachkommt.

10.8 Process-Ownership

Einen der kritischen Erfolgsfaktoren stellt die eindeutig definierte Prozessverantwortung (Process-Ownership) dar. Durchleuchtet man diesbezüglich die einschlägige Literatur, so kann festgestellt werden, dass vor allem in der allgemeinen Prozessmanagementliteratur immer wieder auf die Bedeutung der Prozessverantwortung hingewiesen wird, im Besonderen auf die personifizierte Prozessverantwortung.[844] „Man nenne die verantwortliche Person!", so könnte diesbezüglich die Forderung lauten. Dabei werden synonym verschiedene Begriffe verwendet:

- Process Owner,
- Prozesseigner,
- Geschäftsprozessverantwortlicher,

um nur einige Beispiele zu nennen. Den sensibelsten Bereich stellen dabei jene Prozesse dar, welche „crossfunctional" also nicht im Einklang mit der vorhandenen Organisationsstruktur zu gestalten sind. „Structure follows process." Diesem Grundsatz folgend, wird deutlich, dass vorhandene Strukturen oftmals nicht die notwendige Prozessorientierung unterstützen. Schulte-Zurhausen zeichnet dazu folgendes Bild:

> *„Die Ablauforganisation ist demnach der Aufbauorganisation nachgelagert, … Bei einer Anwendung des klassischen Ansatzes wird vollkommen vernachlässigt, daß die Abläufe von Geschäftsprozessen in der Regel stellenübergreifend sind."* [845]

Davenport geht noch einen Schritt weiter und beschreibt die mit Process-Ownership verbundenen Herausforderungen so:

> *„The difficulty in defining ownership, of course, is that processes seldom follow existing boundaries of organizational power and authority. Process ownership must be seen as an additional or alternative dimension of the formal organizational structure that, during periods of radical process change, takes precedence over other dimensions of structure. Otherwise, process owners will not have the power or legitimacy needed to implement process designs that*

[843] Vgl. Greiling, Michael; Hofstetter, Jürgen: Patientenbehandlungspfade optimieren – Prozeßmanagement im Krankenhaus, Baumann Fachverlag, Kulmbach 2002, S. 47

[844] Vgl. Schmelzer, Hermann J.; Sesselmann, Wolfgang: Geschäftsprozessmanagement in der Praxis, Carl Hanser Verlag, München, 2004, S. 87

[845] Schulte-Zurhausen, Manfred: Organisation, 2. Auflage, München, Verlag Franz Vahlen, 1999, S. 45

violate organizational charts and norms describing "the way we do things around here." [846]

Dieser Beschreibung muss grundsätzlich Recht gegeben werden. Sie stellt aber im Gesundheitswesen mit seinen traditionellen Strukturen eine noch nicht gelöste Schwierigkeit dar, weil die fachlich versäulte funktionale Arbeitsteilung laufend dazu verleitet, bevorzugt Partikularinteressen zu befriedigen und nicht prozessorientiert zu handeln.[847] Diese stark funktionale Organisationsausrichtung wird deshalb auch als Werkstattorientierung[848] bezeichnet, weil ähnlich einer Werkstätte der Patient unabhängig von seinen individuellen Bedarfen von einem Bearbeitungsort zum anderen gereicht wird.. Nicht selten ist dieses „Weiterreichen“ auch schlecht koordiniert. Fritsche[849], stellvertretender ärztlicher Direktor der Charité Berlin, bringt es noch treffender auf den Punkt, indem er die Organisationskultur von Krankenhäusern mit der einer mittelalterlichen Stadt mit Handwerksbetrieben und Gilden vergleicht, die sich hierarchisch in Meister, Gesellen und Lehrlingen gliedert.

Vahs und Schäfer-Kunz[850] beschreiben die Organisation von Gesundheitsunternehmen als ein Zusammenspiel von vertikalen Funktionsbarrieren und horizontalen Hierarchiebarrieren, was letztendlich zu so genannten operativen Inseln führt. Darin ist auch der Grund dafür zu sehen, dass in Krankenhäusern die autonome Erbringung von Teilleistungen im Vordergrund steht und deshalb nicht die Kundenorientierung die Ausrichtung der Abläufe bestimmt.[851] Das nachfolgende Bild soll die gegenwärtige Situation des Patientenflusses im Krankenhaus verdeutlichen:

[846] Davenport, Thomas. H.: Process Innovation – Reengineering Work through Information Technology, Harvard Business School Press, Boston, Massachusetts, 1993, S. 7

[847] Vgl. Naegler, Heinz: Krankenhausmanagement, in: Haubrock, Manfred; Schär, Walter (Hrsg.): Betriebswirtschaft und Management im Krankenhaus, 3. Auflage, Verlag Hans Huber, Bern, 2002, S. 178

[848] Vgl. Braun, Günther; Güssow, Jan; Ott, Robert: Prozessorientiertes Krankenhaus – Lösungen für eine Positionierung im Wettbewerb, Stuttgart, 2005, S. 25

[849] Vgl. Pletter, Roman: Die Pfadfinder – Das Management der Charité geht neue Wege, in: brand eins, Wirtschaftsmagazin, 8. Jhg., Heft 06, Juni 2006, S. 82

[850] Vgl. Vahs, Dietmar; Schäfer-Kunz, Jan: Einführung in die Betriebswirtschaftslehre – Lehrbuch mit Beispielen und Kontrollfragen, 4. Auflage, Stuttgart, 2005, S. 247

[851] Vgl. von Eiff, Wilfried; Ziegenbein, Ralf (Hrsg.): Geschäftsprozessmanagement. Methoden und Techniken für das Management von Leistungsprozessen im Krankenhaus, 2. Auflage, Gütersloh, 2003, S. 137

Abbildung 26: Prozessabwicklung bei funktionaler Arbeitsteilung

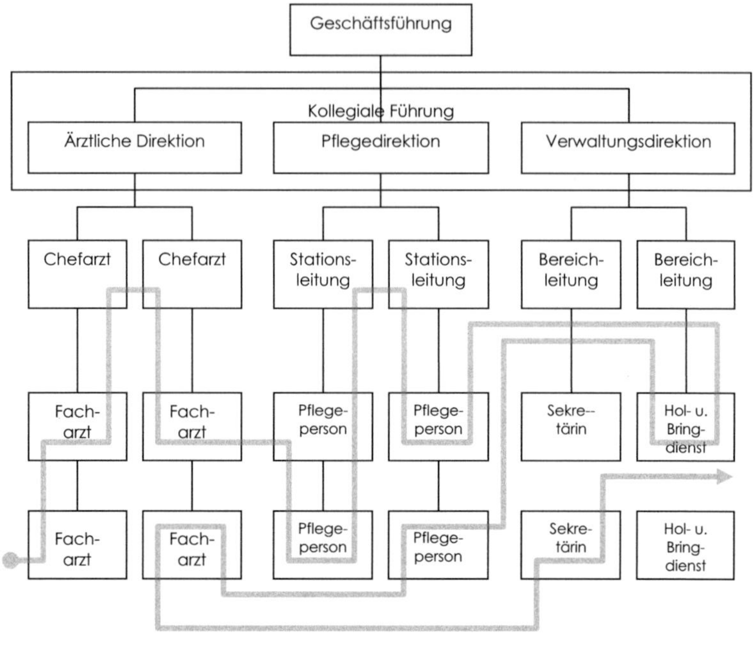

Die graue Linie stellt den Patientenfluss dar

Es hat den Anschein, dass in der krankenhausspezifischen Prozessmanagementliteratur ein weiter Bogen um den Begriff „Process-Ownership" gemacht wird.
Greiling[852] beispielsweise betont zwar die Bedeutung des Prozesseigners, fokussiert sich bei diesem Thema allerdings vorwiegend auf die Projektphase und lässt Lösungsansätze für die Zeit danach nicht erkennen. Greulich und Thiele[853] sehen die Prozessverantwortung zwar abteilungsübergreifend und beschreiben Prinzipien, die es diesbezüglich zu beachten gilt, verzichten aber ebenfalls auf konkrete Lösungsansätze. Zapp und Dorenkamp[854] beschreiben in ihren Ausführungen die Tatsache, dass Prozesse zwar abteilungsspezifisch optimiert werden, aber der Blick über die Abteilungsgrenzen selbst oftmals zu kurz kommt. Letztlich stellen sie, konkrete Lösungsansätze ebenfalls auslassend, die kritische Frage, inwieweit Prozessgestaltung auch eines Machtpromotors bedarf?

---

852 Vgl. Greiling, Michael; Hofstetter, Jürgen: Patientenbehandlungspfade optimieren – Prozeßmanagement im Krankenhaus, Baumann Fachverlag, Kulmbach 2002, S. 43

853 Vgl. Greulich, Andreas; Thiele, Günter: Prozessmanagement im Krankenhaus, in: Greulich, Andreas; Thiele, Günter; Thiex-Kreye, Monika: Prozessmanagement im Krankenhaus, R. V. Decker's Verlag, Heidelberg, 1997, S. 16

854 Vgl. Zapp, Winfried; Dorenkamp Annette: Anwendungsorientierte Prozessgestaltung im Krankenhaus – Bericht über ein Forschungsprojekt, in: Zapp, Winfried (Hrsg.): Prozessgestaltung im Krankenhaus, Economica Verlag, Heidelberg 2002, S. 60

Betrachtet man die tradierte Krankenhausorganisation, so muss die Forderung nach einem geeigneten Machtpromotor unbedingt bejaht werden. Wollen Gesundheitsunternehmen ihre abteilungsübergreifenden Prozesse tatsächlich kundenorientiert auslegen, bedarf es jedenfalls in der Projektphase, sicher aber im laufenden Betrieb personifizierter Verantwortlicher. Erste diesbezügliche Lösungsansätze werden im Zusammenhang mit Center-Organisationen angedacht. Wobei hier folgendes zu berücksichtigen ist:

Zum einen kann die definitive Ausrichtung am Kunden (Patienten) bereits in der Zielformulierung dazu beitragen, abteilungsspezifische Begehrlichkeiten zu neutralisieren. Zum anderen wird es in letzter Konsequenz notwendig sein, auch über neue Strukturen nach zu denken. Gerade die Bildung von Kompetenz-Zentren, die sich auch begrifflich am Verständnis der Patienten orientieren (Brustgesundheitszentren, Sinneszentren, Dickdarmzentren usw.), zeigt erste, zaghafte Ansätze abteilungsübergreifender Prozessverantwortung.[855]

Wengleich er seine Ausführungen nicht auf das Gesundheitswesen bezieht, beschreibt Gaitanides[856] diesbezüglich eine vor allem für Krankenhäuser interessante Aufgabenteilung, in dem er den Process-Owner (Prozessverantwortlichen) vom Case-Manager trennt. Lässt er dem Case-Manager (beispielsweise dem behandlungsführenden Arzt) die operative Verantwortung zukommen, so überträgt er dem Prozess-Owner im Sinne eines unterstützenden Experten, die Verantwortung für Prozessdesign, Gestaltung, Aktualisierung und Schulung. Dies ist ein Lösungsansatz, der vor allem der Tatsache Rechnung trägt, dass trotz Prozessorientierung die traditionellen Strukturen von Krankenhäusern, in denen nach wie vor Hierarchie durch Fach-Know-how definiert wird, zunächst nicht in Frage gestellt werden. Eine Gefahr, die dieser Ansatz jedoch mit sich bringt, sind verbleibende Unklarheiten bei der Kompetenzverteilung. Damit widersprechen die Überlegungen von Gaitanides zum Teil der von Davenport[857] geforderten Konstellationen, denn „Process-Ownership" ist auch eine Frage von Verantwortlichkeiten, bei der Macht und Legitimität einer klaren Regelung bedürfen. Gaitanides scheint hier einen auch für das Traditionsunternehmen Krankenhaus brauchbaren Ansatz gefunden zu haben.

Nachdem die Frage des „Process-Ownerships" zukünftig einen wichtigen Schlüssel in der prozessorientierten Krankenhausorganisation darstellen wird und in der einschlägigen Literatur darüber wenig zu finden ist, war es dem Verfasser ein Anliegen, diesbezüglich einige Überlegungen anzustellen. Die nachfolgende Tabelle zeigt diese im Überblick:

---

[855] Vgl. Kerres, Martin; Lohmann, Heinz: Der Gesundheitssektor: Chance zur Erneuerung – Vom regulierten Krankenhaus zum wettbewerbsfähigen Gesundheitszentrum, Wirtschaftsverlag Ueberreuter, Wien 1999, S. 55 - 70

[856] Vgl. Gaitanides, Michael: Prozessorganisation, Verlag Franz Vahlen, München, 2007, S. 53

[857] Vgl. Davenport, Thomas. H.: Process Innovation – Reengineering Work through Information Technology, Harvard Business School Press, Boston, Massachusetts, 1993, S. 7

Tabelle 26: Überlegungen zum Process-Ownership

<table>
<tr><th>Organisationsform</th><th>Modell</th><th>Prozessownership</th><th>Merkmal</th><th>Herausforderungen</th></tr>
<tr><td rowspan="5">Funktionale Arbeitsteilung</td><td>Projekt zur Prozessverbesserung</td><td>Projektleitung (kein Prozessownership im laufenden Betrieb)</td><td rowspan="4">Prozesssteuerung über die oberste Instanz (Geschäftsführung)</td><td rowspan="4">Zentralismus
Bei steigender Anzahl an Prozessen besteht die Gefahr, dass die Übersicht verloren geht. Verantwortung liegt nicht im Bereich der Prozessumsetzer und ist daher nicht klar geregelt. Konventionelle, versäulte Strukturen können beibehalten werden. Die Beachtung der Schnittstellen wird zentral beauftragt. Kundenorientierung ist verordnet.</td></tr>
<tr><td>Prozessmanagement innerhalb einer Fachabteilung</td><td>Abteilungsleiter im Auftrag der Geschäftsführung</td></tr>
<tr><td>Center-Management (Variante I)</td><td>Geschäftsführung</td></tr>
<tr><td>Center-Management (Variante II)</td><td>Hauptbehandler teilen sich im Auftrag der Geschäftsführung das Prozessownership.</td></tr>
<tr><td>Prozessmanagement innerhalb einer Fachabteilung</td><td>Abteilungsleiter</td><td>Prozesssteuerung über die Abteilungsleitung.</td><td>Partielle Dezentralisierung
Prozessverantwortung liegt im Bereich der Prozessumsetzer und ist klar geregelt. Konventionelle, versäulte Struktur kann beibehalten werden. Schnittstellen werden nur bedingt beachtet. Kundenorientierung nur innerhalb der Abteilungsgrenzen gesichert.</td></tr>
<tr><td>Funktionale Arbeitsteilung oder Prozessorganisation</td><td>Center-Management (Variante III)</td><td>Abteilungsleiter</td><td>Trennen von Process Ownership und Case Management</td><td>Dezentralisierung
Process Ownership übernimmt Prozessdesign, Gestaltung, Aktualisierung und Schulung. Case Manager trägt die operative Verantwortung. Es besteht die Gefahr, dass Kompetenzen nicht klar geregelt sind. Konventionell, versäulte Strukturen können beibehalten werden.</td></tr>
<tr><td rowspan="3">Prozessorganisation</td><td>Projekt zur Prozessverbesserung</td><td>Projektleitung = Prozesseiger (Prozessownership erfolgt auch im laufenden Betrieb durch die Projektleitung)</td><td rowspan="3">Prozesssteuerung über definierte, inter-disziplinäre und berufsgruppen-übergreifende Prozessowner.</td><td rowspan="3">Dezentralisierung
Prozessverantwortung liegt im Bereich der Prozessumsetzer und ist klar geregelt. Konventionelle, versäulte Struktur muss aufgegeben werden. Die Beachtung der Schnittstellen sowie die Kundenorientierung sind die zentrale Philosophie für das Organisationsmodell.</td></tr>
<tr><td>Center-Management (Variante IV)</td><td rowspan="2">Prozessmanager</td></tr>
<tr><td>Prozessorientiertes Krankenhaus</td></tr>
</table>

Die in der Tabelle aufgelisteten Modelle stellen verschiedene Ausprägungsformen des Prozess-Ownerships dar. Im Rahmen der funktionalen Arbeitsteilung besteht zum einen die Möglichkeit, Prozessmanagement zu verordnen, wobei das Prozess-Ownership dabei auf der obersten Unternehmensebene angesiedelt sein müsste. Zum zweiten kann Prozessmanagement auf Abteilungsebene realisiert werden. Wobei seitens der Geschäftsführung darauf zu achten ist, dass die Abläufe an den Schnittstellen ausreichend gut gelöst sind. Einen Kompromiss stellt die Trennung in Case-Management und Process-Ownership dar, wie sie beim Center-Management (Variante III) beschrieben ist. Dies ist ein Lösungsansatz, der auch für eine stringente funktionelle Organisationsform geeignet wäre. Erst im Rahmen einer professionellen Prozessorganisation kann ausreichend dezentralisiert werden. Fest steht, dass bei konsequenter Umsetzung dieser Organisationsform gegebene Krankenhausstrukturen letztlich auf den Kopf zu stellen wären. Schlüchtermann und Sibbel fassen diese Herausforderung wie folgt zusammen:

> *„... Defizite und Schwachstellen der traditionellen, an den Prinzipien des Taylorismus orientierten Organisationsstrukturen in Krankenhäusern zwingen vor dem Hintergrund der veränderten Rahmenbedingungen im Gesundheitswesen auch Krankenhäuser dazu, von der*

Funktionsorientierung abzurücken und auf stärker prozessorientierte Strukturen zu setzen."[858]

Ziegenbein[859] relativiert die uneingeschränkte Prozessorientierung allerdings. Er ist der Ansicht, dass auch zukünftig hierarchische Führungs- und Organisationsstrukturen sowie Spezialistentum notwendig sein werden. Die wachsende fachliche Fokussierung auf Teilbereiche sowie die wachsende Herausbildung von Experten stehen damit im Widerspruch zur zunehmend forcierten Prozessorganisation. Gerade dort, wo Aufgaben arbeitsteilig erledigt werden müssen, bedarf es der Zusammenführung wertvoller Einzelbeiträge von Experten zum gewünschten Gesamtwerk. Nefiodow sieht dabei den Lösungsansatz in der besseren Entwicklung der Kooperationsfähigkeit.[860]
Dies lässt erwarten, dass zukünftig Veränderungen mit einer deutlicheren Prozessorientierung unablässig sind. Was sich letztendlich als die ideale Organisationsform des Krankenhauses bewähren wird, gilt es abzuwarten. Am ehesten ist gegenwärtig Prozessmanagement dort friktionsfrei zu lösen, wo die Veränderungen zunächst innerhalb einer Abteilung vorgenommen werden, also Schnittstellen zu anderen Abteilungen weitestgehend nicht berührt werden, wie dies teilweise im vorliegenden Untersuchungsgegenstand „Augenabteilung" der Fall war. Dabei entstanden aber neue Schnittstellen in den extramuralen Bereichen, die es professionell zu regeln galt. Wie weit dies gelungen ist, wird im Rahmen der Ergebnisauswertung noch einer genaueren Betrachtung unterzogen.

10.9 Prozessdarstellung

Vorrangiges Ziel der Prozessdarstellung sind die Visualisierung und das Schaffen ausreichender Transparenz.[861] Daher wird die Darstellung der Prozesse auch als Prozessstrukturtransparenz[862] bezeichnet. Es steht dabei nicht allein die Beschreibung der Abläufe im Vordergrund, sondern viel mehr das Erkennen von Ineffektivität und Ineffizienz.[863] Aus diesem Grund ist die bildliche bzw. grafische Darstellung sowohl was die Analyse betrifft als auch bei der Entwicklung neuer Prozesse allen anderen Dokumentationsformen vorzuziehen.[864]

---

[858] Schlüchtermann, Jörg; Sibbel, Rainer: Betriebswirtschaftliche Basis des Prozessmanagements und der Prozesskostenrechnung – Definition und Darstellung, in: Braun, Günther E.; Güssow, Jan; Ott, Robert: Prozessorientiertes Krankenhaus – Lösungen für eine Positionierung im Wettbewerb, Stuttgart, 2005, S. 31

[859] Vgl. Ziegenbein, Ralf: Klinisches Prozeßmanagement – Implikationen, Konzepte und Instrumente einer ablauforientierten Krankenhausführung, 2. Auflage, Gütersloh, 2001, S. 122

[860] Vgl. Nefiodow, Leo A.: Der sechste Kondratieff – Wege zur Produktivität und Vollbeschäftigung im Zeitalter der Information, 6. überarbeitete Auflage, Sankt Augustin (D), Rhein-Sieg-Verlag, 2006, S. 90

[861] Vgl. Greiling, Michael; Hofstetter, Jürgen: Patientenbehandlungspfade optimieren – Prozeßmanagement im Krankenhaus, Baumann Fachverlag, Kulmbach 2002, S. 59

[862] Vgl. Scholz, Rainer; Vrohlings Alwin: Prozeß-Struktur-Transparenz, In: Gaitanides, Michael; Scholz, Rainer; Vrohlings, Alwin; Raster, Max: Prozeßmanagement – Konzepte, Umsetzungen und Erfahrungen des Reengineering, Carl Hanser Verlag, München-Wien, 1994, S. 38 - 40

[863] Vgl. Haubrock, Manfred; Schär, Walter (Hrsg.): Betriebswirtschaft und Management im Krankenhaus, 3. Auflage, Verlag Hans Huber, Bern, 2002, S. 129

[864] Vgl. Greiling, Michael; Hofstetter, Jürgen: Patientenbehandlungspfade optimieren – Prozeßmanagement im Krankenhaus, Baumann Fachverlag, Kulmbach 2002, S. 48

Die Tiefe der Dokumentation (Level of Detail of the Documentation[865]) ist nicht zuletzt vom **Zweck** der Dokumentation abhängig zu machen. Es sind sowohl zu einfache als auch zu komplexe Darstellungen zu vermeiden. Darüber hinaus ist die Darstellungsform an den Nutzern auszurichten und nicht an den theoretischen Möglichkeiten. Harrington u. a. formulieren dazu:

> *„It is important that the diagram gives a clear and brief presentation of the essential factors."* [866]

Im Laufe der Entwicklung des Prozessmanagements haben sich unzählige Darstellungsformen sowie Produkte etabliert. Unabhängig davon ist im Besonderen darauf zu achten, dass der Gebrauchswert für die Anwender ausreichend Berücksichtigung findet. Nachdem das Prozessmanagement primär aus den industriellen Betrieben kommt, sind etablierte Darstellungsformen bezüglich ihrer Verwendbarkeit im Gesundheitswesen kritisch zu betrachten. Im Laufe der Zeit hat sich der von Scholz und Vrohlings beschriebene Ansatz der vierdimensionalen Prozess-Diagrammdarstellung[867] weiter entwickelt. Die nachfolgende Grafik zeigt die Grundidee dieser vierdimensionalen Visualisierungsform:

Abbildung 27: Prinzip der vierdimensionalen Prozess-Diagrammdarstellung

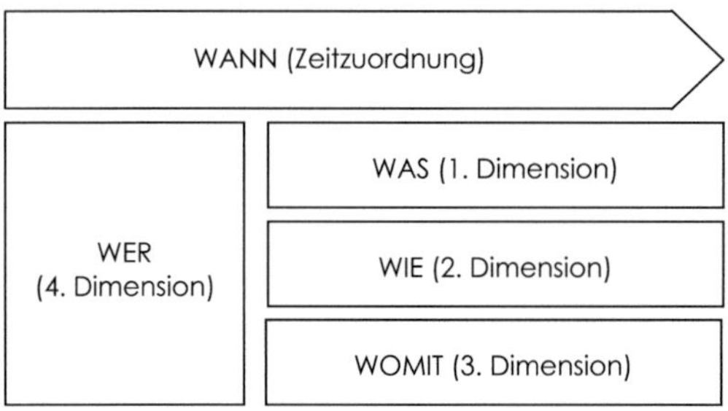

Eine Weiterentwicklung dieser vierdimensionalen Visualisierungsform ist die von Binner kreierte Organisationsprozessdarstellung[868]. Binners Modell ist mittlerweile weltweit als „Swimlane-Technik" bekannt geworden. Sie zeichnet sich durch besondere Übersichtlichkeit aus, weil diese Visualisierungsform eine Kombination von Ablauf und zuständigen Bereichen bzw. Berufsgruppen darstellt. Dadurch werden im Besonderen Verständlichkeit

[865] Vgl. Harrington, H. James; Esseling, Erik K., Nimwegen van, Harm: Business Process Improvement – Workbook, Mac. Graw-Hill, New York, 1997, S. 84 - 87
[866] Harrington, H. James; Esseling, Erik K., Nimwegen van, Harm: Business Process Improvement – Workbook, Mac. Graw-Hill, New York, 1997, S. 247
[867] Vgl. Scholz, Rainer; Vrohlings Alwin: Prozeß-Struktur-Transparenz, In: Gaitanides, Michael; Scholz, Rainer; Vrohlings, Alwin; Raster, Max: Prozeßmanagement – Konzepte, Umsetzungen und Erfahrungen des Reengineering, Carl Hanser Verlag, München-Wien, 1994, S. 50 - 52
[868] Vlg. Binner, Hartmut: Geschäftsprozessmodellierung, In: http://www.prof-binner-akademie.de/fgebiete.html (10.05.2006)

und Transparenz unterstützt, die vor allem in der Expertenorganisation Krankenhaus, in der professionelles Prozess-Know-how kaum vorhanden ist, von besonderem Nutzen sind. Die folgende Grafik zeigt ein Beispiel für ein solches Diagramm:

Abbildung 28: Organisationsprozessdarstellung – Swimlane

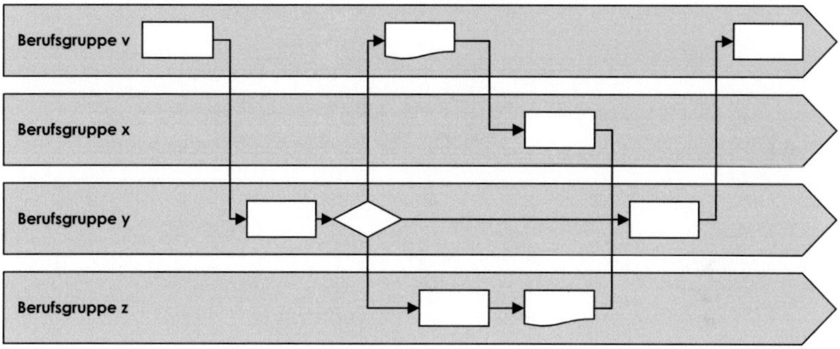

Bei der Auswahl des Darstellungsinstrumentes sollten daher folgende Aspekte Berücksichtigung finden:

- Darstellungsmöglichkeit der prozessrelevanten Fakten
- Nutzerfreundlichkeit
- Darstellungsinstrumente, die bereits Verwendung finden
- Bearbeitungsintensität
- Vorlieben der Nutzer

Was die Symbolsprache[869] bei den einzelnen Prozesssegmenten betrifft, hat sich unter anderem die so genannte „ereignisgesteuerte Prozesskette“[870] bewährt. Diese Darstellungsform beschränkt sich auf zwei Symbole, drei Operatoren und Ablaufpfeile. Sie zeichnet sich dadurch aus, dass der Betitelung entsprechend die Tätigkeiten immer mit einem auslösenden Ereignis erklärt bzw. begründet werden müssen, also einem Ereignissymbol immer ein Tätigkeitssymbol folgt. Die zusätzlichen Operatoren beschreiben Entscheidungsmöglichkeiten. Die nachfolgende Grafik bietet einen Überblick zu dieser Systematik:

---

[869] Vgl. Greulich, Andreas; Thiele, Günter: Prozessmanagement im Krankenhaus, in: Greulich, Andreas; Thiele, Günter; Thiex-Kreye, Monika: Prozessmanagement im Krankenhaus, R. V. Decker's Verlag, Heidelberg, 1997, S. 23- 30

[870] Vgl. Greiling, Michael; Hofstetter, Jürgen: Patientenbehandlungspfade optimieren – Prozeßmanagement im Krankenhaus, Baumann Fachverlag, Kulmbach 2002, S. 77 - 78

Abbildung 29: Systematik und Symbolik der ereignisgesteuerten Prozesskette

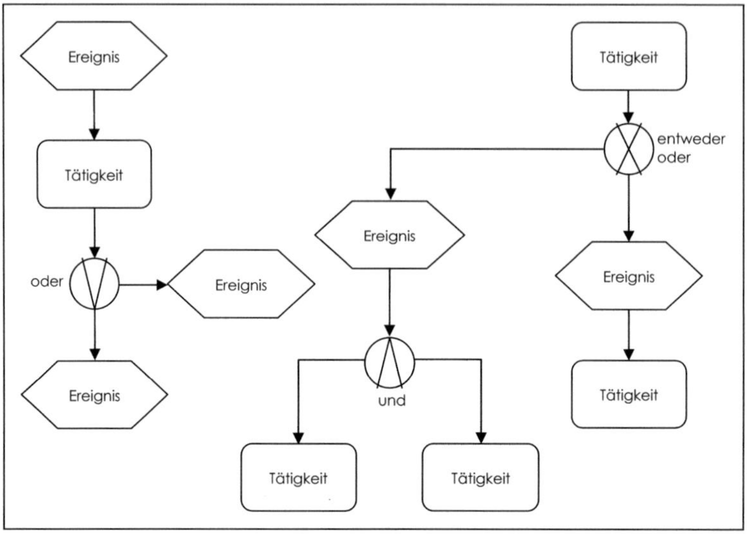

Was den Nutzen der Visualisierung betrifft, werden in der Fachliteratur verschiedene Zielsetzungen formuliert. So beschreibt Greulich:

> *„Durch die bildliche Darstellung von Arbeitsabläufen unabhängig von dem zu untersuchenden Bereich ist eine vollständige Abbildung aller Tätigkeiten im Krankenhaus möglich.“*[871]

Bezug nehmend auf den Kostenaspekt führt er weiter aus:

> *„Die Idee der Prozeßoptimierung bietet hierfür den Lösungsansatz, dass erstmals nicht aus Sicht von ärztlichem Dienst und Pflegedienst eine willkürliche und kaum nachzuvollziehende Budgetierung bestimmter Ausgaben erfolgt, sondern eine Betrachtung der Ausgaben gewählt wird, die für das medizinische und pflegerische Personal nachvollziehbar ist, nämlich die visuell dargestellten Arbeitsabläufe.“*[872]

Um im Rahmen des Prozessmanagements Effektivitätsfragen besser lösen zu können, bietet sich die Verwendung von Prozesskategorien an. Dabei wird in der Regel zwischen Kernprozessen (alle für den Patienten sichtbaren und erlebbaren Prozesse) und Supportprozessen (unterstützende, für

[871] Greulich, Andreas; Thiele, Günter: Prozessmanagement im Krankenhaus, in: Greulich, Andreas; Thiele, Günter; Thiex-Kreye, Monika: Prozessmanagement im Krankenhaus, R. V. Decker's Verlag, Heidelberg, 1997, S. 23

[872] Greulich, Andreas; Thiele, Günter: Prozessmanagement im Krankenhaus, in: Greulich, Andreas; Thiele, Günter; Thiex-Kreye, Monika: Prozessmanagement im Krankenhaus, R. V. Decker's Verlag, Heidelberg, 1997, S. 21

den Patienten nicht sichtbare Prozesse) unterschieden.[873] Es ist allerdings darauf hinzuweisen, dass im Krankenhausmanagement verschiedenste Begriffe in Verwendung sind, die nicht selten zu Verwirrung führen. Die nachfolgende Tabelle zeigt einen Überblick der gebräuchlichsten Bezeichnungen und Definitionen. Es muss an dieser Stelle unbedingt empfohlen werde, dass im Rahmen des Prozessmanagements jedes Unternehmen selbst aufgefordert ist, sich auf bestimmte Begriffe zu verständigen und diesen klare Definitionen zuzuordnen.

Tabelle 27: Prozesskategorien und Definitionen

Begriff	Definition
Wertschöpfungsprozesse	Prozesse, die zur finanziellen Wertschöpfung des Unternehmens beitragen. Aber auch Prozesse im Sinne der Wertschöpfung als Transformation. Also Prozesse die einen Mehrwert erzeugen. Im Krankenhaus beispielsweise der gesamte Behandlungsprozess der Patienten.
Kernprozesse	Prozesse, die für den Kunden sichtbar und erlebbar sind. Im Krankenhaus sämtliche Prozesse die dem Uno-Actu-Prinzip entsprechen. Aber auch Prozesse die den besonderen Wettbewerbsvorteil eines Unternehmens herausstreichen und unterstützen.
Patientenprozesse	Entweder identisch mit dem Wertschöpfungsprozess oder aber auch identisch mit dem Kernprozess.
Supportprozesse	Prozesse, die den Kernprozess unterstützen und daher für den Kunden nicht sichtbar und erlebbar sind. Im Krankenhaus beispielsweise Prozesse wie Information, Administration, Arztbriefschreibung, Verrechnung, Befundung und Labordiagnostik usw.
Schlüsselprozesse	Prozesse, die im Besonderen zur Kundenzufriedenheit beitragen. In diesem Sinne ausgewählte Kernprozesse. Aber auch Prozesse, welche die Unternehmensstrategie und die Zielsetzung unterstützen. Im Krankenhaus also neben den wertschöpfenden Prozessen auch Prozesse wie Lobbying, Öffentlichkeitsarbeit, Qualitätsmanagement, Wertemanagement usw.

Unter Berücksichtigung des Sprachgebrauchs unterschiedlicher Kliniken sowie folgender Quellen: Greiling, Michael; Hofstetter, Jürgen: Patientenbehandlungspfade optimieren – Prozeßmanagement im Krankenhaus, Baumann Fachverlag, Kulmbach 2002 sowie: Schulte-Zurhausen, Manfred: Organisation, 2. Auflage, München, Verlag Franz Vahlen, 1999 sowie: Zapp, Winfried (Hrsg.): Prozessgestaltung im Krankenhaus, Economica Verlag, Heidelberg 2002

Im Rahmen des Prozessmanagements empfiehlt es sich daher, zunächst den IST-Zustand zu analysieren und darzustellen. Damit kann erreicht werden, dass die einzelnen Prozessabschnitte ausreichend identifiziert und die Betroffenen für mögliche Fehlfunktionen und Ineffizienzen sensibilisiert werden.[874]

Erst in einem zweiten Schritt wird dann ein SOLL-Prozess modelliert, der sich an klar formulierten Vorgaben auszurichten hat. Greiling und Hofstetter haben dazu folgende Parameter definiert:

> *„Ist-Daten sind dabei die eventuell noch zu verdichtenden Daten der Prozessdokumentation, während sich Soll-Daten für die Prozeßparameter aus Zielsetzung, Standards, Richtlinien, internen und ex-*

[873] Greiling, Michael; Hofstetter, Jürgen: Patientenbehandlungspfade optimieren – Prozeßmanagement im Krankenhaus, Baumann Fachverlag, Kulmbach 2002, S. 20

[874] Skowronnek, Olav; Bader Tobias: Prozeßorientierte IT-Unterstützung im Krankenhaus, in: Greulich, Andreas; Thiele, Günter; Thiex-Kreye, Monika: Prozessmanagement im Krankenhaus, R. V. Decker's Verlag, Heidelberg, 1997, S. 52

ternen Kundenanforderungen, wissenschaftlichen Erkenntnissen, Logik sowie Eigen- und Fremderfahrung herleiten lassen.“[875]

Besonders wichtig ist es darüber hinaus, bei der Modellierung von patientenorientierten SOLL-Prozessen darauf zu achten, dass die Verknüpfung von Entscheidungs- und Ablaufzusammenhängen dargestellt wird.[876] Dies ist vor allem damit zu begründen, dass, wie bereits erwähnt, Neumodellierungen zu crossfunktionalen Abläufen führen und es dann von besonderer Wichtigkeit ist, die Entscheidungszusammenhänge eindeutig darzustellen und einer klaren Regelung zuzuführen.

Zusammenfassend kann also festgehalten werden, dass der zentrale Nutzen einer professionellen Prozessdarstellung zum einen in der Sensibilisierung für IST-Prozessabläufe gesehen werden kann, zum anderen darin, dass die Modellierung von SOLL-Prozessen, unabhängig von hierarchischen Strukturen und ausgerichtet am Kunden, eine dementsprechende Unterstützung erfährt.

10.10 Strukturen

Unter „Struktur“ werden üblicherweise folgende drei Begriffe zusammengefasst:

- Organisationsstruktur
- Personalstruktur
- Infrastruktur

Die **Organisationsstruktur** meint die Aufbauorganisation und das hierarchische Zusammenspiel der verschiedenen Organisationsmitglieder.[877] Wie bereits oben beschrieben, ist in Krankenanstalten die Organisationsstruktur oftmals nicht mit der Ablauforganisation kongruent, was im Rahmen des Prozessmanagements nicht selten zu Spannungsfeldern führt.
Unter **Personalstruktur** sind sowohl die quantitative als auch die qualitative Personalausstattung eines Unternehmens oder einer Organisationseinheit zu verstehen. Die quantitative Ausstattung wird bevorzugt in der kalkulatorischen Anzahl der Vollzeitdienstposten ausgedrückt, unabhängig von der tatsächlichen Verteilung zwischen Voll- und Teilzeitbeschäftigten. Die qualitative Ausstattung umfasst neben der fachlichen Qualifikation, also der Ausbildung und der Berufserfahrung, auch die persönliche Eignung (Belastbarkeit und Persönlichkeit) und die kulturelle Qualifikation (Kommunikationsfähigkeit, Organisationstalent usw.).[878]

---

[875] Greiling, Michael; Hofstetter, Jürgen: Patientenbehandlungspfade optimieren – Prozeßmanagement im Krankenhaus, Baumann Fachverlag, Kulmbach 2002, S. 49

[876] Vgl. Greulich, Andreas: Prozeßmodellierung als Instrument für organisatorische Verbesserungen, in: Greulich, Andreas; Thiele, Günter; Thiex-Kreye, Monika: Prozessmanagement im Krankenhaus, R. V. Decker's Verlag, Heidelberg, 1997, S. 149

[877] Vgl. Schulte-Zurhausen, Manfred: Organisation, 2. Auflage, Verlag Franz Vahlen, München,1999, S. 2

[878] Vgl. Scholz, Christian: Personalmanagement, 5. Auflage, Verlag Franz Vahlen, München, 2000, S. 312 – 315 u. S. 493

Als **Infrastruktur** können sowohl die bauliche Gestaltung und Raumanordnung in der Organisationseinheit als auch die Einrichtung und Geräteausstattung zusammengefasst werden.
Dem Prinzip **"structure follows process follows strategy"** folgend, kann davon der Grundsatz abgeleitet werden, dass professionelles Prozessmanagement die Basis für die Gestaltung der gesamten Struktur darstellen muss und nicht umgekehrt.

10.11 Zusammenfassung

Seinen Ursprung hat Prozessmanagement in der industriellen Produktion. Lag der primäre Auslöser dafür in der Wirtschaftlichkeit, so fand in den letzten Jahren ein Paradigmenwechsel hin zur Kundenorientierung statt. Dabei ist der Begriff Kundenorientierung ganzheitlich zu sehen, denn eine gut funktionierende Kunden-Lieferantenbeziehung fokussiert sich nicht nur auf den Marktkunden (outhouse-view), sondern schafft auch friktionsfreie Nahtstellen innerhalb des Unternehmens (inhouse-view). In Gesundheitseinrichtungen beschäftigt man sich erst in den letzten Jahren mit prozessorientierter Organisation, wobei die Auslöser dafür neben ökonomischen Aspekten der wachsende Druck seitens der Gesundheitspolitik, die steigenden Kundenerwartungen und das Generieren von Wettbewerbsvorteilen sind. Gesundheitsunternehmen in ihrer Funktion als Dienstleister sind dabei im Besonderen auf der kommunikativen Ebene herausgefordert.
Der tradiert versäulte Aufbau und die sich daraus ergebenden Organisationsinseln stellen bezogen auf das Prozessmanagement eine besondere Herausforderung dar, weil dieses einen crossfunktionalen Ansatz verlangt. Diese Crossfunktionalität erzeugt in der Folge auch ein Spannungsfeld bezüglich der Verantwortlichkeiten. Einen brauchbaren Ansatz dazu liefert Gaitanides, indem er diese Verantwortlichkeiten auf Case-Manager (Fachexperten) und Process-Owner (Prozessexperten) aufteilt. Unentbehrlich ist aufgrund der Komplexität der Ablauforganisation eine brauchbare bildliche Darstellung. Sie schafft Transparenz und damit Prozessbewusstsein. Strukturveränderungen stellen dabei das letzte Glied der Kette dar, weil sie sich idealerweise am optimierten Prozess ausrichten.

Prozessmanagement versucht, die unterschiedlichen Begehrlichkeiten der Prozessbeteiligten durch die Ausrichtung am Kunden weitestgehend zu neutralisieren. Prozessmanagement stellt somit die Grundlage dafür dar, Rationalisierungspotenziale zu entdecken, Veränderungsbereitschaft zu erzeugen und Reorganisationen umzusetzen.

11 EXKURS - Qualitative Sozialforschung

11.1 Allgemeines

Generell ist die Frage zu stellen, was die Indikatoren bei der Gesundheitsmessung und Gesundheitsproduktion sind. Traditionelle Outputmessungen beschäftigen sich mit der Lebenserwartung, der Mortalität (Sterblichkeitsrate) und der Morbidität (Krankheitsrate).[879] Andere Gesundheitsindices stellen beispielsweise das Nottingham Health Profile oder der McMater Health Index dar.[880] Untersuchungsverfahren, bei denen gesundheitspolitische Reformprogramme auf deren Wirksamkeit untersucht wurden, gibt es in den USA bereits seit dem Ende der 1960er Jahre.[881] Primär wurden bei diesen Forschungsansätzen quantitative Verfahren angewendet. Alle diese Messmethoden haben eines gemeinsam, nämlich die Tatsache, dass sie keine Ableitungen darüber zulassen, welche Optimierungen konkret vorgenommen werden sollen. Badura schreibt dazu:

> *„Denn die quantitative Erfassung von Ergebnissen erlaubt zwar, den relativen Erfolg oder Misserfolg eines Programms festzustellen, liefert aber keine Ansatzpunkte für erwünschte Lern- und Optimierungsprozesse. Nur eine Optimierung der Strukturen und Prozesse – und das setzt ihre genaue Kenntnis voraus – erlaubt eine Optimierung der dadurch herbeigeführten Ergebnisse."* [882]

Badura plädiert daher für eine stärkere Verknüpfung von epidemiologischen und organisationsanalytischen Vorgehensweisen, damit Prozesse, Strukturen und Ergebnisse eine gemeinsame Erfassung erfahren.[883] Idealerweise werden derartige Forschungen extern begleitet durchgeführt. In diesem Zusammenhang sei auf die fünf von Siegrist genannten Argumente für eine Forschung „von außen" verwiesen.[884]

> *„5 Postulate sozialwissenschaftlichen Forschens*
> *Postulat 1: Gegenstand humanwissenschaftlicher Forschung sind immer Menschen, Subjekte. Die von der Forschungsfrage betroffe-*

---

[879] Vgl. Neudeck, Werner: Das österreichische Gesundheitssystem: Eine ökonomische Analyse, Schriftenreihe des Ludwig Boltzmann-Instituts zur Analyse wirtschaftspolitischer Aktivitäten, Band 19, Manzsche Verlags- und Universitätsbuchhandlung, Wien, 2002, S. 18 - 21

[880] Vgl. Neudeck, Werner: Das österreichische Gesundheitssystem: Eine ökonomische Analyse, Schriftenreihe des Ludwig Boltzmann-Instituts zur Analyse wirtschaftspolitischer Aktivitäten, Band 19, Manzsche Verlags- und Universitätsbuchhandlung, Wien, 2002, S. 21 - 22

[881] Vgl. Badura, Bernhard: Evaluation und Qualitätsberichterstattung im Gesundheitswesen – Was soll bewertet werden und mit welchen Maßstäben? in: Badura, Bernhard; Siegrist, Johannes (Hrsg.): Evaluation im Gesundheitswesen, Juventa Verlag, 2. Auflage, Weinheim, 2002, S. 20

[882] Badura, Bernhard: Evaluation und Qualitätsberichterstattung im Gesundheitswesen – Was soll bewertet werden und mit welchen Maßstäben? in: Badura, Bernhard; Siegrist, Johannes (Hrsg.): Evaluation im Gesundheitswesen, Juventa Verlag, 2. Auflage, Weinheim, 2002, S. 20

[883] Vgl. Badura, Bernhard: Evaluation und Qualitätsberichterstattung im Gesundheitswesen – Was soll bewertet werden und mit welchen Maßstäben? in: Badura, Bernhard; Siegrist, Johannes (Hrsg.): Evaluation im Gesundheitswesen, Juventa Verlag, 2. Auflage, Weinheim, 2002, S. 37

[884] Siegrist, Johannes: Chancen und Grenzen sozialwissenschaftlicher Evaluationsforschung im Gesundheitswesen in: Badura, Bernhard; Siegrist, Johannes (Hrsg.): Evaluation im Gesundheitswesen, Juventa Verlag, 2. Auflage, Weinheim, 2002, S. 43 - 46

nen Subjekte müssen Ausgangspunkt und Ziel der Untersuchungen sein.
Postulat 2: Am Anfang einer Analyse muss eine genaue und umfassende Beschreibung (Deskription) des Gegenstandsbereiches stehen.
Postulat 3: Der Untersuchungsgegenstand der Humanwissenschaften liegt nie völlig offen, er muss immer auch durch Interpretation erschlossen werden
Postulat 4: Humanwissenschaftliche Gegenstände müssen immer möglichst in ihrem natürlichen, alltäglichen Umfeld untersucht werden.
Postulat 5: Die Verallgemeinerbarkeit der Ergebnisse humanwissenschaftlicher Forschung stellt sich nicht automatisch über bestimmte Verfahren her; sie muss im Einzelfall schrittweise begründet werden." [885]

Das Instrument der qualitativen Sozialforschung stellt eine von vielen Methoden der sozialwissenschaftlichen Evaluation dar. Die qualitative Sozialforschung ist zwar ein junges Feld, zeigt sich aber bei einer näheren Betrachtung als sehr umfangreich. Nicht zuletzt aus Gründen der Praktikabilität ist es daher notwendig, die Literaturrecherche auf eine sinnvolle Auswahl von Autoren einzugrenzen. Als hilfreich für die Erarbeitung eines brauchbaren Forschungsdesigns stellen sich für den Verfasser die Werke von Siegrist[886], Badura[887] und Flick[888] dar sowie im Besonderen das Buch von Lamnek[889], weil es einen umfangreichen, auch viele andere Autoren zitierenden Einblick in die qualitative Sozialforschung gewährt. Ergänzend dazu kann die Implementationsforschung[890] einen Rahmen bilden, weil im Sinne einer umfassenden Problembetrachtung immer der gesamte Spannungsbogen, beginnend bei den (gesundheits-)politischen Auslösern, über die unternehmerischen Reaktionen auf Vorgaben, bis hin zur Wahrnehmung durch die Betroffenen, aufgezeigt werden sollte. Ähnliche Forderungen stellt Mayring im Rahmen der qualitativen Evaluationsforschung auf, indem er folgenden Grundgedanken formuliert:

> *„Qualitative Evaluationsforschung will Praxisveränderungen wissenschaftlich begleiten und auf ihre Wirkung hin einschätzen, indem die ablaufenden Praxisprozesse offen, einzelfallintensiv und subjektorientiert beschrieben werden."* [891]

---

[885] Mayring, Philipp: Einführung in die Qualitative Sozialforschung, Beltz Studium, 5. Auflage, Weinheim und Basel, 2002, S. 20 - 24
[886] Vgl. Siegrist, Johannes: Medizinische Soziologie, Urban & Schwarzenberg, 5. Auflage, München, 1995
[887] Badura, Bernhard; Siegrist, Johannes (Hrsg.): Evaluation im Gesundheitswesen, Juventa Verlag, 2. Auflage, Weinheim, 2002
[888] Vgl. Flick, Uwe: Qualitative Sozialforschung – Eine Einführung, 3. Auflage, Rowohlt Taschenbuch Verlag, Hamburg, 2005
[889] Vgl. Lamnek, Siegfried: Qualitative Sozialforschung, 4. vollständig überarbeitete Auflage, Beltz Verlag, Weinheim und Basel, 2005
[890] Wollmann, Hellmut: Implementationsforschung – eine Chance für kritische Verwaltungsforschung?, in: Wollmann, Hellmut (Hrsg.): Politik im Dickicht der Bürokratie – Beiträge zur Implementationsforschung, Westdeutscher Verlag, (Leviathan: Sonderheft 3), 1980
[891] Mayring, Philipp: Einführung in die Qualitative Sozialforschung, Beltz Studium, 5. Auflage, Weinheim und Basel, 2002, S. 63

11.2 Historie

Auslöser für die Entwicklung dieser relativ neuen Forschungsrichtung war das Unbehagen gegenüber der grundlagentheoretischen Position und Methodologie der quantitativen Sozialforschung, das von Blumer bereits Anfang der 1950er Jahre beschrieben wurde.[892]

> *„Historisch ist der Zusammenstoß der Verteidiger quantitativer mit den Verteidigern qualitativer Daten mit der Verschiebung der Aufmerksamkeit von der Theoriegenerierung zur Theorieverifizierung verbunden."* [893]

Endgültig hat sich neben dem quantitativen Forschungsansatz deshalb seit den 1970er Jahren eine neue Richtung empirischer Sozialforschung entwickelt. Dieser Ansatz wurde im Sinne einer begrifflichen Abgrenzung als „qualitative Methodik" [894] bezeichnet. Nicht zuletzt kann in diesem methodischen Zugang die Wende in der Sozialforschung gesehen werden. Den wesentlichen Unterschied stellt dabei die veränderte Perspektive des Forschers dar. Das deklarierte Ziel ist es dabei, möglichst tief in die Lebenswelt der Untersuchten einzutauchen. Dies ist ein Vorhaben, das mit den bisher angewendeten quantitativen Ansätzen offensichtlich nicht zu erreichen war.

Die Tatsache, dass beim quantitativen Ansatz der Forscher die Hypothesen und die sich anschließenden Operationalisierungen bereits am Beginn der Untersuchung festlegt, führt demnach dazu, dass nur jene Aspekte erhoben werden, die dem Forscher bereits vor Kenntnis des Untersuchungsbereiches auch bekannt sind. Bei aller Objektivität kann diese Vorgehensweise letztendlich eine Reduktion der Erkenntnisse zur Folge haben, weil dadurch manche Perspektiven und Relevanzsysteme nie in Erfahrung gebracht werden.[895] Für die qualitative Sozialforschung gilt vielmehr, dass der Mensch nicht nur als Untersuchungsobjekt dient, sondern auch Subjekt ist mit all seinen Fähigkeiten, Dinge zu erkennen.[896] Ein interessantes Bild zeichnet diesbezüglich auch Gruen[897] in seiner kritischen Auseinandersetzung mit der vermeintlich objektiven Vorgehensweise in der modernen Wissenschaft. Konkret schreibt er:

> *„Das Bezeichnende an unserer abstrakten Denkweise ist deren Trennung vom Erlebten."* [898]

---

[892] Vgl. Lamnek, Siegfried: Qualitative Sozialforschung, 4. vollständig überarbeitete Auflage, Beltz Verlag, Weinheim und Basel, 2005, S. 27

[893] Glaser, Barney, G.; Strauss, Anselm, L.: Grounded Theory – Strategien qualitativer Forschung, 2. Auflage, Huber Verlag, Bern, 2005, S. 24

[894] Vgl. Lamnek, Siegfried: Qualitative Sozialforschung, 4. vollständig überarbeitete Auflage, Beltz Verlag, Weinheim und Basel, 2005, S. 1

[895] Vgl. Lamnek, Siegfried: Qualitative Sozialforschung, 4. vollständig überarbeitete Auflage, Beltz Verlag, Weinheim und Basel, 2005, S. 15 - 16

[896] Vgl. Lamnek, Siegfried: Qualitative Sozialforschung, 4. vollständig überarbeitete Auflage, Beltz Verlag, Weinheim und Basel, 2005, S. 32

[897] Vgl. Gruen, Arno: Der Verlust des Mitgefühls – Über die Politik der Gleichgültigkeit, 6. Auflage, Deutscher Taschenbuch Verlag, München, 2005

[898] Gruen, Arno: Der Verlust des Mitgefühls – Über die Politik der Gleichgültigkeit, 6. Auflage, Deutscher Taschenbuch Verlag, München, 2005, S. 187

Er sieht die Wurzeln für diese fehlgeleitete Vorgehensweise in der Wissenschaft des 17. Jahrhunderts. Diese ging davon aus, dass jenes, was nicht gesehen und nicht gemessen werden kann, auch nicht existiert.[899] Deshalb beschreibt er die Ergebnisse dieser Entwicklung wie folgt:

> *„So wurden etwa soziologische Erklärungsmodelle über die Bedingungen, unter denen sich bestimmtes menschliches Verhalten zeigt und menschliche Entwicklung stattfindet, zur automatischen und einzig legitimen Deutungsweise, obwohl es letztlich immer um die Frage geht, wie das Individuum diese Bedingungen integriert."* [900]

Vor allem kritisiert er jenes Denken, das nicht zwischen dem menschlichen Verhalten und den zugrunde liegenden Strukturen zu unterscheiden in der Lage ist. Nicht zuletzt deshalb weil es davon ausgeht, dass das Verhalten der Menschen getrennt vom menschlichen Erleben verstanden werden könnte. Dies würde es zwar erlauben, dass korrekt gearbeitet wird, jedoch ohne dabei das Erleben zu erfassen.[901]

Im deutschsprachigen Raum gilt die qualitative Sozialforschung seit der Mitte der 1980er Jahre als etabliert. Wie die einschlägige Literatur zeigt, scheint die Auseinandersetzung zwischen den Vertretern des quantitativen und jener des qualitativen Ansatzes aber bis heute nicht beigelegt.[902] Der Grund kann sicherlich darin gesehen werden, dass eher die Unterschiede und Gegensätze Gegenstand der Diskussion sind und weniger das Verbindende. Lamnek diagnostiziert die gegenwärtige Situation wie folgt:

> *„Auch zu Beginn des 21. Jahrhunderts ist die empirische Sozialforschung noch durch eine gewisse (hilfreiche) Verunsicherung der Vertreter etablierter Forschungsansätze, durch eine weitgehende Unübersichtlichkeit im Feld qualitativer Alternativvorschläge und oft durch gegenseitige Abschottung, Verteufelung oder einfach Missverständnisse geprägt."* [903]

Um jedenfalls selbst dem Vorwurf der Verunsicherung keinen Vorschub zu leisten, geht er mit den Kritikern des qualitativen Weges hart ins Gericht:

> *„... schließlich kann die qualitative Sozialforschung als etabliert angesehen werden, wenngleich massive Vorbehalte ihr gegenüber sei-*

[899] Vgl. Gruen, Arno: Der Verlust des Mitgefühls – Über die Politik der Gleichgültigkeit, 6. Auflage, Deutscher Taschenbuch Verlag, München, 2005, S. 187
[900] Gruen, Arno: Der Verlust des Mitgefühls – Über die Politik der Gleichgültigkeit, 6. Auflage, Deutscher Taschenbuch Verlag, München, 2005, S. 190
[901] Vgl. Gruen, Arno: Der Verlust des Mitgefühls – Über die Politik der Gleichgültigkeit, 6. Auflage, Deutscher Taschenbuch Verlag, München, 2005, 192 - 193
[902] Vgl. Lamnek, Siegfried: Qualitative Sozialforschung, 4. vollständig überarbeitete Auflage, Beltz Verlag, Weinheim und Basel, 2005, S. 28
[903] Lamnek, Siegfried: Qualitative Sozialforschung, 4. vollständig überarbeitete Auflage, Beltz Verlag, Weinheim und Basel, 2005, S. 5

> *tens einiger kruder Vertreter des quantitativen Paradigmas unverändert existieren und artikuliert werden.“* [904]

Letztlich muss aber festgehalten werden, dass beide methodischen Vorgehensweisen ihre Berechtigung haben und dem zu Folge nach einer sinnvollen Ergänzung Ausschau zu halten ist. In diesem Zusammenhang soll auf das von Mayring beschriebene Triangulationsmodell[905] verwiesen werden, welches sich in Abgrenzung zu Vorstudienmodell, Verallgemeinerungsmodell und Vertiefungsmodell dadurch auszeichnet, dass es eine Integration von qualitativen und quantitativen Ansätzen im Forschungsprozess darstellt. Diese Herangehensweise wird auch als „Mixed Methodology“ [906] bezeichnet.

Anerkennung bedingt methodische Klarheit und Transparenz. Daher bedarf es eindeutiger Merkmale und einer klaren Programmatik. Dies gilt insbesondere auch für die qualitative Sozialforschung.

11.3 Prinzipien qualitativer Sozialforschung

Lamnek fasst diesbezüglich folgende Programmatik zusammen:

- *„Offenheit,*
- *Forschung als Kommunikation,*
- *Prozesscharakter von Forschung und Gegenstand,*
- *Reflexivität von Gegenstand und Analyse,*
- *Explikation und*
- *Flexibilität.“* [907]

Die Einfachheit dieser Programmatik täuscht aber, denn hinter dieser verbirgt sich eine Unzahl von Detailbeschreibungen, Interpretationen, Handlungsempfehlungen und Einzelmethoden. Die Prinzipien gelten für den gesamten Forschungsverlauf, beginnend beim Design, über die Auswahl der Befragten, bis hin zur Datenerhebung, ihrer Auswertung und Interpretation. Daher sollen die oben aufgereihten Begriffe einer kurzen Erläuterung unterzogen werden:

Mit **Offenheit** werden eigentlich zwei Bedeutungsfelder bezeichnet. Zum einen ist darunter zu verstehen, dass sich der Forscher so offen wie möglich dem Untersuchungsprozess widmet und sich auch unerwarteten Entwicklungen gegenüber aufgeschlossen zeigt.[908] Durchaus im Sinne von Huxley:

---

[904] Lamnek, Siegfried: Qualitative Sozialforschung, 4. vollständig überarbeitete Auflage, Beltz Verlag, Weinheim und Basel, 2005, S. 28

[905] Vgl. Mayring, Philipp: Kombination und Integration qualitativer und quantitativer Analyse, in: Forum Qualitative Sozialforschung, Jg. 2, No.1 – Februar 2001, http://qualitative-research.net/fqs-texte/1-01/1-01mayring-d.htm#g5 (22.06.2006)

[906] Vgl. Mayring, Philipp: Neuere Entwicklungen in der qualitativen Forschung und Qualitativen Inhaltsanalyse, in: Mayring, Philipp; Gläser-Zikuda, Michaela (Hrsg.): Die Praxis der Qualitativen Inhaltsanalyse, Beltz Verlag, Weinheim und Basel, 2005, S. 9

[907] Lamnek, Siegfried: Qualitative Sozialforschung, 4. vollständig überarbeitete Auflage, Beltz Verlag, Weinheim und Basel, 2005, S. 20 - 21

[908] Vgl. Lamnek, Siegfried: Qualitative Sozialforschung, 4. vollständig überarbeitete Auflage, Beltz Verlag, Weinheim und Basel, 2005, S. 21

> *„Die Tragik wissenschaftlicher Nachforschungen ist, dass eine wunderschöne Hypothese durch eine hässliche Tatsache zerstört werden kann.“* [909]

Zum zweiten wird zum Zwecke der Bedeutungsklarheit das Prinzip der **Explikation** von der Offenheit getrennt betrachtet. Damit meint man die uneingeschränkte Forderung, die einzelnen Schritte des Forschungsverlaufes anschaulich zu machen und offen zu legen.[910] So soll vor allem die Nachvollziehbarkeit der Interpretationen sichergestellt werden.

Forschung als Kommunikation bezeichnet die Herausforderung, dass die „Wirklichkeit“ nicht als solche existiert, sondern vielmehr zwischen dem Forscher und dem Erforschten gegenseitig „auszuhandeln“ ist.[911] Demnach gilt, dass empirische Forschung nur dann fruchtbar ist, wenn sie die Ansichten des Untersuchten aufnimmt. Ansonsten würde dies bedeuten, *„... den Handelnden etwas aufzuzwingen, was sie vielleicht gar nicht ihrem Handeln zugrunde gelegt haben.“* [912]

Lamnek formuliert dazu:

> *„Objektive Realität gibt es nicht; sie ist immer perzipierte und interpretierte und damit subjektive Realität. Daran ändert die Tatsache nichts, dass diese so gesehene Realität für die ihr angehörigen Subjekte objektiv ist.“* [913]

Auch die Tatsache, dass beim qualitativen Ansatz seitens des untersuchten Subjektes bestimmte Aspekte nicht geäußert werden und daher auch nicht erfasst werden können, wird nicht als Einschränkung gesehen. Was für die untersuchte Person nicht von Relevanz ist, gehört demnach auch nicht zum Bild dieser.[914] Ähnlich verhält es sich mit der Anzahl an Probanden. Große Mengen stellen nicht automatisch Objektivität sicher.[915]
Unter **Prozesscharakter von Forschung und Gegenstand** ist die Interaktion zwischen Forscher und Informant zu verstehen. Dabei steht die Anerkennung der Veränderlichkeit im Mittelpunkt. Die Erhebungen und Ergebnisse stellen also keine statische Repräsentation dar, sondern berücksichtigen immer auch den Entstehungszusammenhang und seine sozialen Phäno-

---

[909] http://thomas_henry_huxley.know-library.net (25.11.2006)

[910] Vgl. Lamnek, Siegfried: Qualitative Sozialforschung, 4. vollständig überarbeitete Auflage, Beltz Verlag, Weinheim und Basel, 2005, S. 350-351

[911] Vgl. Lamnek, Siegfried: Qualitative Sozialforschung, 4. vollständig überarbeitete Auflage, Beltz Verlag, Weinheim und Basel, 2005, S. 22

[912] Girtler, Roland: Methoden der qualitativen Sozialforschung – Anleitung zur Feldarbeit, Böhlau Verlag Wien, 1984, S. 25

[913] Lamnek, Siegfried: Qualitative Sozialforschung, 4. vollständig überarbeitete Auflage, Beltz Verlag, Weinheim und Basel, 2005, S. 255

[914] Vgl. Lamnek, Siegfried: Qualitative Sozialforschung, 4. vollständig überarbeitete Auflage, Beltz Verlag, Weinheim und Basel, 2005, S. 265

[915] Vgl. Knapp, Werner: Die Inhaltsanalyse aus linguistischer Sicht, in: Mayring, Philipp; Gläser-Zikuda, Michaela (Hrsg.): Die Praxis der Qualitativen Inhaltsanalyse, Beltz Verlag, Weinheim und Basel, 2005, S. 35

mene.[916] Dies führt auch dazu, dass sich die Generalisierbarkeit weniger von der Repräsentativität im statistischen Sinne ableitet, denn viel mehr von der Repräsentanz im typischen Sinne.[917] Es gilt demnach, weniger Objektivität denn Nachvollziehbarkeit zu erreichen.[918] Dazu Mayring:

> *„Es bedeutet auch, dass Introspektion, das Zulassen eigener subjektiver Erfahrungen mit dem Forschungsgegenstand, ein legitimes Erkenntnismittel ist. Forschung ist danach immer als Prozess der Auseinandersetzung mit dem Gegenstand, als Forscher-Gegenstands-Interaktion aufzufassen."* [919]

Hierin liegt auch die Kritik an der Methodologie qualitativer Sozialforschung. Oftmals gelingt es nämlich auf Grund der Konzentration auf Einzelfälle nicht ausreichend, ein gutes Gesamtbild für die Untersuchungspopulation zu zeichnen.[920]

Reflexivität von Gegenstand und Analyse meint die Fähigkeit des Forschers, sich und das Forschungsvorhaben kritisch zu reflektieren. Davon leitet sich auch die Anpassungsfähigkeit des Untersuchungsinstrumentes ab.[921] Damit ist auch eine gewisse Zirkularität[922] verbunden. Lamnek beschreibt die geforderte Vorgehensweise wie folgt:

> *„Höheres Verstehen erfolgt in einer Spiral- oder Zirkelbewegung. Man muss herausfinden, wie ein Teil aus dem Ganzen und das Ganze von den Teilen her verstanden werden kann, welchen Sinn ein Einzelelement vom Gesamtsinn und welchen Sinn das Allgemeine aus dem in bestimmter Weise zu verstehenden Besonderen erhält."* [923]

Das bedeutet, dass qualitative Sozialforschung vor allem „verstehen" möchte, und nur dadurch zu einer objektiven Erkenntnis kommen kann.[924]

Flexibilität soll den Forscher dazu befähigen, sich den Veränderungen im Verlauf des Forschungsvorhabens anzupassen. Allem voran ist damit die Möglichkeit verbunden, die im Forschungsvorhaben laufend gewonnenen

---

[916] Vgl. Lamnek, Siegfried: Qualitative Sozialforschung, 4. vollständig überarbeitete Auflage, Beltz Verlag, Weinheim und Basel, 2005, S. 23

[917] Vgl. Lamnek, Siegfried: Qualitative Sozialforschung, 4. vollständig überarbeitete Auflage, Beltz Verlag, Weinheim und Basel, 2005, S. 183 u. 187

[918] Vgl. Mayring, Philipp: Neuere Entwicklungen in der qualitativen Forschung und Qualitativen Inhaltsanalyse, in: Mayring, Philipp; Gläser-Zikuda, Michaela (Hrsg.): Die Praxis der Qualitativen Inhaltsanalyse, Beltz Verlag, Weinheim und Basel, 2005, S. 13

[919] Mayring, Philipp: Einführung in die Qualitative Sozialforschung, Beltz Studium, 5. Auflage, Weinheim und Basel, 2002, S. 20 - 24 Mayring, Philipp: Einführung in die Qualitative Sozialforschung, Beltz Studium, 5. Auflage, Weinheim und Basel, 2002, S. 25

[920] Vgl. Lamnek, Siegfried: Qualitative Sozialforschung, 4. vollständig überarbeitete Auflage, Beltz Verlag, Weinheim und Basel, 2005, S. 183 u. 201

[921] Vgl. Lamnek, Siegfried: Qualitative Sozialforschung, 4. vollständig überarbeitete Auflage, Beltz Verlag, Weinheim und Basel, 2005, S. 23

[922] Vgl. Flick, Uwe: Qualitative Sozialforschung – Eine Einführung, 3. Auflage, Rowohlt Taschenbuch Verlag, Hamburg, 2005, S. 71 - 75

[923] Lamnek, Siegfried: Qualitative Sozialforschung, 4. vollständig überarbeitete Auflage, Beltz Verlag, Weinheim und Basel, 2005, S. 76

[924] Vgl. Lamnek, Siegfried: Qualitative Sozialforschung, 4. vollständig überarbeitete Auflage, Beltz Verlag, Weinheim und Basel, 2005, S. 182

Erkenntnisse zu verwerten und damit den Prozess einer ständigen Anpassung zu unterziehen. Unbedingt ist die Flexibilität von Richtungslosigkeit abzugrenzen. Vielmehr gilt es zu verhindern, dass der Blickwinkel von Anbeginn an eingeschränkt ist und dies den Erkenntnisgewinn nachteilig beeinflusst.[925] Wenngleich diese Forderung für das gesamte Forschungsvorhaben Geltung hat, so im Besondern für eine Befragungssituation selbst.[926]

Der qualitative Forschungsansatz ist noch jung. Dadurch entwickeln sich laufend neue methodische Zugänge sowie neue Kombinationsformen bestehender Ansätze. Verifizierung und Generierung von theoretischem Wissen ist grundsätzlich auf der Basis jeder Datenform möglich. Üblicherweise braucht der Forscher aber sowohl qualitative als auch quantitative Daten. Im Mittelpunkt steht dabei immer der Vergleich.[927]
Abgeleitet davon, muss festgehalten werden, dass es somit dem Forscher selbst obliegt, welche definitiven methodischen Ansätze zur Anwendung kommen. Was die Bandbreite betrifft, gehen die Meinungen diesbezüglich auseinander. Feyerabend beispielsweise vertritt den Ansatz des „anything goes" [928]. Er fordert den Forscher dazu auf, gleich einem Kind zu spielen und zu verbinden, bis eine Bedeutung erfasst werden kann und es zum Verstehen kommt.[929] Konkret schreibt Feyerabend:

> *„Und meine These ist, dass der theoretische Anarchismus zum Fortschritt in jedem Sinne beiträgt, den man sich aussuchen mag."* [930]

Dem gegenüber gibt es aber auch kritische Stimmen, beispielsweise steht Faltermaier[931] der absoluten Vielfalt kritisch gegenüber.

Dementsprechend ist die konkrete Vorgehensweise am einzelnen Forschungsvorhaben auszurichten und transparent zu machen. Unabhängig davon gilt es, eine Programmatik zu formulieren und diese einzuhalten.

11.4 Zirkularität

Der gesamte Untersuchungsverlauf entspricht idealerweise der in der Literatur geforderten Zirkularität.[932] Dies ist wie folgt zu verstehen:

---

[925] Vgl. Lamnek, Siegfried: Qualitative Sozialforschung, 4. vollständig überarbeitete Auflage, Beltz Verlag, Weinheim und Basel, 2005, S. 25 - 26
[926] Vgl. Lamnek, Siegfried: Qualitative Sozialforschung, 4. vollständig überarbeitete Auflage, Beltz Verlag, Weinheim und Basel, 2005, S. 350
[927] Vgl. Glaser, Barney, G.; Strauss, Anselm, L.: Grounded Theory – Strategien qualitativer Forschung, 2. Auflage, Huber Verlag, Bern, 2005, S. 26
[928] Vgl. Feyerabend, Paul: Wider den Methodenzwang, 6. Auflage, Suhrkamp-Taschenbuch Wissenschaft, 1997, S. 21
[929] Vgl. Feyerabend, Paul: Wider den Methodenzwang, 6. Auflage, Suhrkamp-Taschenbuch Wissenschaft, 1997, S. 25
[930] Feyerabend, Paul: Wider den Methodenzwang, 6. Auflage, Suhrkamp-Taschenbuch Wissenschaft, 1997, S. 31
[931] Vgl. Faltermaier, Toni: Verallgemeinerungen und lebensweltliche Spezifität – Auf dem Weg zu Qualitätskriterien für die qualitative Forschung, in: Qualitative Methoden in Belastungs- und Gesundheitsforschung, Augsburger Berichte, Band Nr. 36, Universität Augsburg, 1989, S. 29
[932] Vgl. Lamnek, Siegfried: Qualitative Sozialforschung, 4. vollständig überarbeitete Auflage, Beltz Verlag, Weinheim und Basel, 2005, S. 76

Zum einen wird der Zirkularität entsprochen, wenn die Auswahl der Beforschten laufend an die Erkenntnisse der vorangegangenen Interviews angepasst wird.[933] Darüber hinaus werden die Interviewpartner bei jedem Befragungszyklus mit identischen Fragen konfrontiert. Zum dritten wird der Interviewaufbau so gestaltet, dass zunächst zu bestimmten Behandlungsabschnitten offene Fragen gestellt werden und sich die Themen bewusst wiederholten, womit zum einen die Möglichkeit des Generierens weiterer Eindrücke besteht, zum anderen auch von den Befragten Korrekturen, Ergänzungen und Bestätigungen vorgenommen werden können.
Sämtliche Interviews werden idealerweise vom Forscher selbst durchgeführt, in der Folge die Transkriptionen und das Korrekturlesen. Letztlich entsprechen auch die Interviewauswertungen dem Modell der Zirkularität, weil in drei Zyklen die Kodierung im Sinne des von Strauss empfohlenen Modells des theoretischen Kodierens[934] erfolgen sollte. Die nachfolgende Grafik verdeutlicht die Realisierung dieses Zirkularitätsmodells:

Abbildung 30: Darstellung der Zirkularität der Untersuchung

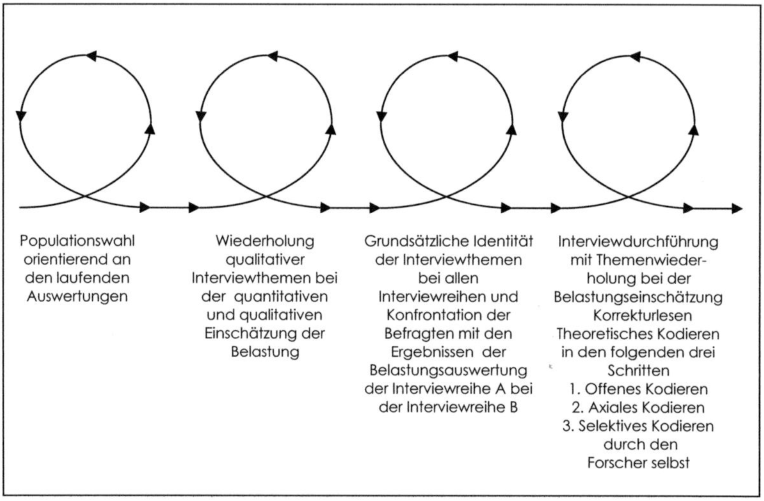

11.5 Qualitatives Interview als Erhebungsmethode

Zu einem der wichtigsten Erhebungsinstrumente hat sich das qualitative Interview entwickelt. Wenngleich die Methode grundsätzlich nicht neu ist, so hat sie sich in den letzten Jahren zu einem modernen Instrument ent-

---

[933] In diesem Zusammenhang wurde schon auf das enge Zeitfenster bei der Umstellung der Versorgungsform hingewiesen.

[934] Vgl. Strauss, Anselm, L.: Grundlagen qualitativer Sozialforschung, 2. Auflage, Wilhelm Fink Verlag, München, 1998, S. 56 - 64

wickelt.[935] Aber selbst hier ist zu berücksichtigen, dass die Vielfalt der Designmöglichkeit nahezu unüberschaubar ist, wie die bisherigen Ausführungen zeigen. Allein Lamnek[936] beschreibt neun verschiedene Formen und weist dabei auf die Unvollständigkeit seiner Liste hin.
Um diese Anforderungen an die qualitative Sozialforschung möglichst gut erfüllen zu können, hat sich im Besonderen der analytische Interviewansatz[937] in Form des episodischen Interviews[938] als geeignet herausgestellt, weil dabei versucht wird, die sozialen Sachverhalte zu erfassen und das Interview somit auf gemachten Erfahrungen von Befragten beruht, also anlassbezogen ist.[939] Diese Technik erlaubt es außerdem, dass am Beginn einer Untersuchung ein hypothetischer Ansatz formuliert werden kann, wenngleich dies grundsätzlich nicht typisch für ein qualitatives Vorgehen ist.[940] Im Sinne der Triangulation[941] ist aber eine solche Mischung durchaus zu rechtfertigen. Zusammenfassend kann das episodische Interview[942] daher wie folgt charakterisiert werden:

- weitgehend offen
- zielorientiert fragend und erzählend
- prozesshaft aufgebaut
- relativ flexibel
- konzeptuell
- Hypothesen generierend und prüfend

11.6 Methodisch-technische Aspekte des qualitativen Interviews

Bezug nehmend auf Lamnek[943], können folgende wesentlichen Aspekte des qualitativen Interviews hervorgehoben werden:

- Standardisierung von Fragen und Verlauf
- Gestaltung der Interviewsituation
- Protokollierung
- Interviewdauer
- Kompetenzen
- Verhältnis der Interviewpartner
- Asymmetrie der Situation
- Kontakt

---

935 Vgl. Lamnek, Siegfried: Qualitative Sozialforschung, 4. vollständig überarbeitete Auflage, Beltz Verlag, Weinheim und Basel, 2005, S. 329

936 Vgl. Lamnek, Siegfried: Qualitative Sozialforschung, 4. vollständig überarbeitete Auflage, Beltz Verlag, Weinheim und Basel, 2005, S. 356

937 Vgl. Lamnek, Siegfried: Qualitative Sozialforschung, 4. vollständig überarbeitete Auflage, Beltz Verlag, Weinheim und Basel, 2005, S. 724

938 Vgl. Lamnek, Siegfried: Qualitative Sozialforschung, 4. vollständig überarbeitete Auflage, Beltz Verlag, Weinheim und Basel, 2005, S. 362 - 363

939 Vgl. Lamnek, Siegfried: Qualitative Sozialforschung, 4. vollständig überarbeitete Auflage, Beltz Verlag, Weinheim und Basel, 2005, S. 363

940 Vgl. Lamnek, Siegfried: Qualitative Sozialforschung, 4. vollständig überarbeitete Auflage, Beltz Verlag, Weinheim und Basel, 2005, S. 333

941 Vgl. Mayring, Philipp: Kombination und Integration qualitativer und quantitativer Analyse, in: Forum Qualitative Sozialforschung, Jg. 2, No.1 – Februar 2001, http://qualitative-research.net/fqs-texte/1-01/1-01mayring-d.htm#g5 (22.06.2006)

942 Vgl. Lamnek, Siegfried: Qualitative Sozialforschung, 4. vollständig überarbeitete Auflage, Beltz Verlag, Weinheim und Basel, 2005, S. 383

943 Vgl. Lamnek, Siegfried: Qualitative Sozialforschung, 4. vollständig überarbeitete Auflage, Beltz Verlag, Weinheim und Basel, 2005, S. 352 - 356

Im Folgenden sind die einzelnen Aspekte kurz erläutert:

Bezüglich der **Standardisierung der Fragen und des Verlaufs** ist fest zu halten, dass hier kein allzu strenger Rahmen vorzugeben ist. Allem voran ist darauf zu achten, dass sich die verwendete Sprache der Alltagssprache des Interviewpartners anpasst. Wesentlich ist aber auch, dass die Fragenbedeutung immer identisch ist. Selbiges gilt für den Verlauf. Dabei ist wichtig, dass sich die Reihenfolge generell am Interviewverlauf orientiert und nicht ausnahmslos an einer vorher festgelegten Struktur.

Für die **Gestaltung der Interviewsituation** gilt, dass ein vertrautes und entspanntes Ambiente zu schaffen ist. Kurz gesagt eine alltagsnahe, natürliche Gesprächssituation.[944] Auch der deutsche Sachverständigenrat fordert, die Wirksamkeit von Gesundheitsversorgung möglichst unter Alltagsbedingungen zu überprüfen, vor allem um dem Ansatz einer evidenzbasierten Medizin zu entsprechen.[945]
Eine weitere wichtige Voraussetzung ist die Zusicherung absoluter Vertraulichkeit und Anonymität.[946] Dazu leistet die Natürlichkeit der Sprache einen wesentlichen Beitrag. Die Interviews sollten daher in der Umgangssprache der Befragten erfolgen und Fachtermini vermieden werden. *„Die Sprache des Befragten ist die Verständigungsbasis."* [947]

Die **Protokollierung** erfolgt idealerweise mit Hilfe eines Audiobandes. Vielfach wird auch eine Videoaufzeichnung empfohlen, wenngleich deren Auswertbarkeit deutlich schwieriger ist. Der Vorteil besteht aber in der Erfassung von Mimik, Gestik und Motorik. Die Befragten werden daher idealerweise gebeten, Aufzeichnungsgeräte zu erlauben.[948]

Die **Interviewdauer** ist verglichen mit dem quantitativen Interview deutlich höher. Im Gegensatz zum standardisierten Interview zeichnet sich die qualitative Befragung durch die Intensität aus, die man dem Subjekt widmet. Dies ist vor allem bei geringer Population von Vorteil. Nicht zuletzt ist die Dauer auch dadurch bedingt, dass das qualitative Interview der alltagssprachlichen Kommunikation möglichst nahe sein sollte. Zeiten zwischen 30 Minuten und 4 Stunden sind nicht unüblich.

Als wesentliche und **notwendige Kompetenzen** des Forschers werden ein hohes Maß an Intellekt und Kommunikationsfähigkeit gefordert. Im Besonderen besteht die Forderung, dass der Interviewer mit dem Befragungsge-

---

[944] Vgl. Mayring, Philipp: Einführung in die Qualitative Sozialforschung, Beltz Studium, 5. Auflage, Weinheim und Basel, 2002, S. 146

[945] Vgl. Sachverständigenrat für die Konzertierte Aktion im Gesundheitswesen: Gesundheitswesen in Deutschland – Kostenfaktor und Zukunftsbranche, Band II, Fortschritt und Wachstumsmärkte – Finanzierung und Vergütung, Sondergutachten, Bundesministerium für Gesundheit, 1997, S. 26

[946] Vgl. Lamnek, Siegfried: Qualitative Sozialforschung, 4. vollständig überarbeitete Auflage, Beltz Verlag, Weinheim und Basel, 2005, S. 401

[947] Lamnek, Siegfried: Qualitative Sozialforschung, 4. vollständig überarbeitete Auflage, Beltz Verlag, Weinheim und Basel, 2005, S. 393

[948] Vgl. Lamnek, Siegfried: Qualitative Sozialforschung, 4. vollständig überarbeitete Auflage, Beltz Verlag, Weinheim und Basel, 2005, S. 392

genstand vertraut ist und „mitreden" kann. Lamnek konkretisiert diese Anforderung an den Interviewer wie folgt:

> *„Er muss sich zurückhaltend-interessiert und Anteil nehmend geben, ohne dadurch zu beeinflussen. Diese vom Interviewer in qualitativen Interviews zu erwartende Qualifikationen sind meist nur im Forscher selbst realisiert; irgendwelche Interviewer zu rekrutieren, wäre daher relativ abwegig."* [949]

Bezüglich des **Verhältnisses der Interviewpartner** wird empfohlen, dass sich der Interviewer zurück hält, passiv bleibt. Die Hauptaufgabe des Interviewers besteht in der Gesprächsstimulation.

Die **Asymmetrie der Situation** weist darauf hin, dass eine Person Fragen stellt und eine andere antwortet. Gerade durch die qualitative Interviewsituation wird so, im Gegensatz zum quantitativen Interview, ein Setting geschaffen, das auch im Alltag üblich ist: Eine Person erzählt etwas und andere Personen hören interessiert zu. Wesentlich ist dabei das „aktive Zuhören", indem den Sprechern vor allem durch eine dementsprechende Gestik das uneingeschränkte Interesse am Erzählten signalisiert wird.

Bezüglich des **Kontaktes** zu den Befragten wird meist auf bestehende Verbindungen zu Organisationen zurückgegriffen. Die Auswahl erfolgt der Situation entsprechend und ist im Sinne des „theoretischen Samplings" [950] meist durch verschiedenste Parameter wie Zeitfenster, Zielgruppe, Kooperationsbereitschaft usw. gekennzeichnet. Allem voran ist das Erkenntnisinteresse des Forschers maßgebend.[951] Zufallsstichproben müssen generell abgelehnt werden.

11.7 Kategorienbildung

Als wichtiges Hilfsmittel bei der Inhaltsanalyse hat sich die Kategorienbildung etabliert. Dabei wird die deduktive Herangehensweise von der induktiven Kategorienentwicklung unterschieden,[952] wobei sich die beiden methodischen Vorgehensweisen grundsätzlich dadurch unterscheiden, dass bei der deduktiven Analyserichtung die Kategorien theoriegeleitet im Vorfeld der Interviewdurchführung entwickelt werden. Demgegenüber entstehen bei einer induktiven Vorgehensweise die Kategorien erst im Laufe der Auswertung des Materials.[953] Nicht selten ist es aber sinnvoll, gemischte Verfahren zu verwenden. Dies hängt nicht zuletzt damit zusam-

---

[949] Lamnek, Siegfried: Qualitative Sozialforschung, 4. vollständig überarbeitete Auflage, Beltz Verlag, Weinheim und Basel, 2005, S. 354

[950] Vgl. Glaser, Barney, G.; Strauss, Anselm, L.: Grounded Theory – Strategien qualitativer Forschung, 2. Auflage, Huber Verlag, Bern, 2005, S. 53

[951] Vgl. Lamnek, Siegfried: Qualitative Sozialforschung, 4. vollständig überarbeitete Auflage, Beltz Verlag, Weinheim und Basel, 2005, S. 386

[952] Vgl. Mayring, Philipp: Neuere Entwicklungen in der qualitativen Forschung und Qualitativen Inhaltsanalyse, in: Mayring, Philipp; Gläser-Zikuda, Michaela (Hrsg.): Die Praxis der Qualitativen Inhaltsanalyse, Beltz Verlag, Weinheim und Basel, 2005, S. 11

[953] Vgl. Mayring, Philipp: Neuere Entwicklungen in der qualitativen Forschung und Qualitativen Inhaltsanalyse, in: Mayring, Philipp; Gläser-Zikuda, Michaela (Hrsg.): Die Praxis der Qualitativen Inhaltsanalyse, Beltz Verlag, Weinheim und Basel, 2005, S. 9

men, dass es kaum möglich scheint, bereits vor einer Analyse alle Kategorien zu kennen. Im Sinne der geforderten Offenheit kann es daher als zwingend notwendig angesehen werden, ergänzend zu im Vorfeld rudimentär gebildeten, deduktiven Kategorien im Laufe der Analyse auch induktive Kategorien zu entwickeln.[954] Die gewonnenen Belege müssen nicht über alle Zweifel erhaben sein. Vielmehr gilt es, die Felderkenntnisse theoretisch zu abstrahieren.[955] Glaser und Strauss formulieren diesbezüglich Folgendes:

> *„Anders gesagt, die entdeckte theoretische Kategorie ‚lebt', solange sie sich für eine bestimmte Klasse von Daten als theoretisch brauchbar erweist, während das ‚Leben' der genauen Belege, die uns auf die Kategorie hingewiesen haben, kurz sein mag."* [956]

11.8 Auswertung und Analyse

Was die Auswertung von Texten betrifft, so sind diesbezüglich verschiedenste Gütekriterien anzulegen. Aus linguistischer Sicht wird eine Vorgehensweise empfohlen, wie sie van Dijk[957] beschreibt. Das Verfahren nennt sich „paraphrasierende Reduktion" und dient dem Gewinnen von Makrostrukturen aus Texten. Bezug nehmend auf van Dijk, beschreibt Knapp[958] die Vorgehensweise wie folgt:

- Auslassen irrelevanter, nicht essenzieller Informationen
- Selektieren und Zusammenfassen
- Generalisieren durch Oberbegriffe
- Konstruieren und Integrieren durch gesamthafte Bezeichnungen

So wertvoll diese Strukturierung von Texten ist, so sehr wird daran kritisiert, dass bei dieser Vorgehensweise der Fokus ausnahmslos auf den Text gerichtet und induktiv ist. Knapp kritisiert zu Recht das Modell von van Dijk und kommt demnach auch zu folgendem Schluss:

> *„Das Verfahren van Dijks kann ein sinnvolles Instrument für eine Bestimmung der Makrostruktur, für die Erstellung einer Zusammenfassung oder für die Ermittlung des Themas eines Textes sein, aber nicht das alleinige; es muss noch ergänzt werden."* [959]

Folgende, von Knapp formulierten Aspekte sind bei der Textanalyse daher von besonderer Bedeutung:

---

[954] Vgl. Mayring, Philipp: Neuere Entwicklungen in der qualitativen Forschung und Qualitativen Inhaltsanalyse, in: Mayring, Philipp; Gläser-Zikuda, Michaela (Hrsg.): Die Praxis der Qualitativen Inhaltsanalyse, Beltz Verlag, Weinheim und Basel, 2005, S. 16

[955] Vgl. Glaser, Barney, G.; Strauss, Anselm, L.: Grounded Theory – Strategien qualitativer Forschung, 2. Auflage, Huber Verlag, Bern, 2005, S. 33

[956] Vgl. Glaser, Barney, G.; Strauss, Anselm, L.: Grounded Theory – Strategien qualitativer Forschung, 2. Auflage, Huber Verlag, Bern, 2005, S. 34

[957] Vgl. van Dijk, Teun, A.: Textwissenschaft – Eine interdisziplinäre Einführung, Verlag Niemeyer, Tübingen, 1980, S. 45

[958] Vgl. Knapp, Werner: Die Inhaltsanalyse aus linguistischer Sicht, in: Mayring, Philipp; Gläser-Zikuda, Michaela (Hrsg.): Die Praxis der Qualitativen Inhaltsanalyse, Beltz Verlag, Weinheim und Basel, 2005, S. 26

[959] Vgl. Knapp, Werner: Die Inhaltsanalyse aus linguistischer Sicht, in: Mayring, Philipp; Gläser-Zikuda, Michaela (Hrsg.): Die Praxis der Qualitativen Inhaltsanalyse, Beltz Verlag, Weinheim und Basel, 2005, S. 27

- o es bedarf der Kenntnis des gesamten Textes
- o es bedarf der Kenntnis des Kontextes
- o es bedarf eines ausreichenden Hintergrundwissens
- o es bedarf der Kenntnis der Situation, in der der Text entstanden ist
- o es bedarf der Kenntnis über die Funktion des Textes[960]

Bucher und Fritz[961] beschreiben im Rahmen der Kommunikationsanalyse daher drei Qualitätskriterien:

- o Prinzip der zusammenhängenden Betrachtung
- o Prinzip der Explizitheit
- o Prinzip der Reflexivität

Strauss, einer der wichtigsten Wegebereiter der qualitativen Sozialforschung hat mit dem von ihm entwickelten Modell des „theoretischen Kodierens" [962] eine Methode entwickelt, die sich im Besonderen für die Auswertung qualitativer Interviews eignet. Dabei empfiehlt er eine Vorgehensweise in drei Schritten. Zunächst wir damit begonnen, die Daten uneingeschränkt zu kodieren. Das Ergebnis ist ein provisorisches Gerüst, das im Laufe des Auswertungsprozesses ständig erweitert und verändert wird. Strauss nennt diese erste Phase „offenes Kodieren" [963]. Die so generierte Sammlung wird in einem zweiten Schritt in der Form analysiert, dass die erarbeiteten Kategorien einer Überprüfung im Sinne eines Quercheckens unterzogen werden. Ziel ist es, schrittweise Schlüsselkategorien herauszuheben. Diese Auswertungsphase wird als „axiales Kodieren" [964] bezeichnet. In einem dritten und letzten Schritt wird dann versucht, die bisherigen Ergebnisse unter Einbezug der Quelle nach den sich herauskristallisierten Schlüsselkategorien zu untersuchen und auszuwerten. Aufgrund des ausgewählten Vorgehens wird diese Phase als „selektives Kodieren" [965] bezeichnet. Das nachfolgende Bild soll dieses Modell verdeutlichen:

---

[960] Vgl. Knapp, Werner: Die Inhaltsanalyse aus linguistischer Sicht, in: Mayring, Philipp; Gläser-Zikuda, Michaela (Hrsg.): Die Praxis der Qualitativen Inhaltsanalyse, Beltz Verlag, Weinheim und Basel, 2005, S. 27

[961] Vgl. Bucher, Hans-Jürgen; Fritz, Gerd: Sprachtheorie, Kommunikationsanalyse, Inhaltsanalyse, in: Baacke, Dieter; Kübler, Hans-Dieter (Hrsg): Qualitative Medienforschung, Tübingen, Niemeyer, 1989, S. 143

[962] Vgl. Strauss, Anselm, L.: Grundlagen qualitativer Sozialforschung, 2. Auflage, Wilhelm Fink Verlag, München, 1998, S. 56 - 64

[963] Vgl. Strauss, Anselm, L.: Grundlagen qualitativer Sozialforschung, 2. Auflage, Wilhelm Fink Verlag, München, 1998, S. 57 - 62

[964] Vgl. Strauss, Anselm, L.: Grundlagen qualitativer Sozialforschung, 2. Auflage, Wilhelm Fink Verlag, München, 1998, S. 56 - 64 vgl. Strauss, Anselm, L.: Grundlagen qualitativer Sozialforschung, 2. Auflage, Wilhelm Fink Verlag, München, 1998, S. 63

[965] Vgl. Strauss, Anselm, L.: Grundlagen qualitativer Sozialforschung, 2. Auflage, Wilhelm Fink Verlag, München, 1998, S. 63 - 64

Abbildung 31: Systematik des theoretischen Kodierens

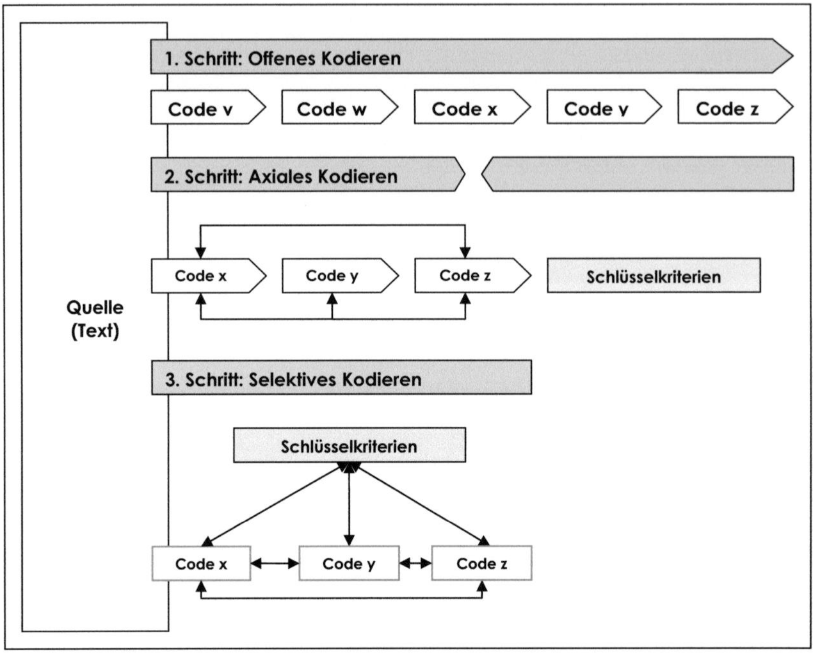

In Anlehnung an: Strauss, Anselm, L.: Grundlagen qualitativer Sozialforschung, 2. Auflage, Wilhelm Fink Verlag, München, 1998, S. 57 - 62

Textauswertung lebt aber nicht nur vom analytisch, methodischen Ansatz. Gerade im Kontext der Kritik, dass qualitative Forschung oftmals als zu weich gesehen wird, soll in Ergänzung der bisherigen Ausführungen sowie zur Abrundung noch ein letzter theoretischer Ansatz dargestellt werden.
Dieser Ansatz zur Bewältigung der vielschichtigen Herausforderungen im Rahmen der Auswertung von Texten wird von Flick beschrieben. Bezug nehmend auf die Kunst- und Literaturwissenschaft, empfiehlt er für das Verstehen, Interpretieren und Darstellen von Texten die Methode der Mimesis[966]. Dabei geht er von der Annahme aus, dass bezogen auf spezifische Fragestellungen die Erfahrungen der Befragten immer konstruiert und interpretiert sind, wobei nicht nachprüfbar ist, inwieweit das Leben und die Erfahrungen von denen berichtet wird, auch tatsächlich stattgefunden haben. Sehrwohl lässt sich aber nachvollziehen, was die Befragten präsentieren.[967] Die Mimesis stellt diesbezüglich sogar eine Wechselwirkung dar. Flick beschreibt diese Wechselwirkung wie folgt:

[966] Vgl. Flick, Uwe: Qualitative Sozialforschung – Eine Einführung, 3. Auflage, Rowohlt Taschenbuch Verlag, Hamburg, 2005, S. 58 - 66
[967] Vgl. Flick, Uwe: Qualitative Sozialforschung – Eine Einführung, 3. Auflage, Rowohlt Taschenbuch Verlag, Hamburg, 2005, S. 64

„Lesen und Verstehen von Texten wird dabei zu einem aktiven Prozess der Herstellung von Wirklichkeit, an dem nicht nur der Verfasser von – in unserem Fall sozialwissenschaftlichen – Texten, sondern auch derjenige beteiligt ist, für den diese geschrieben werden und der sie liest. Übertragen auf qualitative Forschung heißt das, dass bei der Herstellung von Texten (über ein bestimmtes Subjekt, eine Interaktion oder ein Geschehen) an der Konstruktion von Wirklichkeit in diesem Text derjenige, der ihn verfasst, ebenso involviert ist wie derjenige, der ihn liest bzw. interpretiert." [968]

Flick zieht diesbezüglich einen Vergleich mit dem Theater. Auch hier wird zunächst ein Text verfasst, von Darstellern interpretiert und in der Folge nochmals von den Empfängern auf ihre eigene Art und Weise einer Interpretation unterzogen.[969] Die nachfolgende Abbildung zeigt die drei Stufen der Mimesis:

Abbildung 32: Prozess der Mimesis

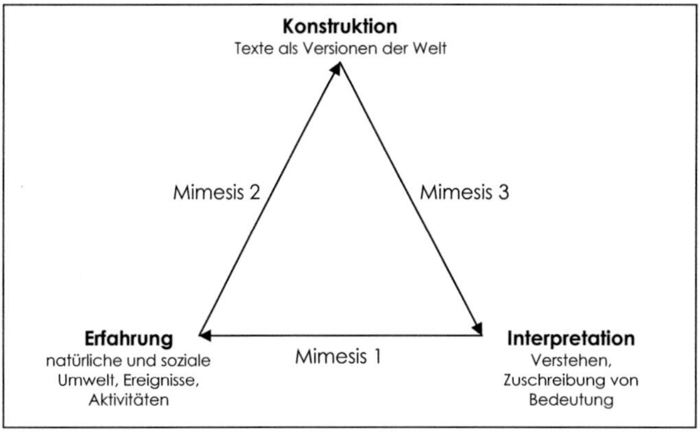

Quelle: Flick, Uwe: Qualitative Sozialforschung – Eine Einführung, 3. Auflage, Rowohlt Taschenbuch Verlag, Hamburg, 2005, S. 61

Darauf aufbauend, darf demnach angenommen werden, dass selbst vermeintlich klare Textformen bzw. Datenquellen nicht vor Interpretationen durch den Leser geschützt sind. Dies ist eine Erkenntnis, die auch im Rahmen der Interpretation quantitativer, demografischer Daten deutlich wird, wie sich auf eindrucksvolle Weise immer wieder zeigt.

Es spielt daher die Verantwortung des Forschers im Sinne der Qualitätssicherung eine herausragende Rolle. Er alleine kennt die Feinheiten des Gespräches, wie Tonfall, Betonung, Stimmlage, Lautstärke, Gestik, Mimik usw. Nicht zuletzt deshalb kann der Forderung stattgegeben werden, dass

[968] Flick, Uwe: Qualitative Sozialforschung – Eine Einführung, 3. Auflage, Rowohlt Taschenbuch Verlag, Hamburg, 2005, S. 60

[969] Vgl. Flick, Uwe: Qualitative Sozialforschung – Eine Einführung, 3. Auflage, Rowohlt Taschenbuch Verlag, Hamburg, 2005, S. 59

jedenfalls die Interviewführung sowie die Auswertung und Interpretation in einer Hand bleiben sollte.[970] Die Interpretation seitens der Leser muss ohnehin als bedingt beeinflussbar stehen bleiben.

11.9 Zusammenfassung

Nachdem der Ansatzpunkt eines Forschungsvorhabens das Generieren notwendiger Lern- und Optimierungsprozesse ist, stellt das qualitative Interview methodisch ein interessantes Instrument dar. Die Anwendung ist immer anlassbezogen. Im Sinne von Badura[971] wird eine Verknüpfung von epidemiologischen und organisationsanalytischen Vorgehensweisen empfohlen, damit Auslöser, Prozesse, Strukturen und Ergebnisse eine ganzheitliche Abbildung erfahren. Die Vorgehensweise orientierte sich an der Literatur empfohlenen Prinzipien qualitativer Sozialforschung, wobei das von Lamnek beschriebene Modell einen interessanten Ansatz darstellt:

> *„Die beste Operationalisierung ist keine, weil die Stoßrichtung falsch ist: Nicht von der Theorie über die Operationalisierung zur Empirie sollte die Forschung ablaufen, sondern von der sozialen Realität zur Theorie."* [972]

Bezüglich der Qualität kommt Flick bei seinen Ausführungen zur qualitativen Forschung zu folgender Erkenntnis:

„Forschung sollte methodisch geplant und auf Prinzipien und Reflexion aufgebaut werden. Ansätze, die sich als festgelegte und genau definierte Paradigmen verstehen, verstellen eher den Weg zum Gegenstand, als dass sie notwendigerweise neue und angemessene Zugänge dazu eröffnen. Entscheidungen für theoretische und methodische Ansätze sollten wissensbasiert getroffen und reflektiert werden."[973]

---

[970] Lamnek, Siegfried: Qualitative Sozialforschung, 4. vollständig überarbeitete Auflage, Beltz Verlag, Weinheim und Basel, 2005, S. 354

[971] Vgl. Badura, Bernhard: Evaluation und Qualitätsberichterstattung im Gesundheitswesen – Was soll bewertet werden und mit welchen Maßstäben? in: Badura, Bernhard; Siegrist, Johannes (Hrsg.): Evaluation im Gesundheitswesen, Juventa Verlag, 2. Auflage, Weinheim, 2002, S. 37

[972] Vgl. Lamnek, Siegfried: Qualitative Sozialforschung, 4. vollständig überarbeitete Auflage, Beltz Verlag, Weinheim und Basel, 2005, S. 134

[973] Flick, Uwe: Qualitative Sozialforschung – Eine Einführung, 3. Auflage, Rowohlt Taschenbuch Verlag, Hamburg, 2005, S. 399 - 400

12 Literatur- und Quellenverzeichnis

Abeselom, Kiros: Der Mythos der Überbevölkerung als Mittel zur Wahrung der bestehenden gesellschaftlichen Strukturen, Pahl-Rugstein Hochschulschriften 286, Osnabrück, 1994

Badelt, Christoph; Österle, August: Grundzüge der Sozialpolitik – Allgemeiner Teil – Sozialökonomische -Grundlagen, 2. Auflage, Manzsche Verlags- und Universitätsbuchhandlung, Wien, 2001

Badelt, Christoph; Österle, August: Grundzüge der Sozialpolitik – Spezieller Teil – Sozialpolitik in Österreich, 2. Auflage, Manzsche Verlags- und Universitätsbuchhandlung, Wien, 2001

Badura, Bernhard: Evaluation und Qualitätsberichterstattung im Gesundheitswesen – Was soll bewertet werden und mit welchen Maßstäben? in: Badura, Bernhard; Siegrist, Johannes (Hrsg.): Evaluation im Gesundheitswesen, Juventa Verlag, 2. Auflage, Weinheim, 2002

Baestlein, Angelika; Hunnius Gerhard; Jann, Werner; Konukiewitz, Manfred: Der „Goldene Zügel" und die Kommunen – Ein Rückblick auf die These vom staatlichen „Durchgriff" am Beispiel der Standortprogrammplanung in Nordrhein-Westfalen, in: Wollmann, Hellmut (Hrsg.): Politik im Dickicht der Bürokratie – Beiträge zur Implementationsforschung, Westdeutscher Verlag, (Leviathan: Sonderheft 3), 1980

Bain, John; Kelly, Hugh; Snadden, David; Staines, Harry: Day surgery in Scotland – patient satisfaction and outcomes, in: Quality in Health Care (8), UK, S. 86 - 91

Becker, Irene; Hauser, Richard: Soziale Gerechtigkeit – eine Standortbestimmung – Zieldimensionen und empirische Befunde, Edition Sigma, Berlin, 2004

Beikler, Sabine: Senat will mehr Transparenz für Patienten, in: Der Tagesspiegel, Nr. 19 227, Berlin, 22. Juni 2006, S. 10

Best, Eva; Weth, Martin: Geschäftsprozesse optimieren – Ein Praxisleitfaden für erfolgreiche Reorganisation, Gabler Verlag, Wiesbaden, 2005

Beyer-Rehfeld, Angelika: Gemeinsam in die Spur – Neue Organisationsformen – schwierige Anpassungsprozesse, in: ku – Krankenhaus Umschau, 74. Jg., 6/2005, S. 482 - 483

Binner, Hartmut: Geschäftsprozessmodellierung, In: http://www.prof-binner-akademie.de/fgebiete.html (10.05.2006)

Bodenstein, Thilo: Staatstätigkeit und Umverteilung, Vorlesung zur politischen Ökonomie, S. 2, In: http://www.polwiss.fu-berlin.de/more/coe/lehre/WiSe2004-2005/15055_V/08Staatstaetigkeit.pdf (20.03.2006)

Bosbach, Gerd: Demografische Entwicklung – kein Anlass zur Dramatik, In: http://www.uni-koeln.de/studenten/juso-hsg/material/theoriekreis/bosbachdemographie.pdf (05.11.2006)

Böhlke, Rudolf; Söhnle, Nils; Viering, Stefan: Gesundheitsversorgung 2020 – Konzentriert. Marktorientiert. Saniert, Eigenverlag Ernst & Young AG, Eschborn/Frankfurt, 2005

Böhnisch, Lothar: Politische Soziologie – Eine problemorientierte Einführung, Verlag Barbara Budrich, Opladen, 2006

Braun, Günther; Güssow, Jan; Ott, Robert: Prozessorientiertes Krankenhaus – Lösungen für eine Positionierung im Wettbewerb, Stuttgart, 2005

Braun von Reinersdorff, Andrea: Strategische Krankenhausführung – Vom Lean Management zum Balanced Hospital Management, Verlag Hans Huber, 2002

Breyer, Friedrich: Ausgabendynamik, demografische Entwicklung und medizinischer Fortschritt: Müssen Gesundheitsleistungen rationiert werden?; Unterlage zum Vortrag auf der Plenarveranstaltung des Seminars 2 – Europäisches Forum Alpbach 1996

Bruckenberger, Ernst: Sektorübergreifende Kooperation statt sektoraler Optimierung, in: ku – Krankenhaus Umschau, 66. Jg., 12/1997, S. 965 – 970

Bucher, Hans-Jürgen; Fritz, Gerd: Sprachtheorie, Kommunikationsanalyse, Inhaltsanalyse, in: Baacke, Dieter; Kübler, Hans-Dieter (Hrsg): Qualitative Medienforschung, Tübingen, Niemeyer, 1989

Corsten, Hans: Betriebswirtschaftslehre, Oldenbourg Verlag, München, 1994

Dahlgaard, Knut; Stratmeyer, Peter: Kooperatives Prozessmanagement im Krankenhaus, in: Das Krankenhaus, 96. Jg., 8/2004, S. 634 - 640

Damkowski, Wulf; Meyer-Pannwitt, Ulrich; Precht, Claus: Das Krankenhaus im Wandel – Konzepte, Strategien, Lösungen, Stuttgart, 2000

Davenport, Thomas. H.: Process Innovation – Reengineering Work through Information Technology, Harvard Business School Press, Boston, Massachusetts, 1993

Dohr, Walter: Tätigkeitsbericht der Wiener Patientenanwaltschaft – Bericht über das Jahr 2005, Eigenverlag, Wien, 2006

Döhr, Ralph: Die Patientenzufriedenheit als Einflussfaktor – Bericht über die Befragung in einer Klinik, in: Zapp, Winfried (Hrsg.): Prozessgestaltung im Krankenhaus, Economica Verlag, Heidelberg 2002

Donabedian, Avedis: Evaluating the quality of medical care, in: Milbank Memorial Fund Quarterly , Vol. 44, No. 3, Pt. 2, 1966, S. 166 - 206

Dreßler, Marc: Kooperationen von Krankenhäusern – Eine Fallstudienanalyse von Kooperationsprojekten, Berlin, 2000

Drucker, Peter: Die Kunst des Managements, 2. Auflage, München, Econ Verlag, 2000

Drucker, Peter: Was ist Management? Das Beste aus 50 Jahren, Econ Verlag, 4. Auflage, Berlin, 2005

Engelmohr, Ines: Neue Wege mit operativer Tagesklinik, in: KMA 04/2001 0052 (69)

Eichhorn, Peter; Seelos, Hans-Jürgen, Graf von der Schulenburg, J.-Matthias (Hrsg.): Krankenhausmanagement, München, 2000

Eichler, Peter: Suche nach Gewissheit und Sicherheit: Gesundheitssysteme in Europa: Erfolge, Defizite, Chancen, Ziele; Unterlage zum Vortrag auf der Plenarveranstaltung des Panel 1 – Gesundheitsgespräche, Europäisches Forum Alpbach, 31. 08. 2006

Fan, Yu-Pei; Boldy, Duncan; Bowen, Denise: Comparing patient satisfaction – outcomes an costs between cataract day surgery and inpatient surgery for elderly people, in: Australian Health Review, Vol 20, Nr. 4, 1997

Faltermaier, Toni: Verallgemeinerungen und lebensweltliche Spezifität – Auf dem Weg zu Qualitätskriterien für die qualitative Forschung, in: Qualitative Methoden in Belastungs- und Gesundheitsforschung, Augsburger Berichte, Band Nr. 36, Universität Augsburg, 1989

Feyerabend, Paul: Wider den Methodenzwang, 6. Auflage, Suhrkamp-Taschenbuch Wissenschaft, 1997

Flick, Uwe: Qualitative Sozialforschung – Eine Einführung, 3. Auflage, Rowohlt Taschenbuch Verlag, Hamburg, 2005

Forster, Rudolf; Krajic, Karl; Pelikan, Jürgen; Kinzl, Harald: Reformbedarf und Reformwirklichkeit des österreichischen Gesundheitswesens, in: Meggeneder, Oskar (Hrsg.): Reformbedarf und Reformwirklichkeit des österreichischen Gesundheitswesens – Was sagt die Wissenschaft dazu?; Mabuse-Verlag, Frankfurt am Main, 2004

Franke, Heinz: Problemlösen und Kreativität, Bratt-Institut für Neues Lernen, Goch, 1980

Franz, Stefan: Informations-Management als Basis für Prozeß-Management, in: Gaitanides, Michael; Scholz, Rainer; Vrohlings Alwin; Raster, Max: Prozessmanagement – Konzepte, Umsetzungen und Erfahrungen des Reengineering, Carl Hanser Verlag, München, 1994

Friemel, Kerstin: Lösung in Sicht!, in: brand eins, Wirtschaftsmagazin, 8. Jhg., Heft 06, Juni 2006, S. 96

Gagzow, Wolfgang: Das Krankenhauswesen an der Schwelle zu 3. Jahrtausend, in: Heiß, Günter (Hrsg.): Wie krank ist unser Gesundheitswesen? – Das Gesundheitswesen in Deutschland und Europa an der Schwelle zum 21. Jahrhundert, Mainz, 2000, S. 643 – 654

Gaitanides, Michael: Prozeßorganisation – Entwicklung, Ansätze und Programme prozeßorientierter Organisationsgestaltung, Verlag Franz Vahlen, München, 1983

Gaitanides, Michael; Scholz, Rainer; Vrohlings Alwin; Raster, Max: Prozessmanagement – Konzepte, Umsetzungen und Erfahrungen des Reengineering, Carl Hanser Verlag, München, 1994

Gaitanides, Michael: Prozessorganisation, Verlag Franz Vahlen, München, 2007

Gaitanides, Michael; Scholz, Rainer; Vrohlings Alwin: Prozessmanagement – Grundlagen und Zielsetzungen, in: Gaitanides, Michael; Scholz, Rainer; Vrohlings Alwin; Raster, Max: Prozessmanagement – Konzepte, Umsetzungen und Erfahrungen des Reengineering, Carl Hanser Verlag, München, 1994

Gensike, T., Sozialer Wandel durch Modernisierung, Individualisierung und Wertewandel, In: Aus Politik und Zeitgeschichte 1996

Girtler, Roland: Methoden der qualitativen Sozialforschung – Anleitung zur Feldarbeit, Böhlau Verlag Wien, 1984

Glaser, Barney, G.; Strauss, Anselm, L.: Grounded Theory – Strategien qualitativer Forschung, 2. Auflage, Huber Verlag, Bern, 2005

Gottstein, Ulrich: Geleitwort, in: Lown, Bernhard: Die verlorene Kunst des Heilens – Anstiftung zum Umdenken, 2. Auflage, Schattauer Verlag, Stuttgart, 2004

Greiling, Michael; Hofstetter, Jürgen: Patientenbehandlungspfade optimieren – Prozeßmanagement im Krankenhaus, Baumann Fachverlag, Kulmbach 2002

Greulich, Andreas: Grundlagen der Prozeßkostenrechnung und Wertschöpfungskette in Industrie und Dienstleistungsunternehmen, in: Greulich, Andreas; Thiele, Günter; Thiex-Kreye, Monika: Prozessmanagement im Krankenhaus, R. V. Decker's Verlag, Heidelberg, 1997

Greulich, Andreas; Thiele, Günter: Prozessmanagement im Krankenhaus, in: Greulich, Andreas; Thiele, Günter; Thiex-Kreye, Monika: Prozessmanagement im Krankenhaus, R. V. Decker's Verlag, Heidelberg, 1997

Grossmann, Ralph; Krainz, Ewald E.; Oswald, Margit (Hrsg.): Veränderung in Organisationen – Management und Beratung, Wiesbaden, 1995

Gruen, Arno: Der Verlust des Mitgefühls – Über die Politik der Gleichgültigkeit, 6. Auflage, Deutscher Taschenbuch Verlag, München, 2005

Hajen, Leonhard; Paetow, Holger; Schumacher, Harald: Gesundheitsökonomie – Strukturen – Methoden – Praxisbeispiele, 2. Auflage, Verlag W. Kohlhammer, Stuttgart, 2000

Hamdad, Heidi: Öffnung der Krankenhäuser – Das ambulante Geschäft gelingt nur mit sinnvoller Vernetzung; in: KMA 12/2003 045 (201)

Hammer, Renate: Tätigkeitsbericht 2005 der oberösterreichischen Patienten- und Pflegevertretung, Eigenverlag Land Oberösterreich, Linz, 2006

Harrington, H. James; Esseling, Erik K., Nimwegen van, Harm: Business Process Improvement – Workbook, Mac. Graw-Hill, New York, 1997

Haubrock, Manfred; Schär, Walter (Hrsg.): Betriebswirtschaft und Management im Krankenhaus, 3. Auflage, Verlag Hans Huber, Bern, 2002

Händeler, Erik: Kondratieffs Welt – Wohlstand nach der Industriegesellschaft, Joh. Brendow & Sohn Verlag GmbH, Moers, 2005

Hayek, Friedrich A.: Der Weg zur Knechtschaft, Olzog Verlag, München, 2007

Hinger, Susanne: Der Schritt zur bedarfsorientierten Leistungsangebotsplanung oder das „Geheimdokument" , in: Klinik, Interdisziplinäre Zeitschrift für das Krankenhaus, Ausgabe 6/05, 15. Jahrgang, S. 3

Hofmarcher, Maria, M.; Riedel, Monika; Röhrling, Gerald: Ressourcenverbrauch in der EU: Sollte Österreich wesentlicher werden? – Schwerpunktthema: Die Leistungsfähigkeit der Ordenskrankenhäuser könnte „ansteckend sein", in: Health System Watch – Beilage zur Fachzeitschrift soziale Sicherheit, erstellt durch das IHS, Herausgegeben vom Hauptverband der österreichischen Sozialversicherungsträger, Institut für Höhere Studien, Wien, 2005

Hoyer, Rudolf; Boggenstall, Annette: Prozeßorientierte Steuerung von Ergebnisbereichen einer Bank, in: Gaitanides, Michael; Scholz, Rainer; Vrohlings Alwin; Raster, Max: Prozessmanagement – Konzepte, Umsetzungen und Erfahrungen des Reengineering, Carl Hanser Verlag, München, 1994

Husslein, Peter: Großteil der Spitäler ist nicht ausgelastet, In: Der Standard, 28. Juli 2005, S. 6

Jölli, Andreas: Österreichischer Rundfunk, Sender Österreich 1, Mittagsjournal, Bericht: Gesundheitsversorgung – Spitzenmedizin nur mehr in wenigen Spitälern, 20. Juni 2006, 12:38 – 12:40 Uhr

Kerres, Martin; Lohmann, Heinz: Der Gesundheitssektor: Chance zur Erneuerung – Vom regulierten Krankenhaus zum wettbewerbsfähigen Gesundheitszentrum, Wirtschaftsverlag Ueberreuter, Wien, 1999

Kleinig, Gerhard: Umriß zu einer Methodologie qualitativer Sozialforschung. Kölner Zeitschrift für Soziologie und Sozialpsychologie, 34, 1982, S. 224 – 253

Knesenbeck von dem, Olaf; Zamora, Pablo; Rugulies, Reiner: Programmevaluation im Gesundheitswesen: Die wissenschaftliche Begleitung eines Modellprojektes zur „Ortsnahen Koordinierung der gesundheitlichen und sozialen Versorgung, in: Badura, Bernhard; Siegrist, Johannes (Hrsg.): Evaluation im Gesundheitswesen, Juventa Verlag, 2. Auflage, Weinheim, 2002

Knapp, Werner: Die Inhaltsanalyse aus linguistischer Sicht, in: Mayring, Philipp; Gläser-Zikuda, Michaela (Hrsg.): Die Praxis der Qualitativen Inhaltsanalyse, Beltz Verlag, Weinheim und Basel, 2005

Kraus, Markus; Riedel, Monika; Walch, Dominik: Die Finanzierung gemeinnütziger Krankenhäuser – eine internationale Zusammenschau, Abschlussbericht der Studie im Auftrag der Arbeitsgemeinschaft der Ordensspitäler Österreichs, Institut für Höhere Studien (IHS), Wien, 2006

Kühlechner, Peter: Visionen als Katalysator, in: Gaitanides, Michael; Scholz, Rainer; Vrohlings Alwin; Raster, Max: Prozessmanagement – Konzepte, Umsetzungen und Erfahrungen des Reengineering, Carl Hanser Verlag, München, 1994

Künzel, Uwe; Senne, Gundolf: Patient als Werkstück oder Mensch? – Anmerkungen zu den Gedanken einer führenden Unternehmensberatung im Krankenhausbereich, in: f&w – Führen und Wirtschaften im Krankenhaus, 12. Jg., 2/1995, S. 197 – 200

Kunze, Heinz Rudolf; in: Barthelmes, Karl-Heinz: Heinz Rudolf Kunze – Meine eigenen Wege, Gütersloher Verlagshaus, Gütersloh, 2007, S. 53 – 54

Kusserow, Richard, P.: Patient satisfaction with outpatient surgery – a national survey of medicare beneficiaries, US Departement of Health and Human Services, Washington D.C., 1989

Lammer, Beate: Spital mit Hotelatmosphäre, in: http://www.diepresse.at/home/leben/wohnen/300659/index.do (28.04.2007)

Lamnek, Siegfried: Qualitative Sozialforschung, 4. vollständig überarbeitete Auflage, Beltz Verlag, Weinheim und Basel, 2005

Lehn von, Brigitta: Augenheilkunde – Mit Weitblick zum Durchblick; in: KMA 06/2004 044 (86)

Leiner, Günter: Sinnlose Ausgaben für die Gesundheit, Interview im Rahmen des Europäischen Gesundheitsforums Gastein, In: Die Furche, Nr. 11, 16. März 2006

Levinson, W.; Roter, D. L.; Mullooly, J. P.; Dull V. T.; Frankel, R. M.: Physician-Patient Communication: The Relationship with Malpractice Claims Among Primary Care Physicians and Surgeons, in: Journal of the American medical Association 277, Nr. 7, USA, 1997, S. 553 – 559

Lütz, Manfred: Lebenslust – Wider die Diät-Sadisten, den Gesundheitswahn und den Fitness-Kult, Pattloch Verlag, München, 2002

Lown, Bernhard: Die verlorene Kunst des Heilens – Anstiftung zum Umdenken, 2. Auflage, Schattauer Verlag, Stuttgart, 2004

Malik, Fredmund: Führen Leisten Leben – Wirksames Management für eine neue Zeit, Deutsche Verlags-Anstalt, Stuttgart, München, 2001

Malthus, Thomas, Robert: Bevölkerungsgesetz, Erster Band, in: Waentig, Heinrich (Hrsg.) Sammlung sozialwissenschaftlicher Meister, Gustav Fischer Verlag, Jena, 1905

Malthus, Thomas, Robert: Bevölkerungsgesetz, Zweiter Band, in: Waentig, Heinrich (Hrsg.) Sammlung sozialwissenschaftlicher Meister, Gustav Fischer Verlag, Jena, 1905

Markovic, Milica; Bandyopadhyay, Mridula; Manderson, Leonore; Allotey, Pascale; Murray Sally, Vu, Trang: Day surgery in Australia – Qualitative research report, in: Journal of Sociology, The Australian Sociological Association, Volume 40 (1), 2004, S. 74 – 84

Mayring, Philipp: Einführung in die Qualitative Sozialforschung, Beltz Studium, 5. Auflage, Weinheim und Basel, 2002

Mayring, Philipp: Neuere Entwicklungen in der qualitativen Forschung und Qualitativen Inhaltsanalyse, in: Mayring, Philipp; Gläser-Zikuda, Michaela (Hrsg.): Die Praxis der Qualitativen Inhaltsanalyse, Beltz Verlag, Weinheim und Basel, 2005

Maxwell Joseph A.:Qualitative Research Design -An interactive approach, Applied Social Research Methods Series, Volume 41. Sage Publications, 1996

Michalski, Christian: Funktion und Bewertung des ambulanten Psychiaters durch schizophrene Patienten, in: Mayring, Philipp; Gläser-Zikuda, Michaela (Hrsg.): Die Praxis der Qualitativen Inhaltsanalyse, Beltz Verlag, Weinheim und Basel, 2005

Morra, Francesco: Wirkungsorientiertes Krankenhausmanagement, St. Gallen, 1996

Mosa, Gabriele: Standardprozessorientierter Krankenhausvergleich, in: von Eiff, Wilfried; Ziegenbein, Ralf (Hrsg.): Geschäftsprozessmanagement. Methoden und Techniken für das Management von Leistungsprozessen im Krankenhaus, 2. Auflage, Verlag Bertelsmann Stiftung, Gütersloh, 2003

Müller, Albrecht: Die Reformlüge – 40 Denkfehler, Mythen und Legenden, mit denen Politik und Wirtschaft Deutschland ruinieren, Droemer Verlag, München 2004

Naegler, Heinz: Krankenhausmanagement, in: Haubrock, Manfred; Schär, Walter (Hrsg.): Betriebswirtschaft und Management im Krankenhaus, 3. Auflage, Verlag Hans Huber, Bern, 2002

Naisbitt, John: Mind Set! Wie wir die Zukunft entschlüsseln, Carl Hanser Verlag, München, 2007

Nefiodow, Leo A.: Der sechste Kondratieff – Wege zur Produktivität und Vollbeschäftigung im Zeitalter der Information, 6. überarbeitete Auflage, Sankt Augustin (D), Rhein-Sieg-Verlag, 2006

Neudeck, Werner: Das österreichische Gesundheitssystem: Eine ökonomische Analyse, Schriftenreihe des Ludwig Boltzmann-Instituts zur Analyse wirtschaftspolitischer Aktivitäten, Band 19, Manzsche Verlags- und Universitätsbuchhandlung, Wien, 2002

Neugebauer, Lorenz: Unternehmertum im Unternehmen – ein Beitrag zur Intrapreneurship-Diskussion, Vandenhoeck & Ruprecht, Göttingen, 1997

Osterloh, Margit; Frost, Jetta: Prozessmanagement als Kernkompetenz – Wie Sie Business Reengineering strategisch nutzen können, 4. Auflage, Wiesbaden, 2003

o. V.: Amt der Oberösterreichischen Landesregierung – Abteilung Statistik (Hrsg): Österreich altert – Trends – Ursachen - Konsequenzen, Folge 25/2006, Linz, 2006

o. V.: Bericht der oberösterreichischen Spitalsreformkommission, Land Oberösterreich, August 2004

o. V.: Bundesgesetzblatt für die Republik Österreich, 179. Bundesgesetz, Gesundheitsreformgesetz 2005, 30. Dezember 2004

o. V.: Bundesgesetzblatt für die Republik Österreich, Vereinbarung gemäß Artikel 15a B-VG über die Organisation und Finanzierung des Gesundheitswesens, 12. Juli 2005

o. V.: Bundesgesetz über Krankenanstalten und Kuranstalten (KAKuG), in: Kodex Krankenanstaltengesetze, LexisNexis Verlag, Wien, 2005, §§ 6a, 7, 11, 11a bzw. Oberösterreichisches Krankenanstaltengesetz (OÖKAG), in: Kodex Krankenanstaltengesetze, LexisNexis Verlag, Wien, 2005, §§ 10, 14, 22, 29

o. V.: Bundesministerium für Arbeit, Gesundheit und Soziales, Leitfaden Patientenorientierung – Anregungen zur Praxis der Qualitätssicherung im Krankenhaus, Wien 1997

o. V.: Bundesministerium für Gesundheit und Frauen, Das Gesundheitswesen in Österreich, 4. aktualisierte Auflage, Wien, Dezember 2005

o. V.: Bundesministerium für Gesundheit und Frauen, Österreichischer Strukturplan Gesundheit 2006 – ÖSG 2006 inklusive Großgeräteplan, Wien, Dezember 2005

o. V.: Bundesministerium für Gesundheit und Frauen, Österreichischer Strukturplan Gesundheit – Der neue Weg in der Gesundheitsstrukturplanung, Juni 2006

o. V.: Bundesministerium für Soziale Sicherheit und Generationen, LKF – Tagesklinik – Definition und Kriterien, Wien, November 2000

o. V.: Bundesministeriums für Soziale Sicherheit und Generationen, Leistungsorientierte Krankenanstaltenfinanzierung – LKF – Änderungen und Neuerungen im Modell 2002 inkl. seiner Grundlagen, Stand 13. Juni 2001

o. V.: Department of Health (Hrsg.): Day Surgery: Operational guide – Waiting, booking and choice, Eigenverlag, London, 2002

o. V.: Das Krankenhaus, Starthilfe DRG, Sonderausgabe zur Medica 2000, Kohlhammer Verlag, Stuttgart 2000

o. V.: DZ Corporate Finance GmbH (Hrsg.), Praeckel, P., Wittstock, M., Wybranietz, W.: Entwicklungstendenzen auf dem Akutklinikmarkt – Wertsteigerungsmöglichkeiten durch Mergers & Acquisitions, Frankfurt, 2003

o. V.: Ende für Proporzregierung?, in: Oberösterreichische Nachrichten, 22. Mai 2007, S. 4

o. V.: Gute Noten von Patienten für ambulante OPs, in: Ärzte Zeitung, Bonn, BRD, 10.02.2005, S. 9

o. V.: Health at a Glance – OECD Indicators 2005 – deutsche Übersetzung Gesundheit auf einen Blick – OECD Indikatoren 2005, Organisation für wirtschaftliche Zusammenarbeit und Entwicklung, Centre Français d'exploitation du droit de Copie, 20 rue des Grands-Augustins, 75006 Paris, 2005

o. V.: Homepage der Oberösterreichischen Gesundheits- und Spitals Aktiengesellschaft, http://www.gespag.at/35252.php (22.05.2007)

o. V.: Homepage des Krankenhauses der Barmherzigen Schwestern Ried, Wir über uns, in: http://www.bhs.at/ried/index.html (18.01.2007)

o. V.: http://www.land-oberoesterreich.gv.at/cps/rde/xchg/SID-3DCFCFC3-o.V.: Koalitions- statt Proporzregierung: Voves als schwarz-grünes Vorbild, in: Oberösterreichische Nachrichten, 23. Mai. 2007, S.4

o. V.: http://benchmark.oebig.at (07. 06. 2005)

o. V. : http://de.wikipedia.org/wiki/Poliklinik (22.08.2006)

o. V. : http://wikipedia.org/wiki/Medizinisches_Versorgungszentrum (22.08.2006)

o. V.: Krankenanstalten in Österreich 2006/2007, Bundesministerium für Gesundheit und Frauen, Bereich I Gesundheitsstrukturangelegenheiten, 6. Auflage, Wien 2006

o. V.: Krankenhaus der Barmherzigen Schwestern Ried, Augenabteilung, Leistungsdaten, 2005

o. V.: Krankenhaus der Barmherzigen Schwestern Ried BetriebsgesmbH, Abteilung für Controlling, Patientendaten Katarakt MEL 1554/1555, Jänner – Oktober 2005

o. V.: Krankenhaus der Barmherzigen Schwestern Ried BetriebsgesmbH, Büro für Personalverrechnung, 2006

o. V.: Krankenhaus der Barmherzigen Schwestern Ried BetriebsgesmbH, Technische Abteilung, Februar 2007

o. V.: Krankenhaus der Barmherzigen Schwestern Ried BetriebsgesmbH, Vorstand für Pflege, Jänner 2007

o. V.: Landesgesetzblatt für Oberösterreich Jahrgang 2001, 79. Stück, Nr. 89, Vereinbarung zur Sicherstellung der Patientenrechte (Patientencharta)

o. V.: Leistungsorientierte Krankenanstaltenfinanzierung, LKF, Modell 2006, Bundesministerium für Gesundheit und Frauen, Wien 2005

o. V.: Leitfaden zur Qualitätssicherung im Krankenhaus – Hinweise für die praktische Anwendung, Wien, 1998

o. V.: Oberösterreichisches Krankenanstaltengesetz (OÖKAG), in: Kodex Krankenanstaltengesetze, LexisNexis Verlag, Wien, 2005, §§ 12 und 13

o. V.: Oppenheim Research GmbH (Hrsg.): Akutkrankenhausmarkt Deutschland, Eigenverlag, Köln, 2002

o. V.:, Opportunitätskosten: Marketing und Kommunikation vermeiden Verluste!, JOMEC GmbH, Berlin, in: http://www.jomec.de/index.php?id=152&no_cache=1&sword_list[]=Opportunit%E4tskosten (16.01.2007)

o. V.: ÖBIG Datenbank, http://www.oebig.at (28.02.2006)

o. V.: Österreichisches Bundesministerium für Arbeit, Gesundheit und Soziales; Leitfaden zur Qualitätssicherung im Krankenhaus, Wien, 1998

o. V.: Österreichischer Krankenanstalten- und Großgeräteplan ÖKAP/GGP 2001, Anlage zur Vereinbarung gemäß Art. 15a B-VG über die Neustrukturierung des Gesundheitswesens und der Krankenanstaltenfinanzierung

o. V.: Regelung über Maßstäbe und Grundsätze für den Personalbedarf in der stationären Pflege (Pflege-Personalregelung – Pflege-PR), Bundesgesetzblatt der Bundesrepublik Deutschland I S. 2266, Dezember 1992

o. V.: Regierungsprogramm 2003 – 2006 der Österreichischen Bundesregierung für die XXII. Gesetzgebungsperiode, Kapitel 10. Gesundheit und Pflege, S. 20

o. V.: Regierungsprogramm der Österreichischen Bundesregierung für die XXIII. Gesetzgebungsperiode, Jänner 2007

o. V.: Sachverständigenrat für die Konzertierte Aktion im Gesundheitswesen: Gesundheitswesen in Deutschland – Kostenfaktor und Zukunftsbranche, Band II, Fortschritt und Wachstumsmärkte – Finanzierung und Vergütung, Sondergutachten, Bundesministerium für Gesundheit, BRD, 1997

o. V.: Sachverständigenrat für die Konzertierte Aktion im Gesundheitswesen: Bedarfsgerechtigkeit und Wirtschaftlichkeit, Band III, Gutachten, Ausführliche Zusammenfassung, Bundesministerium für Gesundheit, BRD, 2000/2001

o. V.: Sachverständigenrat für die Konzertierte Aktion im Gesundheitswesen: Finanzierung, Nutzenorientierung und Qualität, Gutachten, Bundesministerium für Gesundheit, BRD, 2003

o. V.: Stationäre Behandlung, aber im Hotel, in: Frankfurter Allgemeine Zeitung, 11.03.2005

o. V.: Statistik Austria, Statistisches Jahrbuch 2006, Kapitel 02 Bevölkerung, Abschnitt 2.32, Verlag Österreich GmbH, Wien, 2005

o. V.: Techniker Krankenkasse (Hrsg.): Ohne Koffer zur OP – Informationen zum ambulanten Operieren, Eigenverlag, Hamburg, 2006

o. V.: Total expenditure on health - % of gross domestic product, In: http://www.oecd.org/dataoecd/60/28/35529791.xls (03.01.2006)

Pichler, Petra: Österreichischer Rundfunk, Sender Österreich 1, Morgenjournal, Bericht: Medizinische Versorgung von Kindern aus armen Verhältnisse, 23. Jänner 2006, 7:16 – 7:20 Uhr

Pincus, Carol; Rice, Berkeley: How plaintiffs' lawyers pick their targets, Medical Economics, Vol. 8, USA, 2000

Pletter, Roman: Die Pfadfinder – Das Management der Charité geht neue Wege, in: brand eins, Wirtschaftsmagazin, 8. Jhg., Heft 06, Juni 2006

Porter, Michael, E.: Wettbewerbsstrategie – Methoden zur Analyse von Branchen und Konkurrenten, 10. Auflage, Frankfurt, Campus Verlag, 1999

Preusker, Uwe, K.: Patientenhotels in Skandinavien – Beschreibung und Hintergründe, Preusker Health Care Ltd OY, Vantaa/Finnland, 2004

Pümpin, Cuno: Strategische Erfolgspositionen – Methodik der dynamischen strategischen Unternehmensführung, Bern – Stuttgart, Verlag Paul Haupt, 1992

Radner, Gerald-Michael (Hrsg.): Hierarchie im Krankenhaus – Berichte des 5. Österreichischen Medizinrechts-Tages, sozial- und gesundheitspolitisches Forum, Linz, 2001, S. 19 – 35

Raster, Max: Prozeßarchitektur und Informationsverarbeitung, in: Gaitanides, Michael; Scholz, Rainer; Vrohlings Alwin; Raster, Max: Prozessmanagement – Konzepte, Umsetzungen und Erfahrungen des Reengineering, Carl Hanser Verlag, München, 1994

Rauch-Kallat, Maria (Bundesministerin für Gesundheit und Frauen): Österreichischer Rundfunk, Sender Österreich 1, Morgenjournal, Bericht: Gesundheitsversorgung wird neu organisiert, 21. November 2005, 7:00 – 7:20 Uhr

Reichert, Manfred: Prozessmangement im Krankenhaus – Nutzen, Anforderungen und Visionen, in: Das Krankenhaus, 92. Jg., 11/2000, S. 903 – 909

Rosian, Ingrid; Mildschuh, Stephan; Vogler, Sabine; Winkler, Petra: Selbstbeteiligung – Internationaler Vergleich und Implikationen für Österreich, Eine Studie im Auftrag des Bundesministeriums für soziale Sicherheit und Generationen, Österreichisches Bundesinstitut für Gesundheitswesen, Wien, 2003, S. IV

Salzer, Mark S.; Nixon, Carol T.; Schut, L. James A.; Karver, Marc S.: Validating Quality Indicators – Quality as Relationship Between Structure, Process, and Outcome, In: Evaluation Review Vol. 21, No. 3, 292-309, SAGE Publications, Calofornia USA, 1997

Siegrist, Johannes: Medizinische Soziologie, Urban & Schwarzenberg, 5. Auflage, München, 1995

Siegrist, Johannes: Chancen und Grenzen sozialwissenschaftlicher Evaluationsforschung im Gesundheitswesen in: Badura, Bernhard; Siegrist, Johannes (Hrsg.): Evaluation im Gesundheitswesen, Juventa Verlag, 2. Auflage, Weinheim, 2002

Schlüchtermann, Jörg; Sibbel, Rainer: Betriebswirtschaftliche Basis des Prozessmanagements und der Prozesskostenrechnung – Definition und Darstellung, in: Braun, Günther E.; Güssow, Jan; Ott, Robert: Prozessorientiertes Krankenhaus – Lösungen für eine Positionierung im Wettbewerb, Stuttgart, 2005

Schmelzer, Hermann J.; Sesselmann, Wolfgang: Geschäftsprozessmanagement in der Praxis, Carl Hanser Verlag, München, 2004

Scholz, Rainer; Vrohlings Alwin: Realisierung von Prozeßmanagement, In: Gaitanides, Michael; Scholz, Rainer; Vrohlings, Alwin; Raster, Max: Prozeßmanagement – Konzepte, Umsetzungen und Erfahrungen des Reengineering, Carl Hanser Verlag, München-Wien, 1994

Scholz, Christian: Personalmanagement, 5. Auflage, Verlag Franz Vahlen, München, 2000

Schopenhauer, Arthur; in: Leipziger Bücherlei – Bibliomanische Bibliothek, http://www.bibliomaniac.de/zitate/zitate4.htm (03.01.2007)

Schulte-Zurhausen, Manfred: Organisation, 2. Auflage, München, Verlag Franz Vahlen, 1999

Schwing, Claus: Ambulantes Operieren – Gefährliche „Visitenkarten-Chirurgie"; in: KMA 07/2003 064 (173)

Sidamgrotzki, Edgar: Change-Management im Krankenhaus – Krisen bewältigen. Chancen nutzen. Zukunft sichern, Bottishofen, 1997

Skowronnek, Olav; Bader Tobias: Prozeßorientierte IT-Unterstützung im Krankenhaus, in: Greulich, Andreas; Thiele, Günter; Thiex-Kreye, Monika: Prozessmanagement im Krankenhaus, R. V. Decker's Verlag, Heidelberg, 1997

Staehle, Wolfgang; Conrad, Peter; Sydow, Jörg: Management – Eine verhaltenswissenschaftliche Perspektive, Verlag Franz Vahlen, München, 1999

Stammler, Robert: Silikonbrüsten von Krankenkasse lösen heftige Diskussionen aus, in: Oberösterreichische Nachrichten, 9. Februar 2007

Stelzhamer, Franz: Hoamatgsang (Oberösterreichische Landeshymne), in: http://www.land-oberoesterreich.gv.at/cps/rde/xchg/SID-3DCFCFC3-01B7F799/ooe/hs.xsl/27586_DEU_HTML.htm (03.12.2006)

Stöger, Silvia: Dr. Silvia Stöger Gesundheitsplan – „Für die Menschen in Oberösterreich", Büro der oberösterreichischen Landesrätin für Gesundheit, 2004 (nicht genauer datiert)

Strauss, Anselm, L.: Grundlagen qualitativer Sozialforschung, 2. Auflage, Wilhelm Fink Verlag, München, 1998

Thiele, Günter: Prozessmanagement im Krankenhaus, in: Greulich, Andreas; Thiele, Günter; Thiex-Kreye, Monika: Prozessmanagement im Krankenhaus, R. V. Decker's Verlag, Heidelberg, 1997

Torgersen, Helge: Österreichischer Rundfunk, Sender Österreich 1, Dimensionen, Bericht: Was heißt Transdisziplinarität in der Wissenschaft?, 8. Juni 2007, 19:05 – 19:15 Uhr

Trill, Roland: Krankenhaus-Management – Aktionsfelder und Erfolgspotentiale, Neuwied, 1996

Trummer, Ursula; Nowak, Peter; Stidl, Thomas; Pelikan, Jürgen. M: Koproduktion durch Empowerment – Qualitätsverbesserung der PatientInnenbetreuung und des postoperativen Gesundungsprozesses in der Chirurgie, Ludwig Boltzmann-Institut für Medizin- und Gesundheitssoziologie, 2001

Ulrich, Sigwart: View through a window may influence recovery from surgery, in: Science, Vol. 224, Issue 4647, American Assossiation fort he Advancement of Science, USA, 1984, S. 420 - 421

Vahs, Dietmar; Leiser Wolf: Change Management in schwierigen Zeiten – Erfolgsfaktoren und Handlungsempfehlungen für die Gestaltung von Veränderungsprozessen, Deutscher Universitäts-Verlag, Wiesbaden, 2003

van Dijk, Teun, A.: Textwissenschaft – Eine interdisziplinäre Einführung, Verlag Niemeyer, Tübingen, 1980

van Laarhoven, Hennry: The Hospital of the 21st Century, in: Hospital, Official Journal of the European Association of Hospital Managers, Volume 7, Brussels, July/August 2005

Venkataswamy, Govondappa; in: Friemel, Kerstin: Lösung in Sicht!, in: brand eins, Wirtschaftsmagazin, 8. Jhg., Heft 06, Juni 2006

Vincent, C.; Young, M.; Philips, A.: Why do people sue doctors? A study of patients and relatives taking legal action, in: Lancet, 343 (8913), 25. Juni 1994, S. 1609 - 1613

von Eiff, Wilfried; Ziegenbein, Ralf (Hrsg.): Geschäftsprozessmanagement. Methoden und Techniken für das Management von Leistungsprozessen im Krankenhaus, 2. Auflage, Verlag Bertelsmann Stiftung, Gütersloh, 2003

Völker, Karin: Vier-Sterne-Luxus statt Krankenhaus-Standard, in: Westfälische Nachrichten (Münster), 02.04.2005

Watzlawick, Paul: Wenn du mich wirklich liebtest, würdest du gern Knoblauch essen – Über das Glück und die Konstruktion der Wirklichkeit, 3. Auflage, Piper Verlag, München, 2007

White, Bowen, Faville: Why Normal Isn't Healthy, How to Find Heart, Meaning, Passion & Humor on the Road Most Traveled, Library of Congress, USA, 2004

Wollmann, Hellmut: Implementationsforschung – eine Chance für kritische Verwaltungsforschung?, in: Wollmann, Hellmut (Hrsg.): Politik im Dickicht der Bürokratie – Beiträge zur Implementationsforschung, Westdeutscher Verlag, (Leviathan: Sonderheft 3), 1980

Zapp, Winfried; Dorenkamp Annette: Anwendungsorientierte Prozessgestaltung im Krankenhaus – Bericht über ein Forschungsprojekt, in: Zapp, Winfried (Hrsg.): Prozessgestaltung im Krankenhaus, Economica Verlag, Heidelberg 2002

Ziegenbein, Ralf: Klinisches Prozeßmanagement – Implikationen, Konzepte und Instrumente einer ablauforientierten Krankenhausführung, 2. Auflage, Verlag Bertelsmann Stiftung, Gütersloh, 2001

Zook, Chris; Allen, James: Erfolgsfaktor Kerngeschäft – Zeitlose Strategien für Wachstum und Innovation, 1. Auflage, München, Econ Verlag, 2001

Zulehner, Christoph: Entwicklung eines Konzeptes für die Errichtung einer ophthalmologischen Tagesklinik am Krankenhaus der Barmherzigen Schwestern Ried, Projektbericht, 2005

Zulehner, Christoph: Machbarkeitsstudie für ein Patientenhotel, Eigenverlag, 2006

13 Anhang

13.1 Krankenhaushäufigkeit im Vergleich

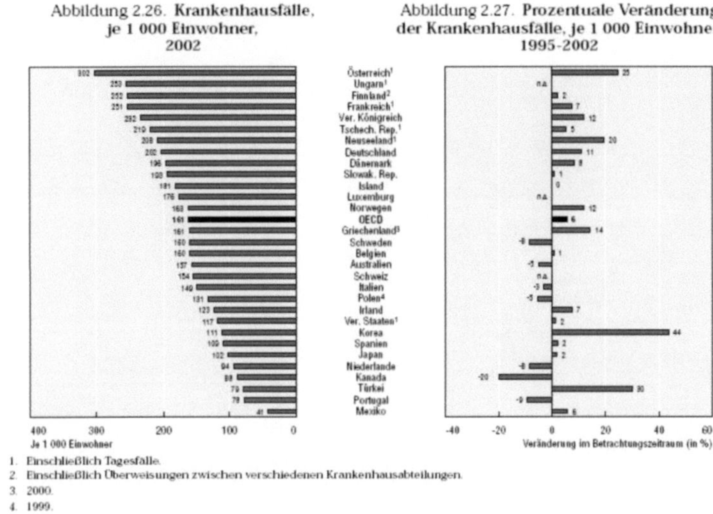

Quelle: o. V.: Health at a Glance – OECD Indicators 2005 – deutsche Übersetzung Gesundheit auf einen Blick – OECD Indikatoren 2005, Organisation für wirtschaftliche Zusammenarbeit und Entwicklung, Centre Français d'exploitation du droit de Copie, 20 rue des Grands-Augustins, 75006 Paris, S. 13 vgl. o. V.: Health at a Glance – OECD Indicators 2005 – deutsche Übersetzung Gesundheit auf einen Blick – OECD Indikatoren 2005, Organisation für wirtschaftliche Zusammenarbeit und Entwicklung, Centre Français d'exploitation du droit de Copie, 20 rue des Grands-Augustins, 75006 Paris, S. 59

13.2 Ambulant durchgeführte Kataraktoperationen in Prozent

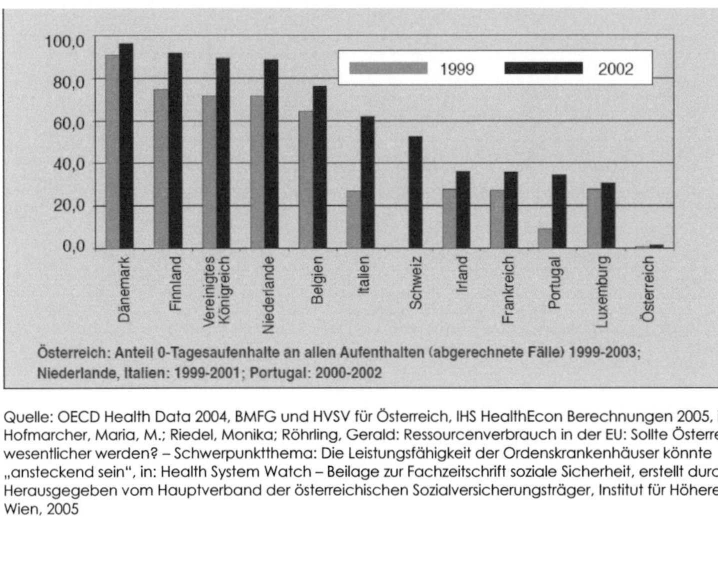

Quelle: OECD Health Data 2004, BMFG und HVSV für Österreich, IHS HealthEcon Berechnungen 2005, in: Hofmarcher, Maria, M.; Riedel, Monika; Röhrling, Gerald: Ressourcenverbrauch in der EU: Sollte Österreich wesentlicher werden? – Schwerpunktthema: Die Leistungsfähigkeit der Ordenskrankenhäuser könnte „ansteckend sein", in: Health System Watch – Beilage zur Fachzeitschrift soziale Sicherheit, erstellt durch das IHS, Herausgegeben vom Hauptverband der österreichischen Sozialversicherungsträger, Institut für Höhere Studien, Wien, 2005

13.3 Kataraktoperationen – Internationaler Vergleich

	Krankenanstalten-Finanzierung	Merkmale bei Kataraktoperationen		
		Eingriffe (stat. und amb.) pro 100.000 EW	Anteil ambulant durchgeführter Eingriffe, in Prozent	Mittlere Verweildauer (seniler Katarakt), in Tagen
Österreich	**Fallpauschalen** (LKF-System seit 1997) Spitalsambulanzen: Kopfpauschalen und in einigen Bundesländern Fallpauschalen	660	1,8	4,0
Frankreich	**Globales Budget** (öffentliche und einige nichtgewinnorientierte private KAs) **Fee for service** (private profitorientierte KAs) **Fallpauschalen** ab 2004/05	758	35,8	1,7
Vereinigtes Königreich	**Globales Budget**	554	89,6	2,0

Quelle: European Observatory on Health Systems and Policies: Health Care System in Transition, OECD Health Data 2004, Statistik Austria, BMFG und HVSV; HIS HealthEcon 2005, in: Hofmarcher, Maria, M.; Riedel, Monika; Röhrling, Gerald: Ressourcenverbrauch in der EU: Sollte Österreich wesentlicher werden? – Schwerpunktthema: Die Leistungsfähigkeit der Ordenskrankenhäuser könnte „ansteckend sein", in: Health System Watch – Beilage zur Fachzeitschrift soziale Sicherheit, erstellt durch das IHS, Herausgegeben vom Hauptverband der österreichischen Sozialversicherungsträger, Institut für Höhere Studien, Wien, 2005

13.4 Gesundheitsausgaben gemessen am BIP

Total expenditure on health - % of gross domestic product

	1960	1965	1970	1975	1980	1985	1990	1995	2000	2001	2002	2003
Australia	4,1	4.3^{1}	4.6^{-1}	7,1	7	7,4	7,8	8,3	9	9,1	9,3	9.3^{-1}
Austria	4,3	4,6	5,1	6,9	7,4	6,4	7	8,5	7,5	7,4	7,5	7,5
Belgium	..	..	4	5,8	6,4	7,2	7,4	8,4	8,7	8,8	9,1	9,6
Canada	5,4	5,9	7	7,1	7,1	8,2	9	9,2	8,9	9,4	9,6	9.9 e
Czech Republic	..	..	..	..	..	..	4,7	6,9	6,6	6,9	7,2	7,5
Denmark	..	..	8.0^{1}	8,9	9,1	8,7	8,5	8,2	8,4	8,6	8,8	9
Finland	3,8	4,8	5,6	6,3	6,4	7,2	7,8	7,5	6,7	6,9	7,2	7,4
France	3,8	4,7	5,4	6,5	7,1	8,2	8,6	9,5	9,3	9,4	9.7 e	10.1 e
Germany	..	..	6,2	8,6	8,7	9	8,5	10,6	10,6	10,8	10,9	11,1
Greece	..	..	6,1	..	6,6	7.4^{2}	7,4	9,6	9,9	10,2	9,8	9,9
Hungary	..	..	..	..	..	..	7.1^{1}	7,5	7,1	7,4	7,8	8.4 e
Iceland	3	3,5	4,7	5,7	6,2	7,3	8	8,4	9,3	9,3	10	10.5 e
Ireland	3,7	4	5,1	7.4 b	8,4	7,6	6,1	6,8	6,3	6,9	7,3	7,4
Italy	..	..	..	..	..	7.7^{3}	7,9	7,3	8,1	8,2	8,4	8,4
Japan	3	4,4	4,5	5,6	6,5	6,7	5,9	6.8 b	7,6	7,8	7.9 e	7.9^{-1}e
Korea	..	..	..	..	4.2^{3}	4,1	4,5	4,2	4,7	5,4	5,3	5,6
Luxembourg	..	..	3,6	4,9	5,9	5,9	6,1	6,4	6	6,5	7,2	6,9
Mexico	..	..	..	..	..	..	4,8	5,6	5,6	6	6	6,2
Netherlands	..	..	6.9^{2}	7,1	7,5	7,4	8	8,4	8,3	8,7	9,3	9,8
New Zealand	..	..	5,1	6,6	5,9	5,2	6,9	7,2	7,8	7,9	8,2	8,1
Norway	2,9	3,4	4,4	5,9	7	6,6	7,7	7,9	8,5	8,9	9,9	10.3 e
Poland	..	..	..	..	..	..	4,9	5,6	5,7	6	6.6 b	6,5
Portugal	..	..	2,6	5,4	5,6	6	6,2	8.2 b	9,2	9,4	9,3	9,6
Slovak Republic	..	..	..	..	..	..	..	5.8^{2}	5,5	5,6	5,7	5,9
Spain	1,5	2,5	3,6	4,7	5,4	5,5	6,7	7,6	7,4	7,5	7,6	7,7
Sweden			6,9	7,6	9,1	8,7	8,4	8,1	8,4	8,8	9,2	9,4
Switzerland	4,9	4,6	5,5	7	7,4	7,8	8,3	9,7	10,4	10,9	11,1	11.5 e
Turkey	..	..	..	3	3,3	2,2	3,6	3,4	6,6	7,5	7,2	7.4 e
United Kingdom	3,9	4,1	4,5	5,5	5,6	5,9	6	7	7,3	7,5	7,7	7.7^{-1}
United States	5	5,5	6,9	7,8	8,7	10	11,9	13,3	13,1	13,8	14,6	15

Definition: www.irdes.fr/ecosante/OCDE/411010.html
Sources and Methods per country: www.irdes.fr/ecosante/OCDE/500.html

NOTES:

a) -1, -2, -3, 1, 2, 3 shows that data refers to 1, 2 or 3 previous or following year(s).
b) For Germany, data prior to 1990 refer to West Germany.
c) "b" means there is a break in the series for the given year; "e" means the data is an estimate.

Quelle: Total expenditure on health - % of gross domestic product, In: http://www.oecd.org/dataoecd/60/28/35529791.xls (03.01.2006)

13.5 Demografie in Österreich

2.09 Bevölkerungsvorausschätzung 2005 bis 2050 (mittlere Variante) nach fünfjährigen Altersgruppen und Geschlecht

Population projection 2005 to 2050 (medium variant) by five-year age groups and sex

Altersgruppe (Jahre)	2004	2005	2010	2015	2020	2025	2030	2035	2040	2050
Insgesamt										
0 bis unter 5	396.819	398.020	398.114	403.922	411.618	411.819	407.606	401.488	397.137	398.501
5 bis unter 10	441.022	432.288	411.583	410.609	415.152	422.092	422.324	418.247	412.315	408.184
10 bis unter 15	488.156	486.495	445.072	423.827	421.924	425.906	432.726	432.964	428.983	419.069
15 bis unter 20	485.161	489.601	504.808	463.106	441.232	438.803	442.752	449.387	449.626	440.178
20 bis unter 25	516.736	525.607	530.778	540.815	498.973	477.741	475.591	479.317	485.441	482.233
25 bis unter 30	508.893	512.478	561.930	562.213	566.805	527.838	509.174	507.366	510.737	516.483
30 bis unter 35	601.913	584.177	540.394	582.191	579.160	581.817	546.597	529.563	528.028	536.159
35 bis unter 40	704.959	695.491	600.281	556.894	593.714	589.737	592.426	559.674	543.774	545.405
40 bis unter 45	689.083	702.774	696.930	605.678	562.959	597.256	593.699	596.475	565.600	549.503
45 bis unter 50	586.362	607.754	694.948	688.825	601.475	560.508	593.550	590.496	593.460	550.192
50 bis unter 55	500.356	507.191	596.043	678.704	672.886	590.108	551.551	583.613	581.169	556.904
55 bis unter 60	466.257	480.367	493.796	578.413	657.343	652.610	574.761	538.701	570.070	572.065
60 bis unter 65	501.913	468.852	461.671	475.315	556.150	632.099	629.118	556.424	523.021	553.197
65 bis unter 70	350.149	392.995	441.775	437.352	451.756	529.504	603.127	602.298	535.084	535.531
70 bis unter 75	315.850	308.447	358.663	404.600	403.946	419.736	494.358	565.555	567.507	480.160
75 bis unter 80	280.767	279.809	264.494	312.463	354.409	358.668	376.160	446.704	514.752	467.941
80 bis unter 85	215.553	219.608	214.241	206.197	250.058	285.568	295.311	314.039	377.911	449.904
85 bis unter 90	73.489	82.443	135.896	135.679	133.966	169.551	194.687	208.290	226.061	329.444
90 bis unter 95	42.723	42.081	35.831	60.194	61.841	63.053	84.914	97.341	109.358	154.171
95 und mehr	8.572	9.131	10.009	9.609	15.628	17.007	17.967	25.830	29.494	40.809
Insgesamt	8,174.733	8,225.609	8,397.256	8,536.606	8,650.995	8,751.421	8,838.399	8,903.772	8,949.528	8,986.033
männlich										
0 bis unter 5	203.917	204.625	204.463	207.451	211.414	211.521	209.370	206.232	204.008	204.716
5 bis unter 10	225.702	221.361	211.599	210.900	213.238	216.806	216.933	214.853	211.817	209.707
10 bis unter 15	250.315	249.541	228.242	218.178	216.983	219.025	222.529	222.664	220.626	215.554
15 bis unter 20	248.797	251.033	258.985	237.576	227.183	225.714	227.744	231.151	231.282	226.470
20 bis unter 25	261.296	265.469	269.030	274.444	253.177	243.120	241.845	243.769	246.924	245.338
25 bis unter 30	255.860	258.537	282.701	283.591	286.035	266.486	257.861	256.813	258.555	261.513
30 bis unter 35	299.969	290.867	272.502	292.106	291.031	292.355	275.139	267.494	266.629	270.728
35 bis unter 40	357.340	351.650	299.595	281.360	297.904	296.250	297.589	281.950	274.993	275.764
40 bis unter 45	349.426	356.191	350.816	301.658	283.778	298.782	297.388	298.785	284.351	277.382
45 bis unter 50	293.317	304.616	349.225	343.870	297.506	280.650	294.932	293.855	295.378	276.166
50 bis unter 55	247.947	250.944	295.603	337.352	332.386	289.125	273.657	287.431	286.730	276.103
55 bis unter 60	228.773	236.039	241.362	283.416	322.867	318.750	278.720	264.690	278.144	279.939
60 bis unter 65	241.164	224.940	223.098	228.708	268.436	306.045	303.163	266.494	254.013	267.699
65 bis unter 70	163.541	184.474	206.834	206.698	212.894	250.657	286.747	285.332	252.254	254.905
70 bis unter 75	138.904	135.949	162.400	183.008	185.012	192.096	227.772	262.203	262.588	225.199
75 bis unter 80	106.971	110.466	110.351	134.698	152.878	157.329	165.309	198.235	230.439	209.232
80 bis unter 85	64.654	66.552	78.125	79.774	100.667	115.219	121.785	130.158	158.785	191.779
85 bis unter 90	19.659	22.239	36.618	44.650	46.849	62.164	71.522	78.649	86.029	129.512
90 bis unter 95	10.033	9.804	8.241	13.806	17.597	18.999	27.032	30.887	35.857	52.119
95 und mehr	1.605	1.720	1.817	1.701	2.769	3.702	4.097	6.306	7.019	10.034
Zusammen	**3,969.190**	**3,997.017**	**4,091.607**	**4,164.945**	**4,220.604**	**4,264.795**	**4,301.134**	**4,327.951**	**4,346.421**	**4,359.859**
weiblich										
0 bis unter 5	192.902	193.395	193.651	196.471	200.204	200.298	198.236	195.256	193.129	193.785
5 bis unter 10	215.320	210.927	199.984	199.709	201.914	205.286	205.391	203.394	200.498	198.477
10 bis unter 15	237.841	236.954	216.830	205.649	204.941	206.881	210.197	210.300	208.357	203.515
15 bis unter 20	236.364	238.568	245.823	225.530	214.049	213.089	215.008	218.236	218.344	213.708
20 bis unter 25	255.440	260.138	261.748	266.371	245.796	234.621	233.746	235.548	238.517	236.895
25 bis unter 30	253.033	253.941	279.229	278.622	280.770	261.352	251.313	250.553	252.182	254.970
30 bis unter 35	301.944	293.310	267.892	290.085	288.129	289.462	271.458	262.069	261.399	265.431
35 bis unter 40	347.619	343.841	300.686	275.534	295.810	293.487	294.837	277.724	268.781	269.641
40 bis unter 45	339.657	346.583	346.114	304.020	279.181	298.474	296.311	297.690	281.249	272.121
45 bis unter 50	293.045	303.138	345.723	344.955	303.969	279.858	298.618	296.641	298.082	274.026
50 bis unter 55	252.409	256.247	300.440	341.352	340.500	300.983	277.894	296.182	294.439	280.801
55 bis unter 60	237.484	244.328	252.434	294.997	334.476	333.860	296.041	274.011	291.926	292.126
60 bis unter 65	260.749	243.912	238.573	246.607	287.714	326.054	325.955	289.930	269.008	285.498
65 bis unter 70	186.608	208.521	234.941	230.654	238.862	278.847	316.380	316.966	282.830	280.626
70 bis unter 75	176.946	172.498	196.263	221.592	218.934	227.640	266.586	303.352	304.919	254.961
75 bis unter 80	173.796	169.343	154.143	177.765	201.531	201.339	210.851	248.469	284.313	258.709
80 bis unter 85	150.899	153.056	136.116	126.423	149.391	170.349	173.526	183.881	219.126	258.125
85 bis unter 90	53.830	60.204	99.277	91.029	87.117	107.387	123.165	129.641	140.032	199.932
90 bis unter 95	32.690	32.277	27.590	46.388	44.244	44.054	57.882	66.454	73.501	102.052
95 und mehr	6.967	7.411	8.192	7.908	12.859	13.306	13.870	19.524	22.475	30.775
Zusammen	**4,205.543**	**4,228.592**	**4,305.649**	**4,371.661**	**4,430.391**	**4,486.626**	**4,537.265**	**4,575.821**	**4,603.107**	**4,626.174**

Q: STATISTIK AUSTRIA. - Bevölkerungsvorausschätzung aus 2005.

Quelle: Statistik Austria, Statistisches Jahrbuch 2006, Kapitel 02 Bevölkerung, Abschnitt 2.09, Verlag Österreich GmbH, Wien, 2005, S. 47

2.03 Bevölkerung 1951 bis 2050 nach breiten Altersgruppen (mittlere Variante)
Population 1951 to 2050 by broad age groups

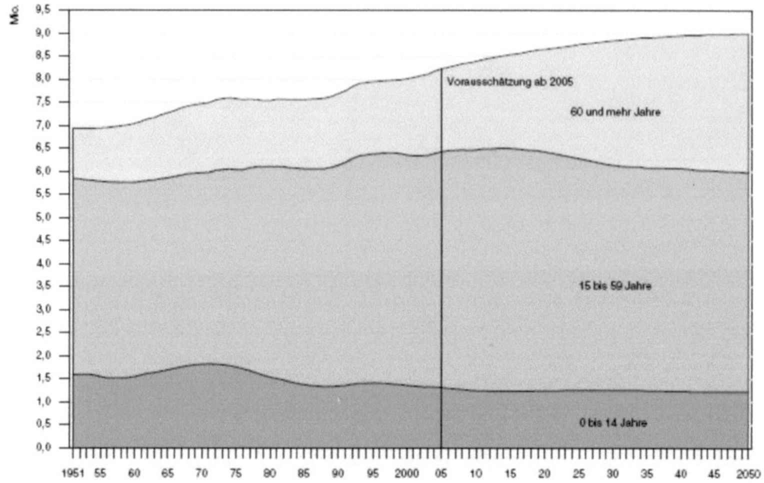

Quelle: Statistik Austria, Statistisches Jahrbuch 2006, Kapitel 02 Bevölkerung, Abschnitt 2.09, Verlag Österreich GmbH, Wien, 2005, S. 49

2.13 Bevölkerungsvorausschätzung 2005 bis 2050 (mittlere Variante) nach breiten Altersgruppen und Bundesländern

Population projection 2005 to 2050 (medium variant) by broad age groups and Länder

Jahr	Burgen-land	Kärnten	Nieder-österreich	Ober-österreich	Salzburg	Steier-mark	Tirol	Vorarl-berg	Wien	Öster-reich
					insgesamt					
2004	277.566	559.538	1,563.672	1,392.965	524.404	1,195.311	688.340	359.388	1,613.329	8,174.733
2005	278.221	559.641	1,572.959	1,398.628	527.318	1,197.854	693.432	362.055	1,635.501	8,225.609
2006	278.201	559.120	1,579.622	1,403.286	529.854	1,198.484	696.663	364.464	1,653.265	8,262.979
2007	278.189	558.553	1,586.162	1,407.672	532.293	1,199.042	699.745	366.739	1,670.435	8,298.830
2008	278.172	557.936	1,592.566	1,411.818	534.599	1,199.495	702.678	368.906	1,686.939	8,333.109
2009	278.149	557.261	1,598.873	1,415.716	536.802	1,199.873	705.451	370.957	1,702.840	8,365.922
2010	278.117	556.544	1,605.037	1,419.358	538.871	1,200.141	708.070	372.908	1,718.212	8,397.256
2011	278.103	555.747	1,611.172	1,422.779	540.837	1,200.356	710.523	374.730	1,733.071	8,427.318
2012	278.105	554.938	1,617.283	1,426.024	542.695	1,200.504	712.852	376.451	1,747.413	8,456.265
2013	278.097	554.094	1,623.415	1,429.093	544.468	1,200.575	715.030	378.072	1,761.254	8,484.098
2014	278.113	553.197	1,629.539	1,432.004	546.140	1,200.593	717.066	379.620	1,774.569	8,510.861
2015	278.155	552.290	1,635.673	1,434.779	547.727	1,200.508	718.960	381.067	1,787.427	8,536.606
2020	278.651	547.606	1,666.602	1,446.961	554.174	1,199.503	726.847	387.064	1,843.587	8,650.995
2025	279.710	543.272	1,698.084	1,457.545	559.106	1,196.132	733.075	391.808	1,890.689	8,751.421
2030	281.060	538.702	1,728.406	1,466.080	562.702	1,195.986	736.024	395.818	1,931.621	8,836.399
2035	282.047	532.935	1,755.279	1,471.084	564.531	1,191.790	740.988	398.872	1,966.246	8,903.772
2040	282.467	525.822	1,778.751	1,472.265	564.855	1,185.228	742.111	400.954	1,997.075	8,949.528
2045	282.179	517.576	1,799.271	1,469.449	564.102	1,176.261	741.660	402.096	2,025.883	8,978.477
2050	281.239	506.146	1,815.656	1,462.176	562.063	1,164.300	739.395	402.232	2,050.824	8,986.033
					unter 15 Jahre					
2004	40.457	86.950	257.244	242.153	89.366	183.570	119.862	67.165	237.230	1,325.997
2005	39.974	87.286	255.196	239.335	88.577	181.068	118.914	66.796	239.635	1,316.803
2006	39.329	85.238	251.966	235.778	87.646	178.123	117.593	66.319	241.897	1,303.889
2007	38.741	83.146	248.736	231.890	86.521	175.055	116.021	65.676	244.091	1,289.877
2008	38.160	81.242	245.739	227.955	85.395	172.193	114.377	64.916	246.383	1,276.360
2009	37.580	79.541	243.111	224.254	84.448	169.603	112.800	64.186	248.771	1,264.294
2010	37.122	77.922	241.116	221.175	83.593	167.466	111.448	63.469	251.458	1,254.769
2011	36.753	76.389	239.360	218.454	82.736	165.498	110.160	62.721	254.403	1,246.474
2012	36.422	75.092	238.022	216.110	81.984	163.710	109.034	62.148	257.532	1,240.054
2013	36.140	74.061	237.483	214.500	81.394	162.497	108.154	61.763	261.045	1,237.057
2014	35.972	73.268	237.646	213.636	80.919	161.736	107.575	61.464	264.765	1,236.963
2015	35.873	72.582	238.200	213.055	80.584	161.168	107.234	61.287	268.375	1,238.358
2020	35.496	70.578	242.685	211.679	79.514	159.356	106.055	60.299	283.030	1,248.694
2025	35.351	69.396	248.109	211.305	78.812	157.607	105.534	60.010	293.693	1,259.817
2030	35.193	67.894	251.738	209.459	78.034	155.298	104.993	59.872	300.175	1,262.656
2035	34.810	65.670	252.245	205.150	76.831	151.901	103.551	59.290	303.251	1,252.699
2040	34.361	63.272	251.650	200.301	75.458	148.307	101.626	58.377	305.083	1,238.435
2045	34.050	61.358	251.895	196.746	74.341	145.486	99.952	57.501	307.170	1,228.499
2050	33.969	60.145	253.590	194.931	73.668	143.774	98.933	56.931	309.813	1,225.754
					15 bis unter 60 Jahre					
2004	169.215	341.758	945.681	859.136	330.767	735.967	432.954	225.968	1,018.254	5,059.720
2005	170.400	342.687	953.788	866.303	332.807	739.894	437.077	228.035	1,034.449	5,105.440
2006	171.305	343.357	962.635	873.092	334.614	742.867	439.537	229.707	1,048.861	5,145.975
2007	171.415	342.972	967.935	877.293	335.617	743.795	441.082	230.843	1,059.914	5,170.866
2008	170.918	342.280	970.428	880.711	336.428	743.761	442.385	231.915	1,068.295	5,187.121
2009	170.328	341.437	973.478	883.880	337.134	743.691	443.518	232.889	1,077.578	5,203.933
2010	169.697	340.541	976.694	886.386	337.663	743.213	444.522	233.834	1,087.338	5,219.908
2011	169.135	339.590	980.139	888.607	338.287	742.654	445.662	234.868	1,097.238	5,236.180
2012	168.530	338.305	983.278	889.949	338.746	741.934	446.621	235.684	1,106.615	5,249.662
2013	167.853	336.613	985.392	889.914	338.884	740.398	447.070	236.229	1,114.747	5,257.100
2014	167.084	334.631	986.636	888.842	338.790	738.023	447.108	236.634	1,121.873	5,259.623
2015	166.120	332.212	987.063	886.972	338.397	734.726	446.593	236.745	1,128.011	5,256.839
2020	159.850	314.969	977.490	864.186	331.690	708.173	437.639	234.717	1,145.833	5,174.547
2025	152.516	294.566	952.989	827.880	319.943	673.456	420.796	228.303	1,145.969	5,016.418
2030	146.600	277.440	933.384	797.581	308.701	643.200	404.924	221.901	1,146.370	4,880.101
2035	143.362	268.229	933.466	785.330	303.400	626.360	397.603	219.074	1,157.768	4,834.592
2040	142.260	262.620	942.461	780.107	300.544	616.315	394.126	217.972	1,171.500	4,827.905
2045	140.367	255.540	942.821	768.321	296.401	603.441	389.313	216.003	1,176.722	4,788.929
2050	136.812	246.862	941.695	756.012	292.853	591.963	384.861	214.164	1,179.880	4,749.122
					60 Jahre und mehr					
2004	67.914	128.830	360.947	291.676	104.251	275.774	135.524	66.255	357.845	1,789.016
2005	67.847	129.668	363.973	292.990	105.934	276.872	137.441	67.224	361.417	1,803.366
2006	67.567	130.525	365.021	294.416	107.594	277.494	139.533	68.438	362.527	1,813.115
2007	68.033	132.435	369.491	298.489	110.155	280.192	142.642	70.220	366.430	1,838.087
2008	69.094	134.414	376.399	303.152	112.776	283.541	145.916	72.075	372.261	1,869.628
2009	70.241	136.263	382.284	307.582	115.220	286.579	149.133	73.882	376.491	1,897.695
2010	71.298	138.081	387.227	311.797	117.595	289.462	152.100	75.603	379.416	1,922.579
2011	72.215	139.768	391.673	315.716	119.814	292.204	154.701	77.141	381.430	1,944.664
2012	73.153	141.541	395.983	319.965	121.965	294.860	157.197	78.619	383.268	1,966.549
2013	74.104	143.400	400.540	324.679	124.190	297.680	159.806	80.080	385.462	1,989.941
2014	75.057	145.298	405.255	329.524	126.431	300.834	162.383	81.522	387.951	2,014.255
2015	76.162	147.496	410.410	334.752	128.746	304.614	165.153	83.035	391.041	2,041.409
2020	83.303	162.059	446.427	371.096	142.970	331.974	183.153	92.048	414.724	2,227.754
2025	91.843	179.310	496.986	418.360	160.351	367.069	206.745	103.495	451.027	2,475.186
2030	99.267	193.368	543.264	459.040	175.967	397.468	226.107	114.045	485.076	2,695.642
2035	103.875	199.036	569.568	480.604	184.300	413.529	239.834	120.508	505.227	2,816.481
2040	105.846	199.930	584.640	491.857	188.853	420.606	246.359	124.605	520.492	2,883.188
2045	107.762	200.678	604.555	504.382	193.360	427.334	252.395	128.592	541.991	2,961.049
2050	108.458	199.139	620.371	511.235	195.542	426.543	255.601	131.137	561.131	3,011.157

Q: STATISTIK AUSTRIA. - Bevölkerungsvorausschätzung aus 2005.

Quelle: Statistik Austria, Statistisches Jahrbuch 2006, Kapitel 02 Bevölkerung, Abschnitt 2.13, Verlag Österreich GmbH, Wien, 2005, S. 51

2.04 **Bevölkerungsentwicklung 2004 bis 2050 nach Bundesländern (mittlere Variante; 2004 = 100)**
Population growth 2004 to 2050 by Länder

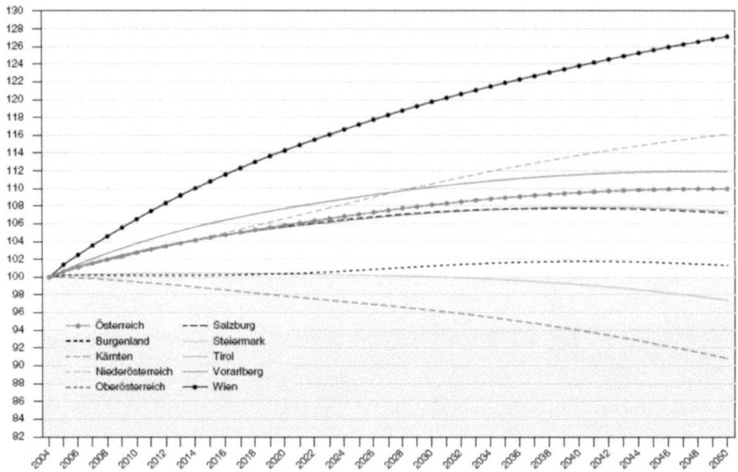

Quelle: Statistik Austria, Statistisches Jahrbuch 2006, Kapitel 02 Bevölkerung, Abschnitt 2.04, Verlag Österreich GmbH, Wien, 2005, S. 52

2.05 **Bevölkerung 2004 bis 2050 nach Bundesländern und breiten Altersgruppen (mittlere Variante)**
Population 2004 to 2050 by Länder and broad age groups

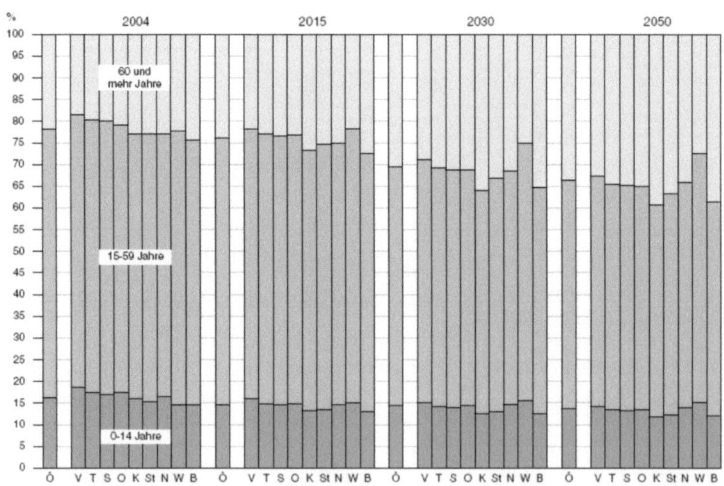

Quelle: Statistik Austria, Statistisches Jahrbuch 2006, Kapitel 02 Bevölkerung, Abschnitt 2.05, Verlag Österreich GmbH, Wien, 2005, S. 52

2.19 Lebenserwartung bei der Geburt 1970 bis 2004
Life expectancy at birth 1970 to 2004

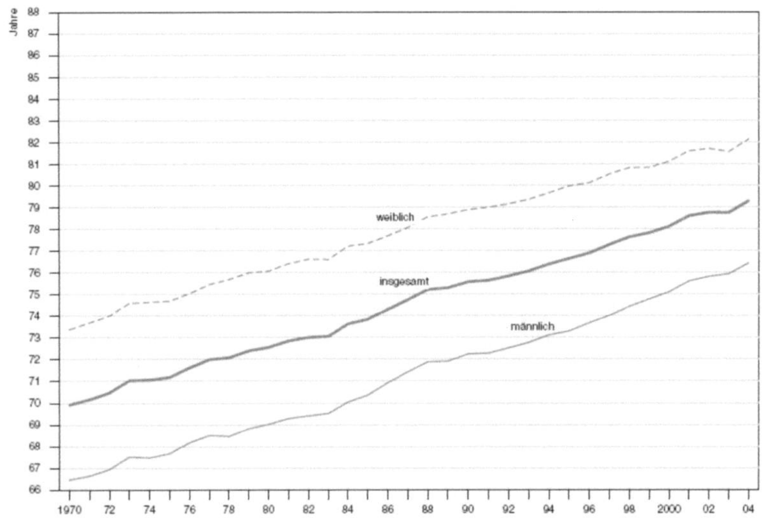

Quelle: Statistik Austria, Statistisches Jahrbuch 2006, Kapitel 02 Bevölkerung, Abschnitt 2.19, Verlag Österreich GmbH, Wien, 2005, S. 78

13.6 Belagstage – Entwicklung in Österreich

Belagstage Österreich gesamt

Jahr	Spitalsaufenthalte	Verweildauer	Belagstage	Abweichung in %
1990	1.787.248	11,9	21.268.251	
2003	2.498.929	8,3	20.741.111	
		Differenz	-527.140	-2,48

Auf Basis der Daten aus Statistik Austria, Statistisches Jahrbuch 2006, Kapitel 03 Gesundheit, Abschnitt 3.09, Verlag Österreich GmbH, Wien, 2005, S. 125

13.7 BIP-Anteil der Gesundheitsausgaben

Abbildung 3.7. BIP-Anteil der Gesundheitsausgaben, 2003

Abbildung 3.8. Veränderung des BIP-Anteils der Gesundheitsausgaben, 1992-2003

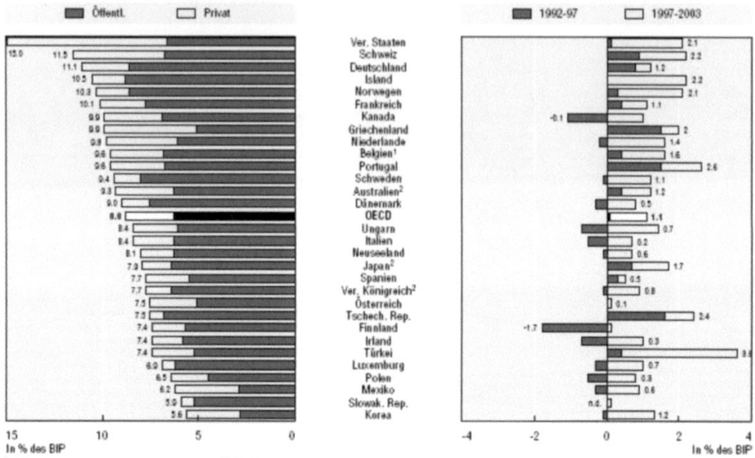

1. Die Daten zu öffentl./privaten Ausgaben beziehen sich auf laufende Ausgaben.
2. 2002.

Abbildung 3.9. Anteil der laufenden Gesundheitsausgaben am Endverbrauch, 2003

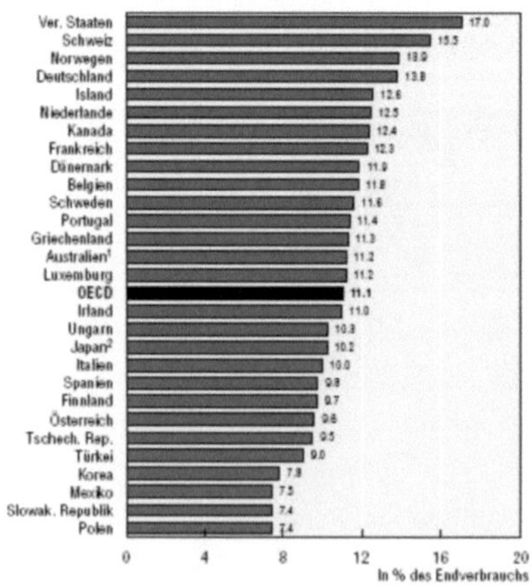

1. 2001.
2. 2002.

Abbildung 3.10. Gesundheitsausgaben und Pro-Kopf-BIP, 2003

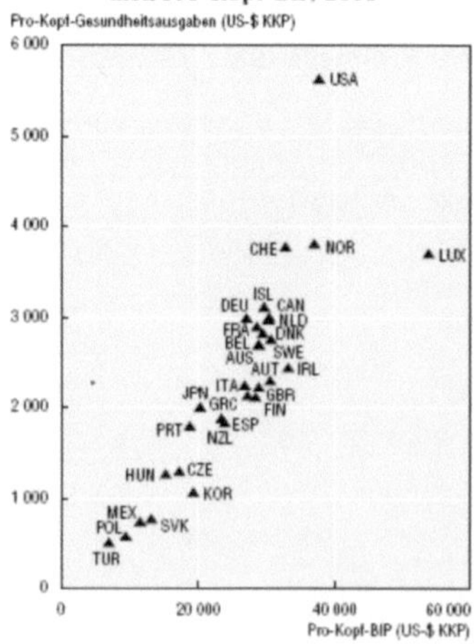

Quelle: o. V.: Health at a Glance – OECD Indicators 2005 – Deutsche Übersetzung: Gesundheit auf einen Blick – OECD Indikatoren 2005, Organisation für wirtschaftliche Zusammenarbeit und Entwicklung, Centre Français d'exploitation du droit de Copie, 20 rue des Grands-Augustins, 75006 Paris, S. 75

13.8 Leistungsorientierte Krankenanstaltenfinanzierung

Bundesweit einheitlicher **LKF-Kernbereich**	Bepunktung des stationären Krankenhausaufenthalts auf Basis der leistungsorientierten Diagnosefallgruppen (LDF) inkl.aller speziellen Bepunktungsregelungen
Länderweise gestaltbarer **LKF-Steuerungsbereich**	Unter Bedachtnahme auf die länderspezifischen Erfordernisse können zusätzlich folgende Kriterien im LKF-System Berücksichtigung finden: - Krankenanstaltentyp - Personalfaktor - Apparative Ausstattung - Bausubstanz - Auslastung - Hotelkomponente

Quelle: Bundesministerium für Arbeit, Gesundheit und Soziales (BMAGS), Leistungsorientierte Krankenanstaltenfinanzierung – LKF, Modell 2000, Wien, 2000

13.9 Versorgungszonen und Versorgungsregionen laut ÖSG

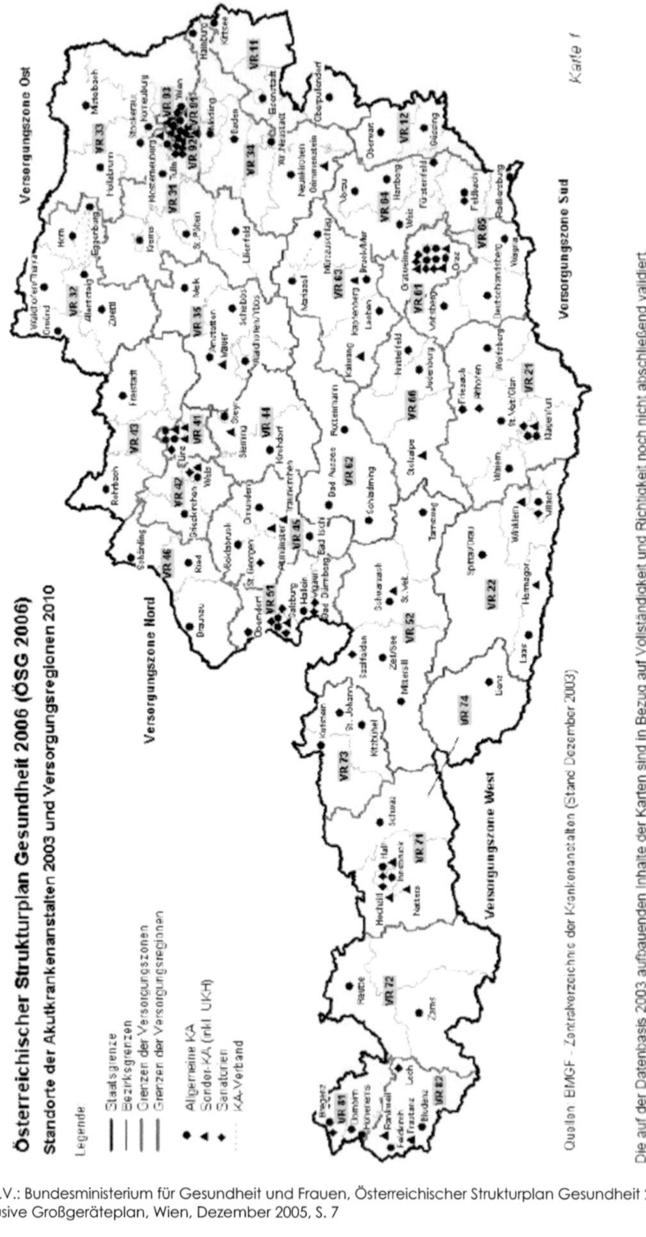

Quelle: o.V.: Bundesministerium für Gesundheit und Frauen, Österreichischer Strukturplan Gesundheit 2006 – ÖSG 2006 inklusive Großgeräteplan, Wien, Dezember 2005, S. 7

13.10 Gesundheitsausgaben nach Leistungsart

Abbildung 3.11. Laufende Ausgaben für medizin. Leistungen und Waren sowie Kollektivversorgung, 2003

Anordnung der Länder nach dem Anteil der gesamten stationären Pflege an den laufenden Gesundheitsausgaben

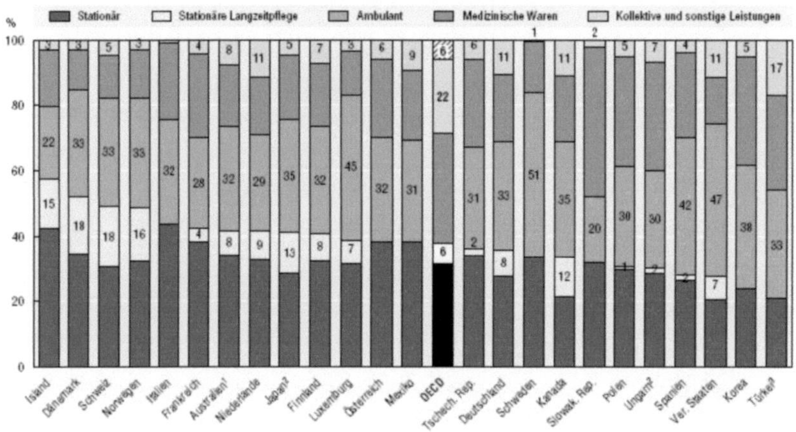

1. 2001.
2. 2002.
3. 2000.

Quelle: o. V.: Health at a Glance – OECD Indicators 2005 – Deutsche Übersetzung: Gesundheit auf einen Blick – OECD Indikatoren 2005, Organisation für wirtschaftliche Zusammenarbeit und Entwicklung, Centre Français d'exploitation du droit de Copie, 20 rue des Grands-Augustins, 75006 Paris, S. 77

13.11 Berechnung von Belagsdauerausreißern nach unten

Ist der tatsächliche stationäre Aufenthalt kürzer als die pro LDF-Gruppe festgelegte Belagsdaueruntergrenze und erfolgte keine Abrechnung von genehmigten tagesklinischen Leistungen, dann erfolgt die Ermittlung einer reduzierten LDF-Pauschale in Abhängigkeit von der tatsächlichen Belagsdauer nach folgender Formel. Die zur Berechnung notwendigen Informationen finden sich in den entsprechenden **Anlagen 3 und 4** zum LKF-Modell.

Tabelle: Belagsdauerausreißer nach unten

$$\text{Punkte/Fall} = LK + \frac{(LDFP - LK) * (X + 1)}{(BDUG + 1)}$$

X	... Anzahl der vom Patienten im Krankenhaus verbrachten Belagstage; diese müssen unter der Belagsdaueruntergrenze der zugeordneten LDF liegen
LK	... Leistungskomponente der zugeordneten LDF
LDFP	... LDF-Pauschale
BDUG	... Belagsdaueruntergrenze der zugeordneten LDF

Beispiel:

Anhand eines Fallbeispiels wird die Bepunktung der Belagsdauerausreißer nach unten veranschaulicht. Der Patient wird zunächst anhand seiner Leistung der MEL-Gruppe **MEL06.04** zugeordnet. Innerhalb der Gruppe erfolgt die Zuordnung des Patienten zur **LDF-Pauschale A**. Die Gesamt-Punkte des Patienten ergeben sich aufgrund der Berechnung der reduzierten LDF-Pauschale.

Tabelle: Patientendaten

Medizinische Einzelleistung	Alter	Hauptdiagnose ICD-10	Belagsdauer
3268 Proktokolektomie....	60 Jahre	C20 Bösartige Neubildung des Rektums, Ampulla recti	9 Tage

Tabelle: Daten gemäß Anlage 3 zum LKF-Modell

Gruppe	LDFP A	LK	BDUG
MEL06.04	13.918 Punkte	5.609 Punkte	12 Tage

Tabelle: Berechnung der Gesamt-Punkte

$$\text{Punkte} = 5.609 + \frac{(13.918 - 5.609) * (9+1)}{12+1} = \mathbf{12.001}$$

Quelle: Leistungsorientierte Krankenanstaltenfinanzierung, LKF, Modell 2006, Bundesministerium für Gesundheit und Frauen, Wien 2005, S. 43

13.12 Interviewleitfaden – Interviewreihe A

<table>
<tr><td>Nummer</td><td>Datum</td><td>Uhrzeit Beginn</td><td>Uhrzeit Ende</td><td>Tonband Nummer</td></tr>
<tr><td></td><td></td><td></td><td></td><td></td></tr>
<tr><td colspan="2">Entfernung des Wohnortes zum Krankenhaus</td><td>Datum der Aufnahme</td><td>Datum der Entlassung</td><td>Art der Narkose</td></tr>
<tr><td></td><td>km</td><td></td><td></td><td>
VK = Vollnarkose
LB = Lokale Betäubung</td></tr>
<tr><td>OP-Art</td><td>Geschlecht</td><td>Alter</td><td>Wohngebiet</td><td>Beschäftigungsverhältnis</td></tr>
<tr><td></td><td></td><td></td><td></td><td></td></tr>
<tr><td>STAT = stationär
TKL = tagesklinisch</td><td>W = weiblich
M = männlich</td><td>4 = 41 – 50 Jahre
5 = 51 – 60 Jahre
6 = 61 – 70 Jahre
7 = 71 – 80 Jahre
8 = 81 – 90 Jahre</td><td>RS = Ried Stadt
RB = Ried Bezirk ohne Stadt
S = Schärding
B = Braunau
G = Grieskirchen
V = Vöcklabruck</td><td>AA = Arbeiter oder Angestellte
BE = Beamte
LW = Landwirt
SB = Selbständige
PE = Pensionist</td></tr>
<tr><td>Anmerkungen
Besonderheiten
Teilnehmende</td><td colspan="4"></td></tr>
<tr><td>Wohnsituation
Wohnung
Haus
Stockwerk
Wohnblock</td><td colspan="4"></td></tr>
<tr><td>Setting</td><td colspan="4"></td></tr>
<tr><td>Einstieg</td><td colspan="4">Vorstellen
Information der interviewten Person über Durchführung einer Studie
Hinweis auf Anonymität der Daten und Freiwilligkeit.
Hinweis auf die Vorgehensweise (Tonbandaufnahme)</td></tr>
</table>

Frage	
1. Sie sind vor einigen Tagen im Krankenhaus „Grauer Star“ operiert worden. Wie geht es Ihnen denn heute nach diesem Eingriff?	
2. Erzählen Sie bitte, wie Sie den Verlauf Ihrer Behandlung erlebt haben?	
3. Wie haben Sie die Operation erlebt?	
4. Wie haben Sie die Entfernung Ihres Wohnortes zum Krankenhaus erlebt? Wie haben Sie den Transport organisiert?	
5. Wie haben Sie im Zusammenhang mit Ihrer Operation Ihre Wohnsituation erlebt?	
6. Hatten Sie während der Behandlung irgendeine Unterstützung oder Begleitung, sowohl im Krankenhaus als auch Zuhause?	
7. Was waren die Dinge, die Sie im Verlauf Ihrer Behandlung besonders angenehm erlebt haben (in Erinnerung)?	
8. Was waren die Dinge, die Sie im Verlauf Ihrer Behandlung besonders unangenehm erlebt haben (in Erinnerung)?	
9. Gibt es etwas, was Sie gerne verändert hätten?	

Interviewleitfaden – Stationäre Behandlung (Interviewreihe A) Seite 1

Grad der Belastung		1.	2.	3.	4.	5.	6.	7.
sehr hoch	9							
	8							
	7							
	6							
	5							
	4							
	3							
	2							
	1							
keine Belastung	0							
Abschnitt des Behandlungs-prozesses		Mitteilung, dass eine Star-Operation notwendig ist	Mitteilung über die Behandlungs-methode	Vorunter-suchungen	Narkose	Operation	Aufenthalt im Krankenhaus	Die ersten drei Tage zu Hause

10. Verständnisfragen

Beobachtungen

13.13 Interviewleitfaden – Interviewreihe B

Nummer	Datum	Uhrzeit Beginn	Uhrzeit Ende	Tonband Nummer
Entfernung des Wohnortes zum Krankenhaus		Datum der Voruntersuchung	Datum der Operation	Art der Narkose
	km			VK = Vollnarkose LB = Lokale Betäubung
OP-Art	Geschlecht	Alter	Wohngebiet	Beschäftigungsverhältnis
STAT = stationär TKL = tagesklinisch	W = weiblich M = männlich	4 = 41 – 50 Jahre 5 = 51 – 60 Jahre 6 = 61 – 70 Jahre 7 = 71 – 80 Jahre 8 = 81 – 90 Jahre	RS = Ried Stadt RB = Ried Bezirk ohne Stadt S = Schärding B = Braunau G = Grieskirchen V = Vöcklabruck	AA = Arbeiter oder Angestellte BE = Beamte LW = Landwirt SB = Selbständige PE = Pensionist
Anmerkungen Besonderheiten Teilnehmende				
Wohnsituation Wohnung Haus Stockwerk Wohnblock				
Setting				
Einstieg	Vorstellen Information der interviewten Person über Durchführung einer Studie Hinweis auf Anonymität der Daten und Freiwilligkeit. Hinweis auf die Vorgehensweise (Tonbandaufnahme)			

Frage	
1. Sie sind vor einigen Tagen im Krankenhaus auf der Tagesklinik, „Grauer Star" operiert worden. Wie geht es Ihnen denn heute nach diesem Eingriff?	
2. Erzählen Sie bitte, wie Sie den Verlauf Ihrer Behandlung erlebt haben?	
3. Wie haben Sie die Operation erlebt?	
4. Wie haben Sie die Entfernung Ihres Wohnortes zum Krankenhaus erlebt? Wie haben Sie den Transport organisiert?	
5. Wie haben Sie im Zusammenhang mit Ihrer Operation Ihre Wohnsituation erlebt?	
6. Hatten Sie während der Behandlung irgendeine Unterstützung oder Begleitung, sowohl im Krankenhaus als auch Zuhause?	
7. Was waren die Dinge, die Sie im Verlauf Ihrer Behandlung besonders angenehm erlebt haben (in Erinnerung)?	
8. Was waren die Dinge, die Sie im Verlauf Ihrer Behandlung besonders unangenehm erlebt haben (in Erinnerung)?	
9. Gibt es etwas, was Sie gerne verändert hätten?	
10. Angenommen, Sie hätten ein drittes Auge, das zu operieren wäre, für welche Methode (stationärer Aufenthalt oder tagesklinische Behandlung) würden Sie sich entscheiden?	
11. Warum würden Sie sich so entscheiden?	

Interviewleitfaden – Tagesklinische Behandlung (Interviewreihe B) Seite 1

Bewertung der Belastung **ohne** Bekanntgabe der nach dem stationären Aufenthalt vorgenommenen Bewertung:

Grad der Belastung		1.	2.	3.	4.	5.	6.	7.
sehr hoch	9							
	8							
	7							
	6							
	5							
	4							
	3							
	2							
	1							
keine Belastung	0							
Abschnitt des Behandlungs-prozesses		Mitteilung, dass eine Star-Operation notwendig ist	Mitteilung über die Behandlungs-methode	Vorunter-suchungen	Narkose	Operation	Aufenthalt im Krankenhaus	Die ersten drei Tage zu Hause

Bewertung der Belastung, **nach** Konfrontation mit dem nach dem stationären Aufenthalt vorgenommenen Bewertung:

Grad der Belastung		1.	2.	3.	4.	5.	6.	7.
sehr hoch	9							
	8							
	7							
	6							
	5							
	4							
	3							
	2							
	1							
keine Belastung	0							
Abschnitt des Behandlungs-prozesses		Mitteilung, dass eine Star-Operation notwendig ist	Mitteilung über die Behandlungs-methode	Vorunter-suchungen	Narkose	Operation	Aufenthalt im Krankenhaus	Die ersten drei Tage zu Hause

10. Verständnisfragen

Beobachtungen

13.14 Interviewleitfaden – Interviewreihe C

Nummer	Datum	Uhrzeit Beginn	Uhrzeit Ende	Tonband Nummer
Entfernung des Wohnortes zum Krankenhaus		Datum der Voruntersuchung	Datum der Operation	Art der Narkose
	km			VK = Vollnarkose LB = Lokale Betäubung

OP-Art	Geschlecht	Alter	Wohngebiet	Beschäftigungsverhältnis
STAT = stationär TKL = tagesklinisch	W = weiblich M = männlich	4 = 41 – 50 Jahre 5 = 51 – 60 Jahre 6 = 61 – 70 Jahre 7 = 71 – 80 Jahre 8 = 81 – 90 Jahre	RS = Ried Stadt RB = Ried Bezirk ohne Stadt S = Schärding B = Braunau G = Grieskirchen V = Vöcklabruck	AA = Arbeiter oder Angestellte BE = Beamte LW = Landwirt SB = Selbständige PE = Pensionist

Anmerkungen Besonderheiten Teilnehmende	
Wohnsituation Wohnung Haus Stockwerk Wohnblock	
Setting	
Einstieg	Vorstellen Information der interviewten Person über Durchführung einer Studie Hinweis auf Anonymität der Daten Hinweis auf die Vorgehensweise (Tonbandaufnahme)

Frage	
1. Sie sind vor einigen Tagen im Krankenhaus auf der Tagesklinik, „Grauer Star" operiert worden. Wie geht es Ihnen denn heute nach diesem Eingriff?	
2. Erzählen Sie bitte, wie Sie den Verlauf Ihrer Behandlung erlebt haben?	
3. Wie haben Sie die Operation erlebt?	
4. Wie haben Sie die Entfernung Ihres Wohnortes zum Krankenhaus erlebt? Wie haben Sie den Transport organisiert?	
5. Wie haben Sie im Zusammenhang mit Ihrer Operation Ihre Wohnsituation erlebt?	
6. Hatten Sie während der Behandlung irgendeine Unterstützung oder Begleitung, sowohl im Krankenhaus als auch Zuhause?	
7. Was waren die Dinge, die Sie im Verlauf Ihrer Behandlung besonders angenehm erlebt haben (in Erinnerung)?	
8. Was waren die Dinge, die Sie im Verlauf Ihrer Behandlung besonders unangenehm erlebt haben (in Erinnerung)?	
9. Gibt es etwas, was Sie gerne verändert hätten?	
10. Angenommen, Sie hätten die Wahl zwischen stationärem Aufenthalt oder tagesklinischer Behandlung, wie würden Sie sich entscheiden?	
11. Warum würden Sie sich so entscheiden?	

Interviewleitfaden – Tagesklinische Behandlung (Interviewreihe C) Seite 1

Bewertung der Belastung:

Grad der Belastung		1.	2.	3.	4.	5.	6.	7.
sehr hoch	9							
	8							
	7							
	6							
	5							
	4							
	3							
	2							
	1							
keine Belastung	0							
Abschnitt des Behandlungs-prozesses		Mitteilung, dass eine Star-Operation notwendig ist	Mitteilung über die Behandlungs-methode	Vorunter-suchungen	Narkose	Operation	Aufenthalt im Krankenhaus	Die ersten drei Tage zu Hause

10. Verständnisfragen

Beobachtungen

13.15 Belastungsskala

Bewertung der Belastung - Einschätzungsskala

keine Belastung	0	1	2	3	4	5	6	7	8	9	sehr hohe Belastung

13.16 Auswertung Pretest

16. Jänner 2006

Für den Pretest wurden zwei Interviews geführt. Beide Interviews fanden am 15. Jänner 2006 statt. Aus dem Prestest haben sich folgende Änderungsbedarfe ableiten lassen:

1. Der Interviewleitfaden ist um die Daten
    a. Aufnahme ins Krankenhaus
    b. Entlassung aus dem Krankenhaus

   zu ergänzen. Damit die Verweildauer ableitbar ist.
2. Der Interviewleitfaden ist um die Angabe der Entfernung zwischen Wohnort und Krankenhaus zu ergänzen.
3. Der Interviewleitfaden ist um die Angabe der Narkoseform zu ergänzen.
4. Die Fragen am Interviewleitfaden sind in größerer Schrift auszuführen, damit der Interviewer die Fragen problemlos lesen kann und dadurch der Interviewfluss nicht unterbrochen wird.
5. Es ist beim Interviewleitfaden der Bereich „Setting" hinzuzufügen, aus dem hervorgeht, in welchem Ambiente, an welchem konkreten Ort (Wohnzimmer, Küche usw.) das Interview stattfindet.
6. Zum Einstieg wird eine allgemeine Frage gestellt: (Sie sind vor einigen Tagen im Krankenhaus „Grauer Star" operiert worden. Wie geht es Ihnen denn heute nach diesem Eingriff?). Dann erst wird nach dem Verlauf gefragt.
7. Die Frage 5 (Gab es jemanden, der Sie im Lauf der Behandlung unterstützt hat?) und Frage 6 (Hatten Sie während der Behandlung irgendeine Unterstützung oder Begleitung?) stellen eine Wiederholung dar. Daher ist die Frage 5 zu streichen.
8. Beim Grad der Belastung ist die Skalierung zu verändern. Keine Belastung 0 bis sehr hohe Belastung 9. Woraus sich eine zehnstufige Skala ergibt. In diesem Zusammenhang ist auch die Belastungsskala zu korrigieren, die den Befragten beim Interview gezeigt wird.
9. Der Grad der Belastung ist sowohl für die Operation als auch für die Narkose getrennt zu ermitteln, also von 6 Belastungsbereichen auf 7 Belastungsbereiche auszudehnen. Die Belastungsskala wird unmittelbar beim Interview in eine Tabelle übertragen.
10. Die Durchführung, der Interviews mit Hilfe des Diktaphons Marke „Philips, Pocket Memo 281 war mit einer guten Aufnahmequalität leistbar.
11. Für die Ausstattung beim Interview empfiehlt sich, Reservebatterien bereit zu halten, um eine kontinuierliche Aufnahme aus technischen Gründen nicht zu gefährden.
12. Es ist auf die Bandlänge (30 Minuten) und einen rechtzeitigen Bandwechsel zu achten, damit keine Interviewinhalte verloren gehen.
13. Die Datenaufbereitung ist so zu verändern, dass die Namen der Teilnehmenden sowie weiterer Anwesender und deren Wortmeldungen deutlich ersichtlich werden.

13.17 Patientenanalyse – Altersverteilung

Krankenhaus der Barmherzigen Schwestern Ried
Altersstatistik

Auswertungszeitraum:	Jänner bis Oktober 2005
ausgewählte Leistung:	MEL 1554/1555 Katarakt

Alterskategorie	Anz. Patienten	relative Werte
0-10 Jahre	1	0,1%
11 bis 20 Jahre	1	0,1%
21 bis 30 Jahre	7	0,8%
31 bis 40 Jahre	2	0,2%
41 bis 50 Jahre	12	1,5%
51 bis 60 Jahre	33	4,0%
61 bis 70 Jahre	189	22,9%
71 bis 80 Jahre	367	44,5%
81 bis 90 Jahre	198	24,0%
>90 Jahre	14	1,7%
Gesamt	**824**	**100,0%**

Alter der Katarakt-Patienten

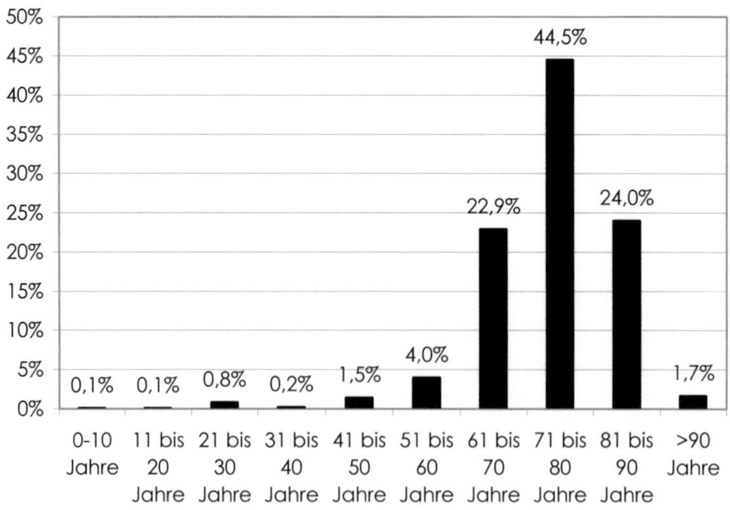

Basierend auf den Daten der Abteilung für Controlling am Krankenhaus der Barmherzigen Schwestern Ried BetriebsgesmbH, Österreich, April 2006

13.18 Patientenanalyse – Beschäftigungsverhältnis

Krankenhaus der Barmherzigen Schwestern Ried
Auswertung nach Beschäftigungsverhältnis - Zusammenfassung
Auswertungszeitraum: Jänner bis Oktober 2005
ausgewählte Leistung: MEL 1554/1555 Katarakt

Beschäftiungsverhältnis	Anzahl Patienten	Relative Werte
Kinder	2	0,2%
Ordensangehörige	6	0,7%
Bauern	10	1,2%
Selbstständige	10	1,2%
Beamte	13	1,6%
Arbeiter/Angestellte aktiv	68	8,3%
Pensionisten	715	86,8%
Summe	824	100,0%

Beschäftigungsverhältnis der Katarakt-Patienten

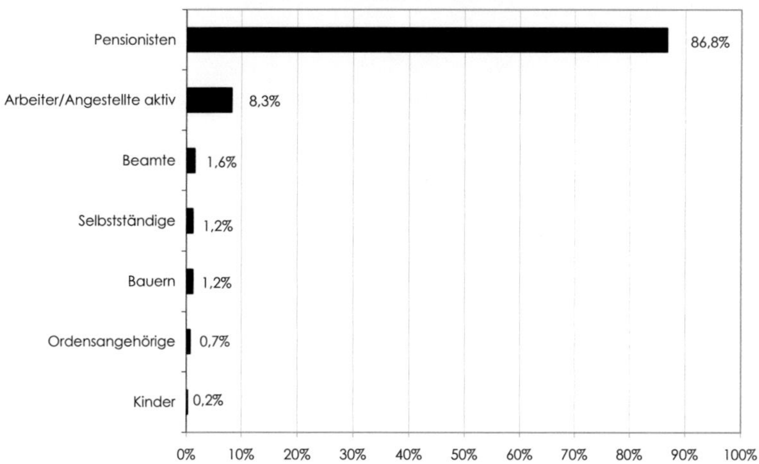

Basierend auf den Daten der Abteilung für Controlling am Krankenhaus der Barmherzigen Schwestern Ried BetriebsgesmbH, Österreich, 2006

13.19 Patientenanalyse – Wohnort

Krankenhaus der Barmherzigen Schwestern Ried
Einzugsgebietsstatistik
Auswertungszeitraum: Jänner bis Oktober 2005
ausgewählte Leistung: MEL 1554/1555 Katarakt

Bezirk Abk.	Bezirk	Anz. Pat.	Relative Werte
HA	Hallein	1	0,1%
SL	Salzburg-Land	1	0,1%
LL	Linz-Land	1	0,1%
WL	Wels-Land	1	0,1%
W	Wien	2	0,2%
VB	Vöcklabruck	31	3,8%
GR	Grieskirchen	75	9,1%
BR	Braunau a. Inn	79	9,6%
SD	Schärding	298	36,2%
RI	Ried i. Innkreis (ohne Stadt)	243	29,5%
RI Stadt	**Ried (Stadt)**	**92**	**11,2%**
Summe		824	100,0%

Wohnort der Katarakt -Patienten

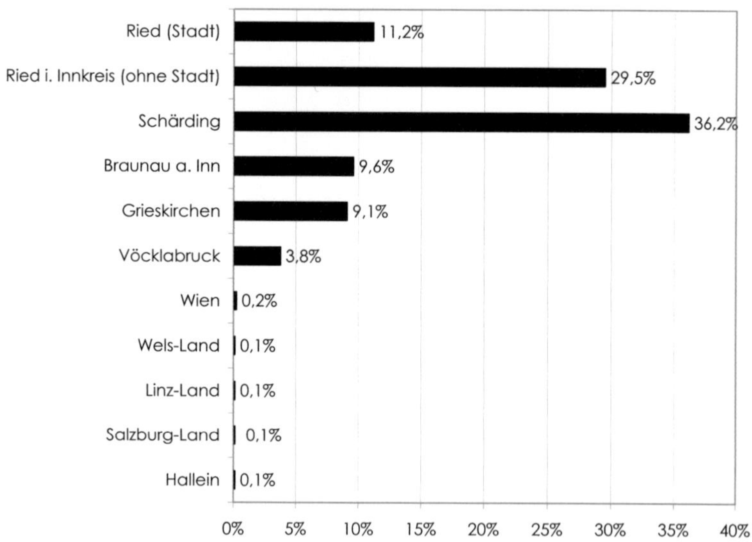

Basierend auf den Daten der Abteilung für Controlling am Krankenhaus der Barmherzigen Schwestern Ried BetriebsgesmbH, Österreich, April 2006

13.20 Patientenprofil

Geschlecht

Geschlecht	Anzahl	%
Weiblich	12	60
Männlich	8	40
	20	**100**

Altersverteilung

Alter	Anzahl	%
51 bis 60 Jahre	1	5
61 bis 70 Jahre	5	25
71 bis 80 Jahre	9	45
81 bis 90 Jahre	5	25
	20	**100**

Beschäftigungsverhältnis

Beschäftigung	Anzahl	%
Pensionisten	17	85
Angestellte aktiv	2	10
Beamte/Bauern/Selbstständige	1	5
	20	**100**

Wohnort bzw. Bezirk

<table>
<tr><th>Bezirk</th><th colspan="2">Anzahl</th><th colspan="2">%</th></tr>
<tr><td>Ried Stadt</td><td>2</td><td rowspan="2">8</td><td>11</td><td rowspan="2">41</td></tr>
<tr><td>Ried (Bezirk)</td><td>6</td><td>30</td></tr>
<tr><td>Schärding</td><td colspan="2">7</td><td colspan="2">36</td></tr>
<tr><td>Braunau</td><td colspan="2">2</td><td colspan="2">10</td></tr>
<tr><td>Grieskirchen</td><td colspan="2">2</td><td colspan="2">9</td></tr>
<tr><td>Vöcklabruck</td><td colspan="2">1</td><td colspan="2">4</td></tr>
<tr><td></td><td colspan="2">20</td><td colspan="2">100</td></tr>
</table>

13.21 Interviewplan – Interviewreihe A

Interviewreihe A									
Nr.	Telefonkontakt				Anmerkung	Interviewtermin			
	Tag	Monat	Jahr	Uhrzeit		Tag	Monat	Jahr	Uhrzeit
	14.	Jänner	2006	17:42	Interview abgelehnt				
	31.	Jänner	2006	13:10	Interview abgelehnt				
	06.	Februar	2006	16:34	Interview abgelehnt				
	12.	Februar	2006	10:09	OP wegen Herzkatheter verschoben				
PT01	14.	Jänner	2006	17:44	mit Interview einverstanden	15.	Jänner	2006	09:00
PT02	14.	Jänner	2006	17:59	mit Interview einverstanden	15.	Jänner	2006	13:30
ST01	14.	Jänner	2006	17:54	mit Interview einverstanden	16.	Jänner	2006	18:00
ST02	14.	Jänner	2006	18:06	mit Interview einverstanden	19.	Jänner	2006	19:30
ST03	20.	Jänner	2006	20:29	mit Interview einverstanden	21.	Jänner	2006	14:00
ST04	21.	Jänner	2006	15:22	mit Interview einverstanden	25.	Jänner	2006	18:30
ST05	20.	Jänner	2006	19:38	mit Interview einverstanden	28.	Jänner	2006	12:00
ST06	28.	Jänner	2006	12:05	mit Interview einverstanden	01.	Febraur	2006	18:00
ST07	03.	Februar	2006	18:45	mit Interview einverstanden	05.	Febraur	2006	09:00
ST08	03.	Februar	2006	18:58	mit Interview einverstanden	05.	Febraur	2006	13:30
ST09	03.	Februar	2006	18:59	mit Interview einverstanden	06.	Febraur	2006	18:00
ST10	06.	Februar	2006	16:36	mit Interview einverstanden	06.	Febraur	2006	19:00
ST11	03.	Februar	2006	18:50	mit Interview einverstanden	07.	Febraur	2006	18:30
ST12	06.	Februar	2006	16:16	mit Interview einverstanden	08.	Febraur	2006	17:00
ST13	07.	Februar	2006	13:31	mit Interview einverstanden	09.	Febraur	2006	08:00
ST14	06.	Februar	2006	16:22	mit Interview einverstanden	10.	Febraur	2006	19:00
ST15	29.	Jänner	2006	12:18	mit Interview einverstanden	13.	Febraur	2006	16:00
ST16	12.	Februar	2006	10:16	mit Interview einverstanden	13.	Febraur	2006	17:00
ST17	12.	Februar	2006	10:24	mit Interview einverstanden	13.	Febraur	2006	20:00
ST18	12.	Februar	2006	10:20	mit Interview einverstanden	14.	Febraur	2006	16:00

13.22 Interviewplan – Interviewreihe B

Interviewreihe B									
Nr.	Telefonkontakt				Anmerkung	Interviewtermin			
	Tag	Monat	Jahr	Uhrzeit		Tag	Monat	Jahr	Uhrzeit
TKL01	03.	März	2006	18:26	mit Interview einverstanden	04.	März	2006	10:30
TKL02	03.	März	2006	18:31	mit Interview einverstanden	04.	März	2006	09:00
TKL03					**vorläufig nur ein Auge**				
TKL04	08.	März	2006	14:29	mit Interview einverstanden	08.	März	2006	10:30
TKL05	03.	März	2006	18:35	mit Interview einverstanden	06.	März	2006	18:00
TKL06	20.	März	2006	07:09	mit Interview einverstanden	20.	März	2006	18:00
TKL07					**vorläufig nur ein Auge**				
TKL08					Interview abgelehnt				
TKL09	24.	März	2006	18:54	mit Interview einverstanden	25.	März	2006	18:00
TKL10					**stationär weil Zuhause die Versorgung nicht gesichert ist**				
TKL11	05.	April	2006	08:25	mit Interview einverstanden	05.	April	2006	18:00
TKL12	27.	März	2006	19:44	mit Interview einverstanden	28.	März	2006	17:30
TKL13	07.	April	2006	12:20	mit Interview einverstanden	08.	April	2006	08:00
TKL14	07.	April	2006	12:27	mit Interview einverstanden	08.	April	2006	10:00
TKL15	09.	April	2006	13:34	mit Interview einverstanden	12.	April	2006	08:00
TKL16	01.	April	2006	19:41	mit Interview einverstanden	03.	April	2006	08:30
TKL17					**vorläufig nur ein Auge**				
TKL18	03.	April	2006	08:01	mit Interview einverstanden	03.	April	2006	09:30

13.23 Interviewplan – Interviewreihe C

Interviewreihe C									
Nr.	Telefonkontakt				Anmerkung	Interviewtermin			
	Tag	Monat	Jahr	Uhrzeit		Tag	Monat	Jahr	Uhrzeit
TKLE01	23.	Mai	2006	08:45	mit Interview einverstanden	23.	Mai	2006	17:00
TKLE02	23.	Mai	2006	07:15	mit Interview einverstanden	23.	Mai	2006	18:00
TKLE03	29.	Mai	2006	07:45	mit Interview einverstanden	29.	Mai	2006	17:00
TKLE04	29.	Mai	2006	20:37	mit Interview einverstanden	30.	Mai	2006	16:30
TKLE05	31.	Mai	2006	08:07	mit Interview einverstanden	31.	Mai	2006	15:00
TKLE06	03.	Juni	2006	09:55	mit Interview einverstanden	03.	Juni	2006	13:00
TKLE07	03.	Juni	2006	10:53	mit Interview einverstanden	03.	Juni	2006	14:30
TKLE08	03.	Juni	2006	10:04	mit Interview einverstanden	04.	Juni	2006	10:00
TKLE09	03.	Juni	2006	10:00	mit Interview einverstanden	07.	Juni	2006	18:00
TKLE10	13.	Juni	2006	09:47	mit Interview einverstanden	13.	Juni	2006	17:30
TKLE11	12.	Juni	2006	10:34	mit Interview einverstanden	13.	Juni	2006	19:15
TKLE12	16.	Juni	2006	20:41	mit Interview einverstanden	17.	Juni	2006	17:00
TKLE13	16.	Juni	2006	19:51	mit Interview einverstanden	24.	Juni	2006	13:00
TKLE14	10.	Juli	2006	09:06	mit Interview einverstanden	13.	Juli	2006	18:00
TKLE15	10.	Juli	2006	09:11	mit Interview einverstanden	13.	Juli	2006	19:00

13.24 Prozessdarstellung stationär

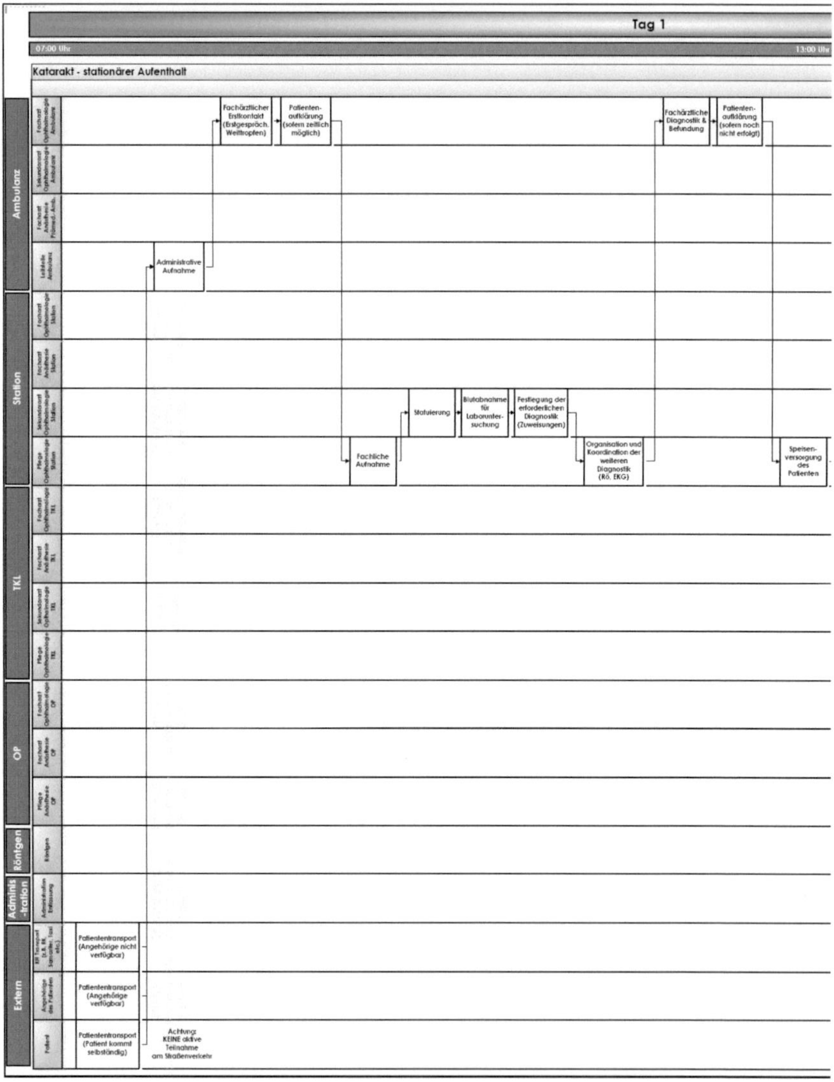

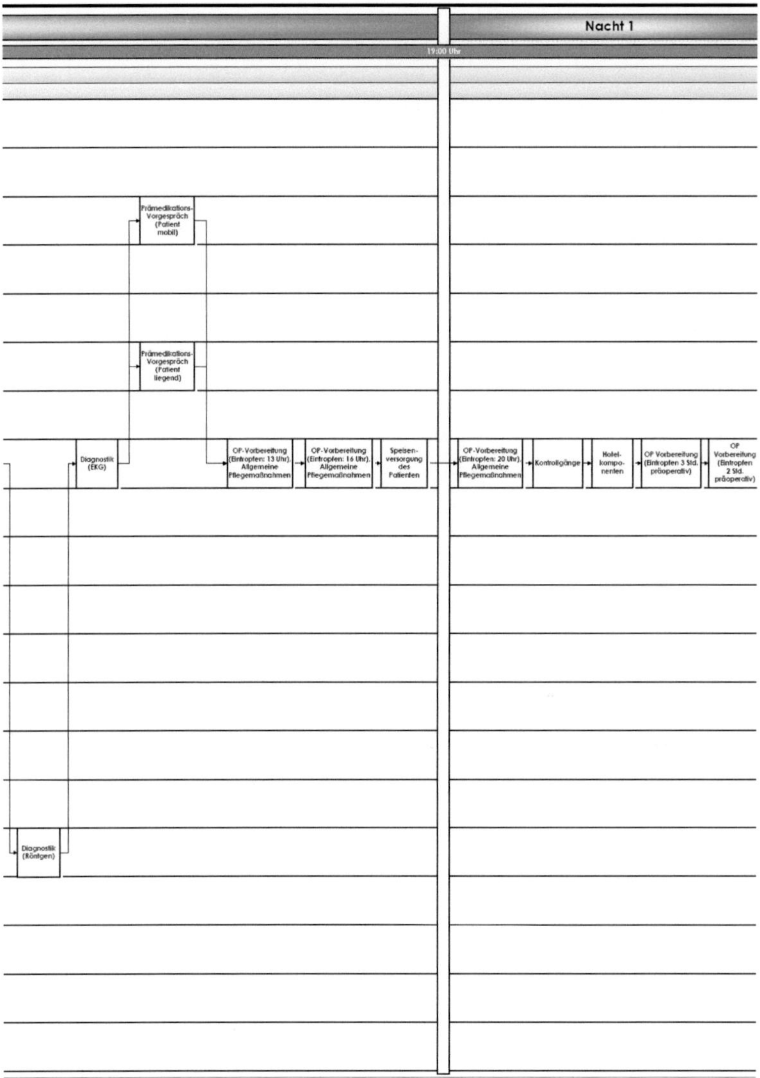
Nacht 1
19:00 Uhr
Prämedikations-Vorgespräch (Patient mobil)
Prämedikations-Vorgespräch (Patient liegend)
Diagnostik (EKG)
OP-Vorbereitung (Eintropfen: 13 Uhr), Allgemeine Pflegemaßnahmen
OP-Vorbereitung (Eintropfen: 16 Uhr), Allgemeine Pflegemaßnahmen
Speisen-versorgung des Patienten
OP-Vorbereitung (Eintropfen: 20 Uhr), Allgemeine Pflegemaßnahmen
Kontrollgänge
Hotel-kompo-nenten
OP Vorbereitung (Eintropfen 3 Std. präoperativ)
OP Vorbereitung (Eintropfen 2 Std. präoperativ)
Diagnostik (Röntgen)

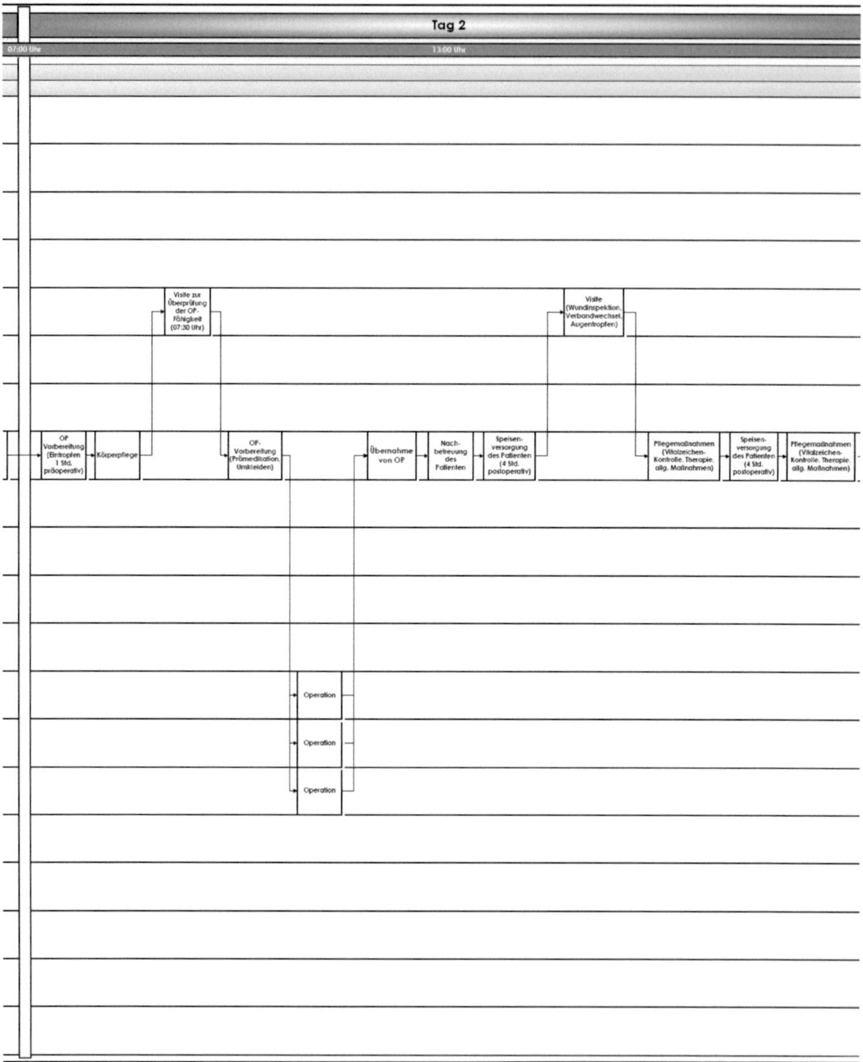
Tag 2
07:00 Uhr
13:00 Uhr
Visite zur Überprüfung der OP-Fähigkeit (07:30 Uhr)
Visite (Wundinspektion, Verbandwechsel, Augentropfen)
OP Vorbereitung (Eintropfen 1 Std. präoperativ)
Körperpflege
OP-Vorbereitung (Prämedikation, Umkleiden)
Übernahme von OP
Nach-betreuung des Patienten
Speisen-versorgung des Patienten (4 Std. postoperativ)
Pflegemaßnahmen (Vitalzeichen-Kontrolle, Therapie, allg. Maßnahmen)
Speisen-versorgung des Patienten (4 Std. postoperativ)
Pflegemaßnahmen (Vitalzeichen-Kontrolle, Therapie, allg. Maßnahmen)
Operation
Operation
Operation

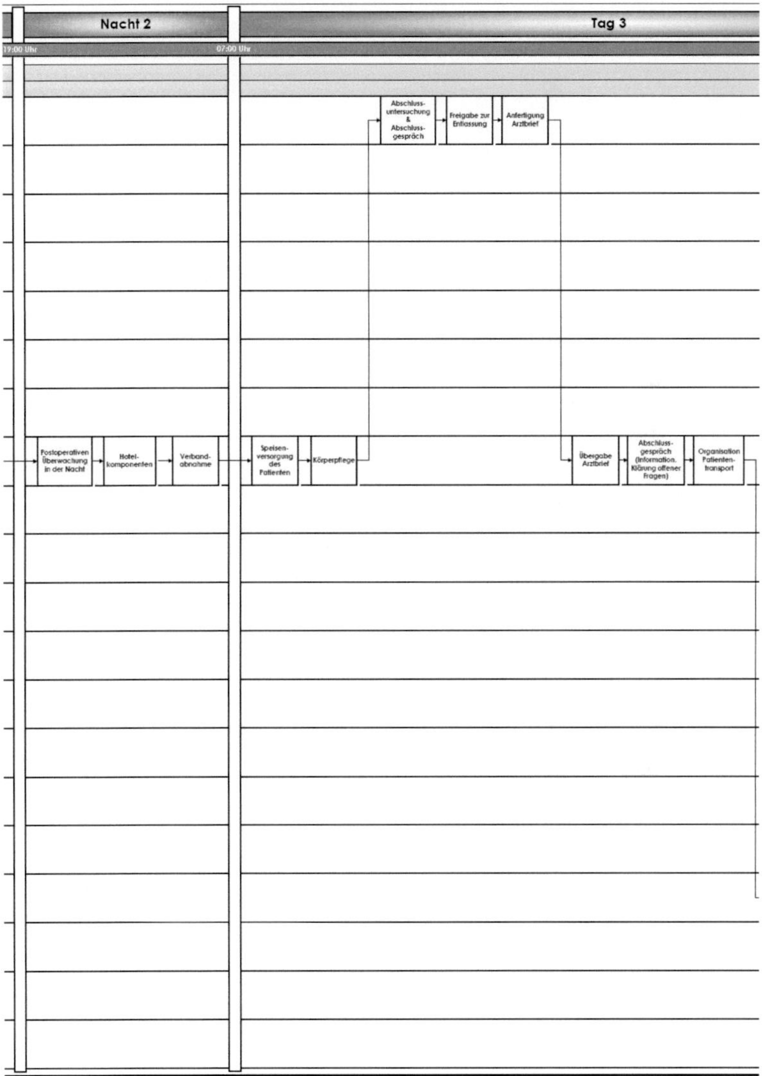
Nacht 2
Tag 3
19:00 Uhr
07:00 Uhr
Abschluss-untersuchung & Abschluss-gespräch
Freigabe zur Entlassung
Anfertigung Arztbrief
Postoperativen Überwachung in der Nacht
Hotel-komponenten
Verband-abnahme
Speisen-versorgung des Patienten
Körperpflege
Übergabe Arztbrief
Abschluss-gespräch (Information, Klärung offener Fragen)
Organisation Patienten-transport

13:00 Uhr
Administrative Entlassung
Patienten-transport (Angehörige nicht verfügbar)
Patienten-transport (Angehörige verfügbar)
Patienten-transport (Patient kommt selbständig)
Achtung: KEINE aktive Teilnahme am Straßenverkehr

13.25 Prozessdarstellung tagesklinisch

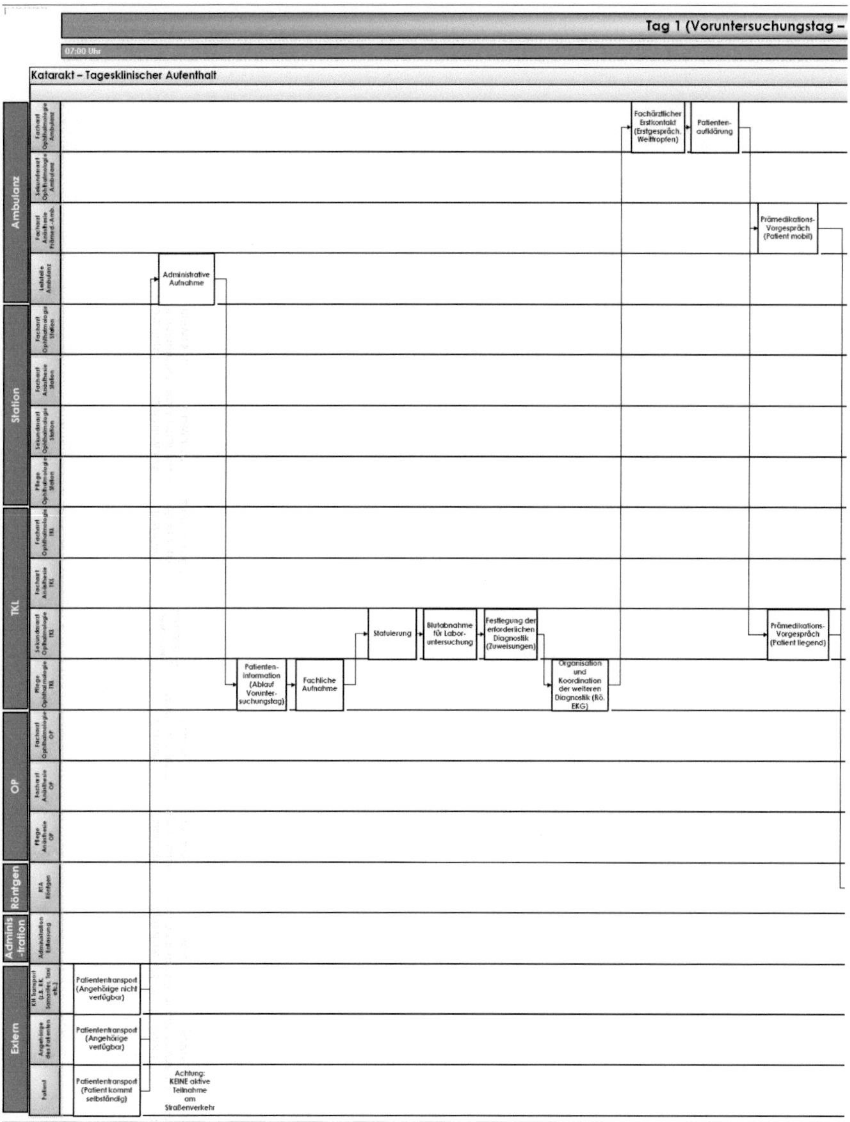

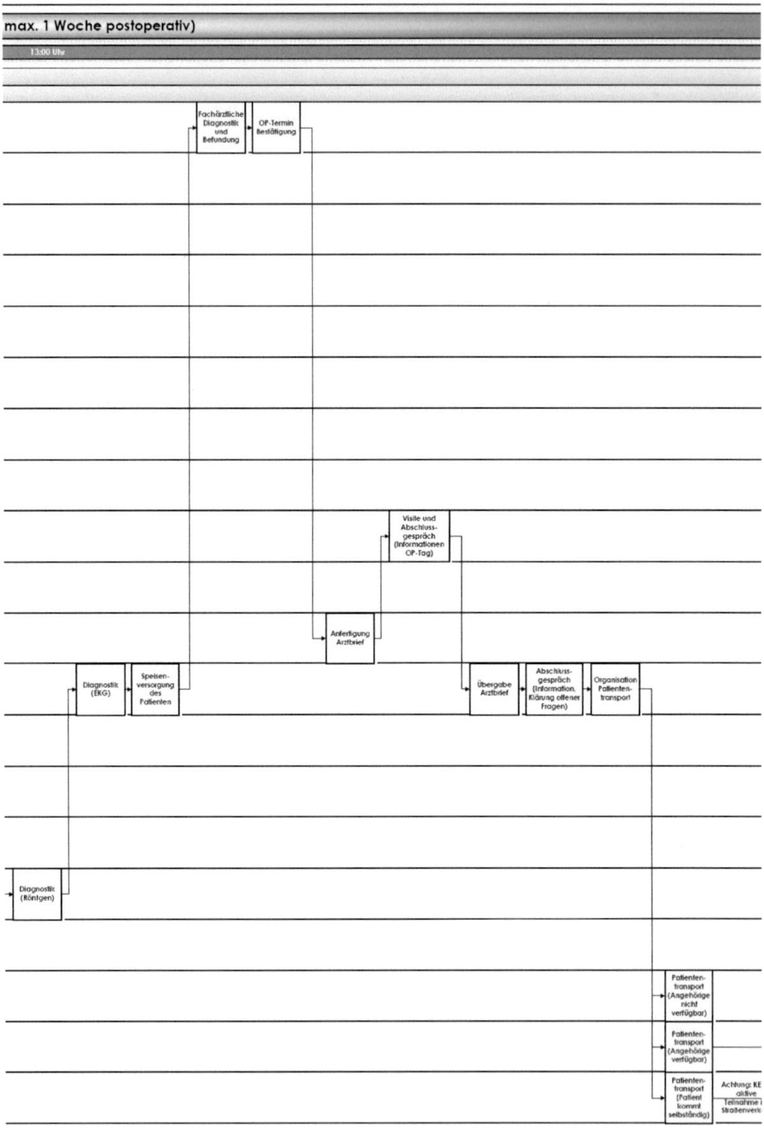
max. 1 Woche postoperativ)
13:00 Uhr
Fachärztliche Diagnostik und Befundung
OP-Termin Bestätigung
Visite und Abschluss-gespräch (Informationen OP-Tag)
Anfertigung Arztbrief
Diagnostik (EKG)
Speisen-versorgung des Patienten
Übergabe Arztbrief
Abschluss-gespräch (Information, Klärung offener Fragen)
Organisation Patienten-transport
Diagnostik (Röntgen)
Patienten-transport (Angehörige nicht verfügbar)
Patienten-transport (Angehörige verfügbar)
Patienten-transport (Patient kommt selbständig)

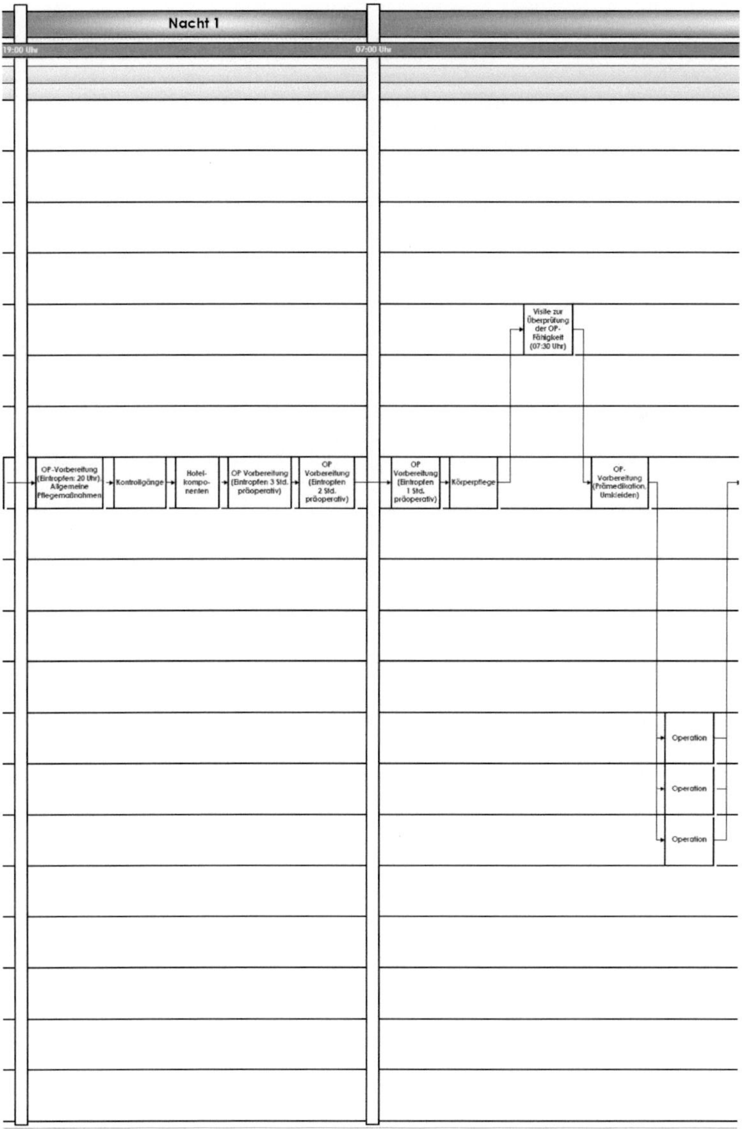
Nacht 1
19:00 Uhr
07:00 Uhr
OP-Vorbereitung (Eintropfen: 20 Uhr), Allgemeine Pflegemaßnahmen
Kontrollgänge
Hotel-kompo-nenten
OP Vorbereitung (Eintropfen 3 Std. präoperativ)
OP Vorbereitung (Eintropfen 2 Std. präoperativ)
OP Vorbereitung (Eintropfen 1 Std. präoperativ)
Körperpflege
Visite zur Überprüfung der OP-Fähigkeit (07:30 Uhr)
OP-Vorbereitung (Prämedikation, Umkleiden)
Operation
Operation
Operation

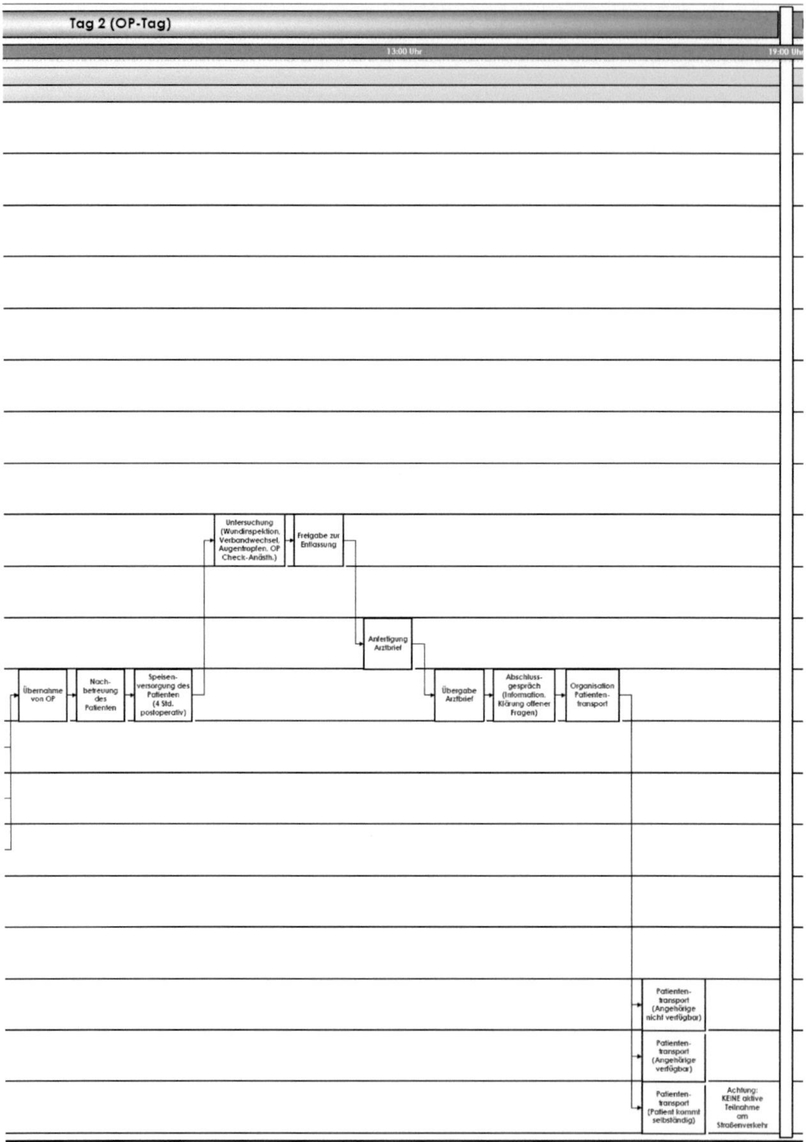
Tag 2 (OP-Tag)
13:00 Uhr
19:00 Uhr
Untersuchung (Wundinspektion, Verbandwechsel, Augentropfen, OP Check-Anästh.)
Freigabe zur Entlassung
Anfertigung Arztbrief
Übernahme von OP
Nach-betreuung des Patienten
Speisen-versorgung des Patienten (4 Std. postoperativ)
Übergabe Arztbrief
Abschluss-gespräch (Information, Klärung offener Fragen)
Organisation Patienten-transport
Patienten-transport (Angehörige nicht verfügbar)
Patienten-transport (Angehörige verfügbar)
Patienten-transport (Patient kommt selbständig)
Achtung: KEINE aktive Teilnahme am Straßenverkehr

13.26 T-Test Belastungsauswertung

Interview	Nr.	Mitteilung OP	Mitteilung Methode	Vorunter suchung	Narkose Lokale Betäubung	Operation	Aufenthalt im Krankenhaus	Ersten drei Tage Zuhause
ST	01	3	5	3	1	0	0	0
ST	02	2	3	2	0	1	0	1
ST	04	0	4	0	2	0	0	2
ST	05	0	0	1	0	0	0	0
ST	09	0	0	0	0	0	0	0
ST	11	1	0	0	0	0	0	0
ST	12	0	0	1	1	0	0	1
ST	13	3	0	0	0	0	0	0
ST	14	5	4	4	3	0	0	3
ST	15	4	7	2	1	2	1	8
TKL ME	01	4	2	2	1	0	0	0
TKL ME	02	0	0	1	0	0	0	0
TKL ME	04	0	3	0	2	7	0	2
TKL ME	05	0	0	0	0	0	0	0
TKL ME	09	0	0	0	0	0	0	0
TKL ME	11	0	0	0	0	0	0	0
TKL ME	12	0	0	1	0	0	0	0
TKL ME	13	0	0	0	0	0	0	0
TKL ME	14	3	2	3	1	0	0	0
TKL ME	15	2	0	0	0	0	0	0
T-Test	ST-TKL ME	0,054274413	0,05283945	0,02385638	0,10388813	0,6127881	0,343436396	0,140118121
TKLE	01	0	0	0	0	0	0	0
TKLE	02	2	4	1	1	6	3	2
TKLE	03	0	0	1	0	0	0	1
TKLE	04	2	2	2	1	1	0	0
TKLE	06	4	2	3	2	1	2	2
TKLE	07	1	1	1	0	0	0	0
TKLE	08	1	1	2	0	1	0	0
TKLE	09	3	2	2	4	2	2	4
TKLE	10	0	0	1	0	0	0	1
TKLE	13	1	0	1	0	0	0	1
TKLE	14	1	1	1	0	1	0	0
TKLE	15	0	0	0	0	0	0	0
T-Test	ST-TKLE	0,425440783	0,16827502	0,91997942	0,78861817	0,2378247	0,189549141	0,48525049

13.27 Signifikanzprüfung Belastungsauswertung Teil 1

Interview	Nr.	Narkoseform	Mitteilung OP	Mitteilung Methode	Voruntersuchung	Narkose / Lokale Betäubung	Operation	Aufenthalt im Krankenhaus	Ersten drei Tage Zuhause
ST	1	Vollnarkose	3	5	3	1	0	0	0
ST	2	Lokale Betäubung	2	3	2	0	1	0	1
ST	4	Lokale Betäubung	0	4	0	2	0	0	2
ST	5	Lokale Betäubung	0	0	1	0	0	0	0
ST	9	Lokale Betäubung	0	0	0	0	0	0	0
ST	11	Vollnarkose	1	0	0	0	0	0	0
ST	12	Lokale Betäubung	0	0	1	1	0	0	1
ST	13	Vollnarkose	3	0	0	0	0	0	0
ST	14	Vollnarkose	5	4	4	3	0	0	3
ST	15	Lokale Betäubung	4	7	2	1	2	1	8
TKL ME	1	Vollnarkose	4	2	2	1	0	0	0
TKL ME	2	Lokale Betäubung	0	0	1	0	0	0	0
TKL ME	4	Lokale Betäubung	0	3	0	2	7	0	2
TKL ME	5	Lokale Betäubung	0	0	0	0	0	0	0
TKL ME	9	Lokale Betäubung	0	0	0	0	0	0	0
TKL ME	11	Vollnarkose	0	0	0	0	0	0	0
TKL ME	12	Lokale Betäubung	0	0	1	0	0	0	0
TKL ME	13	Vollnarkose	0	0	0	0	0	0	0
TKL ME	14	Vollnarkose	3	2	3	1	0	0	0
TKL ME	15	Lokale Betäubung	2	0	0	0	0	0	0

Wilcoxon Singed Rank Test for Paired Data

X1:X1 (Sorted	X2:X2 (Sorted	X1-X2	Rank
3	-5,5	-1	
2	8	2	
0	0	0	
0	0	0	
0	0	0	
1	5,5	1	
0	0	0	
3	10	3	
5	8	2	
4	8	2	

	X1	X2	Difference
N			10
Mean	1,8	3,4	0,9
Var	3,51111111	26,3222222	1,65555556
Median	1,5	0	0,5
Signed Rank Sum			34
Signed Rank Mean			3,4

Wilcoxon Statistic		
T	34	
E(T)	0	
Var(T)	352,5	
Normal Approximation		
With Continuity Correction of 0.5 (for t0<=2)		
t0	1,7842892	N.S. (P>0.05) (two-sided)
Probability	0,07437668	
Without Continuity Correction (for t0>2)		
t*	1,81092038	N.S. (P>0.05) (two-sided)
Probability	0,07015318	
Hodges-Lehr	1	
Lower 95%	0	
Upper 95%	2	

Caution: the probabilities given are approximates for lar
See statistical tables for the exact values.

Wilcoxon Singed Rank Test for Paired Data

X1:X1 (Sorted	X2:X2 (Sorted	X1-X2	Rank
5	8,5	3	
3	8,5	3	
4	6	1	
0	0	0	
0	0	0	
0	0	0	
0	0	0	
0	0	0	
4	7	2	
7	10	7	

	X1	X2	Difference
N			10
Mean	2,3	4	1,6
Var	6,9	18,8333333	5,15555556
Median	1,5	0	0
Signed Rank Sum			40
Signed Rank Mean			4

Wilcoxon Statistic		
T	40	
E(T)	0	
Var(T)	329,5	
Normal Approximation		
With Continuity Correction of 0.5 (for t0<=2)		
t0	2,17605259	* (P<=0.05) (two-sided)
Probability	0,02955133	
Without Continuity Correction (for t0>2)		
t*	2,20359756	* (P<=0.05) (two-sided)
Probability	0,02755266	
Hodges-Lehr	1,5	
Lower 95%	0	
Upper 95%	3,5	

Caution: the probabilities given are approximates for lar
See statistical tables for the exact values.

Wilcoxon Singed Rank Test for Paired Data

X1:X1 (Sorted	X2:X2 (Sorted	X1-X2	Rank
3	7,5	1	
2	7,5	1	
0	0	0	
1	7,5	1	
0	0	0	
0	0	0	
1	0	0	
0	0	0	
4	7,5	1	
2	10	2	

	X1	X2	Difference
N			10
Mean	1,3	4	0,6
Var	2,01111111	18,3333333	0,48888889
Median	1	0	0
Signed Rank Sum			40
Signed Rank Mean			4

Wilcoxon Statistic		
T	40	
E(T)	0	
Var(T)	325	
Normal Approximation		
With Continuity Correction of 0.5 (for t0<=2)		
t0	2,19106578	* (P<=0.05) (two-sided)
Probability	0,02844703	
Without Continuity Correction (for t0>2)		
t*	2,21880079	* (P<=0.05) (two-sided)
Probability	0,02650028	
Hodges-Lehr	0,5	
Lower 95%	0	
Upper 95%	1	

Caution: the probabilities given are approximates for lar
See statistical tables for the exact values.

Wilcoxon Singed Rank Test for Paired Data

X1:X1 (Sorted	X2:X2 (Sorted	X1-X2	Rank
1	0	0	
0	0	0	
2	0	0	
0	0	0	
0	0	0	
0	0	0	
1	8,5	1	
0	0	0	
3	10	2	
1	8,5	1	

	X1	X2	Difference
N			10
Mean	0,8	2,7	0,4
Var	1,06666667	19,0666667	0,48888889
Median	0,5	0	0
Signed Rank Sum			27
Signed Rank Mean			2,7

Wilcoxon Statistic		
T	27	
E(T)	0	
Var(T)	244,5	
Normal Approximation		
With Continuity Correction of 0.5 (for t0<=2)		
t0	1,69475312	N.S. (P>0.05) (two-sided)
Probability	0,09012226	
Without Continuity Correction (for t0>2)		
t*	1,72672969	N.S. (P>0.05) (two-sided)
Probability	0,08421624	
Hodges-Lehr	0	
Lower 95%	0	
Upper 95%	1	

Caution: the probabilities given are approximates for lar
See statistical tables for the exact values.

Wilcoxon Singed Rank Test for Paired Data

X1:X1 (Sorted	X2:X2 (Sorted	X1-X2	Rank
0	0	0	
1	8	1	
0	-10	-7	
0	0	0	
0	0	0	
0	0	0	
0	0	0	
0	0	0	
0	0	0	
2	9	2	

	X1	X2	Difference
N			10
Mean	0,3	0,7	-0,4
Var	0,45555556	26,6777778	5,82222222
Median	0	0	0
Signed Rank Sum			7
Signed Rank Mean			0,7

Wilcoxon Statistic		
T	7	
E(T)	0	
Var(T)	245	
Normal Approximation		
With Continuity Correction of 0.5 (for t0<=2)		
t0	0,41526977	N.S. (P>0.05) (two-sided)
Probability	0,67794443	
Without Continuity Correction (for t0>2)		
t*	0,4472136	N.S. (P>0.05) (two-sided)
Probability	0,65472085	
Hodges-Lehr	0	
Lower 95%	-3	
Upper 95%	1	

Caution: the probabilities given are approximates for lar
See statistical tables for the exact values.

Wilcoxon Singed Rank Test for Paired Data

X1:X1 (Sorted	X2:X2 (Sorted	X1-X2	Rank
0	0	0	
0	0	0	
0	0	0	
0	0	0	
0	0	0	
0	0	0	
0	0	0	
0	0	0	
0	0	0	
1	10	1	

	X1	X2	Difference
N			10
Mean	0,1	1	0,1
Var	0,1	10	0,1
Median	0	0	0
Signed Rank Sum			10
Signed Rank Mean			1

Wilcoxon Statistic		
T	10	
E(T)	0	
Var(T)	100	
Normal Approximation		
With Continuity Correction of 0.5 (for t0<=2)		
t0	0,95	N.S. (P>0.05) (two-sided)
Probability	0,34211225	
Without Continuity Correction (for t0>2)		
t*	1	N.S. (P>0.05) (two-sided)
Probability	0,31731051	
Hodges-Lehr	0	
Lower 95%	0	
Upper 95%	0,5	

Caution: the probabilities given are approximates for lar
See statistical tables for the exact values.

Wilcoxon Singed Rank Test for Paired Data

X1:X1 (Sorted	X2:X2 (Sorted	X1-X2	Rank
0	0	0	
1	7,5	1	
2	0	0	
0	0	0	
0	0	0	
0	0	0	
1	7,5	1	
0	0	0	
3	9	3	
8	10	8	

	X1	X2	Difference
N			10
Mean	1,5	3,4	1,3
Var	6,27777778	19,7666667	6,45555556
Median	0,5	0	0
Signed Rank Sum			34
Signed Rank Mean			3,4

Wilcoxon Statistic		
T	34	
E(T)	0	
Var(T)	293,5	
Normal Approximation		
With Continuity Correction of 0.5 (for t0<=2)		
t0	1,95542316	N.S. (P>0.05) (two-sided)
Probability	0,05063314	
Without Continuity Correction (for t0>2)		
t*	1,98460858	* (P<=0.05) (two-sided)
Probability	0,04718804	
Hodges-Lehr	0,5	
Lower 95%	0	
Upper 95%	4	

Caution: the probabilities given are approximates for lan
See statistical tables for the exact values.

13.28 Signifikanzprüfung Belastungsauswertung Teil 2

Interview	Nr.	Narkoseform	Mitteilung OP	Mitteilung Methode	Voruntersuchung	Narkose / Lokale Betäubung	Operation	Aufenthalt im Krankenhaus	Ersten drei Tage Zuhause
ST	1	Vollnarkose	3	5	3	1	0	0	0
ST	2	Lokale Betäu	2	3	2	0	1	0	1
ST	4	Lokale Betäu	0	4	0	2	0	0	2
ST	5	Lokale Betäu	0	0	1	0	0	0	0
ST	9	Lokale Betäu	0	0	0	0	0	0	0
ST	11	Vollnarkose	1	0	0	0	0	0	0
ST	12	Lokale Betäu	0	0	1	1	0	0	1
ST	13	Vollnarkose	3	0	0	0	0	0	0
ST	14	Vollnarkose	5	4	4	3	0	0	3
ST	15	Lokale Betäu	4	7	2	1	2	1	8
TKLE	1	Lokale Betäu	0	0	0	0	0	0	0
TKLE	2	Lokale Betäu	2	4	1	1	6	3	2
TKLE	3	Vollnarkose	0	0	1	0	0	0	1
TKLE	4	Lokale Betäu	2	2	2	1	1	0	0
TKLE	6	Vollnarkose	4	2	3	2	1	2	2
TKLE	7	Lokale Betäu	1	1	1	0	0	0	0
TKLE	8	Lokale Betäu	1	1	2	0	1	0	0
TKLE	9	Lokale Betäu	3	2	2	4	2	2	4
TKLE	10	Lokale Betäu	0	0	1	0	0	0	1
TKLE	13	Vollnarkose	1	0	1	0	0	0	1
TKLE	14	Lokale Betäu	1	1	1	0	1	0	0
TKLE	15	Lokale Betäu	0	0	0	0	0	0	0

Wilcoxon Rank Sum Test (Mann-Whitney U Test) for Unpaired Data (Mitteilung OP)

X1 (Sorted)	Rank(X1)	Mann-Whitney	X2 (Sorted)	Rank(X2)
0	4,5	2	0	4,5
0	4,5	2	0	4,5
0	4,5	2	0	4,5
0	4,5	2	0	4,5
1	11	6	1	11
2	15	9	1	11
3	18	10,5	1	11
3	18	10,5	1	11
4	20,5	11,5	2	15
5	22	12	2	15
			3	18
			4	20,5

Sum 67,5
Mean 6,75

	X1	X2	Total
N	10	12	22
Mean	1,8	1,25	1,5
Var	3,51111111	1,65909091	2,45238095
Median	1,5	1	1
Rank Sum	122,5	130,5	253
Rank Mean	12,25	10,875	11,5

Wilcoxon Statistic		Mann-Whitney Statistic	
T	122,5	U	67,5
E(T)	115	E(U)	60
Var(T)	215,324675	Var(U)	215,324675

Normal Approximation
With Continuity Correction of 0.5 (for t0<=2)
t0 0,47703598 N.S. (P>0.05) (two-sided)
Probability 0,6333365

Without Continuity Correction (for t0>2)
t* 0,51110988 N.S. (P>0.05) (two-sided)
Probability 0,60927405

Hodges-Lehr 0
Lower 95% -1
Upper 95% 2

Caution: the probabilities given are approximates for large N.
See statistical tables for the exact values.

Wilcoxon Rank Sum Test (Mann-Whitney U Test) for Unpaired Data (Mitteilung Methode)

X1 (Sorted)	Rank(X1)	Mann-Whitney	X2 (Sorted)	Rank(X2)
0	5,5	2,5	0	5,5
0	5,5	2,5	0	5,5
0	5,5	2,5	0	5,5
0	5,5	2,5	0	5,5
0	5,5	2,5	0	5,5
3	17	11	1	12
4	19	11,5	1	12
4	19	11,5	1	12
5	21	12	2	15
7	22	12	2	15
			2	15
			4	19

Sum 70,5
Mean 7,05

	X1	X2	Total
N	10	12	22
Mean	2,3	1,08333333	1,63636364
Var	6,9	1,53787879	4,14718615
Median	1,5	1	1
Rank Sum	125,5	127,5	253
Rank Mean	12,55	10,625	11,5

Wilcoxon Statistic		Mann-Whitney Statistic	
T	125,5	U	70,5
E(T)	115	E(U)	60
Var(T)	207,012987	Var(U)	207,012987

Normal Approximation
With Continuity Correction of 0.5 (for t0<=2)
t0 0,69602624 N.S. (P>0.05) (two-sided)
Probability 0,48703885

Without Continuity Correction (for t0>2)
t* 0,72977756 N.S. (P>0.05) (two-sided)
Probability 0,46652617

Hodges-Lehr 0
Lower 95% -1
Upper 95% 3

Caution: the probabilities given are approximates for large N.
See statistical tables for the exact values.

Wilcoxon Rank Sum Test (Mann-Whitney U Test) for Unpaired Data (Voruntersuchung)

X1 (Sorted)	Rank(X1)	Mann-Whitney	X2 (Sorted)	Rank(X2)
0	3,5	1	0	3,5
0	3,5	1	0	3,5
0	3,5	1	1	10,5
0	3,5	1	1	10,5
1	10,5	5	1	10,5
1	10,5	5	1	10,5
2	17	9,5	1	10,5
2	17	9,5	1	10,5
3	20,5	11,5	2	17
4	22	12	2	17
			2	17
			3	20,5

Sum 56,5
Mean 5,65

	X1	X2	Total
N	10	12	22
Mean	1,3	1,25	1,27272727
Var	2,01111111	0,75	1,25541126
Median	1	1	1
Rank Sum	111,5	141,5	253
Rank Mean	11,15	11,7916667	11,5

Wilcoxon Statistic		Mann-Whitney Statistic	
T	111,5	U	56,5
E(T)	115	E(U)	60
Var(T)	211,818182	Var(U)	211,818182

Normal Approximation
With Continuity Correction of 0.5 (for t0<=2)
t0 0,20612926 N.S. (P>0.05) (two-sided)
Probability 0,83668996

Without Continuity Correction (for t0>2)
t* 0,24048413 N.S. (P>0.05) (two-sided)
Probability 0,80995496

Hodges-Lehr 0
Lower 95% -1
Upper 95% 1

Caution: the probabilities given are approximates for large N.
See statistical tables for the exact values.

Wilcoxon Rank Sum Test (Mann-Whitney U Test) for Unpaired Data (Narkose / Lokale Betäubung)

X1 (Sorted)	Rank(X1)	Mann-Whitney	X2 (Sorted)	Rank(X2)
0	7	4	0	7
0	7	4	0	7
0	7	4	0	7
0	7	4	0	7
0	7	4	0	7
1	16	9	0	7
1	16	9	0	7
1	16	9	0	7
2	19,5	10,5	1	16
3	21	11	1	16
			2	19,5
			4	22

Sum 68,5
Mean 6,85

	X1	X2	Total
N	10	12	22
Mean	0,8	0,66666667	0,72727273
Var	1,06666667	1,51515152	1,25541126
Median	0,5	0	0
Rank Sum	123,5	129,5	253
Rank Mean	12,35	10,7916667	11,5

Wilcoxon Statistic		Mann-Whitney Statistic	
T	123,5	U	68,5
E(T)	115	E(U)	60
Var(T)	180	Var(U)	180

Normal Approximation
With Continuity Correction of 0.5 (for t0<=2)
t0 0,59628479 N.S. (P>0.05) (two-sided)
Probability 0,56098499

Without Continuity Correction (for t0>2)
t* 0,63395259 N.S. (P>0.05) (two-sided)
Probability 0,52637286

Hodges-Lehr 0
Lower 95% 0
Upper 95% 1

Caution: the probabilities given are approximates for large N.
See statistical tables for the exact values.

Wilcoxon Rank Sum Test (Mann-Whitney U Test) for Unpaired Data (Operation)

X1 (Sorted)	Rank(X1)	Mann-Whitney	X2 (Sorted)	Rank(X2)
0	7,5	3	0	7,5
0	7,5	3	0	7,5
0	7,5	3	0	7,5
0	7,5	3	0	7,5
0	7,5	3	0	7,5
0	7,5	3	0	7,5
0	7,5	3	1	17
0	7,5	3	1	17
1	17	8	1	17
2	20,5	10,5	1	17
			2	20,5
			6	22

Sum 42,5
Mean 4,25

	X1	X2	Total
N	10	12	22
Mean	0,3	1	0,68181818
Var	0,45555556	2,90909091	1,84632035
Median	0	0,5	0
Rank Sum	97,5	155,5	253
Rank Mean	9,75	12,9583333	11,5

Wilcoxon Statistic		Mann-Whitney Statistic	
T	97,5	U	42,5
E(T)	115	E(U)	60
Var(T)	168,181818	Var(U)	168,181818

Normal Approximation
With Continuity Correction of 0.5 (for t0<=2)
t0 1,31086932 N.S. (P>0.05) (two-sided)
Probability 0,18990192

Without Continuity Correction (for t0>2)
t* 1,3494243 N.S. (P>0.05) (two-sided)
Probability 0,17720072

Hodges-Lehr 0
Lower 95% -1
Upper 95% 0

Caution: the probabilities given are approximates for large N.
See statistical tables for the exact values.

Wilcoxon Rank Sum Test (Mann-Whitney U Test) for Unpaired Data (Aufenthalt im Krankenhaus)

X1 (Sorted)	Rank(X1)	Mann-Whitney	X2 (Sorted)	Rank(X2)
0	9,5	4,5	0	9,5
0	9,5	4,5	0	9,5
0	9,5	4,5	0	9,5
0	9,5	4,5	0	9,5
0	9,5	4,5	0	9,5
0	9,5	4,5	0	9,5
0	9,5	4,5	0	9,5
0	9,5	4,5	0	9,5
0	9,5	4,5	0	9,5
1	19	9	2	20,5
			2	20,5
			3	22

Sum 49,5
Mean 4,95

	X1	X2	Total
N	10	12	22
Mean	0,1	0,58333333	0,36363636
Var	0,1	1,17424242	0,71861472
Median	0	0	0
Rank Sum	104,5	148,5	253
Rank Mean	10,45	12,375	11,5

Wilcoxon Statistic		Mann-Whitney Statistic	
T	104,5	U	49,5
E(T)	115	E(U)	60
Var(T)	104,025974	Var(U)	104,025974

Normal Approximation
With Continuity Correction of 0.5 (for t0<=2)
t0 0,98045825 N.S. (P>0.05) (two-sided)
Probability 0,32685997

Without Continuity Correction (for t0>2)
t* 1,02948116 N.S. (P>0.05) (two-sided)
Probability 0,30325363

Hodges-Lehr 0
Lower 95% 0
Upper 95% 0

Caution: the probabilities given are approximates for large N.
See statistical tables for the exact values.

Wilcoxon Rank Sum Test (Mann-Whitney U Test) for Unpaired Data (Ersten drei Tage Zuhause)

X1 (Sorted)	Rank(X1)	Mann-Whitney	X2 (Sorted)	Rank(X2)
0	6	3	0	6
0	6	3	0	6
0	6	3	0	6
0	6	3	0	6
0	6	3	0	6
1	14	7,5	0	6
1	14	7,5	1	14
2	18	10	1	14
3	20	11	1	14
8	22	12	2	18
			2	18
			4	21

Sum 63
Mean 6,3

	X1	X2	Total
N	10	12	22
Mean	1,5	0,91666667	1,18181818
Var	6,27777778	1,53787879	3,58441558
Median	0,5	0,5	0,5
Rank Sum	118	135	253
Rank Mean	11,8	11,25	11,5

Wilcoxon Statistic		Mann-Whitney Statistic	
T	118	U	63
E(T)	115	E(U)	60
Var(T)	198,311688	Var(U)	198,311688

Normal Approximation
With Continuity Correction of 0.5 (for t0<=2)
t0 0,17752759 N.S. (P>0.05) (two-sided)
Probability 0,859094

Without Continuity Correction (for t0>2)
t* 0,21303311 N.S. (P>0.05) (two-sided)
Probability 0,83130114

Hodges-Lehr 0
Lower 95% -1
Upper 95% 1

Caution: the probabilities given are approximates for large N.
See statistical tables for the exact values.

13.29 T-Test Narkoseform

Interview	Nr.	Narkoseform	Narkose Lokale Betäubung	Operation
ST	02	Lokale Betäubung	0	1
TKL ME	02	Lokale Betäubung	0	0
ST	04	Lokale Betäubung	2	0
TKL ME	04	Lokale Betäubung	2	7
ST	05	Lokale Betäubung	0	0
TKL ME	05	Lokale Betäubung	0	0
ST	09	Lokale Betäubung	0	0
TKL ME	09	Lokale Betäubung	0	0
ST	12	Lokale Betäubung	1	0
TKL ME	12	Lokale Betäubung	0	0
ST	15	Lokale Betäubung	1	2
TKL ME	15	Lokale Betäubung	0	0
TKLE	01	Lokale Betäubung	0	0
TKLE	02	Lokale Betäubung	1	6
TKLE	04	Lokale Betäubung	1	1
TKLE	07	Lokale Betäubung	0	0
TKLE	08	Lokale Betäubung	0	1
TKLE	09	Lokale Betäubung	4	2
TKLE	10	Lokale Betäubung	0	0
TKLE	14	Lokale Betäubung	0	1
TKLE	15	Lokale Betäubung	0	0
ST	01	Vollnarkose	1	0
TKL ME	01	Vollnarkose	1	0
ST	11	Vollnarkose	0	0
TKL ME	11	Vollnarkose	0	0
ST	13	Vollnarkose	0	0
TKL ME	13	Vollnarkose	0	0
ST	14	Vollnarkose	3	0
TKL ME	14	Vollnarkose	1	0
TKLE	03	Vollnarkose	0	0
TKLE	06	Vollnarkose	2	1
TKLE	13	Vollnarkose	0	0
T-Test		**Narkoseform**	**0,68488695**	**0,13761074**

13.30 Signifikanzprüfung Narkoseform

Interview	Nr.	Narkoseform	Narkose / Lokale Betäubung	Operation
ST	2	Lokale Betäubung	0	1
TKL ME	2	Lokale Betäubung	0	0
ST	4	Lokale Betäubung	2	0
TKL ME	4	Lokale Betäubung	2	7
ST	5	Lokale Betäubung	0	0
TKL ME	5	Lokale Betäubung	0	0
ST	9	Lokale Betäubung	0	0
TKL ME	9	Lokale Betäubung	0	0
ST	12	Lokale Betäubung	1	0
TKL ME	12	Lokale Betäubung	0	0
ST	15	Lokale Betäubung	1	2
TKL ME	15	Lokale Betäubung	0	0
TKLE	1	Lokale Betäubung	0	0
TKLE	2	Lokale Betäubung	1	6
TKLE	4	Lokale Betäubung	1	1
TKLE	7	Lokale Betäubung	0	0
TKLE	8	Lokale Betäubung	0	1
TKLE	9	Lokale Betäubung	4	2
TKLE	10	Lokale Betäubung	0	0
TKLE	14	Lokale Betäubung	0	1
TKLE	15	Lokale Betäubung	0	0
ST	1	Vollnarkose	1	0
TKL ME	1	Vollnarkose	1	0
ST	11	Vollnarkose	0	0
TKL ME	11	Vollnarkose	0	0
ST	13	Vollnarkose	0	0
TKL ME	13	Vollnarkose	0	0
ST	14	Vollnarkose	3	0
TKL ME	14	Vollnarkose	1	0
TKLE	3	Vollnarkose	0	0
TKLE	6	Vollnarkose	2	1
TKLE	13	Vollnarkose	0	0

Wilcoxon Rank Sum Test (Mann-Whitney U Test) for Unpaired Data

X1 (Sorted)	Rank(X1)	Mann-Whitney	X2 (Sorted)	Rank(X2)
0	10,5	3	0	10,5
0	10,5	3	0	10,5
0	10,5	3	0	10,5
0	10,5	3	0	10,5
0	10,5	3	0	10,5
0	10,5	3	0	10,5
0	10,5	3	1	24
0	10,5	3	1	24
0	10,5	3	1	24
0	10,5	3	2	29
0	10,5	3	3	31
0	10,5	3		
0	10,5	3		
0	10,5	3		
1	24	7,5		
1	24	7,5		
1	24	7,5		
1	24	7,5		
2	29	9,5		
2	29	9,5		
4	32	11		
	Sum	102		
	Mean	4,85714286		

	X1	X2	Total
N	21	11	32
Mean	0,57142857	0,72727273	0,625
Var	1,05714286	1,01818182	1,01612903
Median	0	0	0
Rank Sum	333	195	528
Rank Mean	15,8571429	17,7272727	16,5

Wilcoxon Statistic		Mann-Whitney Statistic	
T	333	U	102
E(T)	346,5	E(U)	115,5
Var(T)	473,410282	Var(U)	473,410282

Normal Approximation
With Continuity Correction of 0.5 (for t0<=2)
t0 0,59748156 N.S. (P>0.05) (two-sided)
Probability 0,55018591

Without Continuity Correction (for t0>2)
t* 0,62046162 N.S. (P>0.05) (two-sided)
Probability 0,53495391

Hodges-Lehm	0
Lower 95%	-1
Upper 95%	0

Caution: the probabilities given are approximates for large N.
See statistical tables for the exact values.

Wilcoxon Rank Sum Test (Mann-Whitney U Test) for Unpaired Data

X1 (Sorted)	Rank(X1)	Mann-Whitney	X2 (Sorted)	Rank(X2)
0	12	5	0	12
0	12	5	0	12
0	12	5	0	12
0	12	5	0	12
0	12	5	0	12
0	12	5	0	12
0	12	5	0	12
0	12	5	0	12
0	12	5	0	12
0	12	5	0	12
0	12	5	1	26
0	12	5		
0	12	5		
1	26	10,5		
1	26	10,5		
1	26	10,5		
1	26	10,5		
2	29,5	11		
2	29,5	11		
6	31	11		
7	32	11		
	Sum	151		
	Mean	7,19047619		

	X1	X2	Total
N	21	11	32
Mean	1	0,09090909	0,6875
Var	3,8	0,09090909	2,6733871
Median	0	0	0
Rank Sum	382	146	528
Rank Mean	18,1904762	13,2727273	16,5

Wilcoxon Statistic		Mann-Whitney Statistic	
T	382	U	151
E(T)	346,5	E(U)	115,5
Var(T)	397,147682	Var(U)	397,147682

Normal Approximation
With Continuity Correction of 0.5 (for t0<=2)
t0 1,75627302 N.S. (P>0.05) (two-sided)
Probability 0,0790418

Without Continuity Correction (for t0>2)
t* 1,78136263 N.S. (P>0.05) (two-sided)
Probability 0,07485323

Hodges-Lehm	0
Lower 95%	0
Upper 95%	1

Caution: the probabilities given are approximates for large N.
See statistical tables for the exact values.